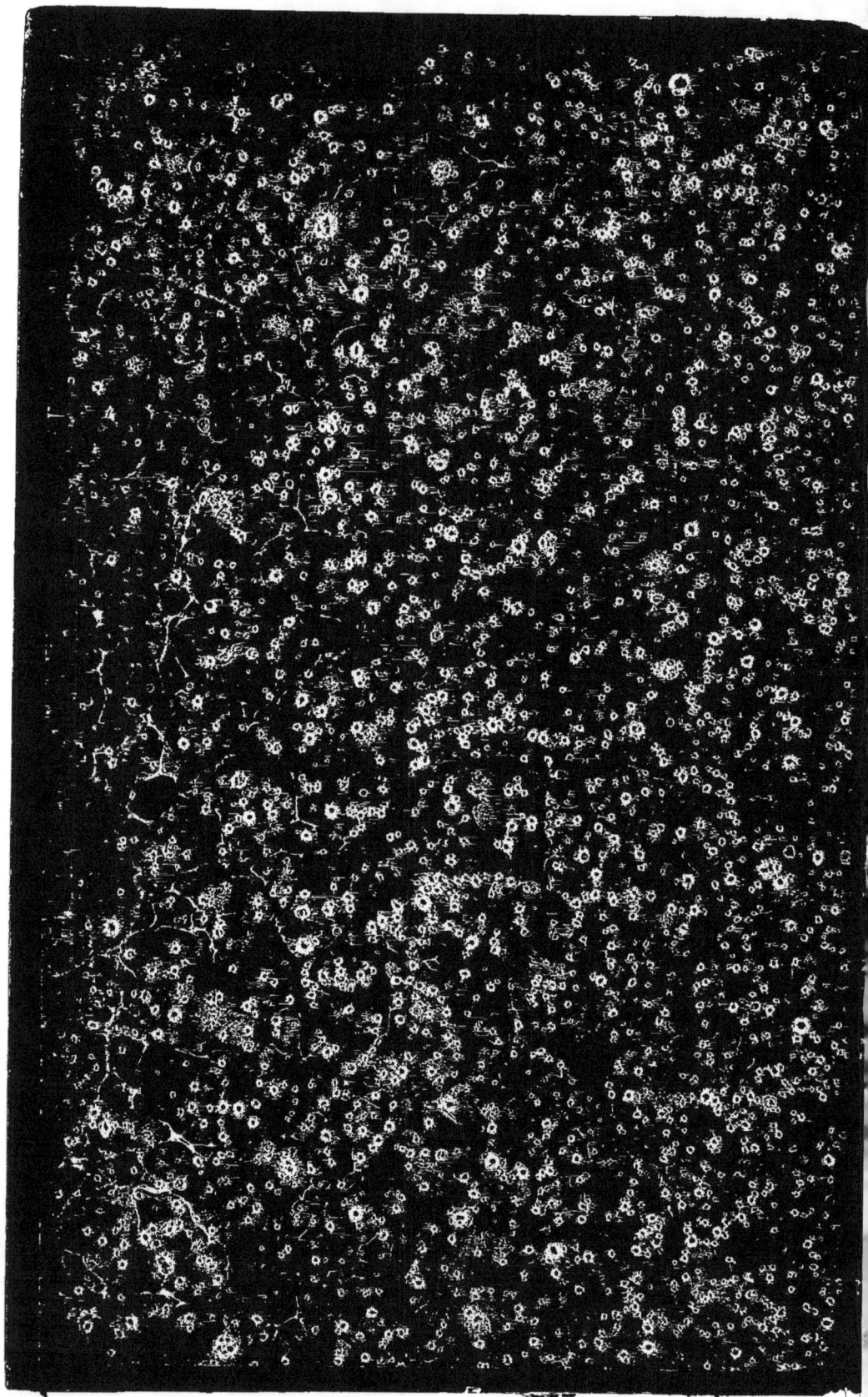

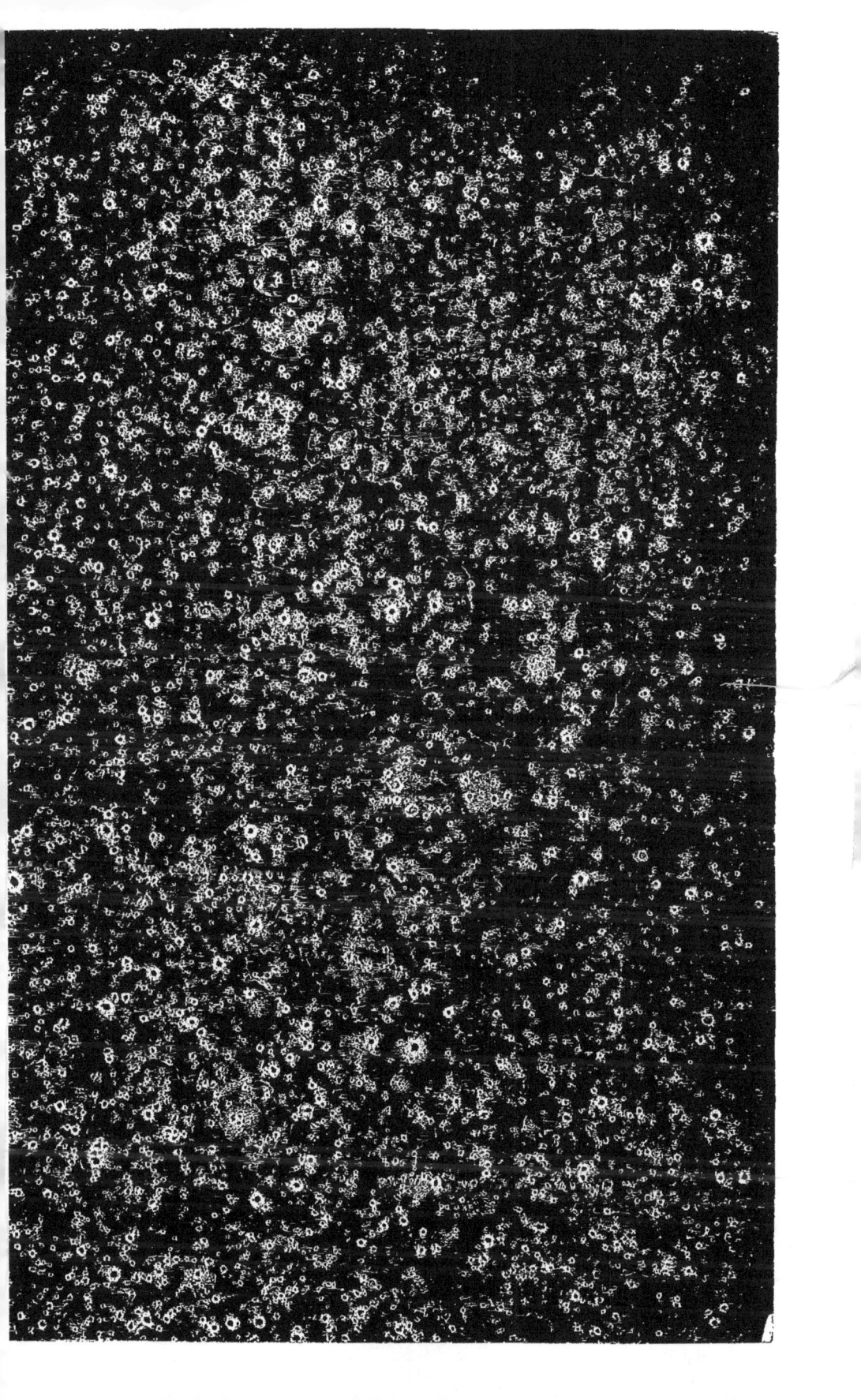

MANUEL

DE

L'INSPECTEUR DES VIANDES

« Les vétérinaires ont conquis d'une façon défini-
tive le rôle d'hygiénistes qui leur revient de droit
dans le contrôle des viandes alimentaires; il leur
appartient, à titre de devoir, de poser les bases de
l'organisation de ce contrôle. C'est bien ce qu'ils
ont fait, chacun dans la ville qui lui a confié cette
mission. »

A. LECLERC, au grand Conseil vétérinaire
de Besançon.

(1)

LISTE PAR ORDRE ALPHABÉTIQUE

DES AUTEURS QUI ONT COOPÉRÉ A LA DEUXIÈME ÉDITION

DU

MANUEL DE L'INSPECTEUR DES VIANDES

Avec indication de leurs articles

BASCOU

Coupe des animaux de boucherie (*Livre III*).
Viande provenant d'animaux malades ou ayant succombé à la suite d'une maladie inflammatoire franche. Viandes fiévreuses (*Chapitre* II *du Livre VI*).
Tuberculose (§ 1 *du chapitre* 1 *du Livre VII*).
Soufflage des viandes (*Chapitre* VIII *du Livre VII*).
Des saisies des viandes et de leur justification d'après les données actuelles de la science (*Livre VIII*).
Micrographie (*Livre XII*).

BOURRIER

De la viande de cheval (*Livre X*).

CARTIER

Charcuterie (*Livre IX*).

CHARPENTIER

Caractères différentiels des viandes de boucherie (*Chapitre* IX *du Livre III*).
Issues (*Livre V*).

GILLAIN

Volailles, gibier, poissons, crustacés et mollusques (*Livre XI*).

LAFOURCADE

Des abattoirs (*Livre II*).

MÉRAUX

Détermination de l'âge du veau (§ III *du chap.* V *du Livre VII*).

MOREAU

Législation (*Livre XIV*).

PASCAULT

Les animaux de boucherie sur pied (*Livre I*).

PION

Mission des inspecteurs (*Livre XIII*).
Préface de la 1re édition.

VILLAIN

La viande (*Livre IV*).
Introduction à l'étude des viandes impropres à la consommation (*Livre VI*).
Examen des cas spéciaux motivant la saisie des viandes (*Livre VII*).

MANUEL

DE

L'INSPECTEUR DES VIANDES

PAR

L. VILLAIN

Médecin-vétérinaire
Chef du service d'Inspection de la
boucherie de Paris.

V. BASCOU

Médecin-vétérinaire
Contrôleur du service d'Inspection de la
boucherie de Paris.

AVEC LA COLLABORATION DE

MM. Bourrier, Cartier, Charpentier, Gillain, Lafourcade, Méraux,
Moreau, Pascault, Pion

VÉTÉRINAIRES-INSPECTEURS DU MÊME SERVICE

AVEC UNE PRÉFACE

Par le Dr **A. PROUST**

Professeur à la Faculté, Médecin de l'Hôtel-Dieu, Membre de l'Académie de médecine
Inspecteur général des services sanitaires de France

DEUXIÈME ÉDITION, REVUE, CORRIGÉE ET AUGMENTÉE
Avec **67** figures noires et en couleur et **13** planches en chromotypie

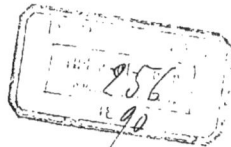

PARIS

GEORGES CARRÉ, ÉDITEUR

58, RUE SAINT-ANDRÉ-DES-ARTS, 58

—

1890

PRÉFACE

Parmi les progrès les plus récents de l'hygiène publique, il faut placer la campagne qui se fait depuis près de vingt ans en faveur de l'inspection vétérinaire des viandes de boucherie.

Charbon, morve, tuberculose, trichinose, ladrerie, septicémie, infection purulente, myiasis, etc., toutes ces maladies dangereuses pour le consommateur ou le manipulateur, laissent souvent dans les muscles des lésions trop peu accusées pour frapper l'attention de tout autre qu'un spécialiste.

Or, nous savons que dans les pays où les affections charbonneuses sont communes, les propriétaires des animaux les sacrifient dès l'apparition des premiers symptômes dans l'espoir de pouvoir les livrer à la consommation.

Il est donc indispensable, comme vient de le demander le Congrès international de médecine-vétérinaire, d'imposer partout une inspection vétérinaire des viandes de boucherie, de poursuivre la suppression des abattoirs particuliers et de les remplacer par des abattoirs publics.

En outre, l'introduction des viandes foraines dans les communes ne doit plus avoir lieu sans un examen préalable fait *par un vétérinaire ou sous son contrôle. Les notions récentes sur les ptomaïnes, à la suite des expériences de Selmi et de Gautier, sont venues encore établir d'une façon plus nette, s'il est possible, la nécessité de l'inspection en donnant l'explication scientifique des dangers que peut entraîner une viande qui a subi un commencement de putréfaction.*

Cependant l'attention ne se porta guère sur cette question d'inspection des viandes que le jour où notre éminent confrère, M. Chauveau, établit la possibilité de la transmission de la tuberculose par les voies digestives. Cette nécessité de l'inspection a été d'ailleurs, depuis cette époque, admise dans d'autres pays, l'Allemagne, l'Autriche, la Belgique, le Portugal et quelques villes d'Italie.

Le Manuel de l'Inspecteur des viandes *résume la longue pratique du service d'inspection de la ville de Paris, le plus important du monde entier. Il servira de guide précieux pour tous les vétérinaires qui se consacreront au rôle si utile d'inspecteur de la boucherie.*

A. PROUST.

PRÉFACE DE LA PREMIÈRE ÉDITION

L'importance du service des viandes toujours accru, les résultats qu'il peut montrer, non sans orgueil, le secours qu'il prête à l'hygiène savante, les progrès incessants qu'il a faits dans cette branche nouvelle méritent certes d'éveiller la bienveillance des pouvoirs publics.

Déjà de nombreux travaux ont paru qui ont assis les bases de son organisation; aujourd'hui, continuant l'œuvre commencée, nous avons dû, pour arriver à notre but, diviser notre sujet; il est vaste et il exige par conséquent la méthode la plus sûre et la logique la plus serrée.

Heureusement nous avions un guide certain, les faits tels qu'ils se déroulent sous nos yeux en opérations successives. Pouvions-nous faire mieux que de les suivre? Nous avons étudié l'animal sommairement, tel qu'il arrive au marché. Venu de la province, parfois de l'étranger où il a vécu, selon les régions, dans des conditions diverses, il offre à considérer des espèces, des types et des qualités multiples. Le sol, la nourriture, le mode d'engraissement, la race, le sexe, l'âge sont autant de valeurs dans ce problème complexe, de sorte que la zootechnie même doit, en certains points, nous être familière. A l'abattoir, il tombe sous la masse et sous le couteau. Là, ses organes sont visibles, et ils trahissent des désordres qui ont, eux, leur reflet sur la viande. C'est alors que dépecé, travaillé, habillé, comme disent les gens du métier, il devient justiciable de l'inspection.

Mais que d'opérations dignes d'être décrites depuis l'étable et le pâturage jusqu'à l'étal du boucher !

Les viandes foraines, c'est-à-dire celles qui viennent du dehors et que les expéditeurs envoient aux Halles centrales ou que les vendeurs apportent de la banlieue, passent aussi sous nos yeux, et l'investigation peut y découvrir encore ce que la mauvaise foi voulait y cacher. Entières, ou par quartiers, ou morcelées suivant la coupe et la mode du pays, les bêtes sont livrées à notre examen sans aucun viscère, et c'est dans la viande proprement dite que notre habileté et notre expérience doivent déceler la lésion révélatrice ; car de nombreuses maladies y ont laissé leur empreinte reconnaissable. Le milieu ambiant, la chaleur, l'électricité, les voyages, l'emballage, la durée du transport sont des causes nuisibles que nous aurons souvent à apprécier. L'aspect, la couleur, l'odeur, la densité, en somme l'état des éléments histologiques dont les tissus sont composés nous seront des indices.

C'est la pratique longtemps exercée qui donne le flair, l'assurance du diagnostic et la fermeté nécessaire aux difficiles fonctions de l'inspecteur. Si la surveillance des abattoirs, des halles et des marchés forment la partie essentielle de notre mission, il est d'autres détails qui complètent cet ensemble. La triperie avec ses nombreuses variétés d'organes qui ont leurs parasites et leurs altérations propres, la charcuterie, cet art compliqué où le feu, le sel, les condiments et le génie des cuisiniers jouent un si grand rôle ne laisseront pas que de nous intéresser.

Nous nous garderons bien d'oublier l'hippophagie, cette auxiliaire nutritive qui a, de plus en plus, la faveur du peuple, et nous verrons avec quelle rigueur on doit écarter tout cheval capable de contaminer ou d'infecter le corps humain.

Février 1885.

MANUEL DE L'INSPECTEUR DES VIANDES

LIVRE I

LES ANIMAUX DE BOUCHERIE SUR PIED

CHAPITRE I

ÉTUDE COMPARATIVE DES RACES AU POINT DE VUE DE LA QUALITÉ
ET DU RENDEMENT EN VIANDE

INFLUENCE DE LA NOURRITURE ET DE L'HYGIÈNE. — APERÇU DU
MARCHÉ AUX BESTIAUX DE LA VILLETTE

En Zootechnie, les considérations qui président à l'appréciation des animaux de boucherie sont de plusieurs genres : non seulement, la qualité des viandes n'est pas la même dans toutes les races, mais elle varie également avec la diversité des aliments et subit aussi l'influence de l'hygiène et même de l'éducation.

Il y a du reste deux manières d'envisager la valeur des animaux de boucherie : celle qui fait ressortir la supériorité dans l'abondance de la viande de première catégorie, et celle qui s'attache principalement à la chair la plus savoureuse et dont la coupe à l'étal offre le plus bel aspect.

Il importe tout d'abord de se fixer sur la valeur économique des diverses qualités de viande.

Règle générale. On peut avancer que l'usage de la basse viande coûte relativement plus cher que l'usage de celle de bonne qualité, et cela se comprend : d'un côté les tissus qui constituent le déchet, os, aponévroses, tendons, sont les mêmes dans les bêtes maigres et les bêtes grasses ; de sorte que ce déchet, qui est du sixième pour les sujets de premier choix, devient de plus d'un tiers du poids des animaux inférieurs. Si, d'autre part, on remarque que, dans la basse marchandise, les parties mangeables ne sont que des fibres sèches, sans saveur et sans sucs nutritifs, on reconnaîtra facilement que le prix attribué à chaque qualité de viande n'est nullement en rapport avec leur valeur intrinsèque. Il y a perte de valeur et aussi perte d'argent.

*
* *

L'alimentation des animaux influe d'une façon absolue sur la nature de la viande. Chacun sait, en effet, que l'engraissement dans les bons herbages communique aux animaux une saveur plus agréable, plus naturelle que celle produite par l'engraissement de pouture, régime en opposition avec la plupart des régles de l'hygiène. — Mais les herbages ne donnent pas tous les mêmes les résultats; en effet, la saveur unique donnée à la chair des animaux engraissés dans les herbages normands ou dans les *prés salés*, tranche singulièrement avec le goût désagréable communiqué par les pâturages marécageux et surtout par certaines plantes, telles que les asphodélidées et les liliacées. Ces dernières donnent, cela est connu, une odeur et une saveur d'ail très prononcées.

Mentionnons ensuite le rôle énorme que jouent les tourteaux dans la production de la viande et les avantages qu'on en retire dans l'engraissement de pouture. La liste en est longue. Les plus fréquemment employés sont: les tourteaux de lin, de colza, d'œillette, d'arachide, de coton, de sésame et de noix. Mais si ces aliments concentrés offrent l'avantage d'activer la formation de la graisse et surtout de pousser à celle de couverture, en l'accumulant, dès le début, dans les parties où se trouvent les maniements, la plupart ont l'inconvénient, lorsqu'ils sont donnés isolément et sans mesure, de nuire au bon goût de la viande et à son aspect. C'est ainsi que l'on accuse le tourteau de lin de communiquer à la chair un goût prononcé de suif. On reproche également au tourteau de colza de lui donner un goût de rancité. De plus, on les incrimine de communiquer, dans certains cas, à la viande une teinte jaunâtre qui, disons-le, nuit peu à sa qualité.

Il arrive cependant que, dans un engraissement forcé, précipité, avec un usage immodéré de ces aliments concentrés, le foie se fatigue et les voies biliaires s'encombrent ; c'est alors que l'ictère colore la chair en jaune-vert, lui donne un mauvais goût et la rend souvent insalubre. On rencontre assez fréquemment ce cas sur les moutons prussiens-anglaisés que l'on engraisse dans le nord de l'Allemagne, avec les produits de raffinerie.

Il est acquis, d'autre part, que les sujets engraissés avec des résidus, dans les sucreries, les distilleries et autres usines agricoles, sont peu appréciés de la boucherie ; que ceux qu'on nourrit avec les eaux grasses des casernes ne fournissent qu'une viande hydroémique et sans saveur.

On sait aussi que le travail modéré des champs ne fait qu'accentuer la qualité de la viande, en condensant les tissus musculaires et en les imprégnant régulièrement de graisse et des éléments azotés qui la rendent nutritive.

L'âge influe également sur la valeur de la chair : dans l'espèce bovine principalement, les sujets trop jeunes n'ont pas les qualités nutritives et savoureuses des adultes, de même que les animaux trop avancés en âge ne donnent qu'une chair sèche et coriace.

Le système de castration, lui-même, joue un rôle important à ce point de vue. Qui ne sait, en effet, que les bœufs bistournés, restés *verts*, ont la chair moins fine et moins juteuse que celle des bœufs chez lesquels l'ablation des testicules a été complète dès le plus jeune âge ; que chez, le mouton, les sujets castrés tardivement fournissent, ainsi que les béliers, une viande dont le goût de suint est très prononcé ; et que la chair de verrat, enfin, répand, au moment de la cuisson, une odeur *sui generis* des plus désagréables. — Nous aurons occasion, du reste, de revenir sur ces considérations en passant en revue très sommairement les différentes races bovines, ovines et porcines.

§ 1. — RACES BOVINES.

En France, toutes les races bovines sont bonnes pour la boucherie. Toutefois, si la nuance qui différencie leurs qualités de viande est peu sensible pour le consommateur, le boucher les apprécie diversement. Il suffit, pour s'en convaincre, de suivre les transactions des marchés de la Villette, où on se rend compte facilement de la différence des prix que le commerce accorde aux divers animaux.

Il n'est pas rare, en effet, de rencontrer un écart de 15 centimes par kilo entre des sujets d'égal embonpoint, mais d'origine différente.

Chez les uns, il vante le juteux et le savoureux de la chair ; chez d'autres, la finesse du grain et la belle coupe persillée. Il est des races enfin, chez lesquelles il recherche la densité des muscles ou le rendement en viande nette.

Les bœufs les mieux cotés par la boucherie sont les *Limousins* (fig. 1), les *Charolais-Nivernais* (fig. 2) et les *Normands* (fig. 3). Le premier comme bête de *pouture ;* les deux autres comme bêtes d'herbe.

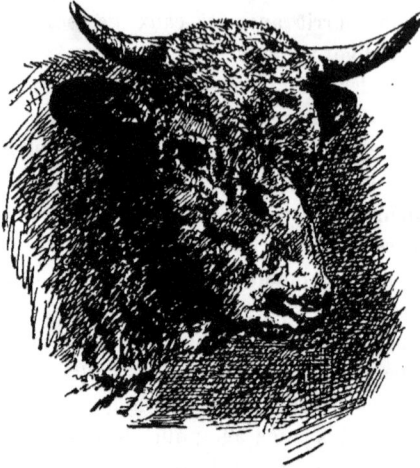

Fig. 1. — Race Limousine.

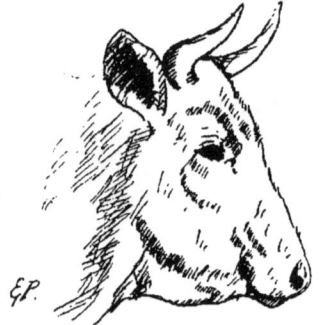

Fig. 2. — Charolais.

Limousins et Nivernais, ces deux types par excellence du bœuf de boucherie française, possèdent les meilleures aptitudes pour la précocité et l'engraissement. Ils se distinguent d'une façon particulière par leur rendement supérieur en viande nette ; principalement le *Nivernais*, dont la densité et le développement des muscles sont vraiment remarquables ; adulte et suffisamment gras, cet animal donne un rendement moyen de 66 0/0, tandis que le Limousin ne fournit que 64 0/0.

Chez l'un comme chez l'autre, la chair est également bien pénétrée par la graisse (persillée) ; seulement la fibre est plus juteuse et le grain est plus fin chez le Limousin que chez le Nivernais, lequel, en revanche, lui est resté supérieur dans le développement de la culotte.

Quant au *Normand*, dont la race est si précieuse par ses aptitudes laitières, il possède des qualités qui en feraient le premier bœuf de boucherie du monde, si son éducation eût été aussi soignée que celle des précédents.

Nul ne l'égale en effet pour la succulence et le juteux de la chair, privilège qu'il doit principalement à la qualité exceptionnelle des herbages où il est entretenu et à l'air marin qu'il respire. Malheureusement, sa structure géante nuit à son rendement et la coupe de sa viande, non marbrée par le gras, laisse à désirer à l'étal.

En résumé, le boucher accorde ses préférences au *Limousin*, pendant la saison hivernale, et partage ses faveurs entre le *Nivernais* et le *Normand*, pendant la saison d'herbe.

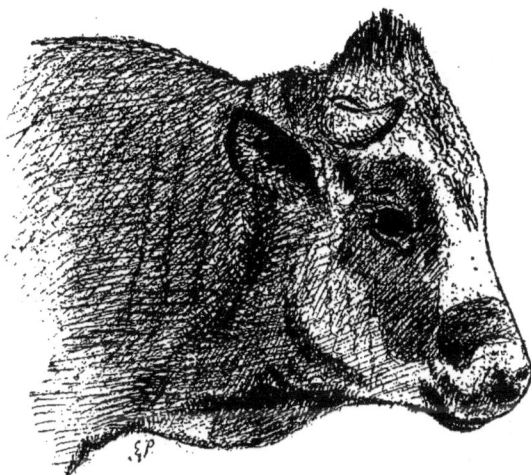

Fig. 3. — Taureau Normand.

Se rangent ensuite par ordre de mérite :

L'*Agenais*, ce congénère du Limousin, dont il se rapproche par sa constitution et par ses dispositions à la boucherie.

Le *Garonnais*, également de même souche, un peu moins fin, moins tendre, plus tardif, et d'un rendement plus faible, à cause du volume énorme de sa charpente osseuse. Ce rendement est à celui de l'Agenais comme 58 est à 62 0/0. Il en est de même du *Bazadais*, ce bœuf si amélioré ; sa viande est assez succulente, assez persillée pour qu'il n'ait rien à envier aux autres.

Les *Manceaux* et surtout les *Durham Manceaux* sont assez en faveur auprès de la boucherie, qui recherche principalement ceux engraissés dans les herbages plantureux de la Normandie. Le petit *Breton*, malgré l'exiguité de sa taille, ne reste pas sans amateurs, car il fournit une chair exquise, presque l'égale du Normand.

Les *Durham* élevés en France, dont la maturité précoce et la supériorité à produire de la viande et surtout de la graisse sont indiscutables, sont cependant moins recherchés de la consommation que les précédents, parce que, chez ces animaux, la graisse, toute en couverture, ne pénètre pas la chair qui manque, pour cette raison, de jus, de saveur et de finesse.

La race *flamande*, principalement les sujets qui vivent sur les rivages de la mer, est remarquable par sa facilité d'engraissement et sa précocité. Sa viande ne manque pas de qualité. On lui reproche toutefois d'avoir plus de dispositions à prendre la graisse à l'extérieur que de se l'approprier à l'intérieur. Son rendement est en moyenne de 58 0/0.

La Vendée, ce pays de production bovine par excellence, fournit à la boucherie un nombre considérable de bêtes grasses, désignées sous le nom de *Choletais* (fig. 4), *Nantais*, *Parthenais* et *Maraîchins*. Les trois premiers, dont la conformation laisse à désirer et nuit considérablement à leur rendement, n'ont fait, cela est triste à dire, aucun pas dans l'amélioration; ils sont restés ce qu'ils étaient, péchant surtout par le train de derrière, et ne rendant en moyenne que 55 0/0.

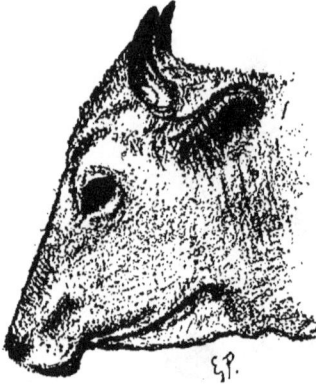

Fig. 4. — Choletais.

La graisse, chez ces animaux, par son égale répartition entre les fibres musculaires, communique à la chair ce goût fin et délicat qui, de tout temps, a fait leur réputation.

Quant au *Maraîchin*, qui est engraissé dans les herbages bordant l'Océan, il est très grossièrement charpenté, fait beaucoup de suif, mais ne rend guère que 50 à 55 0/0 en viande nette. Sa chair manque de finesse et se conserve très mal pendant les chaleurs : grand défaut, qu'il doit sans doute à l'origine marécageuse des herbages qui l'alimentent.

Le *Salers* (fig. 5), dont la chair est fine, nutritive et

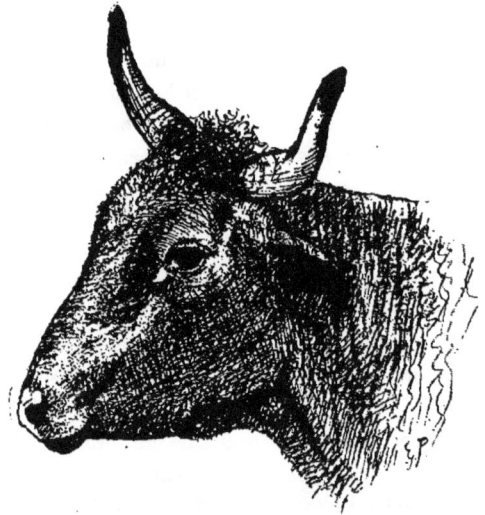

Fig. 5. — Salers.

bien persillée, figure très bien sur l'étal du boucher, mais il est très tardif et on lui reproche sa charpente un peu volumineuse et, conséquemment, un rendement assez faible

Le bœuf d'*Aubrac*, à la physionomie si brillante, est dur à l'engraissement ; son développement est lent ; toutefois, sa chair, bien pénétrée par la graisse, est assez appréciée. Son rendement est identique à celui des Vendéens.

Le bœuf *Marchois*, peu précoce, dur à prendre la graisse, fait plus de suif que de viande tendre ; néanmoins cette viande, assez fine, bien marbrée, est de saveur agréable. Son rendement est très faible.

Le *Fémelin*, le *Tourache*, le *Bressan* ont la facilité d'engraissement assez developpée. Leur viande est assez tendre et a une saveur ordinaire. Ils fournissent un rendement moyen de 54 0/0.

Les *Comtois*, mal conformés, souvent faibles dans leurs quartiers de derrière, s'engraissent sans difficulté ; leur chair a bon goût, mais leur rendement laisse à désirer.

* * *

Quant aux races bovines étrangères, qui complètent généralement nos marchés pendant la saison d'été, elles sont représentées en grande partie par les races italiennes : les *Piémontais* et les *Lombards*, remarquables par leur charpente de géant et leur cornage immense ; les *Toscans*, qui se rapprochent, par leur forme, de nos races françaises de l'Est.

Tous nous arrivent habituellement dans un état d'engraissement médiocre et sont d'un âge trop avancé. Aussi, sont-ils négligés de la bonne boucherie et, par suite, d'un prix bien inférieur.

Leur chair est dure, sèche et leur rendement minime.

Les petits *bœufs Algériens* se vendent à un prix infime, à cause de leur état médiocre d'embonpoint et de leur âge avancé. Leur viande est cependant fine et succulente.

Il y a quelques années, le Hanovre, le Holstein, le Mecklembourg nous envoyaient des *Durham-Danois*. Ces bœufs, de belle conformation, bien engraissés et d'un poids très lourd (600 kilos de viande en moyenne) étaient assez estimés de la boucherie parisienne. On ne les retrouve plus sur nos marchés depuis la baisse du bétail.

L'Amérique du nord essaya aussi de nous fournir ses bœufs *Durham ;* mais ses tentatives restèrent infructueuses. Ces animaux, dont les muscles étaient contractés, fatigués par le tangage, après un grand parcours maritime, n'offraient, malgré leur parfait état d'engraissement, que des viandes sans saveur, entrant promptement en décomposition. Aussi, n'ont-ils eu aucune faveur sur le marché parisien.

§ 2. — VEAUX

La valeur des veaux en boucherie est subordonnée bien plutôt à leur alimentation et à leur âge qu'à leur origine.

Sur le marché ils sont cotés d'après leur provenance et non d'après leur race.

Les veaux gras les plus réputés, ceux que les bouchers appellent des veaux blancs, ont la chair d'un blanc rosé et le gras comme nacré.

On obtient des veaux blancs, en les privant de lumière et de mouvement et en leur donnant une nourriture facilement digestible. C'est en somme de l'étiolement.

Il est un procédé plus barbare encore, pour obtenir cette blancheur de la chair ; il consiste à anémier les veaux par des saignées déplétives, dans les derniers jours de l'engraissement. Ce système, que l'on ne saurait trop blâmer et qui ne trompe pas les bouchers compétents, laisse une viande molle, sans saveur et dépourvue de principes nutritifs.

Les veaux qui offrent la chair la plus délicate et la plus succulente ont été nourris abondamment et uniquement avec du lait riche et butyreux.

Le mélange de lait et de farines de pois, de maïs, d'orge et de fève fait aussi des veaux de bonne qualité.

Le veau ne possède réellement toutes ses qualités de boucherie qu'à l'âge de deux à trois mois.

Le marché de la Villette se trouve principalement approvisionné par des veaux *Normands*, *Flamands* et *Hollandais*, types provenant de la Brie, de la Beauce, du Gâtinais, de la Champagne et de la Normandie. Presque tous ces sujets donnent une viande très blanche et d'excellente qualité ; toutefois les mieux cotés sont expédiés de l'*Eure* et de l'*Aube* pour leur succulence et leur rendement. On livre également à la boucherie des veaux d'Auvergne et de la Vendée qui, ayant mangé de l'herbe, en suivant leur mère au pâturage, présentent, pour ce motif, une viande rouge, foncée en couleur, peu estimée ; on les nomme des *Broutards*.

Dans quelques contrées normandes, notamment aux environs de Caen et de Gournay, les veaux mangent également de l'herbe ; ils sont, pour cette raison, peu considérés, et leur nom sert à caractériser toutes sortes de mauvais veaux ; on dit en effet des veaux *Caennais*, des *Gournayeux*, noms qui rappellent les lieux d'origine.

§ 3. — ESPÈCE OVINE

Les races ovines françaises, très nombreuses, n'ont pas toutes les mêmes qualités de boucherie ; au premier rang se place le type *Berrichon* (fig. 6) et ses congénères, le *Crevant* et le *Solognot*, si renommés pour la succulence de leurs gigots.

Puis viennent les *métis Anglais* dont les principaux types sont le *Nivernais-Southdown* (fig. 7) et le *Charmois* qui, lui, est un *Berrichon-Dislhey*.

Ces derniers sujets réunissent, par leur précocité, par leur conformation et leur rendement, les précieuses qualités du véritable mouton de boucherie.

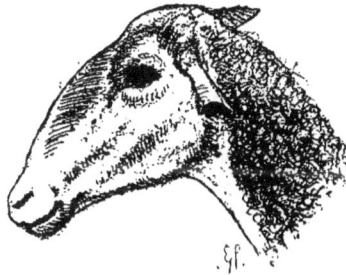

FIG. 6.,— Race du Centre, Berrichon.

Ajoutons que les diverses races du Centre acquièrent principalement la finesse et le savoureux qui font leur réputation dans les excellents pâturages de cette contrée.

Dans une seconde catégorie sont classées : la race *Limousine* et la race *Bizet*, que l'on rencontre dans la

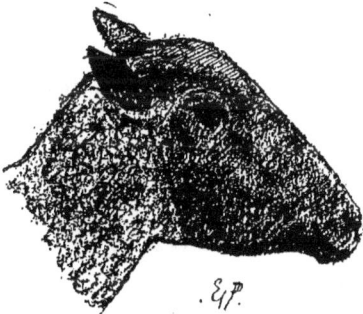

FIG. 7. — Croisé de Southdown.

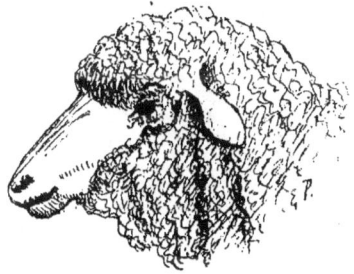

FIG. 8 .— Mérinos.

Haute-Vienne, la Marche, le Cantal, la Lozère et le Puy-de-Dôme.

Ces moutons, dont la laine est très commune, doivent le goût fin et aromatisé de leur viande à la succulence des pâturages qui les nourrissent.

Se rangent ensuite par ordre de mérite : les divers *métis Mérinos* du

Soissonnais et de la *Brie* (fig. 8), si remarquables par leur forte corpulence ; les *Métis-Mérinos* de la *Beauce*, la race *Champenoise*, la race *Ardennaise*, la *Bourguignonne*, les moutons du *Poitou* et du *Cholet* ; les *Gascons*, les *Gâtines*, les *Normands* et les *Picards*.

*
* *

Quant aux races étrangères qui viennent compléter l'approvisionnement de nos grands marchés, elles ne sont pas moins nombreuses, et présentent également des nuances très prononcées dans les qualités respectives de leur viande.

Dans la première catégorie, nous devons classer les moutons *Allemands-Halor* et *Franconiens*, ainsi que les *Prussiens* et *Hongrois-Anglaisés*. Ils luttent avec nos premières sortes, principalement par leur développement, le fini de leur engraissement et leur rendement extraordinaire.

Parmi les *Mérinos* venus des steppes de la *Hongrie* et de la *Russie*, les *Hongrois* sont les plus recherchés. On reproche aux *Mérinos Russes* leur âge trop avancé et leur goût de suint. De plus, leur peau est généralement traversée par un grand nombre d'épillets de graminées (stipa tortilis) qui, cheminant jusque dans le panicule charnu et même dans les muscles, déprécient sensiblement la chair de ces animaux.

La plupart présentent ce fait singulier : la mélanose du foie, qui fait retirer cet organe de la consommation. Dans les qualités les plus inférieures, prennent rang les moutons à laine très grossière et pourvus de cornes volumineuses; tels sont les *Russes communs* ou *Tsiganes*, les *Valaques* et les

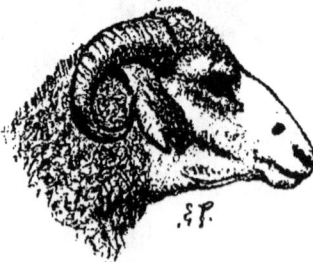

Fig. 9. — Africain.

différentes variétés *Danubiennes*, celles de *l'Herzégovine*, de la *Roumanie* et de la *Croatie*. Puis, les énormes *Piémontais*, aux oreilles larges et tombantes, ainsi que les *Toscans* au nez busqué. Tous ces moutons sont considérés comme de troisième qualité.

Les diverses variétés *Algériennes* se rattachent presque toutes à la race *Barbarine* (fig. 9). Elles étaient restées de qualité inférieure jusqu'alors, et très mal cotées sur nos marchés; mais, depuis quelques années, les moutons *Algériens* prennent plus de faveur, ayant été améliorés par des croisements bien compris. Souhaitons de les voir se perfectionner, car ils deviendraient la source de grande richesse pour notre belle colonie africaine, et pourraient nous éviter, dans une large mesure, le lourd tribut que nous payons à l'Étranger, en moutons importés.

§ 4. — RACES PORCINES

Les races porcines françaises peuvent être divisées, au point de vue de la consommation, en deux groupes principaux : les porcs blancs, hauts sur jambes, à côte plate, longs de corps, avec des oreilles longues et pendantes, et les porcs noirs, ou pie-noir, qui ont les oreilles droites et courtes, le corps arrondi et près de terre.

Les premiers produisent plus de viande que de lard, leur chair est savoureuse, fine et prend très bien le sel. Ils proviennent, pour la plupart, de la Vendée, de la Mayenne, de la Sarthe, du Berry, du Bourbonnais, de la Bretagne et de la Normandie.

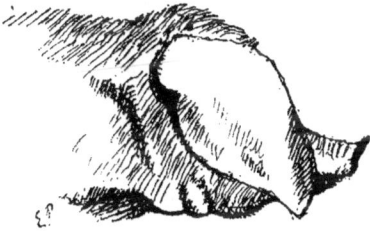

FIG. 10. — Craonnais.   FIG. 11. — Normand.

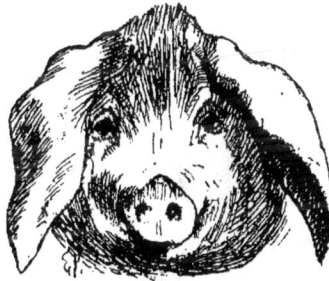

Les mieux cotés sont les *Craonnais* (fig. 10), les *Manceaux* et les *Vendéens*; puis les *Normands* (fig. 11 et 12) et les *Bourguignons*, et ensuite les *Comtois* et les *Bretons*.

Dans le deuxième groupe, nous trouvons les *métis Limousins, Marchois* et *Charolais* (fig. 13) qui élaborent principalement du lard. D'autres *métis Anglais*, provenant pour la plupart du croisement avec le *Yorkshire*, se font remarquer par leur précocité et leurs aptitudes particulières à produire le gras. Habituellement ce ne sont pas les porcs les plus gras qui se vendent le plus cher. Les plus recherchés sont ceux qui sont fermes et en bonne chair, sans toutefois manquer de graisse.

Chose singulière, tandis que les charcutiers de Paris choisissent ces derniers, ceux de la banlieue préfèrent les plus gras, les *Anglaisés*.

Le petit nombre de porcs que l'Étranger nous envoie, vient de l'Allemagne
et de l'Italie (fig. 14); ce sont des *métis Anglais* assez estimés.

A certaines époques, la Hongrie nous
en expédie qui rappellent le sanglier,
par leur conformation écourtée et leur

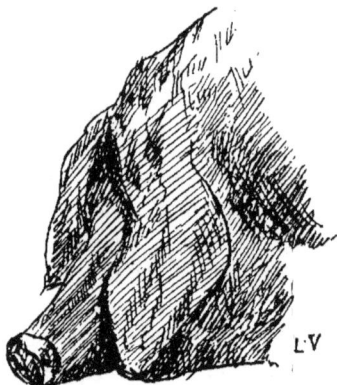

FIG. 12. — Normand.

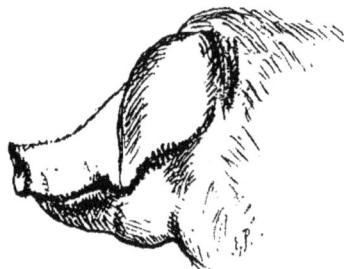

FIG. 13. — Type croisé.

pelage formé d'une bourre laineuse très fournie. Ces derniers, généralement
engraissés avec du maïs ou avec les glands qu'ils trouvent dans les forêts,
restent très sauvages, mais ils fournissent une chair très savoureuse et
un lard d'une blancheur incomparable. Le mode d'alimentation a, on le
conçoit, une influence des plus ap-
préciables sur la viande de porc. La
meilleure méthode d'engraissement,
la plus saine, consiste à nourrir les
porcs avec des pommes de terre
cuites, additionnées de farines d'orge
ou de maïs. Cette alimentation active
considérablement la formation de la
chair et du lard, qu'elle rend fermes,
savoureux et très nutritifs. Dans les
villes de garnison, des industriels
engraissent des porcs avec les restes

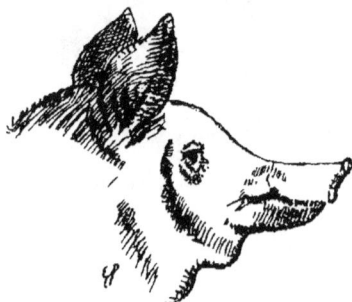

FIG. 14. — Race Napolitaine.

de la cuisine militaire ; la viande qui en résulte est sans consistance et sans
goût.

Plus mauvaise encore est celle produite dans les ports de mer, où on
nourrit les animaux avec le poisson avarié. Cette viande est comme lavée,
fade et entre facilement en décomposition.

Quant aux porcs engraissés dans les clos d'équarissage avec les débris de

viandes, ils fournissent une chair très indigeste, dont le goût est fort et
dont l'odeur rappelle celle des carnassiers.

*
* *

Nous allons suivre maintenant, sur le marché de la Villette, les diverses
races d'animaux de boucherie que nous venons d'énumérer.

§ 5. — Marché aux bestiaux de la Villette

Le marché aux bestiaux de la Villette peut être ouvert tous les jours au
commerce, mais les deux grands jours de transactions sont les lundi et les
jeudi de chaque semaine.

Trois vastes hangars couverts sont disposés pour recevoir les animaux
de boucherie : le 1er, central, plus grand, abrite les bovins ; le 2me, à gauche,
reçoit les moutons ; et le 3me, les porcs et les veaux. De nombreuses bouveries existent en outre pour héberger les animaux arrivés la veille, ou qui
peuvent rester invendus à la fin du marché.

Un chemin de fer, relié avec la ligne de ceinture, amène dans l'intérieur
du marché la plus grande partie des bestiaux expédiés, selon les saisons,
des diverses parties de la France ou de l'Étranger.

Le marché de la Villette est certainement une des curiosités de la capitale.
Il offre un côté pittoresque qui ne laisse pas que de surprendre les visiteurs.
Les scènes s'y précipitent et se présentent sous des couleurs variant avec
l'heure et le lieu de la vente. Dès le matin, l'arrivée des bêtes à cornes dans
les préaux où elles vont être exposées pour la vente donne lieu à un tumulte
indescriptible, où se mêlent aux appels et aux jurons des bouviers la note
aiguë des chiens et le beuglement des bestiaux.

Du côté des porcs et des veaux et principalement au moment du langueyage, le bruit devient insupportable. Mais c'est surtout vers la fin du marché, au moment du déplacement des animaux, que l'activité et le tumulte
acquièrent tout leur développement.

Le pavillon central, le plus grand, est agencé pour abriter cinq mille
grands ruminants environ. A la rive droite, sont attachés les taureaux
venus là, soit en voiture, soit attachés derrière; ils seront ensuite déplacés
de la même façon après la vente, pour éviter tout accident. Leur nombre

ne dépasse rarement pas deux cents. Ils appartiennent en grande partie aux races *Normande* et *Nivernaise* et sont vendus à qualité égale, à un prix inférieur à celui des bœufs.

Les bœufs et les vaches sont rangés dans des préaux, où ils sont attachés la tête sensiblement baissée, afin de faire ressortir les muscles du dos et l'ampleur de la poitrine. Leur nombre varie, selon les marchés, de trois à quatre mille.

La provenance de ces animaux n'est pas la même dans toutes les saisons. Pendant l'été et l'automne l'approvisionnement tire son origine des embouches de la Normandie et de la Nièvre, de Saône-et-Loire, du Cher, de l'Auvergne et du Poitou. Dans les saisons de l'hiver et du printemps, le marché est en grande partie approvisionné par les *Limousins*, *Marchois* et *Choletais*, engraissés à l'étable. Les Choletais forment le principal appoint de l'approvisionnement dans les mois de mars et d'avril, époque où les arrivages de bœufs sont les plus restreints.

*
* *

Le boucher qui se présente au marché pour acheter un bœuf, regarde d'abord sa taille, son ampleur, sa race, et passe en revue les principaux *maniements*, susceptibles de lui fournir des données sur le rendement présumé de l'animal. Le maniement qui tombe le premier sous la main exploratrice est celui des abords ou *cimier*, placé de chaque côté de la base de la queue. Il indique la graisse extérieure. Il apprécie ensuite la *brague* ou *scrotum* en pressant à pleine main la masse scrotale qui donne des indications assez précises sur la graisse intérieure. Puis, il explore successivement l'*œillet* ou pli de la peau qui va de la rotule au ventre; la *hanche*, le *flanc*, le *travers*, la *côte*, le *paleron*, le *contre-cœur*, le *fanon*, le *collier* et le *dessous de la langue*. Les ventes ont lieu à l'amiable et à prix défendu. Quelques bœufs cependant sont vendus à la livre, c'est-à-dire d'après le rendement exact que le commissionnaire vient ordinairement constater à l'abattoir, lors du pesage des quatre quartiers.

*
* *

Le pavillon de gauche agencé pour recevoir les moutons peut en contenir plus de vingt-cinq mille. Vingt mille environ y sont exposés le lundi, tandis qu'au marché du jeudi le nombre descend à quinze ou seize mille.

Les moutons sont placés dans des parquets côte à côte, et par rangées de vingt. Ce nombre considérable de moutons est fourni moitié par les races étrangères, moitié par les races indigènes.

Ils sont le plus souvent vendus à l'amiable, comme les bœufs, rarement à la livre, poids net.

Les maniements consultés chez le mouton sont le *cimier* et le *travers*. L'acheteur touche de la main largement ouverte les reins de chaque animal, afin de se faire une idée approximative de son poids et partant de son rendement.

*
* *

Sous la halle de droite se tiennent les porcs et les veaux.

Les porcs, à leur sortie des porcheries, sont conduits à l'abreuvoir et lavés à grande eau avant de paraître sur le marché, où une litière abondante leur est préparée. Ils sont ensuite placés par lots dans des cases faites au moyen d'échelles formant barrière.

Les porcs sont exposés au marché du jeudi au nombre de 4,000 environ, tandis qu'il n'en arrive au marché du lundi que de 1,500 à 2,000.

Ils sont longueyés après la vente. Contrairement à ce qui a lieu pour les ruminants vendus à forfait, les porcs sont achetés au poids vivant.

Les charcutiers se rendent compte de la qualité des porcs en plaçant la main droite sur le dos, afin de s'assurer par ce contact de la fermeté du lard et de son épaisseur.

*
* *

Les veaux sont attachés au moyen de colliers en cuir et reposent sur une bonne litière. Ils sont abreuvés à la bouteille, avec des eaux tièdes blanchies par les farines. Tout un personnel d'abreuveurs existe sur le marché. Il a pour mission, avant la vente, d'assurer la propreté des animaux et de les faire boire convenablement pour qu'ils aient une apparence rebondie.

Le marché aux veaux a lieu quatre fois par semaine, les lundi, mardi, jeudi et vendredi.

Les *maniements* qui servent d'appréciation pour l'achat des veaux sont, en sus de ceux indiqués plus haut au sujet des bœufs, la *bouche*, les *dents*, les *muqueuses* de *l'œil* et de la *vulve*, enfin la présence des cornes, toutes choses indiquant la blancheur du tissu musculaire et la jeunesse de l'animal.

Service sanitaire. — Chaque jour de marché, les inspecteurs de la boucherie ont mission d'examiner, avant l'ouverture des ventes, tous les animaux introduits.

Si l'existence d'une maladie contagieuse est constatée, on remplit sur le champ un bulletin, tiré d'un livre à souche, portant le nom et l'adresse du détenteur d'animaux malades et diverses indications rappelant les peines édictées par la loi du 21 juillet 1881.

Cette feuille spéciale qui est remise au propriétaire suit l'animal à l'abattoir; elle doit être retournée dans le délai de cinq jours, signée de l'inspecteur de boucherie, attestant que les sujets malades ont été tous abattus.

Les bouveries, les quais de débarquement et les wagons sont également visités, au point de vue de la désinfection.

Un service spécial de désinfection, créé depuis un an, procède, deux fois par semaine, à de grands lavages pratiqués avec de l'eau étendue de Crésyl. Ce service, dont le personnel est nombreux et l'outillage bien agencé, a donné d'excellents résultats : la fièvre aphteuse, qui sévissait presque continuellement sur le marché, a depuis complètement disparu.

Si on jette un coup d'œil rapide sur les principaux marchés d'Europe et d'Amérique, on voit que celui de la Villette tient le second rang comme importance. Seul le marché de Chicago offre, en porcs, des arrivages vingt fois plus considérables que ceux de Paris. Presque tous les marchés, au point de vue de la police des ventes et de la police sanitaire, ont des règlements presque pareils à ceux des nôtres. Les règlements concernant le marché de Berlin sont très complets; tout semble y être prévu. La police sanitaire y est faite avec une extrême rigueur.

Au marché de Chicago, aucune mesure sanitaire n'est prise. La désinfection est à peine pratiquée ; on se contente de jeter sur le fumier des wagons un peu de chaux.

Les fluctuations dans les cours, sur le marché de la Villette, sont fréquentes et souvent considérables, car le prix de vente est subordonné au nombre d'animaux exposés. L'offre dépasse-t-elle les besoins d'approvisionnement : la baisse se fait aussitôt sentir. La demande au contraire se trouve-t-elle limitée par le nombre restreint des sujets : la hausse devient sensible.

L'écart d'un marché à un autre se trouve quelquefois de 50 francs par bœuf, de 5 francs par mouton et de 15 francs par porc.

On voit à quelles éventualités sont exposés les expéditeurs éloignés de ce marché.

LIVRE II

DES ABATTOIRS

CHAPITRE I

DES ABATTOIRS EN GÉNÉRAL

Les abattoirs sont des établissements spéciaux dans lesquels se fait le sacrifice des bœufs, veaux, moutons et porcs et le commerce en gros de la viande de ces animaux.

Les abattoirs sont compris dans la classe des établissements dangereux, insalubres et incommodes (Décret du 15 octobre 1810; ordonnance du 14 janvier 1815; décret du 31 décembre 1886).

Au commencement de notre siècle, le travail de la boucherie se distribuait dans les rues des grandes villes et quelques bouchers sacrifiaient les animaux devant la porte de leur local. A côté des étaux de boucher, on voyait les écuries et les échaudoirs (tueries) où l'on enfermait et égorgeait ensuite les bestiaux destinés à la consommation. C'était un hideux spectacle, mais la vue seule n'en était pas blessée ; car souvent, très souvent même, quelque bœuf plus puissant que d'autres, rompant les liens qui devaient le tenir immobile sous la masse prête à le frapper, s'échappait à travers la ville, renversant et foulant aux pieds les malheureux qui se trouvaient sur son passage.

A ce danger se joignait celui des miasmes putrides qui s'exhalaient des matières animales, du sang et des détritus qui coulaient au milieu des rues.

C'est cet état de choses qui a provoqué la création des abattoirs.

§ 1. — Législation

Dans un court historique nous avons dit qu'avant l'interdiction des tueries particulières, les bouchers sacrifiaient les animaux dans l'intérieur des villes et presque devant la porte de leur établissement.

Réunis en corporation, les *escorcheurs* d'abord, les bouchers ensuite, après avoir fondé la Grande Boucherie de la montagne Sainte-Geneviève, celles du Châtelet et du faubourg Saint-Marcel (1376 à 1400), finirent par se diviser et commencèrent à abattre dans leur domicile, en dépit des efforts des prévôts des marchands et des échevins qui tentèrent en vain de transférer les tueries communes dans les faubourgs de la capitale (1657-1714).

Il faut remonter assez loin dans l'histoire pour trouver une des premières ordonnances royales concernant la salubrité des villes.

Avant l'année 1567, alors que la peste, à diverses époques, avait enlevé près du tiers de la population du royaume, surtout après la levée du siège de Metz par Charles-Quint (1555), il était déjà prescrit aux *escorcheurs* de quitter les villes et de reléguer leurs tueries au-delà des faubourgs.

Le règlement du roi Charles IX, à la date du 4 février 1567, pour la police générale du royaume, au titre de « La propreté et netteté des villes », décide que « les officiers de police donneront ordre de mettre les tueries et écorcheries des bêtes hors des villes et près de l'eau ».

Le successeur de Charles IX, Henri III, renouvela cette prescription ; mais le règlement qu'il fit paraître le 21 novembre 1577 ne s'étendit qu'à quelques grandes villes : Lyon, Moulins, Tours, Toulouse, Nantes, etc.

La plupart du temps, ces ordonnances touchant la salubrité des villes restaient à l'état de lettre morte, et cela sous des monarques tels qu'Henri IV et Louis XIV.

Le décret de Napoléon, à la date du 9 février 1810, ordonnant la création de cinq abattoirs, tout en faisant cesser la résistance des bouchers établis en communauté, fit réellement disparaître ces tueries infectes qui compromettaient la santé de la population parisienne.

Enfin, depuis le 15 octobre de la même année, les abattoirs publics sont compris au nombre des établissements insalubres de première classe qui doivent être éloignés des habitations particulières, et ne peuvent être ouverts sans la permission expresse de l'autorité administrative.

L'ordonnance royale du 14 janvier 1815, celle du 15 avril 1838 et le décret du 31 décembre 1866 portent que la création d'abattoirs entraîne l'interdiction des tueries particulières dans la commune.

L'abatage des porcs à domicile est exceptionnellement permis pour la consommation personnelle des habitants, mais sous la condition que ce sacrifice se fera dans un lieu clos et séparé de la voie publique.

Signalons un arrêt de la Cour de cassation, à la date du 17 avril 1885 : il en résulte que l'arrêté municipal interdisant aux bouchers et charcutiers d'une ville d'abattre les animaux mis en vente, ailleurs qu'à l'abattoir de la ville, est inapplicable au cas où ces animaux ont été abattus dans une commune voisine.

Conséquemment, il n'y a pas contravention pour le boucher qui a introduit et mis en vente la viande de bestiaux qu'il justifie avoir fait abattre dans une autre commune. Le charcutier qui se trouvera dans des conditions identiques jouira des mêmes prérogatives.

La législation sanitaire applicable aux abattoirs communaux est résumée dans un excellent mémoire présenté au Conseil central d'hygiène de la Gironde par M. Baillet, vétérinaire, inspecteur de la boucherie, à Bordeaux.

Notre confrère cite le décret du 15 octobre 1810 et l'ordonnance du 14 janvier 1815, ainsi que le décret du 31 décembre 1886 qui maintient les abattoirs dans la classe des établissements insalubres, dangereux ou incommodes, *quelle que soit la population de la commune dans laquelle ils sont établis.*

A la surveillance sur la nature et la qualité des viandes exposées en vente pour la consommation publique sont applicables : la loi du 16-24 août 1790, celle du 27 mars 1851, les articles 475 et 477 du Code pénal et enfin la loi du 5 avril 1884 sur l'organisation municipale.

L'autorité administrative d'une commune doit bien se pénétrer de la mission à la fois sérieuse et délicate qu'elle est appelée à remplir vis-à-vis de l'une de nos principales sources de richesses, le bétail. De cette autorité peut dépendre en effet l'extinction ou la propagation d'une maladie contagieuse.

L'article 90 du règlement du 22 juin 1882 est ensuite élucidé et commenté par M. Baillet. Après avoir mis en parallèle le rôle administratif dévolu au maire d'une commune en matière de surveillance d'abattoir et celui non moins important d'hygiéniste, parfaitement dévolu au vétérinaire chargé de l'inspection de l'abattoir, M. Baillet montre l'enchaînement indispensable de ces deux rôles, la nécessité pour l'autorité supérieure de favoriser le plus possible la création d'abattoirs communaux et il ajoute : « c'est pour l'autorité à la fois un *droit* et un *devoir* ».

Les tueries particulières doivent disparaître et faire place, même dans les plus petites communes, à un abattoir public, construit à frais communs, et pouvant également servir au commerce de la boucherie et au commerce de la charcuterie.

§ 2. — CRÉATION D'ABATTOIR

Toute demande en création d'abattoir doit d'abord être soumise au conseil municipal qui a charge, après l'avoir examinée, de prendre une délibération. Cette délibération est transmise, avec le plan des lieux et des constructions projetées, au préfet qui statue après avis du conseil de préfecture (Décret du 1er août 1864 ; ce décret a donné aux préfets le droit de statuer sur les propositions ayant pour objet la création d'abattoirs, et détermine les règles d'après lesquelles doivent être établies les taxes d'abatage).

Les formalités prescrites pour l'ouverture des établissements de cette nature doivent être observées. Des affiches sont apposées pendant un mois dans toutes les localités qui se trouvent dans un rayon de cinq kilomètres, et le maire procède à une enquête de *commodo et incommodo*, destinée à recueillir les dires et les réclamations des habitants sur les avantages ou les inconvénients de l'établissement projeté.

Des oppositions peuvent quelquefois s'élever pendant le cours de l'enquête : alors le conseil d'hygiène publique de l'arrondissement est toujours appelé à se prononcer.

Lorsque la création de l'abattoir nécessite un emprunt ou une imposition extraordinaire, l'intervention du chef de l'État peut être nécessaire suivant les règles établies par les lois sur l'organisation communale. Un décret est rendu en conseil d'État lorsque les taxes d'abatage doivent excéder les maxima fixés par le décret du 1er août 1864.

Enfin, si une expropriation est nécessaire pour l'acquisition de l'emplace-

ment où doit être élevé l'abattoir, il est procédé conformément aux prescriptions de la loi du 3 mai 1841, et un décret intervient pour la déclaration d'utilité publique.

§ 3. — TAXE D'ABATAGE

C'est le droit que l'on paye pour les animaux sacrifiés dans l'établissement. Il faut calculer le droit d'abatage de manière à pouvoir couvrir,
pendant l'année, les dépenses de gestion et d'entretien, tout en tenant
compte des frais de premier établissement et d'amortissement.

On fixe à 1 centime 5 millièmes par kilog. de viande nette le maximum
des taxes. Cependant, on peut porter les taxes à 2 centimes lorsque ce
taux est nécessaire pour amortir l'emprunt ou indemniser le concessionnaire de ses dépenses. L'amortissement effectué, les taxes sont ramenées au
taux nécessaire pour couvrir les frais d'entretien et de gestion (Décret du
1er août 1864, art. 2 à 5).

§ 4. — RÈGLEMENTS, SALUBRITÉ

Les règlements d'abattoir varient selon les localités et les établissements;
le plus souvent, c'est la municipalité qui a charge de leur rédaction.

Des arrêtés sont pris par les maires pour régler les heures d'ouverture et
de clôture, la concession des échaudoirs où se font les abatages, les mesures de police pour le transport des animaux, l'enlèvement des immondices, l'écoulement des eaux.

Depuis le décret du 22 juin 1882, art. 99, qui place les abattoirs sous la
surveillance des vétérinaires, nous estimons que les règlements concernant
l'ordre et la salubrité devraient être rédigés par les maires, de concert avec
ces hygiénistes.

L'administration supérieure a le droit de prescrire et de faire exécuter,
à toute époque, les mesures ou les travaux qu'elle juge utiles dans l'intérêt
de l'ordre et de la salubrité.

Pour la rédaction des statuts devant servir d'ordonnance, nous pensons
qu'il serait bon de consulter le commerce, aussi bien dans les grands que
dans les petits abattoirs, afin de lui donner satisfaction, si ses aspirations
ne sont pas contraires à l'hygiène et au bon fonctionnement des services.

§ 5. — EMPLACEMENT

L'emplacement d'un abattoir doit être l'objet d'un choix spécial.

Tout abattoir doit être rejeté hors de l'enceinte de la ville ou de la commune. Cette condition fondamentale présente d'immenses avantages :

1° Au point de vue de la salubrité. Le travail de la boucherie nécessite une série d'opérations telles que la fonte des suifs, la cuisson des tripes, etc., qui donnent des odeurs très désagréables; de plus, les fermentations des matières animales peuvent se produire, en donnant naissance à des gaz toxiques qui ne sont pas sans danger pour la santé des habitants du voisinage;

2° Au point de vue de la sécurité, car il faut éviter les accidents qu'entraîne forcément le passage des animaux dans les rues.

Il faut tenir compte aussi des cris des bestiaux et des dangers qui surviendraient dans le cas où un bœuf furieux s'échapperait des abattoirs.

Ces inconvénients et ces dangers étaient déjà reconnus dès le xvi⁰ siècle ; le règlement de Charles IX, du 4 février 1567, pour la police générale du royaume, avec titre : *La propreté et netteté des villes*, porte que *les affiches de police donneront ordre de mettre les tueries et écorcheries des bêtes hors des villes et près de l'eau.*

Pour tous les motifs que nous venons de signaler, il convient d'éloigner l'abattoir des habitations.

Comme emplacement, il faudra choisir de préférence un point élevé, en ayant soin de s'assurer de l'orientation ; on recherchera le degré de fréquence de tel ou tel courant atmosphérique.

Des plantations d'arbres devront être faites et borderont les allées et les rues. Comme on l'a fait remarquer, les racines absorberont les liquides imprégnés de matières animales qui, malgré les lavages continus, s'infiltrent au travers des parois du sol, dans les interstices des pavés, en même temps que le feuillage interceptera les émanations putrides.

§ 6. — CONSTRUCTION D'ABATTOIR

L'abattoir sera toujours construit de façon que les échaudoirs soient garantis, autant que possible, des ardeurs du soleil ; l'inconvénient qui résulterait d'une exposition contraire est trop connu pour que nous insistions.

De bons matériaux, des pierres saines, du fer, des briques, une toiture imitant celle des chalets, des portes larges et bien cintrées, le sol rendu toujours imperméable (Ciment de Portland), de l'eau à profusion ou bien le voisinage d'un cours d'eau, des égouts collecteurs charriant au loin les déjections et les détritus, une propreté rigoureuse, une séparation complète entre les bâtiments de l'administration et les échaudoirs, voilà les conditions premières qui s'imposent pour la construction d'un abattoir.

CHAPITRE II

ABATTOIR DE LA VILLETTE

L'abattoir de la Villette, situé à l'extrémité nord de Paris, est limité par la route de Flandre, le boulevard Macdonald, le canal de l'Ourcq et le canal Saint-Denis.

Il ressemble à un immense éventail, échancré à gauche, fortement ébréché pour le moment jusqu'à ce que des constructions projetées aient donné à cette figure la forme que nous venons d'indiquer.

L'administration occupe 3 bâtiments;

La boucherie, 9 cours de travail formées par 18 bâtiments;

La charcuterie, 1 seul grand bâtiment comprenant le *pendoir* et le *brûloir*;

La triperie, 1 bâtiment;

La criée de l'abattoir (indépendante de la boucherie), dans la rotonde de gauche;

La garde municipale et les pompiers, 1 bâtiment (corps de garde);

Le coche, 1 bâtiment;

La boyauderie, 1 bâtiment composé de 7 locaux.

Enfin, les établissements particuliers, au nombre de 2, occupent 2 bâtiments, l'un pour l'acidulation du sang, l'autre pour la préparation des cuirs verts (entrepôt).

21 étables pour la boucherie;

2 étables pour la charcuterie.

Des échaudoirs. — On désigne ainsi une série de petits locaux agencés d'une manière *uniforme* à l'usage du gros et du petit bétail pour la boucherie.

C'est dans l'échaudoir que sont le plus souvent saignés ou abattus les animaux de l'espèce bovine ; un anneau fixé au sol sert à maintenir la tête au moment de recevoir le coup mortel (moyen de contention employé pour les gros animaux abattus par le merlin anglais).

Dans chaque échaudoir, deux grandes poutres de fer (*pentes*) sont établies dans le sens de la longueur pour y suspendre le gros bétail, bœufs, vaches et taureaux. Ces animaux y sont placés par une sorte de traverse de bois arrondie (*tinet*), et définitivement *montés* par un système comprenant deux poulies et un treuil. Aidé par ce mécanisme un ouvrier peut facilement suspendre un bœuf de 1,500 livres.

Sur les côtés de l'échaudoir sont adaptées des bandes à chevilles sur lesquelles on place le petit bétail (*moutons*) et les organes des deux cavités, poumon et cœur, foie, rate.

Tout échaudoir est pourvu d'un treuil pour aider à *lever* les animaux après l'habillage, d'un robinet laissant écouler l'eau voulue pour le lavage, d'un puisard sur le côté pour recevoir le sang ou tout au moins une partie du sang, ce liquide, dans aucun cas, ne devant couler à l'égout.

Le sol des échaudoirs est formé en ciment de Portland ; dans les anciens abattoirs, les échaudoirs étaient dallés (ils le sont actuellement à Grenelle, à Villejuif et dans les abattoirs de province). La couche de ciment est préférable, car les dalles, tout en se dégradant, ont l'inconvénient de laisser extravaser le sang et les détritus.

Chaque échaudoir possède deux portes : une donnant sur ce vaste atelier appelé la cour de travail, l'autre sur la rue.

Une fois le travail de l'abattoir terminé, l'échaudoir se transforme en lieu de vente. Les animaux, sur deux ou plusieurs rangs, alignés, y sont disposés pour être mis en vente. L'échaudoir devient, pour ainsi dire, étal, étant donnés les achats que vient faire incessamment le commerce en gros et en détail.

Enfin, les échaudoirs sont concédés à des titulaires qui payent à la ville un droit d'abatage de 0,02 cent. par kilo. de viande sortie.

Étables, Greniers. — Les étables comprennent les bouveries proprement dites et les étables pour le petit bétail.

Les bouveries et les cours formant dépendances peuvent recevoir 2,947 têtes de gros bétail.

Les taureaux sont logés dans une bouverie spéciale.

Les bergeries reçoivent les veaux et les moutons ; elles sont divisées en plusieurs cases ou compartiments dans lesquels on peut placer 12,700 têtes d'animaux appartenant aux deux espèces.

Les porcheries sont disposées pour recevoir 2,200 porcs.

Chaque titulaire a droit dans les étables et bergeries à une case destinée à loger son bétail.

Au-dessus des échaudoirs est un grenier désigné improprement sous le nom de *séchoir;* c'est une chambre dont la capacité égale celle de l'échaudoir et qui, en réalité, sert de vestiaire aux garçons bouchers.

Bâtiments de la porcherie. — Ils comprennent le pendoir et le brûloir.

Le pendoir est une vaste nef agencée de colonnes de-fonte qui supportent des tringles en fer (*pentes*) sur lesquelles sont placés les animaux ; elles existent de chaque côté de l'allée principale, au nombre de 44 ; le pendoir est donc divisé en 88 travées.

Chaque travée est pourvue d'une fontaine.

Les travées, capables de porter une moyenne de 20 animaux, sont livrées aux charcutiers, aux tueurs de porcs qui en font la demande.

Ainsi que pour la boucherie, la ville perçoit un droit de 0,02 c. par kilo de viande abattue.

Sur les parties latérales et correspondant à chaque travée, sont dix locaux appelés *dégraissoirs*, pourvus d'une vaste table en pierre de liais pour le travail des boyaux.

L'eau coule constamment dans le dégraissoir, le travail de la charcuterie exigeant de fréquents lavages.

Attenant au pendoir est le brûloir, bâtiment que l'on pourrait classer à part et dont la forme affecte celle d'un polygone régulier à six pans ; six compartiments divisent le brûloir.

La hauteur de sa cheminée est telle que les colonnes de fumée, se dégageant des bottes de paille qui ont servi à brûler les porcs, disparaissent aussitôt ; avantage immense, les ouvriers n'étant pas, comme dans certains endroits, obligés, aussitôt le feu mis à la paille, de déserter le brûloir sous peine d'être asphyxiés.

Dans le courant de l'année 1884, des expériences ont été faites sur le *grillage* des porcs par le gaz dans le brûloir de la charcuterie.

La commission a été unanime pour que l'inventeur de ce système fût encouragé et continuât, par des expériences répétées devant le commerce, à s'assurer s'il y a une réelle économie à adopter ce nouveau procédé.

Trois bâtiments, à la suite du pendoir, ont été convertis en vestiaires.

De la triperie. — C'est le plus vaste de tous les bâtiments construits depuis l'année 1867, à l'abattoir général.

La triperie comprend :

Des bureaux, des magasins aux huiles, des magasins pour étuves et filtres, un local pour l'échaudage, un local pour la cuisson, un local pour le *grattage* des pieds à la mécanique, un local pour le *bottelage* (pieds de moutons réunis en bottes), un local pour la cuisson des panses, un local pour la fonte des détritus et l'extraction du suif, un local pour l'échaudage des têtes de veau, un local pour rafraîchir les têtes, un local pour le lavage et le nettoiement des panses.

Toutes les *issues* de l'abattoir général (issues de bœuf, de veau, de mouton) sont achetées par la triperie, subissent diverses préparations et retournent définitivement aux commerçants qui les livrent à la consommation ou à l'industrie ; ces opérations doivent se faire dans les vingt-quatre heures.

La triperie reçoit en moyenne par semaine :

140,000 pieds de mouton ;
30 à 35,000 panses de ces mêmes animaux ;
3,500 têtes de veau ;
140,000 pieds de ces animaux.

Elle s'occupe peu des panses de bœuf ; cependant, les titulaires d'échaudoirs sont libres de les faire échauder à la triperie, à raison de 0 fr. 65 c. par animal (Cahier des charges).

Par contre, les panses de mouton sont échaudées et vendues à raison de 3 fr. le cent. Les personnes qui en prennent des quantités en font le détail, les petits tripiers, par exemple (triperies de détail). Les panses de mouton servent à la nourriture des chiens et des volailles.

Après l'action de l'échaudage et les soins de propreté, les pieds sont mis en *bottes ;* les bottes se composent de 18 pieds.

Une somme de 0 fr. 10 c. est perçue par mouton pour l'opération de l'échaudage,

Le grattage des pieds se fait de deux manières : à la main et à la mécanique. Avec ce dernier mode, on opère avec une célérité remarquable ; les femmes sont ordinairement chargées de ce travail.

Dans les anciens abattoirs, le grattage se fait à la main.

La tête et les pieds de veau sont échaudés à raison de 0 fr. 60 c.

Nulle erreur n'est permise dans ce simple échange qui s'établit entre le commerce et la *triperie*, car chaque tête est marquée, poinçonnée et rendue à son propriétaire.

La destination donnée à ces abats est connue ; la plupart vont au carreau de la triperie des halles ou dans les marchés de détail et dans les boucheries.

Produits divers préparés par la triperie. — Ils sont nombreux ; en première ligne il faut placer le *pied de mouton.*

Pour que ce produit devienne alimentaire, il doit subir diverses préparations.

Après l'extraction de la bourre et l'enlèvement de l'ergot, on commence l'échaudage ; pendant cette opération, l'huile qui, en grande partie, entre dans la composition du pied, vient se déposer à la partie supérieure du liquide au fur et à mesure que se produit l'ébullition.

Ces *huiles* décantées et filtrées exigent, en outre, un repos assez long pour obtenir la clarté et la limpidité nécessaires. Elles sont de couleur jaunâtre quand on les regarde au travers des étages inférieurs des récipients qui les contiennent ; cette couleur devient de plus en plus blanche quand la couche de liquide s'élève à un étage supérieur ; l'huile a obtenu alors la clarté voulue.

Ces huiles servent à bien des usages.

L'école d'horlogerie de Paris, l'horlogerie de tous les pays en emploient des quantités considérables ;

L'armurerie, dont les produits ont besoin de tant de précision, s'en sert pour toutes les pièces de construction ;

L'huile de pied de mouton est une précieuse ressource pour les machines à coudre, ces petites merveilles de l'industrie, les instruments d'électricité, de télégraphie, d'optique, etc.

La *bourre et l'ergot* servent à la confection d'un excellent engrais.

Les onglons du veau et du mouton sont séchés au moyen d'appareils spéciaux et réduits en poudre (*poudre de corne*) ; ce sont des engrais chauds et durables. La triperie les livre toujours à l'état brut.

De la criée de l'abattoir. — Ce bâtiment a été ouvert pendant l'année 1871, par un arrêté du maire de Paris, en date du 21 février.

Cet arrêté porte « que la rotonde de gauche de l'abattoir de la Villette sera affecté à la vente en gros à la criée et à l'amiable. »

Le commerce a commencé à y fonctionner le 30 mars 1872.

Établissements particuliers. — Ils sont au nombre de deux : l'établissement pour le travail du sang, et le bâtiment qui sert d'entrepôt pour les cuirs verts.

Quelques mots sur le premier de ces établissements.

Créé en 1873, il s'est totalement transformé depuis l'année 1876. Il est situé à l'extrémité de l'abattoir, cour nord, et occupe une superficie de mille mètres.

Dans les cours de travail de l'abattoir, au moment où est pratiquée la saignée, le sang est reçu dans des récipients de zinc qui doivent favoriser, hâter même sa coagulation. Les *sanguins* (ce sont les hommes chargés de recueillir ce produit) transportent ces récipients des cours de travail aux ateliers où le sang va subir l'*acidulation*. Des voitures *ad hoc*, suspendues et fermées, sont destinées à cet effet.

Lorsque le sang est arrivé dans les ateliers, des ouvriers spéciaux sont chargés d'en extraire l'albumine. Les plateaux contenant le sang coagulé sont retournés sur un deuxième récipient en zinc percé de trous, et ces coagulums sont fractionnés au couteau de façon à leur donner la forme d'un losange.

Cette opération permet à l'albumine de s'égoutter dans un réservoir inférieur.

A la fin de la journée ce produit est mis en pots et expédié à une usine dans laquelle il n'a plus qu'à subir la dessiccation dans des étuves spéciales.

L'albumine sert pour l'impression des étoffes, c'est, d'ailleurs, la seule destination qu'on lui donne.

Les résidus de sang ramassés dans les cours de travail ou dans les puisards sont traités par un composé de fer, de chlorure de zinc, d'acide sulfurique pour en obtenir la coagulation ; le coagulum obtenu est passé dans les malaxoirs, travaillé à la vapeur, desséché à nouveau dans des appareils destinés à cet usage et le tout est mis dans des fûts pour être vendu comme engrais.

Ce produit (engrais très chaud) renferme une proportion de 11 à 12 0/0 d'azote ; il est livré à l'agriculture au même titre que les engrais chimiques.

Quant au sang défibriné, employé à l'état liquide, il sert à la clarification des sirops et des vins.

Locaux divers. — Indépendamment des échaudoirs et des ateliers de boyauderie, il existe dans l'abattoir de la Villette vingt et un locaux destinés aux industries diverses qui sont en rapport avec la boucherie ; ces locaux sont loués aux fondeurs de suif.

Conduites d'eau, de gaz, égouts, bouches d'incendie. — L'abattoir général de la Villette est alimenté d'eau par des conduites qui pénètrent dans cet établissement par la rue de Flandre.

Du côté du marché aux bestiaux, d'autres conduites, franchissant les ponts de jonction, viennent se perdre dans l'abattoir.

Pour le service des robinets, des réservoirs sont établis dans chaque bâtiment ; pour la bouche de lavage, la prise est directe.

Toutes ces eaux sont industrielles ; cependant une conduite spéciale d'eau de source pénètre dans l'abattoir par la rue de Flandre et alimente trois fontaines. Une fontaine Wallace a été établie sur la place et sur un des côtés de la tour de l'horloge.

Si, dans tous les abattoirs, l'eau est appelée à jouer un grand rôle, on peut dire, pour celui de la Villette, que l'établissement en est amplement pourvu.

— L'abattoir est éclairé au gaz. Les titulaires d'échaudoir peuvent utiliser ce mode d'éclairage pour les besoins de leur commerce.

— Deux grands égouts, l'un à la partie sud, l'autre à la partie nord, traversent l'abattoir général dans toute sa longueur en recevant de nombreux branchements venant des cours de travail.

Ces égoûts n'ont pas moins de dix kilomètres de développement sous les terrains bâtis.

— Seize bouches d'incendie sont indistinctement réparties dans l'abattoir.

Administrations diverses. — Elles comprennent les différents services:

1° La *préfecture de la Seine*, représentée par le service des perceptions municipales ;

2° *L'octroi*, chargé de la perception des droits d'abatage sur les viandes et issues ;

3° La *préfecture de police*, représentée par :

    A. Le service d'inspection de la boucherie ;

    B. Le service des gardiens de la paix pour la surveillance ;

4° La *garde municipale et les pompiers.*

Le commerce de la boucherie a institué, dans un but d'intérêt général, pour tout ce qui est de la jouissance des divers locaux de l'abattoir, une commission chargée de le représenter auprès des administrations.

Cette commission s'occupe en même temps de l'achat des fourrages destinés à l'alimentation du bétail et de la fourniture de la litière des animaux, de la vente des fumiers et des voiries.

Les membres qui font partie de cette commission sont désignés à l'élection pour une année.

CHAPITRE III

CONSIDÉRATIONS SPÉCIALES AUX ABATTOIRS DES GRANDS CENTRES

Dans les grandes villes (prenons Paris pour type), le commerce en gros de la boucherie est celui qui achète les animaux vivants (sur pied) et les revend à l'état de viande morte. La boucherie régulière, au contraire, achète et sacrifie, elle-même, les animaux qui doivent alimenter ses étaux.

L'expression de *chevillard* est réservée au titulaire d'échaudoir qui vend au commerce de détail.

Le *chevillard commissionnaire*, indépendamment de son commerce habituel, sacrifie les animaux qui lui sont envoyés.

Il ne faut pas perdre de vue que la boucherie en gros a une tendance marquée à se spécialiser, c'est-à-dire à n'abattre exclusivement que des bœufs, des veaux ou des moutons.

Dans les abattoirs tels qu'ils ont été conçus, la tuerie terminée, les échaudoirs sont transformés en lieux de vente ; le trop grand nombre de ces petits locaux et leur dissémination est nuisible aux transactions commerciales.

En effet, si le commerce était groupé, il n'y aurait pas, dans les abattoirs, des échaudoirs sans valeur appelés *déshérités* ; de plus, quand le chevillard veut rappeler un client avec lequel un léger désaccord existe, il perd de vue son client à sa sortie de l'échaudoir.

L'intercalation des bâtiments échaudoirs avec les bâtiments étables ou bouveries, comme cela se fait généralement, présente aussi de grands inconvénients. Pour éviter un long détour, l'acheteur de viande est obligé de traverser les étables ; or, les étables ne sont pas des lieux de passage, et ce va et vient continu est nuisible au repos des animaux. Ordinairement couchés et tranquilles, ces derniers cessent de ruminer, se lèvent et s'agitent.

L'abattoir-marché semblerait répondre à tous les desiderata.

Le bâtiment de la porcherie de l'abattoir de la Villette, les halles magnifiques du marché aux bestiaux, les halles centrales de Paris pourraient servir de modèle.

Un abattoir-marché serait construit avec des sous-sols.

Sous-sol sous les échaudoirs, sous les bouveries, sous les cours de travail, sous les rues.

Sous les échaudoirs, pour le dépôt des cuirs, peaux, suifs, abats.

Sous les cours de travail et sous les rues pour la circulation des voitures des enleveurs d'abats et d'issues.

Des regards de distance en distance permettraient de débarasser les cours ; des wagonnets transporteraient toutes les immondices, surtout celles demi-liquides, dont le chargement est très difficile dans les cours de travail et à travers les rues.

Le 8 juillet 1879, au cours d'une visite de MM. le Préfet de la Seine, Mathé, alors conseiller municipal et président de la septième commission des halles et marchés, et Bonnard, également conseiller municipal pour le quartier du pont de Flandre, dans une des cours de travail de l'abattoir général de la Villette, devant l'encombrement d'hommes, de bestiaux, de matériel, de fumiers et de détritus, le Préfet demanda si un pareil embarras n'était pas la cause d'accidents fréquents, et il ajouta : « *Je vois que ce n'est qu'en courant de sérieux dangers qu'il est possible d'introduire dans ces cours les animaux destinés à l'abatage.* »

Ces inconvénients et ces dangers disparaîtraient avec un abattoir-marché.

Avec un abattoir-marché :

1° Tout propriétaire d'animaux de boucherie ferait, la veille, la déclaration des animaux à abattre ;

2° Places tirées au sort ;

3° Quantités mises en vente, affichées ;

4° Vente ouverte ou fermée à son de cloche ;

5° Poids publics ;

6° Resserre pour les marchandises invendues.

L'abattoir-marché se composerait de cinq corps de bâtiments pour la boucherie et la charcuterie : le premier serait affecté aux bœufs ; le deuxième aux veaux ; le troisième aux moutons ; le quatrième à la boucherie régulière et aux chevillards-commissionnaires ; le cinquième aux porcs, et ces cinq pavillons auraient une disposition analogue aux halles du marché aux bestiaux de la Villette.

CHAPITRE IV

DE L'ABATAGE DES ANIMAUX DE BOUCHERIE

Avant l'année 1848, les procédés d'abatage connus étaient les suivants:

1° La saignée (procédé israélite);

2° La masse;

3° L'énervation.

Plus tard, en 1869, le merlin anglais fit son apparition et l'appareil Bruneau, pendant l'année 1873, fut essayé à l'abattoir de la Villette.

§ 1. — ABATAGE DES BŒUFS

A. — *Saignée ou égorgement, procédé juif*

L'opération préliminaire est de réunir les quatre pieds du bœuf au moyen de cordes qui s'enroulent autour du treuil de l'échaudoir lorsque le cylindre du mécanisme est mis en mouvement.

Au fur et à mesure que les pieds se rapprochent, l'animal est soulevé, perd l'équilibre et tombe sur le dos; la tête est immédiatement ramenée en avant et renversée pour que le cou soit placé dans une extrême tension ; le sacrificateur n'a plus qu'à trancher la gorge, d'un seul coup, avec le glaive ou damas.

Par l'incision que le sacrificateur vient de faire, les gros troncs artériels et veineux, largement ouverts, ont laissé échapper des flots de sang. La respiration, d'abord courte, devient plus forte et se continue avec un cornage effrayant à entendre. La malheureuse bête se débat au milieu de souffrances atroces. Les muscles de la face sont animés de mouvements convulsifs, les masseters se contractent, la langue s'échappe de la cavité buccale, l'œil est saillant, roule dans l'orbite et ne devient fixe que lorsque la mort a enfin raison des efforts désespérés de la victime, après une agonie de près d'un quart d'heure.

FIG. 15. — Couteau du sacrificateur Israélite.

B. — *Abatage par la masse*

Force et adresse, telles sont les deux qualités que devra posséder l'opérateur lorsqu'il procèdera à l'abatage d'un gros animal au moyen de la masse.

Bien des inconvénients peuvent se produire dans ce mode d'abatage. La partie de la tête sur laquelle le coup doit porter peut ne pas présenter assez de surface. Plus les sinus frontaux sont développés en largeur, plus l'air contenu dans leur intérieur est élastique et, en raison de cette disposition anatomique, le choc se trouve, pour ainsi dire, amorti (en terme de métier les bouchers appellent ces bœufs: bœufs à tête molle). Le frontal, loin d'être défoncé, semble repousser la masse avec force et l'animal peut ne pas tomber sur le coup.

L'opération a t-elle été conduite avec une certaine dextérité, il faut encore, pour achever le sujet, lui appliquer plusieurs coups.

Autre inconvénient: l'intérieur de la boîte crânienne est complètement abimé, la cervelle est écrasée, et lorsque le hasard veut qu'elle ait été respectée, elle est sanguinolente, noire, toujours congestionnée.

Il n'est pas enfin jusqu'aux ouvriers les plus habiles à qui des accidents ne puissent arriver au moment où l'animal, revenu d'un premier étourdissement, brise ses liens. On a vu des bœufs recevoir cinquante et soixante coups de masse, sans, pour cela, que la mort s'ensuivît.

C. — *Abatage par énervation*

Procédé anatomique que nous appellerons le coup du toréador.

Pour cet abatage, l'opérateur, armé d'un poignard, prend position à gauche de l'animal ou tout à fait en face et fait imprimer à la tête un mouvement de flexion en touchant du pied le mufle ; ce mouvement pratiqué, il plonge alors rapidement l'instrument dans l'articulation occipito-atloïdienne et sectionne la moelle allongée.

Reconnaissons de suite qu'il faut une certaine dextérité alliée à une véritable adresse.

Le bœuf s'abat lourdement, et néanmoins ne tombe pas foudroyé.

La section de la moelle n'arrêtant pas instantanément la cessation du mouvement, l'animal a beau être bien *touché,* les membres s'agitent, les

MANUEL DE L'INSPECTEUR DES VIANDES. 3

muscles de la face et du corps se contractent, et tout dénote que la vie n'est pas encore éteinte.

On a recours alors à une saignée, mais le plus souvent cette dernière est *baveuse*, l'accélération des mouvements des mâchoires ne déterminant qu'un mince filet de sang.

L'ouvrier, lui-même, n'est pas exempt des accidents qui peuvent lui arriver par la projection brusque des membres postérieurs des animaux, et cela souvent même un quart d'heure après le coup de stylet.

Si l'opération a été manquée, elle devient d'autant plus difficile à recommencer que l'animal surexcité ne peut rester en place ; l'abatteur n'a qu'un point très limité à toucher et ne tarde pas à perdre la hardiesse qu'il avait au début.

Aujourd'hui encore, dans certaines villes du midi de la France qui ont le triste privilège d'imiter Madrid et Barcelone, et dont les arènes servent aux courses de taureaux et de vaches, Nîmes, Dax, etc., bien des bouchers procèdent à l'abatage des bœufs au moyen de l'énervement.

D. — *Abatage par le merlin*

Les procédés que nous venons de faire connaître sont, si nous pouvons parler ainsi, primitifs ; le progrès aidant, la masse Anglaise est venue en 1869 s'implanter, c'est le cas de le dire, à l'abattoir général.

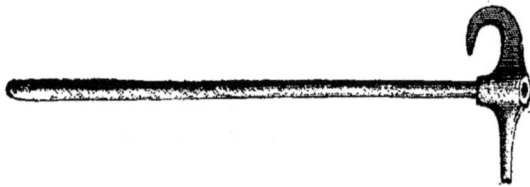

Fig. 16. — Merlin Anglais.

Cet instrument (bouterolle) a la forme d'une petite pioche, creusée à l'emporte-pièce. D'un maniement assez difficile, il exige de la part de l'opérateur une grande sûreté de coup d'œil et de main, la surface sur laquelle le coup doit être porté n'étant pas très étendue.

L'animal fixé à l'anneau de l'échaudoir peut apercevoir ou ne pas voir arriver le coup.

Dans le premier cas, il s'agite et les mouvements auxquels il se livre peuvent faire dévier l'instrument qui atteint l'œil ou le mufle.

Furieux, l'animal peut briser ses liens et devenir dangereux.

D'autre part, l'ouvrier peut n'être pas assez dextre et ne pas frapper au *bon endroit :* le merlin se trouve alors planté dans la tête et n'est retiré qu'avec une extrême difficulté.

Les garçons bouchers de l'abattoir de la Villette ont tellement l'habitude de se servir de cet instrument que nous avons vu des bœufs difficiles et méchants tomber foudroyés au moyen du merlin.

Les races anglaises étant plus fines, la tête, moins dure, offre peu de résistance à l'instrument ; aussi le merlin, déjà inventé par nos voisins d'Outre-Manche, est-il en faveur chez eux.

E. — *Abatage au moyen de l'appareil Bruneau*

L'inventeur de l'appareil qui porte son nom, après avoir étudié les diffé-rents modes employés pour l'abatage de nos grands ruminants, a eu l'idée multiple :

1° D'abréger les souffrances de l'animal ;

2° D'assurer la sécurité de l'opérateur ;

3° De conserver intacte la cervelle, et, cela, par le procédé suivant.

L'animal porte un masque de cuir qui lui enveloppe une partie de la tête; à la partie médiane se trouve percé un orifice protégé par des parois en fer.

Le frontal doit être perforé au moyen d'une tige appelée *boulon* qui porte à son extrémité une *creusure* profonde de 7 centimètres.

Appareil simple que la première personne venue peut employer. La seule

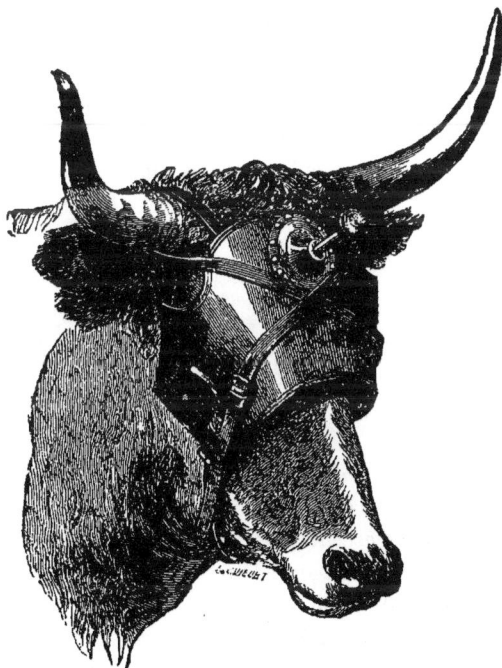

FIG. 17. — Tête d'un bœuf recouverte du masque et de l'appareil d'abatage de M. Bruneau.

difficulté (ce n'en est pas une) est de frapper le boulon au moyen d'un maillet.

Pour hâter la mort (car le bœuf a beau tomber foudroyé, les secousses des membres sont encore à craindre), pour paralyser en un mot les mouve-

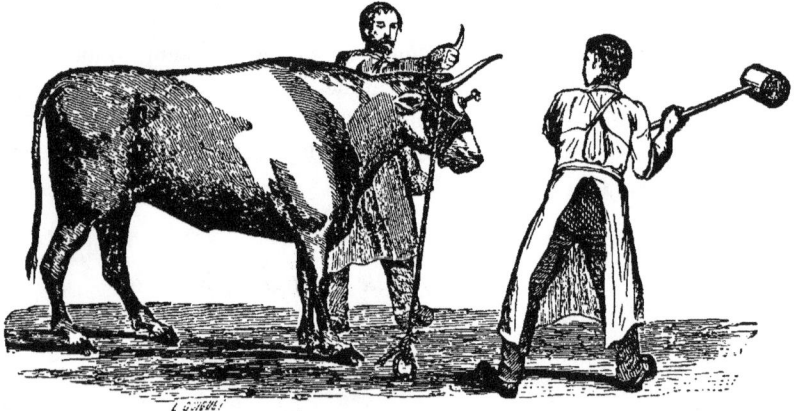

Fig. 18. — Abatage d'un bœuf d'après le système imaginé par M. Bruneau.

ments réflexes de l'animal, après avoir retiré le masque et le boulon, une baguette de jonc est introduite par l'ouverture dans le canal rachidien et les mouvements brusques sont ainsi arrêtés.

§ 2. — ABATAGE DES VEAUX

Le veau est simplement égorgé ; nous n'avons jamais vu, sur des sujets de cette espèce, avoir besoin de recourir à l'emploi de la masse.

L'opération se pratique de deux manières, verticalement ou horizontalement.

1° *Verticalement.* — On attache les pieds de l'animal à la corde du treuil ; cette corde enroulée élève le sujet à une certaine hauteur ; dans ce mouvement d'ascension la tête est en bas, les membres postérieurs en l'air ; l'opérateur n'a plus qu'à faire une large entaille à la gorge. C'est l'égorgement des bœufs selon le mode israélite.

2° *Horizontalement.* — Le veau est couché sur un étau (étou en boucherie), les quatres membres sont réunis par des cordes, la tête seule est libre. Ce moyen de contention terminé, on procède à l'égorgement comme il a été dit plus haut.

§ 3. — ABATAGE DES MOUTONS

Les moutons sont conduits par bandes de la bergerie à l'échaudoir avec l'aide du *mignard* [1].

Les animaux arrivés à destination sont provisoirement parquetés.

L'étau, long établi à claire voie, va servir de lit aux moutons ; on le dispose toujours dans la cour de travail.

Ordinairement, deux hommes opèrent.

Le mouton couché, un ouvrier tient les pieds, un deuxième tend le cou, appuie le genou droit sur le corps et de son couteau ouvre largement la gorge ; un mouvement brusque est imprimé à la tête, l'articulation occipito-atloïdienne est ouverte et la moelle épinière est sectionnée.

Cependant, il faut que l'ouvrier maintienne encore pendant quelque temps l'animal qui s'agite toujours jusqu'à ce que la mort arrive.

L'introduction du *fusil* de l'ouvrier dans le canal rachidien suffit pour annihiler les mouvements désordonnés et pour amener la mort à bref délai.

Cette manière est la seule qui soit employée pour le sacrifice des moutons ; c'est donc l'égorgement du veau dans la position horizontale, avec la différence que le mouton n'a pas besoin d'être ligotté.

§ 4. — ABATAGE DU PORC

Le porc est conduit de la porcherie au brûloir où a lieu l'*assommage*.

Le tueur est armé d'un maillet (masse) dont le manche assez long se manie des deux mains et en assène fortement sur le front un ou plusieurs coups devant provoquer l'étourdissement et la chute de l'animal. C'est le procédé usuel.

Les porcs exposés à l'étal pendant la semaine des concours ne sont pas assommés, aussi la tête est-elle exempte d'ecchymoses à l'endroit où le coup aurait été porté.

Le but de l'*assommage* est de permettre à une seule personne de saigner le porc pendant qu'un aide reçoit dans un récipient, ordinairement une

---

[1] Mouton tenu en laisse et devant faciliter l'entrée de la bande ou sa sortie de la bergerie à la cour de travail.

poêle qui se place facilement sous la gorge, le sang qu'il remue et qu'il agite de manière à éviter la coagulation.

On se sert pour cela d'une grande cuiller de bois.

Ce sang est surtout employé à la confection des boudins.

§ 5. — OUTILLAGE, INSTRUMENTS

L'outillage de l'échaudoir se compose, indépendamment du treuil :

1° D'un merlin anglais (bouterolle) ;

2° D'un jonc ;

3° D'un fendoir pour briser les cornes ;

4° D'un fendoir pour les colliers ;

5° D'un fendoir pour séparer le bœuf en deux parties ;

6° De pièces de bois (tinets) servant à suspendre les animaux ;

7° De chevilles en fer.

Les instruments du garçon boucher sont les couteaux et le *fusil*. Les ouvriers sont porteurs d'une boîte (la boutique) contenant de cinq à six couteaux.

Comme linge, l'échaudoir doit avoir, à la disposition des ouvriers, des serpillières, des draps en assez grande quantité pour essuyer (éponger) l'animal que l'on prépare.

— L'outillage du tueur de porcs consiste en chaudières, poêles, jambiers Comme instruments :

1° Un maillet pour étourdir l'animal ;

2° Un couteau pour saigner ;

3° Un couteau pour la division du sternum (casse-brochet);

4° Un couteau spécial pour le grattage des animaux (peleu).

CHAPITRE V

HABILLAGE DES ANIMAUX

On entend par *habillage* les manipulations que l'on fait subir aux animaux immédiatement après leur mort.

Nous allons successivement décrire le travail des bœufs, des veaux, des moutons et des porcs.

Travail des bœufs. — Il faut, pour ce travail, une *équipe* de cinq garçons embrigadés comme suit :

1° Un *maître-garçon*, dont le rôle est de fendre les bœufs, de les parer et de les approprier à la vente ;

2° Un *second et un troisième*, devant placer les bœufs sur les pentes de l'échaudoir ;

3° Un *quatrième* (le baladeur), employé un peu partout ;

4° Un *cinquième* occupé à la *dégraisse* complète des organes de la cavité abdominale (panse, mésentère, intestin, épiploon).

Aussitôt après l'abatage et la saignée pratiquée, l'ouvrier (sanguin) qui a reçu le sang dans un récipient en zinc se retire.

Un garçon se munit d'un fendoir et brise les cornes; la tête est retournée, contournée à droite pour servir à caler l'animal que l'on vient de fixer sur le dos ; une pièce de bois ou un pavé maintient le corps du côté gauche. Les ouvriers autres que le maître-garçon coupent les pieds ; les pieds antérieurs enlevés, ils passent aux pieds postérieurs, et, en incisant la peau jusqu'au jarret, mettent à nu les tendons des pieds (patins).

On *foule* alors l'animal pour que le sang s'écoule en entier de l'ouverture béante de la saignée.

Cette opération terminée, on procède au *brochage*. Une ouverture est faite dans la région sternale, le tuyau d'un fort soufflet y est adapté et cet instrument, mis en mouvement, introduit de l'air dans le tissu cellulaire ; pour que cet air soit également distribué dans toutes les parties de l'animal, un garçon frappe fortement le corps. Le soufflet retiré, on commence le dépouillement (enlèvement du cuir) ; la peau est dégagée en dessous (parfendue) et l'animal est bientôt dépouillé des deux côtés.

Le dépouillement pratiqué jusqu'au dos, on suspend momentanément l'animal ; les régions sternale et pubienne (poitrine et quasis) sont fendues ; un *tinet* est placé entre les jarrets et, à l'aide d'un câble (chable), on continue à élever le bœuf à une certaine hauteur pour enlever les estomacs, les intestins et les organes de la cavité thoracique ; ce qui reste de la peau disparaît et le treuil est de nouveau mis en mouvement.

Placé définitivement sur les pentes, l'animal va recevoir le dernier travail du maître-garçon.

Les *épaules* sont séparées et accrochées aux chevilles latérales de l'échaudoir ; ces chevilles reçoivent aussi les organes de la cavité thoracique et abdominale.

Le cinquième ouvrier travaille le plus souvent dans la cour et fait ce que nous avons dit la *dégraisse ;* c'est-à-dire qu'il vide l'intestin grêle (menu), dégraisse le rumen (panse) et prépare le mésentère (ratis).

Les déchets de suif sont placés dans une voiture nommée corbillard jusqu'à ce que le fondeur vienne les enlever.

Les cervelles sont placées dans une boîte à plusieurs compartiments.

Le travail complètement terminé, le robinet disposé dans l'échaudoir est ouvert, et ce local est nettoyé à grande eau.

Les bœufs, placés sur deux rangées, bien alignés, le titulaire n'attend plus que l'heure et le moment de la vente.

Travail des veaux. — Ce travail est très délicat. Minutie pour dépouiller l'animal, minutie pour le préparer (blanchir) ; si le veau n'est pas bien *soigné*, comme disent les bouchers, il perd beaucoup de valeur à la vente ; d'un autre côté, la peau étant très mince, une boutonnière est bientôt faite ; il faut donc une main bien légère et très agile pour ne pas détériorer la peau.

Voici pour ce travail l'attribution des ouvriers.

Le second et le troisième garçon saignent les veaux, les bouffent, les dépouillent et les blanchissent[1] ; cela fait, ils passent entre les jarrets un tinet assez fort et assez long, après quoi, à l'aide du treuil, on les monte à la cheville pour en achever l'habillage.

Le maître-garçon enlève les organes des deux cavités, en un mot vide le veau, le pare, finit de le dépouiller, l'*émousse* sur le dos et n'a plus qu'à le recouvrir d'un tablier blanc jusqu'à l'heure de la vente.

Il doit, en outre, seconder le patron et, en cas d'absence de ce dernier, vendre lui-même les animaux.

Le second et le troisième font la dégraisse et restent toujours à la dispo-

---

[1] Blanchir veut dire pratiquer des raies sur les côtés en enlevant la peau.

sition du maître-garçon pour charger dans les voitures les veaux qui viennent d'être achetés.

Travail des moutons. — Le travail du mouton a aussi son importance; et, s'il est vrai de dire qu'il est facile de faire un garçon moutonnier (langage de la boucherie), il est bon d'ajouter que le vrai mérite est de savoir préparer un mouton.

Dans ce genre de travail, les garçons sont presque au même titre, à l'exception cependant du maître-garçon dont l'occupation est de *finir* les moutons.

Les deuxième, troisième et quatrième garçons vont chercher les animaux à la bergerie, les conduisent dans la cour de travail et les saignent sur l'étau. L'égorgement pratiqué et les mouvements réflexes des membres arrêtés par la section de la moelle, on commence à couper les pieds. Cette opération terminée, les animaux sont soufflés et *poussés:* c'est le dépouillement [1]. La peau enlevée jusqu'à la région lombaire, on n'a plus qu'à les placer à la cheville.

Le maître-garçon les vide, retire la peau et les pare.

Les moutons sont placés ensuite autant que possible par rang de taille et de qualité.

Le maître-garçon vend toujours la viande et seconde le patron; c'est lui qui commande l'ouvrage, qui donne l'heure à laquelle le travail doit commencer le lendemain matin.

Les garçons doivent, en outre, soigner les moutons dans les bergeries, veiller à ce que les animaux soient en parfait état de santé, et, dans l'échaudoir, au fur et à mesure que la marchandise s'écoule, replacer sur les chevilles les animaux non vendus, en opérer le classement par rang de taille et de qualité; ces animaux doivent attendre la vente du lendemain.

Travail des porcs. — Une fois saigné, le porc est placé sur le ventre pour faciliter l'enlèvement de la soie. Ensuite on le brûle d'abord sur un côté; les porcs alignés en nombre indéterminé sont recouverts de paille à laquelle on met le feu; on agit de même sur le côté inverse. C'est le procédé usuel.

Transporté sur un chariot jusqu'au pendoir, on le fixe à une cheville après avoir fendu en long la couenne des pieds postérieurs, en dedans, pour mettre à découvert les tendons sous lesquels on passe le *jambier*, pièce

---

[1] L'expression de *pousser* un mouton est admise et rend mieux la pensée que le mot dépouiller. L'ouvrier pousse en effet la peau avec le bras nu.

de bois faite sepsiblement en arc avec une légère encoche qui s'arrête sur la cheville.

On arrose ensuite, avec de l'eau froide, le porc pour permettre d'enlever avec un couteau (peleu) toute la superficie brûlée et ne laisser que la couenne propre, blanche.

Immédiatement après se fait l'enlèvement des organes de la cavité abdominale (tripée) ; c'est le plus souvent une femme qui opère ; elle incise l'abdomen, assez pour faciliter la sortie de l'estomac et de l'intestin, assez légèrement pour ne pas intéresser ce dernier organe, amène à elle l'ensemble des entrailles et coupe le boyau rectal dont un bout reste sur le porc.

Transportés dans l'atelier que nous avons nommé dégraissoir, les organes composant la masse intestinale sont séparés par la femme chargée de ce travail.

Voyons maintenant le travail de l'homme.

L'ouvrier commence à couper (casser, en terme de charcuterie) le sternum et se sert du couteau *ad hoc* (casse brochet).

Cette opération se pratique de haut en bas pour pouvoir extraire les organes de la cavité thoracique et le foie (la fressure) ; l'ouvrier séparant le diaphragme (hampe) en deux parties, l'une d'elle sert de lien et d'attache à la fressure [1].

La tête est détachée de l'animal au moyen d'une incision profonde et circulaire pratiquée au niveau de l'articulation occipito-atloïdienne (décollation, décollage).

Le porc reste alors sur les *pentes* pour *raffermir ;* les marchands en gros, les industriels, ceux qui ont acheté les vessies et les bouts de rectum (fuseaux) choisissent ce moment pour laver et dégraisser les organes. Ils procèdent de la même manière pour les intestins grêles (menus).

On souffle les vessies de manière à hâter leur dessiccation ; elles servent à contenir des couleurs ou à clore certains vases, à défaut du parchemin qu'elles remplacent à meilleur marché.

On retourne le *fuseau* et on le sale.

Le *menu* est mis à tremper pour en opérer facilement le raclage. Cette opération se pratique avec le dos d'un vieux couteau qui sert à enlever ce qui adhère à la muqueuse intestinale, et l'organe est ensuite rincé, soufflé et enfin salé.

Les porcs préparés sont à la disposition des *fendeurs*, ouvriers spéciaux

---

[1] Dans les exploitations en grand, les abats sont livrés le jour même au domicile du charcutier qui ne reçoit le ou les porcs que le lendemain matin,

qui partagent le plus également possible la colonne vertébrale en deux parties.

Jusqu'à ce jour, l'échaudage, qui se fait généralement dans le Midi, ne se pratique pas volontiers à Paris, si ce n'est que très exceptionnellement, et le reproche qu'on peut lui adresser, d'après l'opinion admise et reçue, c'est que ce procédé amollit la viande.

Dans tous les cas, on ne saurait nier la propreté du travail ; ce qu'il y a de certain, c'est que si ce procédé a trouvé des défenseurs, il a rencontré bien peu d'adhérents.

On ne l'emploie pas à l'abattoir de la Villette.

————

CHAPITRE VI

DU COMMERCE A LA CHEVILLE

DE LA CONDUITE DES VIANDES DE L'ÉCHAUDOIR A L'ÉTAL

MENAGE DES PORCS

L'abattoir général, à partir de une heure, une heure et demie, se transforme en grand marché à la viande. C'est, en effet, dans ce vaste établissement que viennent s'approvisionner les huit à neuf dixièmes des bouchers de Paris et de la banlieue.

La tuerie, qui a commencé aux premières heures du jour, est terminée à midi dans les échaudoirs ; alors tous ces locaux sont devenus comme autant de boutiques où la viande, placée sur les pentes ou accrochée aux chevilles, n'attend plus que l'acheteur, ou, pour parler plus vulgairement, le client.

Ces clients, nous devons en établir la division.

Ceux qui achètent des viandes de première qualité arrivent toujours les premiers, cela se comprend ; difficiles dans leur choix, ils ne pourraient trouver ce qui leur convient en venant s'approvisionner le soir ; ce qui pourrait leur plaire ne tarderait pas à être vendu. Ils ont alors de la viande choisie selon leurs besoins, car il est un axiome qui a toujours cours en boucherie, que la bonne viande n'est pas d'un prix plus élevé que la viande inférieure, et cela, en raison de la constitution de l'animal et de sa qualité : beaucoup de viande et guère d'os.

Ils savent aussi, les connaisseurs, qu'il y a des bœufs, cependant très gras, qui sont ce que l'on appelle *mal tournés*, c'est-à-dire osseux, et dont la viande est rugueuse, parce que la graisse, au lieu de s'infiltrer dans les muscles, a de la tendance à se porter sur la couverture. Ces bœufs ont parfois beaucoup de basse boucherie ; ils sont aussitôt connus et vendus aux bouchers de détail qui les achètent, en moyenne, 0 fr., 05 par livre de moins que le boucher en gros. Ce dernier a mis, au contraire 0 fr.,05 par livre de plus, mais il a choisi l'*élite* (*sic*) de la tuerie de l'échaudoir.

Les bouchers qui achètent de ces bœufs que nous plaçons dans la *seconde catégorie*, trouvent presque toujours leur affaire n'importe à quelle heure ; ceux, comme nous le disons plus haut, qui ne veulent que de la viande de choix, ont plus de difficulté à s'en pourvoir à trois heures de l'après-midi ; cependant le proverbe *tarde venientibus ossa* n'a pas été créé pour l'abattoir général.

Les bouchers des faubourgs, qui vendent *bon marché*, viennent dans la soirée et prennent ce qui reste.

La vente en gros, à l'abattoir général, comme dans tous les grands centres, n'est soumise à aucun règlement. Cette vente se fait à l'amiable entre le chevillard et le boucher au détail.

Les marchands bouchers classés à l'abattoir de la Villette achètent sur le marché les animaux de boucherie et les payent comptant ; les ventes se font donc généralement à forfait et la plus entière bonne foi règne dans les transactions.

On a conservé l'habitude d'énumérer le poids des animaux par livres, encore ne prononce-t-on que le chiffre. Ainsi, pour un bœuf du poids de 700 livres, on dit qu'il pèse 700.

Pour les veaux et les moutons, on compte également par livres.

Pour les porcs, cela diffère un peu. Pour dire qu'un porc pèse 120 livres, on dit qu'il pèse six vingts ; pour un animal de 140, on dit sept vingts.

La vente se fait au poids vif, c'est-à-dire sur pied.

Les bouchers ont la liberté de transporter eux-mêmes leur marchandise ou d'en faire effectuer le chargement et la livraison par des entrepreneurs nommés *meneurs de viandes*. Autrefois, le boucher en gros livrait la totalité de ses marchandises au domicile des détaillants ; aujourd'hui, les deux tiers au moins de ces marchandises sont emportés par eux, et, avant peu, tous se seront conformés à cet usage.

Pour faciliter le chargement, les bœufs sont séparés en deux parties, les veaux et les moutons sont livrés entiers.

Si le meneur de viande commet des erreurs, échange des viandes ou leur fait arriver des avaries, ou bien encore lorsque la livraison se fait trop tard, toutes ces dépréciations sont exclusivement à la charge du vendeur.

Le chevillard est toujours responsable vis-à-vis du client, mais il établit au meneur de viande le décompte du préjudice causé auquel ce dernier se conforme, en réduisant la somme en rapport avec le dommage.

Quand le chevillard a vendu un demi-bœuf, un ou plusieurs bœufs, il indique sur une note le nom du boucher, son adresse, la quantité de viande, la nature et le prix, et envoie cette note à son meneur de viande qui la classe immédiatement par rues et mieux par quartiers.

Les bouchers et toutes personnes, aussi bien que les meneurs de viandes, doivent déclarer au bureau de l'octroi, par espèces, les viandes qu'ils enlèvent et leur destination.

Les droits perçus sont de 0,11,735 par kilog. divisés en :

Droit d'abatage 0,02 pour la ville, par kilog. ;

Droit d'octroi 0,09,735 par kilog.

Les voitures chargées sont pesées à la sortie ; elles ont été préalablement marquées et tarées.

Les voitures qui doivent servir au menage des porcs sont à fiches. Sur ces fiches sont accrochées les moitiés de porc, le *devant* en haut.

Avant de sortir de l'abattoir, lorsque le porc a été au préalable pesé, l'octroi constate l'exactitude du chiffre tracé intérieurement en noir sur la panne.

A l'abattoir général, le bureau de la charcuterie de Paris, nommé et élu par la corporation, a institué un personnel complet qui fait ce travail sous toutes ses formes et dans tous ses détails : conduite du marché à l'abattoir, abatage, conduite à domicile.

Par l'ordonnance de police en date du 3 octobre 1827, les bouchers charcutiers et tripiers sont tenus de transporter leurs marchandises dans des voitures couvertes. Si l'emploi de voitures incomplètement closes est toléré, ce n'est qu'à la condition que les viandes seront enveloppées de manière à être soustraites à la vue du public et à n'être point exposées aux intempéries.

CHAPITRE VII

DU RENDEMENT CHEZ LES ANIMAUX DE BOUCHERIE

Nous allons indiquer la règle aussi exacte que possible pour arriver à déterminer le poids net en viande des animaux vivants.

Étant donné le poids vif d'un animal de boucherie, l'énoncé du poids de viande constitue le rendement en viande nette de cet animal.

Comme terme de comparaison, prenons un bœuf pesant, de son vivant, 1,000 kilos ; s'il donne à l'étal du boucher 600 kilos de viande, son rendement en viande nette est de 60 0/0.

Le rendement en viande est, du reste, très variable, et subordonné aux divers degrés d'engraissement que présentent les animaux. Ainsi, les bœufs de concours abattus après un engraissement excessif en dehors des conditions ordinaires, donnent un rendement moyen de 65 0/0, tandis que les bœufs de bonne boucherie offrent un rendement variant de 50 à 60 0/0, soit une moyenne de 55 0/0 ; ceux de qualité inférieure descendent à un rendement de 40 0/0 et même au-dessous. Les différentes aptitudes des animaux à la production de la viande contribuent également à cet écart du rendement.

Au premier rang des races privilégiées se placent celles dont le squelette est le plus réduit, tels sont les Durhams et les Nivernais ; puis, se rangent successivement, les Parthenais, les Normands, les Limousins, les Garonnais, les Salers, etc. etc.

Il arrive que des bovidés plus aptes que d'autres à l'engraissement sont livrés hâtivement à la boucherie avec des signes extérieurs de l'engraissement sans, pour cela, avoir acquis un état d'embonpoint suffisant ; ces animaux ont un rendement bien inférieur à celui que font espérer leurs maniements. La boucherie n'ignore pas cette particularité ; elle dit de ces bovins qu'ils sont verts, parce qu'ils conservent, à cette période de l'engraissement, un pelage uniformément soyeux, vif, luisant, tandis que les sujets qui ont atteint la dernière période de l'engraissement présentent, par places, les poils ternes, piqués, hérissés ; on dit de ces derniers qu'ils sont mûrs, bons pour la boucherie et d'un bon rendement.

Le rendement en viande nette peut fournir des proportions de viandes de première et de deuxième qualité variant également avec le degré d'engraissement et l'aptitude des différentes races.

Résumons-nous : le rendement en viande nette des animaux de boucherie varie selon l'âge, le sexe, le genre de nourriture et le degré d'engraissement auquel ils sont parvenus.

Ce rendement est un peu plus élevé à Paris parce que, dans le trajet qu'ont été obligés de parcourir les animaux pour arriver à destination du marché de la Villette, les intestins se sont trouvés débarrassés, en grande partie, des matières excrémentitielles qui s'y trouvent.

Dans la race bovine, les animaux de 3 à 6 ans font proportionnellement plus de rendement que ceux qui passent cet âge.

La moyenne du rendement est :

> Pour les bœufs en chair de 50 à 55 0/0
> » demi-gras 55 à 60 0/0
> » gras 60 à 65 0/0
> » fin gras 65 à 70 0/0

D'après des données certaines de Paris, Lyon, Bordeaux, Montpellier, le rendement des bons bœufs de boucherie accuse une moyenne de 60 0/0.

Le rendement des veaux est ainsi calculé :

> Veaux, 1re qualité de 58 à 63 0/0.
> » 2e » de 55 à 61 0/0.
> » 3e » de 50 à 55 0/0.

Rendement moyen 50 0/0.

A Paris, le rendement moyen des veaux abattus est de 60 0/0 environ.

Le mouton, pris dans les mêmes conditions que le bœuf, atteint avec peine la moyenne du rendement de ce dernier. Le rendement du mouton varie beaucoup suivant l'état d'engraissement, mais il diminue d'autant plus que la toison de l'animal est plus forte.

Si l'on veut calculer le poids net de l'animal tondu, on arrive aux chiffres suivants :

> Moutons, 1re qualité de 55 à 60 0/0.
> » 2e » de 50 à 55 0/0.
> » 3e » de 45 à 50 0/0.

On peut estimer le rendement moyen à 50 0/0.

Le poids net du porc ne s'écarte guère de son poids vif. On peut dire que le rendement moyen des porcs atteint un chiffre plus élevé que pour les bœufs, les veaux et les moutons :

Porcs 1re qualité 75   0/0.
»   2e   »   65 à 70 0/0.
»   3e   »   55 à 60 0/0.
Truie vieille   50   0/0.

Le rendement des porcs peut être évalué à 75 0/0.

Cependant cet animal peut arriver quelquefois à un rendement de 80 0/0 de son poids vif.

Voici le rendement moyen et détaillé du porc Limousin :

Poids vif.	161 k.	
Sang	4 » 500	
Foie, poumons et cœur.	4 »	
Tête et langue.	7 »	
Graisse des boyaux	4 »	161 k.
Panne et lard	60 » 250	
Intestins et estomac.	5 » 500	
Reste du corps	62 » 700	
Perte.	13 k. 50 gr.	

Après l'exposition des animaux gras, une commission présidée par un Inspecteur général de l'agriculture se rendait à l'abattoir général de la Villette pour procéder au rendement des bœufs, vaches, moutons, et porcs primés au concours. Le service d'inspection de la boucherie faisant partie de cette commission dite commission de rendement a pu suivre exactement, à l'abattoir général, les différentes opérations qui constituent, à proprement parler, le rendement, et recueillir les chiffres que nous venons de donner.

CHAPITRE VIII

PROPORTION DES OS RELATIVEMENT A LA VIANDE
DANS LES ANIMAUX DE BOUCHERIE

Il est très difficile de donner une estimation exacte de la proportion des os relativement à la viande dans les animaux de boucherie, des différences sensibles existant par suite de l'état plus ou moins avancé d'engraissement, de la constitution de l'animal, etc.

Certaines races d'animaux offrent une structure beaucoup plus osseuse que d'autres, des animaux de même race présentent des différences de conformation selon qu'ils ont été élevés sur des terrains calcaires, dans de riches prairies d'alluvion ou sur des terrains granitiques et dans des pâturages où l'herbe est délicate, mais moins forte et moins abondante.

Les races où la proportion des os est plus grande sont les suivantes :

1° Maraîchine; } en 1re ligne;
2° Parthenaise; }
3° Normande;
4° Garonnaise;
5° Comtoise-Tourache ;
6° Salers ;
7° Ferrandaise, etc. (Variété des races Auvergnates).

Les races où la partie osseuse est moins développée sont les suivantes :

1° Durham ;
2° Nivernaise (Le Nivernais est un Charolais amélioré au point de vue de la boucherie et de la consommation ; il est d'une nature plus fine et plus délicate que le Charolais);
3° Charolaise ;
4° Limousine ;
5° Mancelle ;
6° Bazadaise;
7° Basque ;
8° Bœufs du Quercy ;
9° Comtoise Femeline ;

10° Bressanne (La petite race de la Bresse et du département de l'Ain est une variété de la race Charolaise ; elle est avantageuse pour la boucherie, mais supporte peu la fatigue) ;

11° Bretonne ;

12° Choletaise (En partie disparue par suite de l'introduction dans les environs de Cholet des taureaux Parthenais).

La proportion des os peut donc varier de 3 à 4 0/0 d'un groupe de ces races à l'autre.

Nous avons pris des renseignements auprès de divers praticiens et spécialistes, leur demandant de se baser sur un *bon bœuf moyen* de boucherie en laissant de côté les deux extrêmes. Nous avons été à la source même de ces renseignements en consultant un membre très compétent de la corporation de la boucherie, M. Briotet, et, après avoir contrôlé les opérations, nous pouvons donner sûrement les indications suivantes.

BŒUF

1° Quelle est la proportion des os relativement au poids de la viande, toutes les parties de l'animal comprises?

De 100 à 120 grammes d'os par livre (500 g.) selon la conformation de l'animal;

2° Quelles sont les parties de l'animal où la quantité d'os, relativement au poids de la viande, est la plus élevée?

L'épaule, où l'on compte généralement de 120 à 150 grammes d'os par livre (500 g.) ;

3° Donner le poids proportionnel des os relativement à celui de la viande dans les catégories suivantes.

1° CUISSE. — Sur une cuisse de 60 kilog. par exemple, avec *sa jambe*, il faut compter de 85 à 95 grammes d'os par livre, soit 91 livres de viande et 29 livres d'os ; parfois, cependant, ces chiffres peuvent être portés de 90 à 100 grammes d'os par livre, soit 96 livres de viande et 24 livres d'os (la cuisse et la jambe pesant 120 livres).

N. B. — La proportion des os serait bien moindre si l'on ne comprenait dans la comparaison ci-dessus que la cuisse proprement dite ; mais la jambe, ne se composant en partie que d'os, fait partie de cette région quand elle est vendue par la boucherie (demi-gros).

2° ALOYAU ET TRAIN DE CÔTES. — Sur un aloyau de 20 kilog. on compte généralement 125 grammes d'os par livre, soit de 15 à 16 kilos de viande et de 4 à 5 kilos d'os. Le train de côtes est dans les mêmes proportions.

3° ÉPAULE OU PALERON. — Dans cette catégorie (deuxième), on trouve 150 grammes d'os par livre, soit, sur un paleron de 75 livres, de 20 à 22 livres d'os environ,

4° COLLIER. — Sur un collier de 20 kilos, il faut compter 125 grammes d'os par livre, soit 15 kilos de viande et 5 kilos d'os.

Dans les animaux maigres et de dernière qualité, presque inutilisables pour la boucherie, la proportion des os est beaucoup plus considérable. Mais cette catégorie ne peut être prise pour base sous aucun rapport; assez malheureux est le consommateur auquel elle est destinée. Cette viande est plus coûteuse pour lui que celle de première qualité achetée par ceux qui ont le privilège de ne jamais s'adresser aux boucheries où se débite la viande provenant d'animaux étiques.

M. Bruneau, marchand boucher à l'abattoir de la Villette, a eu la curiosité de désosser complètement un de ces animaux qui lui avait été envoyé pour l'abatage; la proportion des os était de 38 0/0. C'est à peu près la dernière limite qu'elle puisse atteindre.

Il en est ainsi des animaux étiques au dernier point, justiciables de la saisie.

RÉFLEXIONS. — Les *pieds* figurent dans les proportions énoncées ci-dessus sous le rapport du poids de la viande à celui des os.

Mais les pieds sont vendus à part, car ils font partie de l'*abat*.

Les marchands bouchers dont l'étal est situé dans les quartiers habités par le haut commerce, la bourgeoisie et l'aristocratie, achètent des pieds et les vendent comme réjouissance. Le consommateur ne profite donc guère de la proportion avantageuse existant dans les races reconnues comme ayant une conformation moins osseuse que les autres, et le prix plus élevé que le boucher est obligé d'accorder à ces viandes se trouve beaucoup atténué par suite de cette adjonction.

MOUTON

1° Quelles sont les parties de l'animal où la quantité d'os relativement au poids de la viande est la plus élevée?

L'épaule et le collier ;

2° Poids proportionnel des os, relativement à celui de la viande, dans les catégories suivantes.

1° GIGOT. — Par gigot de 5 livres : 4 livres de viande, 500 gr. d'os (c'est-à-dire 20 0/0 d'os — le cinquième).

2° CARRÉ. — Il n'y a pas lieu de s'en occuper, le carré ne se détaillant que par côtelettes.

3° ÉPAULE. — Par épaule de 4 livres, on estime 3 livres de viande et 500 gr. d'os (Ici la proportion des os est de 25 0/0 — un quart).

4° COLLIER. — Sur un collier de 500 gr. — 150 gr. d'os.

RÉFLEXION

N. B. — Comme dans les animaux de l'espèce bovine, il y a aussi des différences en plus ou en moins provenant de la diversité de conformation des races.

Pour donner plus d'extension au paragraphe précédent, nous allons énumérer les quantités d'os, de tendons, de graisse et de viande qui entrent dans la composition d'un bœuf, en un mot reconstituer sa structure.

Le sujet choisi est un Limouzin, âgé d'environ cinq ans, irréprochable de forme et de qualité, et susceptible de produire un grand rendement au détail.

Nous devons à la complaisance d'un membre de la Chambre syndicale de la boucherie en gros de Paris les renseignements suivants, exacts et aussi complets que possible. M. Tainturier Eugène, en suivant attentivement ces diverses opérations, a consigné tout le travail dont le bœuf a été l'objet, depuis l'abatage jusqu'au dépeçage, au moment enfin où l'animal est prêt à être livré à la consommation.

Le but de M. Tainturier, en prenant l'animal vivant qui doit servir à l'expérience et en le suivant jusqu'au moment où la viande va approvisionner l'étal, ce but, disons-nous, n'a pas été seulement d'examiner sa structure, mais aussi de connaître les rendements divers qu'il peut produire.

L'étude faite sur le bœuf limouzin, on peut la continuer sur les sujets de nos grandes races françaises ; il y aurait à comparer les races entre elles, voir quelles sont les plus avantageuses au point de vue du rendement de viande brute, connaître les différences qui existent entre chacune d'elles comme rendement au détail.

Nous saurions alors prouver quelles sont les races les plus robustes en raison même de la plus ou moins grande quantité de tendons, d'aponévroses et de muscles, et donner une appréciation exacte sur celles qui présentent le plus d'avantage pour la boucherie.

ABATAGE, DÉPEÇAGE PAR GROSSES PIÈCES
ET DÉTAIL DES DIFFÉRENTS PRODUITS DE CHAQUE PIÈCE

1° **Abatage**

BŒUF AYANT PESÉ VIVANT 800 KILOS (*race Limousine*)

Sang	26 k.	»	Poids 785.500, après abatage.
Cuir.	62	»	14 k. 500 de déperdition et vaporisation.
Suif aux tripes	47	»	
Dégraissage du bœuf . . .	12	»	
Poumons, foie et rate. . .	18	»	
Boyaux gros et menus. . .	7	500	
4 pieds	10	»	
Estomacs.	19	500	
Tête ou canard	3	500	
Cervelle	0	300	
Langue	5	500	
Déchets, épluchures du suif .	1	200	
Vidange	78	»	Rendement en viande, 61 k. 87 0/0
TOTAL .	290 k.	500	
POIDS DE LA VIANDE.	495	»	
POIDS APRÈS ABATAGE.	785 k.	500	

2° **Dépeçage**

Un bœuf se coupe en vingt-huit grosses pièces, savoir :

1° 2 pis de bœuf du poids de.	62 k.	600
2° 2 plates côtes	23	»
3° 2 bavettes.	18	»
4° 1 queue.	1	950
5° 1 onglet.	1	950
6° 2 hampes	2	240
7° 2 surlonges	8	100
8° 2 trains de côte	35	»
9° 2 aloyaux..	59	400
10° 2 cuisses	126	400
11° 2 palerons.	86	040
12° 2 colliers	37	600
13° 2 joues	12	300
14° 2 rognons de chair.	1	500
15° 2 rognons de graisse	14	»
Poids du bœuf détaillé	490 k.	080
Poids du bœuf avant d'être coupé	495	»
— après avoir été coupé. . . .	490	»
Déperdition	4 k.	920

3° Détail des différents produits composant chacune des grosses pièces

NUMÉROS	DÉSIGNATION des pièces	DÉSIGNATION du poids de chaque pièce avant d'être détaillé	SUBDIVISIONS DES PIÈCES	POIDS de chaque subdivision	POIDS des TENDONS, NERFS ET APONÉVROSES	POIDS DES OS	POIDS de la GRAISSE	POIDS de la VIANDE	POIDS des DÉCHETS	RECONSTITUTION du POIDS TOTAL de CHAQUE PIÈCE	DÉPERDITION
		k.									
1°	Pis de bœuf	62.600	Paillasse	33.700	4.500	3.000	8.000	17.700	0.500	62.600	»
			Gros bout	28.900	1.200	5.500	1.200	20.700	0.300		
2°	Plates-côtes	23.000	Plats-côtes	23.000	1.800	4.600	3.200	13.400	»	23.000	»
3°	Bavettes	18.000	Bavettes	18.000	1.240	0.600	4.000	12.160	»	18.000	»
4°	Queue	1.950	Queue	1.950	0.400	0.750	0.200	0.600	»	01.950	»
5°	Onglet	1.950	Onglet	1.950	0.400	»	»	1.550	»	»1.950	»
6°	Hampes	2.240	Hampes	2.240	0.400	»	»	1.540	0.300	»2.240	»
7°	Surlonges	8.100	Surlonges	8.100	0.800	4.000	3.000	3.300	»	8.100	»
8°	Trains de côtes	35.000	Trains de côtes	35.000	3.000	7.000	3.000	20.600	0.440	34.000	1.000
9°	Aloyaux	59.400	Filets	13.600	1.500	»	3.000	9.100	»	58.400	1.000
			Faux-filets	30.600	3.500	4.700	3.000	18.400	»		
			Rumstenck	15.200	2.000	4.500	2.000	6.700	»		
10°	Cuisses	126.400	Jambes	21.900	5.300	7.600	2.000	9.000	»	122.400	4.000
			Tendes de tranche	35.600	3.300	2.000	6.000	24.600	»		
			Tranches grasses	25.500	0.800	6.500	»	14.700	»		
			Gîtes à la noix	30.800	1.600	0.400	0.800	26.800	»		
			Culottes	12.600	0.500	1.400	4.000	5.600	»		
11°	Palerons	86.040	Premiers talons	10.440	1.000	»	1.000	8.940	»	84.040	2.000
			Pointes de paleron	8.400	1.000	1.600	1.500	4.390	»		
			Jumeaux	13.700	1.000	1.000	2.500	9.200	»		
			Gîtes	13.000	4.300	4.300	»	4.400	»		
			Macreuses	40.500	4.000	5.500	4.600	24.400	»		
12°	Colliers	37.600	Colliers	37.600	3.500	7.000	2.800	23.100	1.200	37.600	»
13°	Joues	12.300	Joues	12.300	0.600	7.900	0.400	2.400	1.000	12.300	»
14°	Rognons de chair couverts de leur enveloppe	1.500	Rognons de chair	1.500	0.150	»	0.150	1.200	»	1.500	»
15°	Rognons de graisse	14.000	Rognons de graisse	14.000	»	»	14.000	»	»	14.000	»
	TOTAL	490.080	TOTAUX	490.080	48.790	79.850	65.350	284.390	3.700	482.080	8.000

DÉPERDITION SUBIE PAR LE DÉPEÇAGE EN GROSSES PIÈCES.   4.920

POIDS DE LA VIANDE BRUTE.   495.000

DÉPERDITION SUBIE PAR LE DÉPEÇAGE EN GROSSES PIÈCES.   4.920

DÉPERDITION TOTALE.   12.920

Proportions dans lesquelles entrent les tendons, aponévroses, os, graisse et la viande dans la composition du bœuf Limousin ayant donné 495 kilos de viande brute :

Pour 100 kilos de viande brute, il y a	9 k. 856	tendons, aponévroses.
—	16 131	os.
—	13 202	graisse.
—	57 452	viande.
—	0 747	déchets.
—	2 610	déperdition.
Différence d'opération	0 002	
Total	100 000	

CHAPITRE IX

SERVICE D'INSPECTION DE LA BOUCHERIE A L'ABATTOIR

DE LA VILLETTE

Un des services les plus importants à l'abattoir général est celui de l'inspection de la boucherie.

Sa mission est trop connue pour que nous insistions sur ce sujet.

Ce service est fait par six inspecteurs domiciliés dans l'établissement et dans l'un des pavillons le plus rapproché du marché aux bestiaux.

Il se divise en :

1° Un service de jour comprenant une permanence au bureau et une surveillance générale des viandes dans tout l'établissement ;

2° Un service de nuit [1].

---

[1] Voir le chapitre *Législation* au sujet de l'organisation du service de l'inspection de la boucherie de Paris et du département de la Seine.

CHAPITRE X

ABATTOIRS A L'ÉTRANGER

Munich. — Nous devons à M. le docteur Richard, professeur au Val-de-Grâce, les renseignements suivants sur l'abattoir de Munich [1].

« L'abattoir se compose de quatre longs pavillons parallèles, dont un destiné spécialement à l'abatage des porcs. L'imperméabilité du sol est obtenue de la façon la plus complète ; l'aération est assurée par de hautes jalousies verticales de 2 mètres environ, en tôle, qui courent tout le long de la moitié supérieure des deux longues parois ; une transmission permet de les fermer ou de les ouvrir très aisément, et toutes celles du même côté à la fois. Grâce à ce système, et sans doute aussi à la vigilance avec laquelle il est mis en œuvre, l'aération est tellement parfaite que, même au plus fort de l'été, on peut dire qu'aucune mouche n'y subsiste. Car, ainsi que le fait remarquer M. le docteur Renk, la mouche est un réactif hygiénique très sûr ; elle ne se complaît que dans les lieux soigneusement renfermés tels que les chambres et maisons des paysans, et, en outre, sales.

« L'abatage se fait avec la masse ; on a renoncé au masque de Bruneau parce que l'on prétend qu'avec cet engin l'animal est assommé, mais non étourdi, car il beugle encore souvent affreusement.

« Le sang est reçu dans des caisses en tôle et livré à une fabrique d'albumine.

« A tout instant les *Klinkers* sont lavés par des flots d'eau. Les boyaux ne sont pas vidés sur place mais reçus dans des chariots à cuvette qui sont poussés sur un plan incliné jusqu'au premier étage d'un pavillon spécial où ils sont vidés. Le contenu tombe immédiatement par des trémies dans des tombereaux en tôle très hermétiques, situés au-dessous au rez-de-chaussée, et est enlevé presque instantanément. Nous ne voyons pas bien pourquoi on n'emploie pas ce système si simple à Paris pour le transbordement des gadoues des tombereaux dans les wagons de chemin de fer. Les boyaux, vidés et lavés, sont portés avec les autres viscères dans un bâtiment spécial

[1] L'*Hygiène à Munich*, par M. le Dr Richard, professeur au Val-de-Grâce.

où ils subissent un lavage parfait dans des auges où l'eau se renouvelle fréquemment.

« Le local de la saisie se trouve à l'extrémité de l'établissement.

« Le service de l'inspection est assuré par cinq vétérinaires assistés d'un boucher (*polizeischlachter*), qui semble remplir les mêmes fonctions que le syndic qui se trouve dans le local de la saisie des viandes aux halles centrales de Paris. Les animaux sont tous vus aussitôt après l'abatage, ayant encore tous leurs viscères, ce qui facilite énormément le diagnostic. Le soufflage est défendu, parce qu'il hâte la décomposition. Les viandes reconnues saines reçoivent une marque spéciale : celles qui sont suspectes sont apportées dans le local de la saisie qui est grand et bien aménagé, et examinées avec soin. On ne pratique pas d'examen microscopique, parce que le charbon et la trichinose sont également inconnus en Bavière ; mais lorsqu'un examen minutieux est reconnu nécessaire, on a recours à M. le Professeur Bollinger, à l'Institut pathologique, dont les laboratoires profitent de cette abondante moisson de matériaux . . . .

. . . .

« Il y a peu de fixité en Bavière dans la manière dont on procède à l'égard des viandes malades ou douteuses. Dans tel district les veaux peuvent être livrés à la consommation à partir du neuvième jour de leur naissance ; ailleurs, on exige quinze jours, ailleurs encore, trois semaines. Il y a un district où le porc ladre n'est pas retiré de la consommation . .

« En attendant, à Munich, on ne saisit que les viandes absolument étiques, où la substance musculaire est à peu près absente. Les autres sont vendues au Freibank, à des prix modiques. Il en est de même des animaux tuberculeux ; on n'écarte de la consommation que les bêtes atteintes de tuberculose généralisée ; pour les autres, on se contente d'enlever les séreuses quand elles sont envahies ; les viscères sont plongés dans une solution phéniquée forte, et livrés à des fabriques de colle forte. La raison de cette grande tolérance est que, sur les bêtes à cornes qui sont abattues, 30 0/0 sont atteintes de tuberculose à un degré plus ou moins avancé.

« Tous les canaux de l'abattoir aboutissent à un bassin de décantation qui est situé à côté de la porte d'entrée ; le bassin est curé régulièrement une fois par mois . . . .

. . . .

« Cet abattoir a été construit par l'architecte Zenetti, de 1876 à 1878. Avant cette époque, la ville possédait un nombre colossal de tueries particulières : la suppression de ces dernières doit compter parmi les progrès les plus importants que Munich ait réalisés dans ces dernières années, et ce n'est certainement pas celui qui a contribué le moins à la décroissance si remarquable de la fièvre typhoïde. Aussi les Munichois, même les bouchers, apprécient ce bienfait à sa juste valeur et, malgré le surcroît de dépenses et de déplacements qui leur sont imposés, ne trouvent pas que la santé publique puisse se payer trop cher et estiment que la maladie est encore ce qui coûte le plus.

« On a cru reléguer l'abattoir à une extrémité très reculée de la ville, mais, comme il arrive presque toujours, la périphérie d'hier n'est plus celle d'aujourd'hui et l'établissement commence déjà à être débordé par les habitations. Heureusement son installation est si parfaite qu'il n'exercera jamais aucune influence fâcheuse sur le voisinage : il ne sera ni insalubre ni incommode.

« L'architecte a commencé par visiter dans les principales villes d'Europe les établissements analogues et, profitant de l'expérience des autres, il est parvenu à réaliser une œuvre parfaite, à laquelle, en tous cas, il ne sera pas nécessaire de toucher de longtemps. Pour juger la difficulté du problème qui était à résoudre et la façon dont il l'a été, on n'a qu'à aller à l'abattoir un jour de grand marché, un vendredi ou un mardi, au matin ; on se rendra compte de la quantité colossale de détritus à enlever, puis, retournant à 3 heures du soir, le travail fini, on verra combien tout est net et exempt d'odeur. »

BERLIN. — La *Revue d'hygiène et de police sanitaire* du Dr Vallin, de Paris, dans le n° de janvier 1887, donne la description de l'abattoir de Berlin [1].

« L'abattoir de Berlin, construit par Blankenstein et Lindemann (1878-1881), réunit aux locaux spéciaux d'abatage le marché aux bestiaux, les étables distinctes pour chaque espèce, les étables pour bêtes contagionnées, les voies sur lesquelles s'opère la désinfection des wagons ; le tout sur un espace de 36 hectares 76 de surface bâtie. Un chemin de fer et une double voie de tramway le rejoignent à la ville. Un petit réseau ferré, sur un de ses flancs, dessert les compartiments de l'ensemble. Au nord de l'espace sont reléguées les triperies, fonderies de suif, fabriques d'albumine. Les égouts de la ville reçoivent les eaux de l'abattoir et les conduisent au Reiselfelder. Les rues et cours de ce vaste domaine sont pavées, carrelées, cimentées et lavées avec le plus grand soin. Le tout a coûté 12 millions de francs.

---

[1] *Extrait analytique du rapport sur l'exposition générale allemande d'hygiène et de sauvetage à Berlin en 1882-1883,* par le docteur Paul Bœrner, continué par H. Albrecht de Breslau, tome III, Breslau, 1886.

« L'eau vient à l'abattoir, du Tegel et de la Sprée. L'éclairage, fourni par 3,000 becs de gaz, consomme annuellement 300,000 mètres cubes de gaz.

« Tout animal qui entre à l'abattoir paie un droit d'abatage et aussi un droit de vérification de la viande. Cette vérification paraît être fort sérieuse puisqu'elle occupe 136 personnes, dont 10 à 14 vétérinaires assermentés, 87 experts (dont quelques femmes) brevetés pour le maniement du microscope et une trentaine d'autres individus chargés d'apporter les échantillons (*Probenehmer*). Chaque cochon donne lieu à vingt-quatre préparations, et, en cas de trichinose, à l'examen en succession hiérarchique de trois personnes.

« D'ailleurs, la police sanitaire est exercée par huit à dix vétérinaires, sous la direction du vétérinaire départemental.

« Les wagons qui ont amené les animaux au marché sont lavés et désinfectés avec la solution chaude de carbonate de soude et les ordures traitées par la chaux. Il part, du marché de Berlin, du bétail pour la France, l'Angleterre, la Belgique, la Hollande.

« Berlin, lui-même, reçoit 63 kg. 1, par tête et par an, de viande sortant de l'abattoir. Avec ce qui vient d'ailleurs, Kuhn estime que la consommation annuelle est de 75 kilogrammes par habitant [1].

« On saisit surtout des porcs : en un an, on en a écarté de la consommation 2,051, dont 1,621 ladres et 216 trichinés ; on ne repousse point toute la viande des animaux tuberculeux, mais seulement les parties positivement envahies par le tubercule, les poumons, le foie, etc. ; on commence à reconnaître *l'actinomycose*. »

(*Communication faite au répertoire de police sanitaire vétérinaire et d'hygiène publique, dirigé par M. A. Laquerrière, et signée Ch. Morot, vétérinaire inspecteur des viandes à Troyes*).

Complétons ce petit travail en ajoutant que, depuis que l'abatage particulier a été interdit, en 1883, Berlin possédait son abattoir public depuis 1881.

Trois corps de bâtiments sont destinés à l'abatage des bêtes bovines et comprennent chacun 45 échaudoirs, soit en tout 135 échaudoirs pour le gros bétail.

Deux autres corps de bâtiments constituent la porcherie ; des étables, bouveries, bergeries, porcheries servent à loger les animaux avant l'abatage.

---

[1] A Paris, la consommation annuelle en viande est de 80 k. par habitant.

Bale, Genève, Berne, Zurich, Neufchatel, Lausanne, Vevey. — L'abattoir de Bâle, construit dans le même genre que celui de la Villette, contient environ 156 échaudoirs.

Chaque abatteur a son échaudoir à lui.

Le procédé employé pour l'abatage des gros ruminants est la masse ; on se sert aussi du masque Bruneau et du masque à cartouche. Avec un pareil procédé, la cervelle de l'animal n'est pas, comme on pourrait le croire, réduite à l'état de bouillie ; on constate seulement qu'elle est un peu plus congestionnée.

Le seul reproche que l'on puisse adresser à ce mode d'abatage, c'est que le bœuf tombant foudroyé, l'égorgement se fait difficilement.

On n'emploie pas le merlin anglais, les abatteurs de la Suisse n'en auraient pas l'habitude.

Le travail de l'habillage se fait comme à Paris et chaque boucher enlève sa viande.

A Bâle, il est tué par semaine environ 400 bœufs, très peu de moutons, de 4 à 500 veaux, à peu près autant de porcs qui sont abattus dans un local spécial distribué dans un enclos ; les porcs sont ensuite échaudés.

Les bœufs alimentant l'abattoir de Bâle viennent de la Forêt Noire, mais la plus grande partie arrive de Bâle campagne ; cependant, il est abattu beaucoup de bœufs nourris avec des résidus de distilleries du canton de Berne.

L'abattoir de Genève est un abattoir ancien ; il était question de le démolir et d'en rebâtir un sur le même plan que celui de la Villette.

Dans tous les cas, l'abattoir ancien ne mérite aucune mention spéciale.

Les bœufs abattus ont été expédiés par la Savoie, le département du Rhône et même la Haute-Garonne.

A Berne, même construction que celle de la Villette, seulement, dans cet abattoir, l'abatage s'est spécialisé ; les bœufs sont séparés des veaux et des moutons.

Il y a aussi un local spécial aux porcs.

Une particularité à signaler, c'est qu'on y tue plus de vaches que de bœufs ; d'ailleurs, on peut avancer sans crainte d'être démenti que Berne est le pays de la Suisse qui fait le plus de fromages : le paysan a donc plus d'avantage à élever des vaches.

Il se tue à Berne de 6 à 700 bœufs et vaches, par semaine, très peu de moutons ; il est difficile de donner le nombre exact des veaux.

Tous ces animaux abattus ont été fournis par Berne campagne et les environs.

L'abattoir de Zurich est aussi important, comme étendue, que le pendoir affecté aux porcs dans le grand abattoir de la Villette. Chose singulière, à Zurich, pour l'abatage, il n'est fait aucune demande spéciale.

Il est abattu, par semaine, 150 bœufs et vaches.

Cet abattoir est remarquable par sa propreté.

Les abattoirs de Neufchâtel et de Lausanne n'ont rien de remarquable et ressemblent à celui de Bâle. Dans le canton de Vaud, à Vevey, sur le bord du lac de Genève, il y a un abattoir spécial aux animaux de l'espèce porcine ; les animaux sont assommés et échaudés.

D'ailleurs, chaque localité de la Suisse de 3 à 4,000 habitants a son abattoir sous la surveillance de la municipalité.

Des vétérinaires sont attachés à tous ces établissements. Leur rôle, comme en France, est de visiter les bestiaux destinés à être abattus.

Il y a une police sanitaire, comme en France.

Le service vétérinaire fonctionne admirablement dans toute la Suisse.

BRUXELLES. — M. Van Hertsen, médecin-vétérinaire, inspecteur en chef de l'abattoir de Bruxelles, nous donne des détails très intéressants sur l'importance de cet établissement.

« Ouvert au commerce de la boucherie en 1842, l'abattoir de Bruxelles, le premier en date en Belgique, se composait à cette époque, outre les bureaux d'administration, de cinq grands corps de bâtiments affectés aux travaux d'abatage pour gros et petit bétail, de vastes étables, de deux bâtiments mis à la disposition des négociants tripiers, et enfin de locaux propres à l'exploitation de la fonte du suif et de la boyauderie.

« Au fur et à mesure des besoins, la ville augmenta le nombre de ses constructions communales, agrandit notablement son territoire et éleva, sur l'emplacement de l'ancien marché aux bestiaux, devant l'abattoir et à front du boulevard du même nom, deux grands et magnifiques pavillons qui peuvent abriter plus de deux mille têtes de gros bétail.

« Le personnel comprend :

1 inspecteur en chef, médecin vétérinaire ;

4 experts-inspecteurs ;

1 receveur ;

12 préposés ;

1 surveillant.

« Chaque année, le collège des bourgmestres et échevins désigne un certain nombre de médecins vétérinaires, de bouchers et de charcutiers qui sont appelés en cas de contestation et de contre-expertise.

« Tous les animaux destinés à être abattus sont visités avant et après leur mort et l'état de salubrité constaté par l'apposition d'une estampille.

« Aucune redevance n'est payée à la ville par les maîtres abatteurs pour l'occupation des tueries ou cases d'abatage, désignées très improprement ici, comme à Paris, sous le nom d'échaudoirs.

« Les droits d'abatage perçus par la ville sont fixés comme suit :

Par tête de bœuf, bouvillon ou taureau.	fr. 6,00
Vache ou génisse, cheval, âne et mulet	» 4,00
Veau pesant sur pied moins de 160 kilog	» 2,00
Porc pesant plus de 20 kilog	» 2,00
Mouton ou agneau.	» 0,75
Cochon de lait, chèvre ou chevreau	» 0,50

« Quant aux droits de place au marché aux bestiaux, ils sont ainsi fixés :

Par tête de gros bétail.	fr. 0,50
Veau et porc.	» 0,20
Mouton, agneau	» 0,10

« Au 31 décembre 1884, la population de Bruxelles était de 199,283 habitants. Celle des faubourgs, dont la plupart possèdent un abattoir, dépassait la population de Bruxelles de 96,876 habitants.

« En 1886, il a été abattu dans notre abattoir :

15,266	bœufs,
8,440	taureaux,
812	chevaux,
4,484	vaches et génisses,
29,266	veaux,
34,943	porcs,
61,030	moutons,
3,994	agneaux,
37	cochons de lait,
48	chèvres.

« Les droits de place sur les marchés ont été perçus sur :

65,764	têtes de gros bétail,
41,074	veaux,
30,058	porcs,
4,098	agneaux.

« Le marché aux moutons se tient au faubourg de Laeken.

« Lors de mes visites, en 1873 et en 1882, des installations du marché et des abattoirs de la Villette, j'ai pu m'assurer qu'au point de vue de l'inspection sanitaire du bétail et des viandes, ainsi que des modes d'abatage, la pratique n'en diffère pas sensiblement de ce qui a lieu à Bruxelles.

« Le mode le plus usuel d'abatage consiste dans l'assommement du gros bétail, des porcs et des chevaux ; la jugulation directe des veaux et des moutons ; le merlin anglais, l'appareil Bruneau et celui de Seigmund, ainsi que l'énervation ont été essayés et abandonnés presque aussitôt.

« Je donne la préférence au système Bruneau sur tous les autres modes d'abatage. Hormis l'économie, son emploi réunit tous les avantages désirables de promptitude et de sécurité, et il écarte toutes douleurs pour les victimes. Son usage devrait être *obligatoire* dans tous les abattoirs.

« La ville de Bruxelles reçoit une quantité assez considérable de viandes de l'extérieur, viandes foraines qui doivent être présentées à l'un des trois bureaux d'expertise qu'elle possède, et sur lesquelles elle prélève une taxe de trois centimes par kilogramme.

« En 1886, il a été présenté aux bureaux :

1° de l'abattoir	133,383	kilogrammes.
2° des halles centrales.	1.020,357	»
3° de la rue de la Reinette	104,672	»
Soit ensemble	1.258,412	kilogrammes.

« En 1886, il a été saisi pour cause d'insalubrité :

A l'abattoir	53,967	kilogrammes.
Aux trois bureaux d'expertise et dans la ville	38,016	»
Soit ensemble	91,983	kilogrammes.

« Les communes faubourgs de Bruxelles, les chefs-lieux de province du pays, plusieurs villes et communes possèdent depuis plus ou moins longtemps leur abattoir.

« Celui de Bruxelles a servi de modèle pour tous. »

Ajoutons que, dans tous ces abattoirs, les maîtres-abatteurs sacrifient pour le compte des bouchers, et vendent aussi la viande pour le compte de leur patron.

On peut dire qu'il n'y a pas de commerce en gros ; les *moutonniers* vendent seuls à la cheville.

Le grand duché de Luxembourg, la Hollande et la France fournissent la majeure partie des bœufs aux abattoirs de Bruxelles et des faubourgs.

Les moutons sont expédiés par l'Allemagne, les veaux par la Hollande.

MADRID [1]. — Il existe actuellement, à Madrid, deux abattoirs : l'un pour le sacrifice de taureaux, bœufs, vaches, veaux, moutons et chèvres ; l'autre est affecté aux porcs.

Le premier, autrement important, est ouvert toute l'année : le second n'est ouvert que pendant 5 mois de l'année, du 1er novembre à fin mars.

Le grand abattoir de Madrid se trouve situé au sud de la ville, en dehors de la capitale, tout au bout d'une des rues les plus passagères, la rue de Tolède.

Cet établissement est relativement moderne ; sa construction, ordonnée par la municipalité de l'époque, date de 1867 à 1869. Il est complètement isolé des habitations.

La façade principale donne dans la rue de Tolède ; elle est réservée au public. De chaque côté de l'édifice s'ouvrent de spacieuses portes, dont l'une donne sur un chemin de ronde : c'est la route et la porte qui donneront accès aux animaux qui devront être sacrifiés.

A droite et à gauche de la façade principale sont deux pavillons modernes servant aux employés principaux de l'établissement ; les bureaux se trouvent dans les sous-sols.

L'importance de cet abattoir, au point de vue de l'abatage, est très grande.

La situation de l'édifice est cependant défectueuse, car il donne dans la partie sud de la ville, alors que l'hygiène et la science conseillent la construction d'un abattoir au nord ou à l'est, mais surtout au nord.

A part cette situation méridionale, l'emplacement a été assez bien choisi.

L'abattoir étant construit sur une hauteur très prononcée est exposé à tous les vents ; la ventilation est donc absolue et complète. Le point de vue est magnifique ; de la façade sud, on découvre un horizon de plusieurs kilomètres d'étendue, car, vu la hauteur de la colline, aucun monument de la capitale ne peut empêcher l'observateur d'admirer le riche panorama qui se déroule à ses yeux.

Le seul défaut, et ce n'est pas le plus petit, que l'on puisse reprocher à l'abattoir de Madrid, c'est d'être un peu exigu ; ses dépendances ne sont pas

---

[1] D'après les renseignements fournis par M. Benito Remartinez y Diaz, professeur vétérinaire, directeur de la *Revue Vétérinaire espagnole professionnelle et scientifique*.

suffisantes, surtout si l'on tient compte de l'augmentation croissante de la population.

Une annexe bien distribuée, et cet abattoir n'aurait rien à envier aux mieux aménagés de l'Europe.

Dans l'établissement principal, les abatteurs se servent de la *puntilla*. Cet appareil se compose d'un manche de bois dans lequel est fixé un morceau de fer dont la pointe, en acier, très affilée, est en forme de flèche.

Ce procédé est le plus rapide ; lorsque la puntilla est maniée par une main habile, l'animal tombe instantanément comme foudroyé.

Si l'animal n'est pas méchant, l'abatteur le prend de la main gauche par la corne gauche et, avec la main droite, d'un seul coup, très rarement de deux, le frappe avec la puntilla dans la partie où le poil est le plus rare, c'est-à-dire entre la 1re et la 2me vertèbre cervicale. L'animal, nous l'avons dit, tombe comme frappé par une décharge électrique.

Par ce procédé très simple un opérateur habile, seul, peut en quelques secondes tuer un animal et en abattre un grand nombre en l'espace de quelques minutes.

Les abatteurs disent qu'ils ont mis la chevelure en désordre (*écheveler la bête*) (*Descabellar-la-res*).

Si l'animal est méchant, par exemple un taureau de la Lydie ou un taureau servant aux courses, on l'attache par les cornes et, sans danger, on peut le frapper avec la puntilla.

Quelquefois on se sert de la *demi-lune*. Cet instrument est un morceau d'acier très aiguisé en forme de demi-circonférence, et fixé à un long bâton.

Sans courir le moindre danger, le maître abatteur blesse l'animal difficile dans les articulations des extrémités postérieures et, dès que l'animal, épuisé par l'hémorrhagie, tombe sur le sol, on lui donne la mort avec la puntilla.

Les génisses, veaux et moutons sont égorgés.

Les porcs sont également égorgés au moyen d'un long et large couteau appelé égorgeoir (*degollador*), et ensuite échaudés.

Quand l'heure de l'abatage approche, les animaux sont conduits dans une petite cour appelée *cour de la visite sanitaire*. Dans cette cour se trouve un bureau-tribune sur lequel se place le reviseur-vétérinaire qui a charge de recevoir les animaux, de les visiter et de permettre leur sacrifice.

Les animaux qui ne réunissent pas les conditions nécessaires sont exclus; ceux atteints de maladies contagieuses sont immédiatement brûlés.

Toutes les basses-cours dans lesquelles se trouvent les animaux destinés à être sacrifiés sont pourvues de refuges (*burladeros*) et communiquent aux halles où on pratique la tuerie, l'égorgement et le dépouillement.

Les halles qui servent à l'abatage sont des galeries de 30 à 40 mètres de long sur 5 de large. Le sol est en pierres parfaitement lisses et en plan incliné, pour faciliter l'écoulement du sang et des détritus.

Le long des murs latéraux des halles, sont des robinets qui laissent échapper l'eau avec abondance dès que l'abatage est terminé.

Chaque halle peut contenir de 80 à 100 animaux.

Par un système de poulies, les animaux sont enlevés et conduits à un étage supérieur.

Le sang des agneaux et des porcs est recueilli dans des récipients en fer blanc très larges et très bas sur les côtés. Le reviseur-vétérinaire, après l'avoir visité, donne l'autorisation de le vendre pour la consommation publique, s'il provient d'un animal sain.

On procède ensuite au dépouillement des animaux ; on commence par le ventre et la poitrine, après avoir toutefois brisé les cornes à coups de hache, puis on coupe les jambes par les articulations du genou et du jarret.

On élève l'animal à une certaine hauteur et on finit de l'habiller.

Une halle sert à la tuerie des veaux et des génisses.

Après l'égorgement, le sang des bœufs, des veaux et des moutons n'est pas recueilli, on le laisse couler dans les égouts. C'est une faute, car ce sang pourrait être efficacement employé dans l'agriculture sous forme d'engrais.

On tue en moyenne 214 bœufs, vaches et taureaux par jour.

La consommation journalière des génisses est de 80 à 100.

Les moutons sont également sacrifiés dans une halle.

La tuerie des animaux de l'espèce ovine s'élève journellement de 800 à 1,500 (agneaux) et de 200 à 268 (moutons).

L'abattoir des porcs, situé au centre de la ville, est fermé à la consommation publique, par arrêté de la municipalité, à cause de la chaleur, pendant 7 mois de l'année.

La consommation des porcs s'élève donc, en 5 mois, de 38 à 40,000.

En résumé, d'après les quelques renseignements qui nous ont été donnés par M. le professeur vétérinaire Benito Remartinez y Diaz, de Madrid, l'abattoir de cette capitale est un des mieux distribués de ceux de l'Europe, un de ceux dans lesquels la besogne se fait le plus rapidement, ceci soit dit *sans passion de patrie*, mais (comme l'écrit notre honorable confrère espagnol) « *avec le langage impartial et serein qui doit être, à mon avis, le langage de la science* ».

Le service est assuré par un inspecteur de police intérieure et par des vétérinaires-reviseurs ou inspecteurs des viandes, avec des attributions diverses.

Le dernier règlement concernant l'abattoir a été publié par l'alcade de

Madrid, le 18 juin 1879, pour l'introduction des viandes abattues dans la capitale.

Turin[1]. — L'abattoir de Turin, nous avons pu le constater par les comptes rendus du Bureau d'hygiène de cette capitale, acquiert, d'année en année, une plus grande importance ; il est vrai de dire aussi que la population, qui était de 125,000 habitants pendant l'année 1847, a atteint aujourd'hui le chiffre énorme de 280,000 âmes.

L'entrée principale de cet abattoir est établie sur le *corso Sant'Aventore*, en face la prison centrale ; elle sert de passage aux bestiaux qui vont être abattus, autres que ceux débarqués par le chemin de fer ; ces derniers entrent par la porte située sur l'angle sud-est de l'établissement.

Les deux portes, situées sur le Corso San-Solutore, sont exclusivement destinées à l'entrée et à la sortie des bouchers et des ouvriers, comme aussi à l'entrée et à la sortie des véhicules servant au transport de la viande, et pour les besoins du service de l'établissement.

Par sa situation, par sa construction, la distribution des locaux et des annexes, on peut dire que cet abattoir est un des mieux distribués de l'Europe.

Les cases-échaudoirs, destinées à l'abatage des animaux de l'espèce bovine, des moutons et des chèvres, sont à système cellulaire.

Ces locaux sont plus ou moins vastes suivant l'espèce animale, selon qu'on considère les grosses bêtes à cornes (taureaux, bœufs), les veaux, petits veaux, moutons, etc.

Chaque compartiment est alimenté par une quantité d'eau ; des tuyaux de conduite la déversent au dehors.

L'abatage des grosses bêtes à cornes se fait au moyen de la masse ; l'égorgement suit immédiatement la chute de l'animal.

L'abatage par l'énervation serait préférable, car la mort est plus sûre et plus rapide, mais ce procédé (comme nous l'écrit M. A. Poli, vétérinaire en chef de la ville de Turin) nécessiterait un personnel très habile, pour éviter les inconvénients pouvant résulter d'une mort non instantanée.

L'échaudoir contient deux fortes poutres servant à suspendre l'animal après l'habillage ; la suspension se fait au moyen de deux poulies et d'un treuil.

Le sang est recueilli dans de grands bassins de zinc et livré à une société qui a l'entreprise d'en faire du guano ; l'exportation est faite sur le champ.

[1] D'après les renseignements fournis par M. Antonio Poli, médecin-vétérinaire en chef de la ville de Turin (Bureau d'hygiène).

Les porcs sont abattus dans un local commun.

Il n'y a pas de glacières, ni dans l'intérieur, ni dans le voisinage de l'abattoir ; les bouchers se servent de glacières publiques destinées à cet usage ou de glacières leur appartenant et pour lesquelles ils ont une autorisation spéciale.

Le chiffre total des bestiaux tués à l'abattoir municipal pendant une année, en le comparant à l'année précédente (1883-1884), s'est augmenté de 6,559 têtes. La vérification faite en 1883, comparée à celle de 1882, était de 4,329, avec la différence en plus de 2,230 têtes.

Ont concouru à constituer cette augmentation :

1° les gros bœufs.	1,195
2° les petits bœufs, bouvillons	1,659
3° les veaux	1,497
4° les porcs	375

Les moutons, brebis et chèvres, 605 ; les agneaux et chevreaux, 2,082.

Pendant l'année 1886, il a été abattu, poids net, en kilos, 10,089,235 kil. de viande provenant de 129,778 animaux pouvant ainsi se décomposer :

Taureaux, bœufs, bouvillons et vaches	23,383
Veaux	35,096
Moutons, brebis, chèvres	5,718
Porcs et truies	7,932
Agneaux et chevreaux.	57,649
Total .	129,778

Les animaux refusés à l'abattoir pendant l'année 1886 ont été de 305. On a eu à noter cette année le mauvais état de nutrition, l'âge avancé des animaux saisis ; le refus a porté également sur des animaux de classes différentes présentés pour d'autres, comme *tori presentaliper buoi, vacche per monache*, c'est-à-dire taureau pour bœuf, vache pour génisse.

Nous relevons dans l'*istruzioni per l'esecuzione del Regolamento sull'ammazzatoio* (Règlement sur l'abattoir) à la date du 26 décembre 1867, au paragraphe 2, l'article 10 qui a trait au personnel de surveillance.

Ce personnel, qui se trouve placé sous la dépendance immédiate des offices de la police d'hygiène, se compose de 4 médecins vétérinaires, de 2 marqueurs (*bollatori*), de 3 portiers et de balayeurs, etc., pour les besoins de l'établissement.

Le médecin-vétérinaire chef, outre le soin qu'il doit apporter à l'exécution du règlement, a aussi *la direction de tout le personnel* pour la bonne harmonie et la marche régulière des divers services.

Les deux médecins-vétérinaires anciens visitent tous les jours, et aussi plus d'une fois par jour, les animaux *sur pied* dans les stalles, étables, bergeries, porcheries, et doivent faire le nécessaire pour que les animaux suspects ou malades soient transportés à bref délai dans l'étable d'observation.

Un des deux médecins-vétérinaires, à tour de rôle, fait la visite des bestiaux avant la tuerie et surveille ensuite tous les échaudoirs ; cette surveillance est exercée dans les heures de l'après-midi, sous la direction du vétérinaire en chef.

L'article 21 vise les marqueurs qui doivent, au fur et à mesure que les viandes sont visitées, appliquer un timbre officiel.

Comme nous le disions plus haut, l'abattoir de Turin, un des mieux distribués de l'Europe, acquiert de jour en jour une importance telle que si l'on veut consulter le tableau de l'échelle animale des bestiaux tués et visités dans cet établissement, on voit qu'en 1860 (année de la création de l'abattoir), il a été abattu (chiffres officiels) 94,532 têtes de bestiaux, alors qu'en 1884, la statistique donne un total de 136,321 animaux.

NAPLES. — Avant l'année 1878, les bouchers de la ville sacrifiaient les animaux dans une *Tuerie* attenant à l'étal.

Depuis la création de l'abattoir (1878-1879), les boucheries particulières ont été interdites.

L'abattoir unique, construit par un architecte français, s'élève à l'extrémité de la ville, à côté de la porte Capouana. Il affecte la forme rectangulaire, et les cases échaudoirs ressemblent à celles que l'on voit encore dans les anciens abattoirs de Paris et de la province.

Les bœufs sont abattus à la masse.

Les moutons et les veaux sont sacrifiés sur des claies.

Les porcs sont abattus au moyen du maillet de bois et égorgés ensuite ; on les brûle à la paille.

On tue peu de moutons à Naples, on sacrifie surtout des agneaux.

Les débris cadavériques sont utilisés comme en France.

L'eau qui alimente l'abattoir descend des sources qui filtrent dans la montagne de Chérino.

Le mouvement des bestiaux dans l'abattoir est ainsi calculé pour la semaine : 100 bœufs, 1,500 moutons jeunes (surtout en février et mars), de 80 à 100 veaux. Pendant l'hiver, il est abattu beaucoup de porcs.

Les bœufs viennent en grande partie de la Hongrie et de la Romagne.

La volaille se vendant à des prix très modiques, est consommée sur une vaste échelle. Ceci explique la petitesse et le peu de mouvement de l'abattoir de Naples.

VIENNE. — On peut dire que les faubourgs de Vienne forment la majeure partie de la ville ; c'est dans ces faubourgs que se trouvent les abattoirs.

Il y a deux abattoirs à Vienne, l'un à Saint-Marx, l'autre à Gumpendorf, établissements vastes et construits sur le même modèle que celui de la Villette ; les échaudoirs, sur plusieurs rangées, forment une allée principale. Les bœufs sont abattus par un merlin emporte-pièce, ressemblant à peu de chose près à celui dont se servent nos garçons bouchers ; on ne se sert pas de la baguette d'osier après l'abatage pour annihiler les mouvements désordonnés des membres. Les troncs artériels et veineux dégagés et piqués, le sang jaillit et est reçu dans un récipient *ad hoc.*

On ne souffle pas les animaux ; le bœuf une fois dépouillé est couché sur un côté, et, au moyen d'un fendoir spécial, les côtes sont cassées des deux côtés, de façon que la cavité thoracique soit enlevée du même coup ; au moyen de poulies, on enlève ce qui reste de l'animal. C'est une habitude de préparer ainsi la viande, aussi peut-on dire que le travail, mal fait, s'éloigne beaucoup de celui de Paris, sous le rapport de la propreté.

Les bœufs sont également égorgés selon le rite israélite par des sacrificateurs, avec le procédé identique à celui de Paris.

Une particularité à signaler : on ne sacrifie pas de veaux dans les abattoirs ; ces animaux arrivent tués dans ces établissements, *dans la peau.* Les bouchers les achètent dans cet état et les habillent chez eux, à l'étal. On sacrifie très peu de moutons.

Il y a des meneurs de viandes ou, tout au moins, des voitures spéciales servant au transport des viandes abattues.

Le commerce de boucherie, à Vienne, diffère de celui de Paris. On peut dire que le commerce en gros est inconnu ; les bouchers achètent au marché au fur et à mesure que les besoins se font sentir et préparent à l'abattoir ; quelques-uns cependant vendent jusqu'à 80 et même 100 bœufs la semaine.

Presque tous les animaux sont achetés au poids vivant ; cependant, par exception, pour les bœufs qui se vendent au poids net de viande, le suif est pesé avec cette dernière et entre nécessairement en ligne de compte.

Ce que l'on appelle la basse boucherie (*poitrine, colliers, y compris les jambes*) est presque vendu en totalité aux *saucissiers* (*Wirchtler*), qui font leur premier commerce aux abattoirs.

Dans toutes les boucheries de Vienne, la viande se vend au détail ; elle ne paraît à l'étal qu'après être sortie des glacières dans lesquelles on la conserve 3, 4, 8 jours et même plus. Ces glacières sont établies dans les caves ou dans les sous-sols. Il n'y a d'ailleurs pas de boucher qui vende une once de viande fraîchement abattue.

Les bœufs reçus dans les abattoirs de Vienne sont moins épais que ceux fournis par nos races françaises et même les races anglaises ; ils sont de deux sortes : les bœufs polonais, venant en grande partie de la Bessarabie, dont le poids est, en moyenne, de 6 à 700, et les bœufs Autrichiens que nous appelons à Paris les bœufs rouges, animaux indigènes, véritables Autrichiens, pesant, en moyenne, de 8 à 900.

Le mouvement dans les deux abattoirs, à Vienne, est ainsi calculé, par semaine :

2,000 bœufs, de 7 à 800 moutons, 2,500 à 3,000 veaux.

Il n'existe pas d'abattoirs à porcs ; il est loisible aux charcutiers de tuer les porcs à domicile.

Un service d'inspection de la boucherie est institué et des vétérinaires, délégués à cet effet, s'assurent de la salubrité des viandes et de la police sanitaire.

BUDA-PESTH. — Sous le rapport de la construction, l'abattoir est une merveille. Même mode d'abatage qu'à Vienne. Il y est sacrifié cependant plus de moutons que dans les abattoirs de cette dernière ville. Ce mode d'abatage laisse d'ailleurs beaucoup à désirer, car les bouchers n'ont pas d'*étaux*, c'est-à-dire de claies servant à coucher les moutons que l'on veut égorger ; les animaux sont donc sacrifiés par terre. D'un autre côté, les moutons que l'on veut habiller ne sont pas *poussés* avec la main, comme le font les garçons bouchers de Paris, mais bien avec le manche d'un fort couteau ; c'est de cette façon que la dépouille se détache et s'enlève, travail long, malpropre, et laissant beaucoup à désirer.

Des wagonnets circulent dans l'abattoir pour l'enlèvement des détritus.

Des glacières sont établies à côté de chaque échaudoir ; le personnel de l'administration circule au-dessus de ces locaux et remplace lui-même la glace au fur et à mesure qu'elle a besoin d'être renouvelée. Cette particularité est assez intéressante pour qu'il soit utile de la signaler.

BUCHAREST [1]. — L'abattoir, construit par Godillot, de Paris, a été copié sur celui de la Villette ; quarante-huit échaudoirs sont destinés au sacrifice et à la préparation des bêtes bovines et ovines.

---

[1] D'après les renseignements communiqués par M. Vincent, vétérinaire sanitaire à Bucharest.

Le procédé employé pour l'abatage des gros ruminants est l'énervation, autrement dit, le coup du toréador.

L'animal est attaché à un fort anneau fixé au sol, le mufle à bas, la nuque à découvert par la tension de la tête, l'opérateur introduit un stylet ou un long couteau pointu dans l'articulation atloïdo-axoïdienne et tranche du coup la moelle allongée ; la saignée est ensuite pratiquée.

Le soufflage n'est pas employé ; les moutons sont seuls gonflés avec la bouche.

Les bœufs sacrifiés sont de la même nature, presque de la même race que ceux que l'on abat à Vienne.

Quant aux moutons, les races que l'on élève sur les bords du Danube entrent pour les 3/4 dans la consommation de la ville et des environs. On sacrifie surtout des agneaux ; les moutons (antenais) ne sont mangés que vers l'automne.

Il existe un abattoir à porcs ; les porcs sont brûlés dans la flamme de la paille et échaudés ensuite, travail double et inutile.

Il y a une fonderie pour les suifs, mais les autres résidus sont à peu près perdus et vont chez l'équarrisseur (sang, pieds, intestins); les pieds de mouton servent à la préparation de la colle.

On ne connaît pas de commerce en gros, tout se fait au détail ; chaque boucher tue pour lui et devient boucher détaillant.

Il est bon de dire que l'hippophagie n'existe pas à Bucharest; la viande de cheval étant tombée dans un discrédit complet, le préjugé persistant est encore trop fort pour que les familles nécessiteuses consentent à se nourrir de viande de cheval.

Il y a une loi sanitaire comme en France et, à l'abattoir, le service est fait par un vétérinaire délégué par l'administration.

Terminons en disant que, si l'abattoir de Bucharest est de construction moderne, le marché à bestiaux de cette capitale est, par contre, à l'état primitif.

SAINT-PÉTERSBOURG [1]. — Avant l'année 1882, les bouchers de Saint-Pétersbourg sacrifiaient les animaux dans les tueries établies au sein de la ville et dans les faubourgs.

Depuis le 1er février de cette année, un abattoir a été livré au commerce de la boucherie.

Le bâtiment affecté à l'abatage des animaux est divisé en 53 compartiments :

---

[1] D'après les renseignements fournis par M. Maximoff, directeur de l'abattoir de Saint-Pétersbourg.

1° 38 pour les grands ruminants, occupés, chacun par une équipe de cinq ouvriers abatteurs ;

2° 10 pour les veaux et les moutons ;

3° 5 pour les porcs, occupés par quarante ouvriers.

Pendant la saison d'hiver, l'abattoir est chauffé à la vapeur.

Le procédé que l'on emploie pour l'abatage des grands ruminants est le même que celui dont on se sert à Madrid. La tête de l'animal est abaissée, le mufle touchant le sol, l'abatteur n'a plus qu'à enfoncer un poignard entre la première vertèbre cervicale et la crête de la nuque pour déterminer instantanément la mort de l'animal. Le directeur de l'abattoir de Saint-Pétersbourg affirme que les quelques bouchers français qui ont visité l'établissement russe ont approuvé à l'unanimité l'efficacité et la prestesse de ce mode d'abatage.

Les abatteurs russes ont essayé, à plusieurs reprises, le procédé par le merlin anglais, mais ils l'ont abandonné en alléguant que la mort n'était pas aussi foudroyante que par énervation. Il est fort probable que la baguette d'osier, accessoire du merlin, leur était inconnue. L'introduction du jonc dans le canal rachidien, en arrêtant les mouvements et secousses des membres (reflexes), détruit instantanément les centres vitaux de la moelle épinière.

Quoiqu'il en soit, si ce procédé a eu ses partisans, il a également rencontré des détracteurs assez nombreux et assez puissants pour le faire abandonner.

Les veaux et les moutons sont égorgés. Comme à Paris, les porcs sont assommés et brûlés à la paille.

Après l'abatage, les animaux des espèces bovine et ovine sont dépouillés et mis en quartiers.

Il n'y a pas, à proprement parler, de cases échaudoirs ; aucune viande, après habillage, ne doit rester sur les *pentes ;* des entrepreneurs particuliers la transportent dans les boutiques-étaux.

A Saint-Pétersbourg, le commerce de détail est pour les bouchers russes une espèce de stage qui les conduit, par gradation, à un négoce plus stable, et, partant, aux honneurs de la boutique. D'ailleurs, tout ce qui tient à l'alimentation quotidienne, pain, légumes, etc., constitue en Russie un commerce libre. Chaque individu, quelle que soit sa conduite, peut acheter, vendre en gros, colporter ou détailler les marchandises de cette nature, sans autorisation d'aucune administration, à la condition, toutefois, de faire inscrire son nom sur les registres de la police qui lui délivre une plaque numérotée, à raison de 8 francs par an. Porteur de cette plaque, le marchand de viande au détail circule partout et vend sa marchandise comme il l'entend. On peut dire, sans craindre de faire erreur, que tous les grands entrepôts de viande, de poissons, etc. etc. ont été et sont encore tenus par des hommes sortis de la classe des marchands ambulants. C'est entre leurs mains que se trouve concentrée toute l'alimentation des habitants de Saint-Pétersbourg. Il se fait beaucoup de commerce de détail et la viande se vend au panier, surtout pendant les jours de marché ; il s'en débite de grandes quantités sur le marché au foin (*sennaya platschap*) où se donnent également rendez-vous tous les marchands de victuailles.

Les races de bœufs, qu'on amène en grand nombre à l'abattoir de Saint-Pétersbourg, viennent du Don, du Caucase, d'Orenbourg, d'Oural, des Steppes, des Kirghiz ; ce sont les bœufs circassiens ; le bétail russe et livonien augmente aussi, pour une forte part, le chiffre des abatages.

C'est principalement par le port de la Néva que débarquent les bestiaux, surtout pendant les trois mois de la belle saison. Vers la fin de septembre, toute navigation est suspendue, tout mouvement cesse : il y a déjà des glaces et le fleuve n'est plus tenable.

Il est abattu en moyenne par jour :

> Hiver. . . . .   500 bœufs et vaches.
> Été. 1,200   —

Le mouvement de l'abattoir est ainsi calculé, pendant une année :

> 185,000 bœufs et vaches,
> 110,000 veaux,
> 40,000 moutons,
> 25,000 porcs,
> 10,000 cochons de lait.

Dans la saison d'hiver, on importe en plus à Saint-Pétersbourg, des provinces de l'intérieur, 300 à 350,000 veaux, près de 80,000 moutons, et 170 à 200,000 porcs.

Il y a un service pour l'inspection des viandes et un service de police. Au premier sont attachés deux vétérinaires ; au second, deux surveillants (*felchers*).

L'abattoir de Saint-Pétersbourg, construit aux frais de la ville, a coûté 1,260,000 roubles, au cours de l'année 1882.

LONDRES. — On peut dire qu'il n'y a pas à proprement parler d'abattoir en Angleterre, car ces établissements sont presque privés. D'ailleurs, les animaux sont abattus dans tous les quartiers de la ville. Cependant il existe, à Depfort, un abattoir gouvernemental et un marché international ; c'est dans cet abattoir que sont reçus les animaux étrangers ; ils ont droit de séjour pendant 11 jours seulement et sont ensuite sacrifiés.

L'abattoir de Depfort est construit sur l'emplacement où s'élevait l'ancien chantier maritime visité par le czar Pierre le Grand, lors de son voyage en Angleterre ; la plaque commémorative qui perpétue ce fait existe encore.

Il y a des échaudoirs à peu près identiques à ceux du grand abattoir de la Villette.

Le mode d'abatage est le merlin emporte-pièce.

Chaque boucherie de Londres a sa glacière. D'ailleurs, comme dans l'Europe septentrionale, en Angleterre on ne peut comprendre qu'en France on puisse manger de la viande fraîchement abattue.

A Londres, la viande sortant de la glace retourne à la glace.

La viande se vend à des heures spéciales, surtout pendant la saison de l'été. On ouvre la glacière de 4 heures à 7 heures le soir, et le matin de 4 heures à 8 heures.

Plusieurs établissements de Londres et de Liverpool ont des chambres froides dans lesquelles on peut transformer en glace un mètre cube d'eau ; on y fait geler à — 30°.

Londres est à peu de chose près comme l'ancien Paris, tout au moins, la cité qui ressemble au vieux Paris, ce qui fait que chaque spécialité a son quartier ; aussi les bouchers se trouvent-ils agglomérés et forment une vaste corporation.

Il arrive dans cette vaste capitale des viandes venant de tous les points du globe, surtout d'Amérique et d'Océanie, de l'Australie principalement ; ces viandes sont congelées. Les bouchers les achètent, les placent dans des glacières et les débitent au fur et à mesure des besoins.

Le *Public Health act.* du 11 août 1875 (38 et 39 vict., c. 55, art. 169) donne aux autorités urbaines, c'est-à-dire dans les bourgs, aux *aldermen* et au conseil, le droit d'établir des abattoirs, de faire des règlements pour la tenue de ces abattoirs et de fixer le tarif des taxes à percevoir. Le *City of London sewers act.* 1851 (14 et 15 vict., c. 91) confère à la commission des égouts (*commissioners of sewers*) le droit de délivrer les autorisations d'abattoirs dans la Cité. Dans les autres parties de la Métropole, l'autorisation est accordée par les juges de paix, avec l'assentiment du bureau des travaux (*Board of Works*)[1].

---

[1] Grande Encyclopédie.

New-York. — Il n'y a pas d'abattoir public à New-York ; tout individu exerçant la profession de boucher peut tuer chez lui, à la condition toutefois que les voisins ne soient pas incommodés. Dans cette ville importante de l'Union, les spécialités sont concentrées dans chaque quartier, et deviennent autant de marchés dans lesquels se traitent les affaires. Ceci s'explique parce que New-York est une ville nouvelle et que le commerce, comme autrefois à Paris, s'y groupe et s'y spécialise. Les abattoirs publics se sont donc établis et ont formé un quartier, un *bloc* comme on dit là-bas. Ceci est passé en force de loi. New-York est séparé en avenues et en rues transversales, rigoureusement droites, à l'exception de l'ancien quartier, le quartier véritablement commerçant, le bas de la ville où se brassent les affaires.

C'est à partir de la 44° à la 47° rue Est que se trouvent le plus grand nombre d'abattoirs particuliers, parce que ce quartier était, il y a 15 ou 20 ans, l'endroit le plus isolé de New-York ; de sorte qu'en vertu de la loi américaine, ces établissements ont force de vie au milieu même de la ville.

Un boucher est venu s'installer dans le quartier, a prospéré, a construit un abattoir, par la suite a agrandi l'établissement en louant à des locataires ; d'autres l'ont imité ; de sorte que l'on peut dire que de ce groupement sont nés les abattoirs.

Les échaudoirs sont en bois ; l'eau y est répandue à profusion, des tourniquets se meuvent à la vapeur ou au moyen des presses hydrauliques ; aucun garçon boucher ne manipule un treuil avec la main.

Le mode d'abatage est l'égorgement : il est défendu sous des peines très sévères (*pénitencier*) d'assommer un bœuf ; l'égorgement est seul pratiqué (*loi de l'État*) selon le rite israélite. Il est également défendu de souffler les bœufs, les veaux, les moutons, comme aussi les poumons, et la loi est respectée.

L'habillage se fait comme à Paris, ou à peu près ; l'animal est mis en quartiers, au lieu d'être mis en moitiés (1/2 bœuf en boucherie).

Les débris sont utilisés comme à Paris ; les suifs servent à la fabrication de la margarine.

Il n'y a pas une seule boucherie de New-York qui n'ait sa glacière ; on ne comprendrait pas qu'on puisse vendre de la viande fraîchement abattue ; la glacière est le premier objet indispensable au boucher, elle fait partie de l'outillage ; la viande y reste 8, 10 et même 15 jours.

Il n'existe aucune règlementation concernant la vente de la viande. En été, la vente commence à minuit et se termine à 4 heures du matin ; en hiver, la vente est libre et dure toute la journée.

Il se fait peu de commerce en gros dans les abattoirs, malgré l'imporlance de l'abatage ; presque toutes les viandes abattues dans les différents quartiers de la ville sont descendues et viennent se centraliser aux halles, dans le marché privé de Washington-Marquet.

Il y a des bouchers à New-York pour lesquels l'abatage a une telle importance qu'ils sont obligés de manufacturer eux-mêmes les sous-produits, cuir, suifs, tanneries et mégisseries.

Tous les bouchers et tueurs sont établis en corporation ; ils obéissent à un ou plusieurs chefs de syndicats qui ont l'entreprise des abatages et qui leur accordent le droit d'abattre moyennant une somme équivalant à 2 fr.

Les bœufs que l'on reçoit dans les abattoirs de New-York sont, en partie, sauvages ; quelques-uns viennent du Texas, de l'Illinois ; d'autres arrivent du Missouri, du Kentucky ; ces derniers sont excellents. Tous arrivent par chemins de fer aux deux grands marchés de New-York, à Jersey-City et à celui de la 60e rue ; de là, ils sont transportés par bateaux à vapeur dans les différents quartiers de la ville et presque derrière les échaudoirs.

Le mouvement des bestiaux dans les abattoirs particuliers est ainsi calculé, par semaine.

Environ 7,000 bœufs, 30,000 agneaux. On consomme peu de moutons, 2,000 veaux, en général de mauvaise qualité (les bons veaux de lait valent un prix exorbitant).

CHICAGO, KANSAS-CITY. — Il n'y a pas d'abattoirs publics, mais, par contre, il y a une quantité d'abattoirs privés, d'abattoirs particuliers dans chacun desquels il est abattu plus de 2,000 bœufs par semaine (Maisons Shwift frères et Armour et Cie). Cette dernière maison a un abattoir particulier à Chicago et à Kansas-City, province récemment fertilisée, de sorte qu'il est abattu, pour son compte, plus de 4,000 bœufs par semaine.

La maison Armour exporte le plus de viandes conservées. Ces abatages se font principalement pendant l'été, au moment où arrivent les bœufs de prairies, les bœufs du Texas, du nouveau Mexique, du territoire indien ; la saison d'hiver est contraire à tous ces animaux qui supporteraient difficilement le voyage.

Il n'existe qu'un mode particulier d'abatage à Kansas-City, c'est le procédé par énervation ; les bœufs sont encore à l'état sauvage.

Dans ce grand territoire, les abattoirs particuliers sont situés aux environs du marché.

A Chicago, les abattoirs privés sont disséminés sur le lac Michigan ; les animaux y arrivent par bateaux et toujours par bandes ou grands troupeaux.

Les abattoirs qui se trouvent autour des marchés de Chicago et de Kansas-City sont si bien aménagés que les bœufs qui sont achetés sur ces marchés sont conduits par de longs couloirs en bois aboutissant à une espèce de manège ou de cirque ouvert, traversé par des passerelles qui servent de passage aux conducteurs de bestiaux.

Il est bon d'ajouter que, dans les marchés de Chicago et de Kansas, les bœufs sont libres, et les acheteurs ne font de commerce que montés à cheval ; ces marchés sont permanents et ouverts jour et nuit.

Les bœufs, arrivés dans le manège, sont poussés au centre du cirque, dans le rond point qui se termine en demi-lune.

Une partie sert d'échaudoir; l'autre, beaucoup plus large, est faite en infundibulum, en entonnoir, et sert de passage aux animaux.

Cette demi-lune aboutit à un immense couloir, au-dessus duquel sont établies des passerelles servant aux abatteurs.

Lorsque les bœufs sont arrivés dans le couloir et que les abatteurs jugent que la quantité d'animaux à sacrifier est suffisante, ils ferment une porte coulisse ou trappe et l'abatage commence.

Les abatteurs se servent d'une longue pique, d'une lance, appelée *énervoir*, qu'ils enfoncent dans la nuque de l'animal qui tombe comme foudroyé.

Quand la tuerie est complète (et ordinairement elle ne dure que quelques minutes), une nouvelle trappe, mue par une mécanique, s'ouvre en face de l'échaudoir, en regard de chaque case, et les animaux, au moyen de treuils et de mécaniques, sont transportés dans les échaudoirs, égorgés, dépouillés et habillés.

La tuerie n'a pas de fin.

Il est impossible de préciser exactement le nombre de bestiaux sacrifiés dans les abattoirs de Chicago et de Kansas; qu'il nous suffise de dire que, pendant l'été, il se vend sur chaque marché, principalement à Chicago, 50,000 bœufs par semaine, peu de veaux, 40,000 moutons et de 140 à 150,000 porcs.

Toutes les viandes sont conservées dans des glacières, ou plutôt dans des chambres froides.

Pour donner une idée de ce que sont les glacières à Chicago, il faut savoir que les frères Swift placent plus de 2,000 bœufs accrochés sur des pentes dans une glacière.

En Amérique, les Compagnies de chemins de fer ont passé des traités avec les maisons le plus en vue et ont construit des voies ferrées qui aboutissent au marché et à l'abattoir.

Il y a des glacières en Amérique, à New-York par exemple, qui ont coûté un million : celle que possédait M. Castmam, boucher dans cette localité, avait coûté un million et demi.

Ce commerçant ne sacrifiait pas moins de 2,000 bœufs par semaine.

MONTEVIDEO. — Dans les environs de Montevideo, il existe neuf usines appelées saladeros qui, à elles seules, abattent tous les ans 200,000 têtes de bétail; sur les rives de l'Uruguay, une dizaine de Saladeros, encore plus importants, abattent également chaque année plus de 400,000 têtes. Le recensement officiel de 1876 a donné le chiffre de 625,457 têtes de bœuf et de vache, dont 104,600 têtes pour extrait et viande conservée.

Voici quel est le mode d'abatage usité dans ces établissements.

La tuerie commence au point du jour. Chaque bœuf est saisi par le lasso et amené, en passant sous une sorte de poterne à guillotine qui retombe derrière lui, sur un petit wagon de plain-pied, où il est soigneusement amarré par les cornes; un *gaucho* juché sur une petite plate-forme le fait immédiatement tomber en le frappant d'un seul coup de couteau à la nuque. C'est le coup que porte le noir *cachetero* dans une *corrida* quand, après le combat, il vient sacrifier le taureau que l'épée de *l'espada* n'a pu tuer raide. Puis le lasso est dégagé, une porte s'ouvre, le wagon glisse, et dans l'espace de 6 à 7 minutes le bœuf a été tué, saigné, écorché et dépecé. Toutes les parties de l'animal, cuir, basse viande, os et graisse sont utilisées. La viande que l'on veut conserver est coupée en bandes minces qu'on superpose en les séparant par une couche de sel; elle est surtout exportée au Brésil et à la Havane où elle constitue la principale nourriture des esclaves.

(In journal de Lyon, année 1879, p. 386.)

ALEXANDRIE (Égypte). — C'est à la fin de 1866 que fut inauguré l'abattoir d'Alexandrie, et bientôt les portes de cet établissement s'ouvrirent non seulement pour les animaux malades ou moribonds, mais encore pour des cadavres qu'on dépeçait et qu'on débitait sous les yeux des préposés à l'inspection des bestiaux et des viandes. Qu'il me suffise de dire, pour donner une idée de la façon dont les choses se sont passées, qu'un jour, le 28 juillet 1867, il a été constaté *officiellement* que 32 animaux morts avaient été amenés à l'abattoir.

De plus, on ne se donnait même pas toujours la peine d'apporter les cadavres à l'abattoir; les bêtes qui mouraient au lazaret même y étaient souvent dépouillées et vendues. Le Gouvernement lui-même donnait l'exemple, car les animaux qui succombaient dans les parcs de la ville étaient ou vendus pour la consommation, ou enfouis sans qu'on prit le soin de les faire transporter au clos d'équarrissage.

Tout le monde sait qu'en Orient ce qui a trait à la salubrité publique est complètement négligé, que les cadavres des animaux sont abandonnés là où la mort les a surpris, ou que, s'ils sont enfouis, ce n'est que très superficiel-

lement, de sorte qu'ils sont bientôt déterrés par les fauves ou par les chiens,
si nombreux dans le Levant. L'Égypte, en raison de son climat chaud et
des inondations périodiques qu'elle subit, devait spécialement payer à la
peste le tribut de sa négligence profonde à cet endroit. C'est ce qui n'a point
manqué jusqu'au jour où la main intelligente et énergique de Méhémet-Ali
a créé l'intendance sanitaire. Dès le début de son institution, l'intendance
décida, pour ce qui concerne Alexandrie, que les animaux morts seraient
transportés sur un terrain distant d'environ 2 kilom. de la ville et situé sur
le bord de la mer. Elle prescrivit en outre que les cadavres seraient, sous
la surveillance de l'autorité, transportés et enfouis aux frais et par les soins
des propriétaires, et que la peau resterait la propriété du Gouvernement
égyptien [1].

Dans le DANEMARK, en SUÈDE et en NORWÈGE, les bouchers établis dans les
localités sacrifient les animaux dans une tuerie située à proximité de l'étal.
C'est encore les tueries particulières avec tous leurs désavantages et leurs
inconvénients. Un commissaire en bestiaux de la Norwège nous assurait
cependant que le commerce de la boucherie faisait des vœux pour que cette
situation cesse ; aussi, espère-t-il dans un avenir très prochain, voir s'élever
un abattoir à Christiania et dans les principales villes de la Norwège. La
Suède et le Danemark suivront très probablement cet exemple.

[1] Cornevin, *Journal de Lyon*, année 1878.

LIVRE III

COUPE DES ANIMAUX DE BOUCHERIE

SOMMAIRE. — Étal de boucherie. — Coupe du bœuf, du veau, du mouton et du porc, telle qu'elle se pratique à Paris. — Coupe du bœuf à Lille, Troyes et Bordeaux. — Caractères différentiels des viandes de boucherie.

CHAPITRE I

ÉTAL DE BOUCHERIE

Des abattoirs, les viandes sont transportées dans les étaux pour être débitées aux consommateurs.

Tout étal de boucherie doit être établi d'après les règlements prescrits [1] et garni de tringles à dents de loup en quantité suffisante, les unes vissées au plafond, les autres scellées le long des murs; dans quelques établissements, il n'est pas rare d'en voir à la grille servant de devanture pour l'étalage extérieur. On y trouve également un comptoir pour la caissière, un ou plusieurs ais pour couper la viande, des tables pour le devant, s'il n'y a pas d'appui, comme dans beaucoup d'étaux d'aujourd'hui; des tables munies de balances et d'une série de poids jusqu'à cinq grammes, de forts plateaux pour les grosses pesées, des scies, des couperets, des fendoirs, pour séparer les veaux et les moutons; on y voit en outre des couteaux de toute dimension, des nappes, des tabliers, des seaux, des bassins à pieds de veau et enfin des fourchettes de dimensions diverses, les grandes servant à accrocher et à décrocher la viande.

Le personnel se compose en général d'une dame de comptoir ou caissière, d'un étalier désigné sous le nom de chef, d'un second d'étal, d'un troisième et d'un quatrième ou apprenti. A Paris, tous les jours, après la vente du

---

[1] Voir à l'article législation, l'arrêté du Préfet de la Seine du 20 avril 1887.

matin, le maître boucher se rend à l'abattoir pour faire ses acquisitions ; il achète à prix débattu à la cheville, bœuf, veau et mouton. Ces marchandises lui sont apportées dans la soirée ou dans la nuit à son gré ; il les reçoit lui-même ou bien charge un garçon de cette besogne.

Afin de vérifier le poids de la marchandise livrée, le porteur ou meneur de viande délivre une note spécifiant la nature, le poids et le prix dont il a été convenu à l'abattoir ; le montant de cette note facturée et acquittée est perçu le mercredi de chaque semaine, par les soins du vendeur ou par une société financière spéciale de recouvrements.

Ces viandes, à leur réception dans la soirée ou dans la nuit, sont pesées de nouveau afin d'en contrôler le poids. Après cette opération, les demi-bœufs sont déposés sur les ais ou sont accrochés aux tringles à l'aide d'une moufle affectée à cet usage ; les veaux sont suspendus à une tringle mobile et les moutons sont accrochés par le collet ou par les jarrets avec des allonges spéciales en fer.

A l'ouverture de l'étal, à 4 ou 5 heures du matin, l'étalier chef sépare les demi-bœufs : on dit « couper de la viande », mais l'expression consacrée est « séparer un demi-bœuf ».

Le demi-bœuf arrive à l'étal du boucher en deux parties distinctes : le demi-bœuf proprement dit et son épaule. (Planche V, planche VII, fig. 1 et 2).

CHAPITRE II

§ 1. — Coupe du bœuf a paris

ÉPAULE

Planche VII, fig. 1 et 2.

L'épaule comprend les trois grandes divisions qu'on nomme le paleron (J. I. H. G. E. F.), le collier (C. D. B.) et la joue A.

Le paleron se compose de tout le membre antérieur, depuis le bord supérieur du garrot jusqu'à l'articulation carpo-métacarpienne. Il se subdivise en plusieurs parties que l'on désigne sous les noms de crosse du gîte de devant, de jambe, de charollaise, de jumeaux, de macreuse, de pointe ou derrière de paleron et de talon de collier.

Crosse du gîte de devant. J. — Elle est formée par les os du carpe et le quart inférieur du radius et du cubitus.

USAGES. — Cette région est coupée en morceaux qui entrent dans les pesées à titre de réjouissance, c'est-à-dire à titre d'os.

Jambe. I. — Elle s'étend du quart inférieur du radius et du cubitus à l'articulation huméro-radiale; l'extrémité supérieure du cubitus ou olécrane n'en fait point partie.

Elle a pour base osseuse le radius et le cubitus; sa forme est cylindro-conique.

Les muscles qui la composent sont :

L'extenseur antérieur et l'extenseur oblique du métacarpe, l'extenseur commun des doigts, l'extenseur propre du doigt interne, l'extenseur propre du doigt externe, les fléchisseurs externe, oblique et interne du métacarpe, le fléchisseur superficiel et le fléchisseur profond des phalanges.

USAGES. — Cette région appartient à la 3ᵉ catégorie de viande. Elle se débite par sections transversales, sous le nom de gîtes de devant, destinés à faire des pot-au-feu. Les gîtes de devant donnent par la cuisson prolongée un bon bouillon; le bouilli est peu estimé.

Charollaise. H. — Située au-dessus de la jambe, la charollaise a pour base osseuse le quart inférieur de l'humérus et l'extrémité supérieure du cubitus ou olécrane. Sa forme est celle d'un tronc de cône coupé obliquement, d'environ dix centimètres de hauteur.

On y remarque les attaches des muscles olécraniens et des fléchisseurs du métacarpe et des phalanges.

USAGES. — La charollaise est utilisée comme pot-au-feu et surtout comme *réjouissance*.

Jumeaux. E. — Région étroite située en avant de l'épine de l'omoplate et s'étendant du tiers supérieur de l'humérus au tiers supérieur du scapulum.

Comme portions osseuses, on y trouve un fragment du bord antérieur de l'os de l'épaule, l'apophyse coracoïde et l'extrémité supérieure et antérieure de l'humérus, c'est-à-dire le trochin, le tronchiter et la coulisse bicipitale.

Les jumeaux ont en outre comme parties molles la terminaison de l'huméro-mastoïdien et surtout le sus-épineux.

Le nom de jumeaux provient de ce que le sus-épineux est exposé en vente incisé dans le sens longitudinal en deux morceaux qui sont symétriques.

Usages. — Les jumeaux sont classés dans la deuxième catégorie de viande. Utilisés pour pot-au-feu, ils fournissent un bouilli sec, peu apprécié.

Macreuse. G. — La macreuse comprend la région de l'épaule et du bras située en arrière des jumeaux, entre deux lignes passant, l'une, par le quart inférieur de l'humérus, l'autre, par le tiers supérieur du scapulum ; elle a la forme d'un quadrilatère assez considérable.

Avec les régions brachiales antérieure, externe, interne et postérieure, on on y voit encore le sous-épineux et le sous-scapulaire.

Usages. — La macreuse appartient à la 2e catégorie de viande. On la désosse dans les gros bœufs et on la débite en morceaux cubiques plus ou moins volumineux.

Dans les petits bœufs, les régions du bras ayant pour base osseuse le corps de l'humérus ou *os à moelle* sont vendues par tranches transversales, au nombre de deux à trois, sous la dénomination de *boîtes à moelle*.

La macreuse sert à faire des bœufs à la mode et plus souvent des pot-au-feu. — On reproche au bœuf bouilli de la région humérale d'être sec. — Il est moelleux, non à grain serré dans les autres points.

Pointe ou derrière de paleron. F. — Fournie par le restant du membre antérieur, depuis le tiers supérieur de l'omoplate jusqu'au ligament sus-épineux, la pointe de paleron renferme une partie du scapulum et son cartilage de prolongement.

Le muscle le plus important est la portion dorsale du rhomboïde.

Usages.— La pointe ou derrière de paleron est un morceau de deuxième catégorie destiné à faire des pot-au feu, dont le bouilli est agréable au goût.

Talon de collier ou **premier talon de collier**. K. — Dans les abattoirs on accroche l'épaule, après sa séparation du demi-bœuf, à une cheville qui s'implante dans les muscles du cou, tout près du maxillaire inférieur. — Le membre antérieur par son poids fait allonger les muscles qui l'unissent à la région cervicale, de telle sorte qu'il existe entre le bord antérieur de l'épaule et la dernière vertèbre cervicale un espace musculeux de vingt centimètres de long.

Ceci dit, nous définissons le talon de collier : un bloc de viande assez irrégulier, situé en dedans et en avant de la pointe de paleron, formé par la terminaison du grand dentelé, l'angulaire de l'omoplate et les portions cervicales du trapèze et du rhomboïde.

Usages. — Comme les précédents, il est classé dans la deuxième catégorie de viande. Dans les bœufs de bonne qualité, le talon de collier sert à faire des biftecks ; dans ceux de la deuxième et troisième qualité, on en fait des pot-au-feu ou mieux des bœufs à la mode.

Collier. — Le *collier* (C. D. B.) est cette région du bœuf qui a pour base osseuse les vertèbres cervicales.

Dans les bœufs de première qualité, on fait ce que l'on appelle une *veine grasse* et une *veine maigre*, séparées l'une de l'autre par la série des apophyses transverses des vertèbres du cou : la veine maigre située au-dessus de cette ligne, la veine grasse située au-dessous.

Anciennement, la boucherie pratiquait une section entre l'atlas et l'axis. La partie du collier ainsi séparée (région de l'atlas, B) portait le nom de salière.

Usages. — La viande du collier de bœuf se vend après désossage ; elle est de troisième catégorie et spongieuse. Les charcutiers l'achètent de préférence pour la fabrication des saucisses dites de Strasbourg et des cervelas. Le collier sert aussi à faire des pot-au-feu.

Le collier de taureau est vendu quelquefois pour bœuf à la mode : dans ce dernier cas, il se présente lardé et entouré d'un morceau d'épiploon de veau.

Joue. — La *Joue* (A.) est une région qui a pour base le maxillaire inférieur, la région orbitaire et une partie de la région crânienne.

La région massétérine est seule utilisée sous le nom de plat de joue.

Usages. — Région de peu de valeur, classée et vendue comme réjouissance. Le plat de joue désossé peut cependant être utilisé en pot-au-feu à la condition que la cuisson soit fortement prolongée.

§ 2. — Demi-bœuf proprement dit

(Planche V)

Il y a une légère différence entre le demi-bœuf gauche et le demi-bœuf droit. Ce dernier porte la queue et se nomme côté de queue ; le demi-bœuf de gauche possède l'*onglet* (piliers du diaphragme) et se désigne sous la dénomination de côté de fausse queue.

Le *creux de bœuf* désigne un demi-bœuf duquel on a supprimé la cuisse.

On appelle *devant de bœuf* la région du thorax.

En dehors de ces expressions, le demi-bœuf comporte une foule de divisions que nous allons examiner en suivant l'ordre adopté pour leur séparation.

Hampe. — Portion charnue du diaphragme.

C'est une bande assez épaisse dans les bœufs de première qualité ; débarrassée de son aponévrose, on en fait des biftecks que les personnes de la boucherie apprécient beaucoup. Sous une apparence médiocre, ces biftecks sont succulents, juteux et d'un arôme exquis.

Onglet. — Il sert à désigner les piliers du diaphragme et à faire des biftecks appréciés également, mais moins cependant que ceux fournis par la portion charnue du diaphragme.

Le pilier droit, plus volumineux que le gauche, est traversé par l'œsophage. Les piliers du diaphragme sont en outre séparés l'un de l'autre par un orifice qui laisse passer l'aorte et le canal thoracique.

Pis de bœuf O. N. M. L. K. — Région de la poitrine et de l'abdomen située au-dessous d'une ligne qui irait de l'extrémité antérieure du sternum, vulgairement appelée barbeau, au pubis.

Elle a pour base osseuse le sternum et le tiers inférieur des côtes.

Ses subdivisions sont le gros bout de poitrine, le milieu de poitrine, les tendons, la paillasse et la pointe de flanchet.

Gros bout de poitrine. O. — Région sternale, depuis l'extrémité antérieure du sternum jusqu'au niveau de la troisième côte.

On y remarque la section des pectoraux.

Milieu de poitrine. N. — Portion de la région sternale depuis la quatrième côte jusqu'à la septième.

Tendrons. M. — Cette région comprend les cartilages de prolongement des fausses côtes et la partie de la région abdominale comprise entre ces derniers et la ligne blanche.·

Paillasse ou flanchet. L. — **Pointe de flanchet.** K. — La paillasse est formée par le restant de la paroi abdominale inférieure, moins vingt centimètres réservés à la pointe de flanchet.

Dans les bœufs de première qualité, le grand droit de l'abdomen est très épais dans la pointe de flanchet, aussi on trouve quelques bouchers qui font des biftecks avec ce muscle.

On peut dire cependant que les diverses régions qui constituent le pis sont vendues pour pot-au-feu ; elles sont classées dans la troisième catégorie de viande.

Plat de côtes. — Le plat de côtes est formé par le tiers moyen des parois thoraciques. Il se subdivise en plat de côtes de la surlonge, plat de côtes découvert et plat de côtes couvert.

Plat de côtes de la surlonge. — Il va de la 1ʳᵉ à la 3ᵉ côte ; on y remarque une grande surface de section intéressant le grand dentelé et l'angulaire de l'omoplate qui porte en boucherie le nom de *pièce parée.* C'est sur cette coupe que les bouchers jugent de la finesse de l'animal abattu.

Plat de côtes découvert. H. — Restant du tiers moyen du thorax situé sous l'épaule, de la 4ᵉ côte à la 7ᵐᵉ.

Plat de côtes couvert. I. — Région située en arrière de la précédente, de la 8ᵉ à la 11ᵉ.

A sa face externe s'étale le grand dorsal.

Usages. — Le plat de côtes fait partie de la deuxième catégorie de viande ; il fournit des pot-au-feu très estimés. Le plat de côtes découvert et celui de la surlonge sont très recherchés des amateurs de bœuf bouilli.

Bavette d'aloyau. J. — Elle fait suite en arrière au plat de côtes couvert; elle forme les parois latérales du flanc, et, comme les côtes décrivent un arc dirigé un peu en arrière, on y trouve un fragment des deux dernières côtes ou tout au moins de la dernière.

Muscles principaux : petit oblique de l'abdomen et une portion du fascia lata, l'un et l'autre très épais chez le bœuf.

Usages. — La bavette d'aloyau est placée dans la deuxième catégorie. Elle sert à faire des pots-au-feu et, chez les gros bœufs, des biftecks excellents.

Revenons de nouveau en avant, en suivant la gouttière vertébro-costale, nous trouvons en premier lieu :

La surlonge. G. — Elle est placée immédiatement au-dessus du plat de côtes de la surlonge.

La base osseuse est constituée par le corps des trois premières vertèbres dorsales, l'apophyse épineuse de la première, la moitié de la deuxième et un peu moins de la troisième.

Usages. — Morceau de deuxième catégorie vendu pour pot-au-feu ; viande courte mais agréable au goût.

Train de côtes. F. — Le train de côtes fait suite en arrière à la surlonge et correspond en haut au plat de côtes. Comme lui, il est divisé en train de côtes couvert et en train de côtes découvert.

Train de côtes découvert. — Il s'étend de la quatrième vertèbre dorsale à la septième.

Train de côtes couvert. — Il prolonge en arrière le train de côtes découvert, depuis la huitième vertèbre dorsale jusqu'à la dernière, c'est-à-dire la treizième, à moins cependant que la région formée par les deux ou trois dernières vertèbres dorsales ne soit ajoutée à l'aloyau : ce que le commerce pratique généralement.

L'élément musculaire de la surlonge et des trains de côtes est fourni principalement par l'ilio-spinal.

Usages. — Le train de côtes, classé par quelques bouchers dans la première catégorie, dans la deuxième par le plus grand nombre, se consomme en entre-côtes après désossage.

Le train de côtes couvert est moins apprécié que le train de côtes découvert à cause de la grande quantité de graisse qu'on y rencontre, tant extérieurement qu'intérieurement.

Aloyau. E. — L'aloyau est une sorte de pyramide à sommet tronqué, s'étendant de la première vertèbre lombaire à une ligne transverse à la croupe, qui passerait par le milieu du sacrum et par l'angle cotyloïdien de l'ilium, en avant de l'insertion du droit antérieur, l'extrémité fémorale des psoas (tête du filet) faisant seule saillie en arrière. Il est admis aujourd'hui que l'aloyau peut être prolongé en avant jusqu'à la deuxième ou la troisième avant-dernière côte.

Os : vertèbres lombaires, ilium et moitié antérieure du sacrum.

L'aloyau comprend le filet, le faux-filet ou contre-filet et le rumsteck.

Filet. — Le filet est une colonne charnue, aplatie à son extrémité antérieure, située au-dessous des apophyses transverses des vertèbres lombaires et de l'ilium, et formée par le grand psoas, le petit psoas, le psoas iliaque, le carré des lombes ; les intertransversaires des lombes y figurent très souvent également.

La partie antérieure du filet porte le nom de queue ; elle est mince et large ; la partie moyenne est désignée sous le nom de milieu de filet et constitue un morceau qui a réellement de la valeur ; la partie postérieure ou tête du filet est formée en grande partie par le psoas iliaque, dont le grain est loin d'être aussi fin que celui du grand et du petit psoas, et par la terminaison de ces deux derniers muscles, qui sont fortement aponévrotiques en ce point.

Faux-filet ou contre-filet. — Le faux-filet est formé par les muscles de la région sus-lombaire.

Rumsteck. — Région faisant suite en arrière au faux-filet ; épaisse et large, elle forme la base de la pyramide à laquelle l'aloyau a été comparé.

Le rumsteck est constitué par les plans charnus situés sur l'ilium et la partie correspondante de la gouttière du sacrum.

Usages. — L'aloyau est classé à juste titre dans la première catégorie de viande et fournit les rôtis et les biftecks les plus estimés.

La partie du demi-bœuf qui nous reste à examiner porte le nom de cuisse. La région qui vient immédiatement après l'aloyau est la culotte.

Culotte. D. — De forme prismatique, la culotte termine en arrière la région de la croupe.

Elle a pour base osseuse la moitié postérieure du sacrum, les vertèbres coccygiennes, le sommet du grand trochanter, une partie du col de l'ilium, et une partie de l'ischium y compris la tubérosité ischiatique.

Usages. — La culotte est un morceau de première catégorie. La partie antérieure donne des rôtis et des biftecks au même titre que la région du rumsteck de l'aloyau ; la partie postérieure fournit les pots-au-feu les plus appréciés de tout le bœuf.

Les muscles groupés autour du fémur constituent une région appelée globe, qui comporte elle-même trois grandes divisions, savoir : le tende de tranche, la tranche grasse et le gite à la noix ou semelle.

Tende de tranche (Pl. 6, fig. B.). — Le tende de tranche (c'est tendre que l'on disait à l'origine) a la forme d'un mamelon aplati et est composé par les muscles de la région crurale interne, pelvi-crurale et même d'une partie de la région crurale postérieure.

Comme os nous trouvons : la cavité cotyloïde, une partie du col de l'ilium, la symphise ischio-pubienne et le condyle interne du fémur.

Usages. — Le tende de tranche appartient à la première catégorie de viande. On le coupe d'abord dans le sens transversal au niveau du tiers inférieur. Le morceau qu'on en obtient porte le nom de tende de gite et est vendu pour biftecks, bœufs à la mode, ou pot-au-feu. L'autre portion est coupée en deux parties par une section verticale : la partie antérieure (côté du couturier) porte le nom de fausse pointe de tende, et la partie postérieure (côté du demi-membraneux) est désignée sous le nom de pointe de tende. La fausse pointe est une région tendre, propre aux biftecks, tandis que la pointe convient mieux pour bœufs à la mode et pot-au-feu.

Tranche grasse (Pl. 6, fig. A.). — Elle est formée par le triceps crural et par le fémur dépourvu des deux condyles et du sommet du grand trochanter ; on y trouve aussi la rotule.

Usages. — On enlève le fascia lata et le fémur, la rotule et ses ligaments, les trois muscles sont ensuite disséqués avec soin, débarrassés des aponévroses et des tendons et vendus par tranches pour biftecks.

La tranche grasse est rangée dans la première catégorie de viande.

Gite à la noix ou semelle (Pl. 6, fig. C.). — Il fait partie de la région crurale postérieure.

Comme parties osseuses, on y trouve le condyle externe du fémur et l'angle externe de l'ischium moins la tubérosité ischiale qui appartient à la culotte.

Le demi-tendineux et le long vaste méritent seuls d'être mentionnés.

Usages. — La semelle est de forme rectangulaire et appartient à la première catégorie de viande.

Pour la vente, on la divise d'abord, par une section transversale passant par le tiers inférieur, en deux morceaux ; le morceau inférieur porte le nom de faux morceau de gite à la noix ou celui de premier morceau. La portion restante, la plus considérable, est divisée en deux parties égales par une section verticale, ce qui fait que d'un côté il y a le long vaste et de l'autre une bandelette du long vaste et le demi-tendineux, ce dernier étant moins large que l'autre.

La partie formée exclusivement par le long vaste porte le nom de tende de gite à la noix, et, dans cette dernière, la portion comprise dans le rayon de l'ischium se dénomme tranche au petit os.

Le gite à la noix est vendu pour pot-au-feu ; le bouillon est excellent et le bouilli très sec, celui du rond de gite à la noix surtout (demi-tendineux).

Jambe. — Région s'étendant de l'articulation fémoro-tibiale à l'articulation tarso-métatarsienne.

Les parties dures sont le tibia, le péroné à l'état de vestige et les os du tarse.

Les muscles sont groupés autour de ces os et donnent à cette région la forme d'un tronc de cône dont la base est bien plus large que dans le menbre antérieur.

Nous y trouvons : l'extrémité inférieure du court adducteur de la jambe, du demi-tendineux et du long vaste ; le fléchisseur du pied, l'extenseur commun des doigts et l'extenseur propre du doigt interne ; le tibia antérieur, l'extenseur propre du doigt externe, le long péronier latéral, les jumeaux de la jambe, le soléaire, le fléchisseur superficiel des phalanges, le poplité, le fléchisseur profond des phalanges et enfin le fléchisseur oblique des phalanges.

La jambe se débite par portions transversales sous le nom de gites de cuisse. Les gites de cuisse font partie de la troisième catégorie de viande. On en fait des pot-au-feu qui demandent une forte cuisson et le bouilli obtenu est préférable à celui fourni par les gites de devant.

L'articulation tarsienne et le quart inférieur du tibia forment la *crosse du gite de cuisse* qui est utilisée comme réjouissance.

La coupe du bœuf de boucherie, pour une cause ou pour une autre, peut être modifiée ; ainsi, on peut donner plus de longueur à l'aloyau aux dépens du train de côtes ou de la culotte, faire la surlonge à deux côtes, etc., autant de modifications qui, en somme, ne détruisent en rien le mode que nous venons de décrire, le seul du reste adopté par la boucherie de Paris.

CHAPITRE III

COUPE DU VEAU

(Planche VIII)

Les veaux pesant plus de 80 kilos se coupent ordinairement comme le bœuf; au-dessous de ce poids, le demi-veau fournit les morceaux suivants:

1° Épaule, membre antérieur séparé du thorax;

2° Cuisseau, membre postérieur à partir de la région lombaire, divisé lui même en tranches obliques qui portent le nom générique de rouelles:

A. Crosse ou jarret de veau (articulation tarsienne) et talon de rouelle;

B. Milieu de rouelle;

C. Os barré;

D. Entre-deux de quasi;

3° E. Longe ou rognon de veau;

4° F. Carré, divisé en carré découvert, formé des sept dernières côtes et en bas de carré découvert, ou des côtes placées sous l'épaule;

5° G. Collet;

6° H. Poitrine.

CHAPITRE IV

COUPE DU MOUTON A PARIS

(Planche IX)

D. **Demi-mouton.** — L'animal est fendu en deux parties égales.

F. **Pan de mouton.** — Moitié de mouton sans poitrine, ni épaule, ni collet.

On appelle *Rosbif* ou *Pan double* les deux moitiés de mouton ci-dessus avant leur division.

E. **Creux de mouton**. — Demi-mouton dont on a enlevé le gigot par une incision pratiquée en arrière du sacrum.

Si, au creux de mouton, on supprime le collet, la poitrine et l'épaule, on a un *carré de mouton complet*, B.

Le carré complet fournit la selle ou région sacrée, le *filet* ou région lombaire dont les côtelettes sont dites « dans le filet », et enfin, le *carré de côtelettes*, divisé lui-même en *carré couvert* et en *carré découvert*.

Le carré découvert est situé sous l'épaule ; ses côtelettes sont appelées « découvertes ».

Les côtelettes du carré couvert portent des noms différents suivant la région qu'elles occupent.

Les *côtelettes bouchères* sont celles dans lesquelles on trouve un fragment du cartilage de prolongement de l'omoplate.

Les *côtelettes premières*, si prisées, proviennent des quatre dernières côtes, celles en un mot qui sont le plus près de la région lombaire.

Le gigot est avec ou sans selle.

Selle anglaise. Carré couvert d'un mouton non fendu.

Collet. Synonyme de cou.

Poitrine. Région sternale et parois inférieures de l'abdomen.

CHAPITRE V

COUPE DU PORC A PARIS

(Planche X)

E. **Jambon**. — On le coupe ordinairement suivant deux lignes obliques qui partent, l'une du grasset, l'autre de l'anus, pour converger en avant de la symphyse pubienne.

On fait aussi des jambons avec l'épaule.

Panne. — Graisse qui entoure les reins et tapisse intérieurement les flancs.

Le jambon et la panne étant enlevés du demi-porc, on divise la partie restante d'après une ligne qui part du milieu de la première côte pour aller aboutir un peu au-dessous de la symphyse pubienne.

De ces deux parties, celle d'en bas porte le nom de *poitrine*, la supérieure celui de *rein complet*.

La couche extérieure du rein complet donne *le caron* ou *lard gras* (fig. 4); la portion moyenne est désignée sous le nom de filet, B ; celle située en avant s'appelle échinée, A ; et celle placée en arrière, *samorie*, C. Le *milieu de filet* comprend spécialement la région lombaire.

Jambonneaux de devant et de derrière. Ils correspondent aux gîtes de jambe et de cuisse chez le bœuf.

CHAPITRE VI

COUPE DU BŒUF DE BOUCHERIE A LILLE

Nous devons à l'obligeance de M. Vittu, vétérinaire des abattoirs à Lille, les renseignements suivants concernant la coupe du bœuf de boucherie dans cette localité.

A l'abattoir, le bœuf est séparé longitudinalement en deux moitiés desquelles on a enlevé la tête, le *faux-filet* ou piliers du diaphragme, les reins et le suif qui les entoure, ainsi que l'appendice caudal, qui va avec le cuir.

Chaque demi-bœuf est divisé en deux quartiers, *quartier de devant* et *quartier de derrière*, suivant une ligne transversale qui partirait du point de séparation de l'aloyau et du train de côtes et qui irait un peu en remontant du côté de la cuisse, pour la division des parois abdominales.

QUARTIER DE DEVANT

Le quartier de devant se divise en deux parties : 1°, *le court quartier à 3 côtes* ou *atteinte avec épaule* et 2°, *l'entre-deux*.

1° **Atteinte avec épaule.** — Elle s'obtient par une section transversale des vertèbres au sternum, opérée entre la troisième et la quatrième côte ; elle se subdivise en *épaule*, *poitrine* et *atteinte*.

L'épaule correspond au paleron à Paris. Elle se subdivise elle-même en *jarret de devant* (gîte de jambe à Paris), en *paleron* (région scapulaire externe et interne) et en *épaule proprement dite*, en anatomie la région brachiale.

La *poitrine* (gros bout de poitrine à Paris).

L'*atteinte* comprend les *côtes à l'atteinte* (surlonge à Paris), et *l'atteinte en plein* (collier à Paris).

2° Entre-deux. — Il se coupe longitudinalement en trois parties qui forment le *carré de côtes* ou *bas de l'aune* (train de côtes à Paris), la *raccourçure* (plat de côtes à Paris) et la *croisure* (milieu de poitrine et tendrons à Paris).

Les côtes découvertes s'appellent *grosses côtes* ou *côtes au croquant* et les côtes couvertes *côtes en plein* ou *premières côtes*.

Le plat de côtes découvert est dit *grosse raccourçure* et le plat de côtes couvert *mince raccourçure*.

Finalement le milieu de poitrine se dénomme *grosse croisure* et les tendrons sont appelés *mince croisure*.

QUARTIER DE DERRIÈRE

Le quartier de derrière comprend deux grandes divisions : 1° *l'aloyau* avec *flanchet* et 2° le *culas*.

1° Aloyau avec flanchet. — On le sépare du culas par une coupe qui part du milieu du sacrum et aboutit au *glichou* (articulation fémoro-rotu-lienne), en passant en avant de la symphyse ischio-pubienne ou *calis*, dans l'articulation coxo-fémorale ou de la hanche (près de l'os du bouquet), et en longeant la face antérieure du fémur.

L'aloyau proprement dit correspond à celui de Paris et, comme lui, il fournit le *filet* dans la région sous-lombaire, les *côtes d'aloyau*, placées au-dessus (contre-filet ou faux-filet à Paris) et en arrière le *gros d'aloyau* (rumsteck à Paris) ; ces deux dernières portions s'appellent aussi *rosbif*.

Le *flanchet* comprend ce qu'à Paris nous appelons la bavette d'aloyau, le flanchet, la partie musculeuse de la tranche grasse et la rotule.

La région crurale antérieure est dite *épais flanchet* et le reste *mince flanchet* ou *plastron*.

2° Culas. — Le culas se divise en quatre parties. Par une première coupe transversale à plat, en dedans à partir du bassin, en traversant l'articulation coxo-fémorale et suivant une ligne parallèle au fémur, on enlève un large et épais morceau de viande appelé *branl* ou *levée de culotte* (c'est presque le tende de tranche de Paris).

Ce qui reste du culas est coupé en deux au tiers supérieur du fémur et parallèlement à la croupe. La portion pelvienne de cette coupe donne les morceaux de *pièce à queue* (culotte de Paris agrandie de l'extrémité supérieure des muscles de la région crurale externe), l'autre donne les morceaux de *nœud au gras* ou *nœud du roi* ou *gîte à la noix* et s'étend inférieurement au-dessous de l'articulation fémoro-tibiale.

Le reste du membre postérieur se nomme *jarret de derrière*.

CHAPITRE VII

COUPE DU BŒUF A TROYES

M. Morot, vétérinaire-inspecteur des viandes à Troyes, auquel nous devons les détails qui vont suivre, nous dit que dans cette ville les bœufs sont enlevés de l'abattoir soit sous forme de demi-bœufs parisiens (demichairs), ce qui est très rare, soit le plus généralement divisés en quartiers.

Le quartier de devant s'arrête au cou inclusivement, de sorte que le *plat de joues* n'en fait pas partie, pas plus que le diaphragme d'ailleurs. Les deux régions, au lieu d'être comptées comme viande nette, sont comprises dans l'abat et débitées par les tripiers, la première pour pot-au-feu, la deuxième en biftecks. Le diaphragme ou *faux-filet* est enlevé complètement, c'est-à-dire avec la portion charnue périphérique et ses piliers, tout à fait au ras des côtes et des vertèbres.

L'épaule est réduite au membre antérieur (paleron à Paris) et se détache tantôt à l'abattoir même immédiatement après l'habillage, tantôt à l'étal après le raffermissement des chairs. Elle est ainsi *levée à chaud* dans le premier cas et *levée à froid* dans le second.

On ne conserve sur l'épaule ni le talon de collier ni les pectoraux, pas plus que la terminaison du mastoïdo-huméral qui restent sur le thorax. La face interne du scapulum, recouverte seulement par le sous-scapulaire, est complètement nue et dégarnie de chair dans sa partie antéro-supérieure. L'épaule est ainsi *levée au blanc*.

Les *basses côtes* correspondent au train de côtes découvert à Paris et le *collet* au collier.

Le *gâteau du boucher* ou région moyenne des parois thoraciques désigne ce qu'à Paris nous nommons le plat de côtes.

Le filet est généralement livré avec une bordure osseuse constituée par la partie inférieure du corps des vertèbres lombaires sectionnées horizontalement dans le canal rachidien.

Le *contre-filet* s'étend de la dernière côte ou de l'avant-dernière à l'articulation lombo-sacrée. Postérieurement, on y remarque une faible portion de l'angle externe de l'ilium.

Le filet et le contre-filet réunis constituent, comme à Paris, l'aloyau. Seulement ce morceau, finissant à l'articulation lombo-sacrée, est bien plus court qu'à Paris; aussi, la culotte se trouve-t-elle plus volumineuse.

Une autre particularité digne de remarque est fournie par le flanchet nommé *Hampe* et par corruption *Vampe* à Troyes.

La coupe de la cuisse ne diffère pas de celle de Paris.

CHAPITRE VIII

COUPE DU BŒUF DE BOUCHERIE A BORDEAUX

Pour cette étude nous nous sommes inspirés de ce qu'en dit M. Baillet dans son *Traité d'inspection des viandes*.

A Bordeaux, chaque demi-bœuf est coupé en deux quartiers entre la neuvième et la dixième côte.

QUARTIER DE DEVANT.

Ce quartier comprend :

1° L'**épaule** qui correspond à la région brachiale et fournit les morceaux désignés sous les noms *d'anguille de l'épaule* et de *maigre de l'épaule ;*

2° Le **canet** (humérus, os à moelle à Paris);l

3° Le **jarret de devant** (gîte de jambe à Paris) ;

4° La **poitrine** (gros bout, milieu et une fraction des tendrons à Paris) ;

5° L'**osseline** (portion charnue du diaphragme, hampe à Paris) ;

6° Le **collet** (collier à Paris) dénommé *part du cou* et *collet proprement dit ;*

7° Le **caprain** (région scapulaire);

8° **Entre-côtes charnues** (région vertébro-costale).

QUARTIER DE DERRIÈRE

Nous y trouvons :

1° **L'aude** ou la **aude** (à Paris une partie du plat de côtes couvert, la bavette d'aloyau, une partie des tendrons et le flanchet).

Elle comprend les morceaux suivants :

La *palanque* (muscles abdominaux) ;

La *peau de aude* (tunique abdominale) ;

La *fausse osseline ;*

La *palanque grasse ;*

L'*Aude proprement dite* ou *flanchet ;*

Et l'*Aiguillette ferrée ;*

2° **Le jarret de derrière** (gîte de cuisse à Paris) ;

3° Les **rognons** (reins) ;

4° La **queue ;**

5° La **cuisse** qui, comme à Paris, est divisée en trois grandes portions :

L'*ouverture* (tranche grasse à Paris). Le fémur s'appelle *os à la reine* dans sa partie supérieure et *os à moelle* inférieurement ;

Le *dessus de cuisse* (tende de tranche à Paris) ;

Et le *dessous de cuisse* (gîte à la noix ou semelle à Paris) ;

6° **L'esquinos** (région supérieure du quartier de derrière) ;

Il comprend :

Les *côtes fines* (train de côtes couvert de la dixième à la treizième) ;

Le *penon coulé* ou *filet mignon* (filet) ;

L'*aloyau* ou *milieu du filet* mignon (faux-filet) ;

Le *couchant* (rumsteck et culotte réunis) ;

Et la rognure de filet.

CHAPITRE IX

CARACTÈRES DIFFÉRENTIELS DES VIANDES DE BOUCHERIE

§ 1. — DIFFÉRENCES OSTÉOLOGIQUES

SOMMAIRE. — Vertèbres cervicales, vertèbres dorsales, vertèbres lombaires, sacrum, vertèbres coccygiennes, côtes, sternum, scapulum, humérus, avant-bras, genou, coxal, fémur, jambe et jarret dans les différentes espèces.

Nous croyons utile de donner quelques considérations anatomiques succinctes qui permettrons de reconnaître les différentes espèces en présence desquelles on pourrait se trouver.

1° Vertèbres cervicales. — Elles sont au nombre de 7 dans toutes nos espèces domestiques.

Chez le bœuf, elles sont plus courtes que chez le cheval et présentent un plus grand développement des éminences d'insertion.

Les apophyses épineuses de l'atlas sont moins inclinées et ne possèdent pas de trou trachélien ; les facettes d'articulation avec l'axis sont à peu près planes et réunies l'une à l'autre.

L'apophyse odontoïde de l'axis du bœuf, de forme demi-cylindrique et non conique comme chez le cheval, est creusée en forme de gouttière. Son apophyse épineuse est moins épaisse que chez le cheval et ne se bifurque pas en arrière.

Dans les cinq suivantes, une lame osseuse continue et rugueuse réunit les apophyses articulaires antérieures aux postérieures. L'apophyse épineuse est inclinée en avant, aplatie transversalement au sommet qui se bifurque quelquefois ; cette apophyse augmente progressivement de hauteur de la 3° à la 5°.

Dans la 6°, les apophyses transverses n'ont que deux prolongements, un supérieur et un inférieur qui est large, aplati d'un côté à l'autre, et se renverse fortement en bas ; l'apophyse épineuse a de 4 à 5 centimètres.

La 7° mérite bien son nom de proéminente, car son apophyse épineuse atteint 10 ou 12 centimètres.

Chez le mouton et la chèvre, les vertèbres présentent les mêmes particularités que chez le bœuf, avec cette différence toutefois qu'elles sont relativement plus longues.

Chez le porc, les vertèbres cervicales sont les plus courtes, les plus larges, les plus tubéreuses et par conséquent les plus fortes.

Les apophyses épineuses de l'atlas sont encore moins inclinées que chez les ruminants. L'atlas possède deux trous antérieurs des apophyses transverses et, quelquefois deux trous postérieurs.

Il y a étranglement à la base de l'apophyse odontoïde de l'axis. On remarque également son apophyse épineuse haute, mince et légèrement inclinée en arrière.

Pour les autres vertèbres, les apophyses épineuses augmentent de la troisième à la dernière et sont à extrémités éffilées. Les apophyses transverses ont deux branches dont l'inférieure très large augmente en surface jusqu'à la sixième.

L'apophyse transverse de la septième est simple.

Chez le chien, les vertèbres cervicales longues et épaisses se rapprochent beaucoup de celles du cheval ; cependant, à part leur moindre volume, on peut les différencier : 1° par leurs articulations dont l'antérieure est presque plane et même légèrement excavée au centre et dont la postérieure présente une cavité à peine creusée pour recevoir la tête de la vertèbre suivante ; 2° par la largeur des lames vertébrales qui se recouvrent exactement les unes les autres ; 3° par la hauteur de l'apophyse épineuse qui va en s'augmentant jusqu'à la dernière ; et 4° par la grande longueur du diamètre transversal de chaque vertèbre, due à une lame osseuse continue et saillante qui réunit les apophyses articulaires.

2° Vertèbres dorsales. — Chez le cheval, elles sont au nombre de 18.

Chez le bœuf, le mouton et la chèvre, elles sont au nombre de 13, mais chez le premier de ces animaux, elles sont plus longues et plus épaisses que chez le cheval ; les apophyses épineuses sont plus larges et plus inclinées en arrière.

Chez le mouton et la chèvre (toutes proportions gardées, bien entendu) elles sont relativement moins fortes que chez le bœuf.

Chez le porc, les vertèbres dorsales ressemblent beaucoup à celles des ruminants.

Chez le chien, elles ressemblent à celles du cheval, mais les apophyses épineuses sont relativement moins larges et plus épaisses, et, caractère important, la dixième vertèbre dorsale a l'apophyse épineuse verticale, triangulaire et terminée en pointe acérée.

3° **Vertèbres lombaires**. — Chez le cheval, elles sont au nombre de 6. Chez le bœuf, elles sont en même nombre, mais plus longues et plus épaisses. Les apophyses transverses sont plus développées que chez les solipèdes ; elles s'inclinent légèrement en bas, sauf les deux premières, à peu près horizontales. Leur longueur augmente de la première à la quatrième et elles conservent leur dimension pour se raccourcir dans la dernière; chez le bœuf en outre, les apophyses transverses de la 5° vertèbre et de la 6° ne sont pas soudées comme chez le cheval.

Un autre caractère important est fourni par la direction en arrière des dernières côtes qui forment avec les apophyses transverses un angle de 45° chez le cheval et un angle à peu près droit chez le bœuf.

Chez le mouton, leur nombre est variable ; on en trouve quelquefois 6 et parfois 7. Les apophyses transverses se relèvent à leur extrémité.

Chez la chèvre, on en compte 6 ; elles ne se comportent pas comme chez le mouton, au contraire les apophyses transverses sont plus inclinées vers le sol.

Chez le porc, leur nombre est variable (6 à 7) et sauf leurs dimensions elles ressemblent à celles du bœuf.

Chez le chien, on en compte 7, longues et fortes. Les apophyses transverses s'inclinent fortement en avant et en bas ; elles vont graduellement de la première à l'avant-dernière où elles se rétrécissent. Dans la septième qui se termine en pointe mousse, ce rétrécissement est encore plus marqué.

4° **Vertèbres sacrées ou sacrum.** — Le sacrum du bœuf est plus volumineux et plus courbé que celui du cheval ; en outre, les apophyses épineuses sont entièrement soudées et surmontées d'une lèvre rugueuse.

Chez le mouton et la chèvre, il est plus court et les apophyses épineuses ne se soudent quelquefois que fort tard ou pas du tout.

Chez le porc, il est composé de quatre pièces qui ne se soudent que fort tard aussi. Il n'y a pas d'apophyses épineuses.

Chez le chien, le sacrum résulte de la soudure hâtive de trois vertèbres. Les apophyses épineuses forment une crête mince et tranchante, et, signe caractéristique, les faces latérales qui s'articulent avec le coxal sont presque verticales.

5° **Vertèbres coccygiennes**. — Chez le cheval elles sont au nombre de 15 à 18, s'amincissant de la première à la dernière.

Chez les ruminants, elles sont en nombre variable : de 16 à 20 pour le bœuf, de 16 à 24 pour le mouton et de 11 à 12 pour la chèvre.

Toutes les proportions gardées, elles sont plus fortes et plus tubéreuses que celles du cheval.

Chez le porc, elles sont au nombre de 21 à 23 et se distinguent par la présence des apophyses articulaires au moyen desquelles les vertèbres les plus antérieures se correspondent.

Chez le chien, on en compte de 16 à 21, très fortes, très tubéreuses : les cinq ou six premières ont conservé la forme des vertèbres ; les dernières sont de petits os ressemblant assez à un V.

6° Côtes. — Chez le cheval, on trouve 18 côtes. dont 8 sternales et 10 asternales.

Dans les espèces bovine, ovine et caprine, le nombre des côtes n'est que de 13, dont 8 sternales et 5 asternales ; mais elles sont plus larges, moins courbées en arc que chez les solipèdes. Chez le cheval, les premières côtes sont rondes ; chez le bœuf, elles sont toutes plates. Chez le cheval, également, la gouttière sus-costale est très prononcée, tandis qu'elle est absente chez le bœuf. Les côtes sternales sont véritablement articulées avec leur cartilage de prolongement chez le bœuf, tandis que chez le mouton et la chèvre il y a soudure.

Chez le mouton et la chèvre, ces os, dans leur moitié inférieure, sont fortement aplatis.

Chez le porc, on trouve 14 côtes, dont 7 sternales et 7 asternales. Les 7 premières (sternales) ont un cartilage de prolongement aplati d'un côté à l'autre, très large, tranchant et convexe à son bord antérieur.

Chez le chien, il y a, comme chez les bovidés et les ovidés, 13 côtes, mais les sternales sont au nombre de 9 et les asternales au nombre de 4. Il y a donc déjà là une indication qui permet de distinguer un chien d'un mouton ou d'une chèvre, car, il ne faut pas se le dissimuler, il y a dans la race canine des animaux qui, dépouillés et habillés, ressemblent à un mouton.

En outre, ces côtes sont très incurvées, étroites et épaisses, l'épaisseur égale ou dépasse même la largeur.

7° Sternum. — Chez le bœuf, il est composé de 7 pièces qui se soudent de bonne heure, sauf la première qui conserve sa mobilité pour permettre certains mouvements de latéralité. Il n'y a point de prolongement trachélien.

Chez le mouton et la chèvre, la première pièce ne s'articule pas ; elle est réunie à la seconde par du cartilage qui finit par s'ossifier. Pas de prolongement trachélien.

Chez le porc, le sternum se compose de 6 pièces ; il présente en avant un prolongement trachélien très prononcé.

Chez le chien, il est composé de 8 pièces allongées qui ne se soudent jamais. Ces pièces ont, à peu de choses près, la même conformation que les dernières vertèbres coccygiennes du cheval.

Membres. — D'une manière générale, les os du bœuf sont plus épais que ceux des solipèdes ; de plus, la section transversale des os longs fait voir que le canal médullaire est plus large chez les ruminants que chez le cheval ; on peut également indiquer que le canal médullaire des os longs des solipèdes est rempli d'un tissu réticulé ossifié qui ne permet pas l'introduction du doigt dans son intérieur. Il n'en est pas de même des os des membres du bœuf dont le canal est libre dans le corps de la diaphyse.

8° Membre antérieur. — *A. Scapulum.* — Chez le cheval, il affecte la forme triangulaire et possède un cartilage de prolongement à son bord supérieur. A l'angle inférieur on remarque la cavité glénoïde et en avant l'apophyse coracoïde.

L'épine scapulaire a son maximum d'élévation à sa partie moyenne et s'abaisse insensiblement à ses deux extrémités. De plus, la fosse sus-épineuse est à la fosse sous-épineuse comme 1 est à 2 chez le cheval et comme 1 est à 3 chez le bœuf.

Chez le bœuf, le mouton et la chèvre, le scapulum est plus régulièrement triangulaire ; l'épine scapulaire va en augmentant de haut en bas pour se terminer à la hauteur du col par une arête brusque appelée acromion.

Cet os possède également un cartilage de prolongement à son bord supérieur.

Chez le porc, l'épine scapulaire s'élève fortement vers la partie moyenne et se renverse sur la fosse sus-épineuse.

Chez le chien, la face externe du scapulum est partagée en deux parties égales par l'épine ; en outre, l'acromion descend jusqu'au niveau de la cavité glénoïde et se renverse plus ou moins en arrière.

Il n'y a pas de cartilage de prolongement.

B. Humérus. — Toute proportion gardée, l'humérus est d'autant plus long et plus infléchi en S que le nombre des doigts est plus grand.

Chez le cheval, il offre du côté externe une crête recourbée en arrière et nommée sous-trochiterienne ; au côté interne et vers son milieu, une tubérosité moins forte.

L'extrémité supérieure présente une large tête articulaire et, de chaque côté, une tubérosité dont l'externe porte le nom de trochiter et l'interne celui de trochin ; entre ces deux éminences, en avant, se trouve une coulisse à deux gorges, dite bicipitale.

Chez le bœuf, le mouton et la chèvre, l'empreinte deltoïdienne est moins saillante que chez le cheval ; il n'y a pas de crête sous trochiterienne : le sommet du trochiter est très élevé et renversé sur la coulisse bicipitale qui n'a qu'une seule gorge.

La trochlée externe est bien dessinée.

Chez le porc, l'empreinte deltoïdienne est représentée seulement par quelques rugosités ; la trochlée externe est comme celle du bœuf.

Chez le chien, l'empreinte deltoïdienne se présente sous forme d'une large surface rugueuse ; la lèvre interne de la trochlée est très élevée et l'externe incomplète ; il existe une communication entre la fosse olécra-nienne et la fossette coronoïdienne.

C. *Avant-bras.* — Il est formé par la réunion du radius et du cubitus ; comme, dans la plupart de nos animaux de boucherie ces deux os sont intimement unis l'un à l'autre, nous allons indiquer les différences qu'ils présentent.

Chez le cheval, une coupe transversale de ces deux os offre : 1° une surface ronde représentant le radius ; 2° une autre petite surface triangulaire pour le cubitus, à l'exception du 1/3 inférieur où ce dernier s'arrête.

Chez les ruminants, cette coupe donne une surface ovale pour le radius et intéresse les deux os jusqu'à l'extrémité inférieure de l'avant-bras.

Chez le porc, la face postérieure du radius est presque entièrement recouverte par le cubitus qui est aplati d'avant en arrière.

Chez le chien, les deux os sont presque égaux en volume ; ils se croisent légèrement en X ; l'extrémité supérieure du cubitus est plus grosse que l'extrémité inférieure, tandis que le contraire a presque lieu pour le radius.

Chez le porc et le chien, le cubitus est creusé d'un canal médullaire.

D. *Genou.* — Est constitué par les os carpiens.

Chez le cheval, ils sont au nombre de 8, disposés en deux rangées superposées, 4 en haut, 4 en bas.

Chez les ruminants, on n'en compte que 6, 4 en haut et 2 en bas.

Après l'habillage des animaux, on remarque que les surfaces articulaires inférieures des os de la deuxième rangée sont planes ou légèrement ondulées.

Chez le porc, il y a 8 os carpiens, 4 à la rangée supérieure et 4 à la rangée inférieure.

Chez le chien on en trouve seulement 7, 3 à la rangée supérieure et 4 à la rangée inférieure.

Contrairement à ce qui existe chez le mouton et la chèvre, les surfaces articulaires inférieures des os de la deuxième rangée présentent des fossettes destinées à recevoir les têtes des métacarpiens.

9° **Membre postérieur**. — A. Chez le bœuf, le mouton et la chèvre la face supérieure du pubis et de l'ischium est fortement concave. Cette particularité se traduit à la symphyse ischio-pubienne par une ligne à convexité inférieure chez le bœuf et par une ligne droite chez le cheval.

A. *Fémur*. — Chez le cheval, une coupe transversale de cet os présente une surface irrégulièrement arrondie. Son extrémité supérieure porte : 1° en dedans, une tête articulaire séparée de l'os par un col peu marqué ; cette tête représente les deux tiers d'un sphéroïde, creusé à sa partie interne d'une fossette très profonde; 2° en dehors, une très grosse éminence, le trochanter, dont le sommet, beaucoup plus élevé que la tête articulaire, est légèrement renversé en dedans ; 3° en arrière, une fosse profonde circonscrite en dehors par une lèvre saillante qui descend verticalement du sommet du trochanter sur la face postérieure de l'os où elle s'éteint insensiblement.

L'extrémité inférieure offre deux condyles séparés par une profonde échancrure, et en avant une sorte de large poulie pour le glissement de la rotule.

Chez le bœuf, le fémur donne une coupe plutôt prismatique ; la tête est bien détachée de l'os et est creusée tout à fait à son centre d'une fossette peu profonde.

Chez le mouton et la chèvre, la forme du fémur rappelle celle du bœuf ; cependant il est bon de faire remarquer que l'os s'incurve légèrement en arrière et que la tête du trochanter est presque au niveau de la tête articulaire.

Chez le porc, le trochanter est au niveau de la tête supportée par un col assez fortement étranglé qui se trouve en dedans et en avant du trochanter.

Chez le chien, le fémur est allongé et incurvé en arc, le trochanter est moins élevé que la tête articulaire dont le col est long et fortement rétréci.

C. *Jambe*. — La jambe se compose de trois os : le tibia, le péroné et la rotule.

a. Tibia. — Chez le cheval cet os est long, sa coupe est prismatique; il est plus volumineux à son extrémité supérieure qu'à l'inférieure.

La première présente trois tubérosités dont une antérieure et deux latérales (externe et interne).

L'antérieure; la plus petite, est creusée en avant d'une fosse allongée verticalement; la tubérosité externe, qui est la moyenne en grosseur et la mieux détachée, porte en dehors une facette articulaire pour la tête du péroné.

L'extrémité inférieure présente : 1° une surface articulaire formée par deux gorges profondes séparées par un tenon médian se terminant en *arrière* par une saillie très proéminente sur laquelle repose l'os quand on le dresse verticalement; 2° deux tubérosités, une interne et une externe traversée dans son milieu par une scissure verticale.

Chez le bœuf, le tibia est court; on le distingue de celui du cheval : 1° par l'absence de fosse verticale sur la tuberosité antérieure; 2° par l'absence de facette latérale sur jla tubérosité externe supérieure; 3° par l'obliquité de dehors en dedans de la surface articulaire inférieure dont le point le plus saillant est à l'extrémité antérieure du tenon médian.

Chez le mouton et la chèvre, les caractères sont les mêmes que chez le bœuf, avec cette différence que, toutes proportions gardées, cet os est plus long que chez ce dernier.

Chez le porc, l'extrémité supérieure présente une facette diarthrodiale pour le péroné, et l'extrémité inférieure un ligament interosseux qui unit ces deux os.

Chez le chien, le tibia est long, mince, et possède une crête antérieure saillante.

b. PÉRONÉ. — Chez le cheval, c'est un petit os avorté, allongé en forme de stylet. — L'extrémité supérieure, large, aplatie, porte à sa face interne une facette diarthrodiale pour s'articuler avec la tubérosité supérieure et externe du tibia.

L'extrémité inférieure se termine en pointe mousse vers la moitié ou le tiers inférieur du tibia auquel elle est unie par des fibres ligamenteuses.

Chez le bœuf, le mouton et la chèvre, le péroné n'existe que dans sa portion inférieure; les parties supérieure et médiane sont remplacées par un cordon fibreux qui s'ossifie quelquefois en partie ou en totalité.

Chez le porc, le péroné est aplati d'un côté à l'autre ; il a la même largeur que le tibia avec lequel il est uni, en haut, par une facette diarthrodiale, en bas, par un ligament interosseux.

Chez le chien, le péroné est aussi long que le tibia auquel il est uni, aux deux extrémités, au moyen de surfaces articulaires, et au tiers inférieur et à la partie moyenne par un ligament interosseux.

c. ROTULE — Chez le cheval, la rotule est large et pourvue d'un appareil fibro-cartilagineux qui lui permet de se mouler exactement sur la trochlée fémorale.

Chez le bœuf, le mouton, la chèvre et le chien, la rotule est étroite.

E. *Jarret*. — Chez le cheval on compte 6 ou 7 os disposés en deux rangées: une supérieure, comprenant 2 os, l'astragale et le calcanéum ; une inférieure, ayant en dehors un seul os, le cuboïde, et, en dedans et en avant, se subdivisant en deux rangées secondaires, une supérieure formée par un seul os, le scaphoïde, et une inférieure comprenant 2 os: le grand et le petit cunéiforme qui quelquefois se trouve partagé en deux.

Chez le bœuf, le mouton et la chèvre, il n'y a que 5 os formant 3 rangées : une supérieure comprenant l'astragale et le calcanéum, une médiane résultant de la soudure du scaphoïde et du cuboïde, et une inférieure renfermant les deux cunéiformes.

Chez le mouton et la chèvre, après l'habillage, les surfaces articulaires inférieures de la troisième rangée des os du jarret sont planes ou légèrement ondulées.

Chez le porc, le jarret est composé de 7 os ; l'astragale et le calcanéum sont très allongés.

Chez le chien, on compte également 7 os, l'astragale possède une tête véritable séparée de l'os par le col de l'astragale et destinée à s'articuler avec le scaphoïde.

Contrairement à ce qui a lieu chez le mouton et la chèvre, les surfaces articulaires inférieures de la troisième rangée des os du jarret, au lieu d'être planes, présentent des facettes destinées à recevoir les têtes des métatarsiens.

§ 2. — SIGNES OBJECTIFS FOURNIS PAR LA VIANDE ET LA GRAISSE

SOMMAIRE. — Caractères de la viande de cheval, du bœuf, de la vache, du taureau. Indications pour reconnaître le cheval entier, le cheval hongre, la jument, la vache, le taureau. Viande de veau, de porc, de truie, de verrat, de mouton, de brebis, d'agneau, de chèvre, de bouc, de bélier, de chevreau. Caractères différentiels du chien et du mouton.

Cheval. — Indépendamment des caractères propres à la viande de cheval et que nous étudions plus loin, soit au chapitre des *odeurs* et *des couleurs*, soit à l'article *hippophagie*, nous devons ajouter que le ligament cervical est en lame chez le cheval et en cordons séparés chez le bœuf. En outre, sur le bord supérieur de l'encolure du cheval, il y a un amas de tissus adipeux qu'on ne trouve pas chez le bœuf.

Dans les régions qui ont pour base des os longs, nous avons vu que le canal médullaire est plus considérable chez le bœuf que chez le cheval et que, chez ce dernier, il y a du tissu réticulé qu'on sent très bien par l'introduction du doigt.

Il n'y a pas possibilité de confondre les gîtes de devant du bœuf et du cheval dans leur 1/3 inférieur. Nous avons vu que le cubitus s'arrêtait à ce niveau chez le cheval. Dans les 2/3 supérieurs, en dehors de la forme de la coupe des deux os radius et cubitus, on voit très nettement qu'il y a 4 muscles en avant et 5 en arrière chez le cheval, 5 en avant et 5 en arrière chez le bœuf.

Dans l'étude du squelette, nous avons signalé la brièveté de la région lombaire du cheval ainsi que l'angle de 45° formé par les dernières côtes avec les apophyses transverses. Cette disposition fait que si l'on veut donner à l'aloyau de cheval une longueur proportionnelle à celle de l'aloyau du bœuf, on doit le couper à 6 côtes : c'est du reste ce qui a lieu dans la pratique. En outre, la distance entre la dernière côte et l'angle externe de l'ilium étant représentée par 15 centimètres chez le cheval, elle sera de 25 centimètres chez un bœuf de même volume.

Nous devons mentionner encore dans la région de la culotte de bœuf l'absence du prolongement ischio-sacré du demi-tendineux ; dans la région du tende de tranche, la présence d'une surface triangulaire au-dessous de la symphyse ischio-pubienne chez le bœuf, résultant de la dissection des muscles du plat de la cuisse accolés dans cette espèce et distincts chez le cheval.

Quant aux caractères différentiels des autres régions, tels que la forme de la symphyse ischio-pubienne du bœuf et du cheval, l'absence de péroné chez le bœuf, le développement très accusé du prolongement trachélien du sternum du cheval, etc., ils ont été indiqués dans les caractères généraux.

Bœuf. — Il n'est pas possible d'établir de données spéciales et rigoureusement exactes pour indiquer la couleur de la viande de bœuf ; cette coloration varie du rouge clair au rouge brun, avec toutes les nuances intermédiaires ; cela dépend de la race, de l'âge et de la nourriture.

Cependant, il est permis d'établir que la viande provenant d'un bœuf de bonne qualité présente à la coupe une couleur rouge, laissant suinter un liquide rosé qui est le jus de la viande.

La fibre musculaire est fine, ferme ; la viande est parsemée de graisse persillée, selon les races, et partant très savoureuse.

Le gras de la couverture est assez abondant ; il est toujours brillant et plus foncé que la graisse interne ; la moelle des os est ferme, grenue ; sa couleur est analogue à celle de la graisse du même animal.

Les aponévroses sont minces, nacrées et transparentes ; elles sont séparées des muscles par une légère couche de graisse, ce qui fait dire, en boucherie, qu'elles n'offrent pas de résistance à la *mâche*. Cette particularité est l'apanage de toutes les viandes de bonne qualité.

Il faut admettre cependant que tous les bœufs parvenus au même état d'engraissement n'offrent pas les mêmes qualités au point de vue de la saveur et de la tendreté, telles sont, par exemple, les races bourbonnaise, marchoise et berrichonne dont la viande est ferme, sèche et sans goût.

Il ne nous paraît pas inutile d'ajouter que les races charollaise, nivernaise, malgré leur forte structure, n'offrent pas, comme les races normande, mancelle et limousine, la même épaisseur de muscles dans la région vertébro-costale (noix de côtes).

Dans les premières, la graisse est plus abondante et le tissu musculaire moins fourni. Dans les deuxièmes, au contraire, la graisse se trouve en petite quantité, ce qui fait qu'il y a plus de viande, et, par conséquent, peu de déchet.

Vache. — La viande de vache ne diffère de celle du bœuf, à qualité égale, que par sa constitution plus délicate ; les muscles de l'épaule, des côtes et de la région lombaire sont moins volumineux ; la fibre musculaire est plus fine, la tranche offre moins d'épaisseur, sauf chez les vaches *taurellières* dont la conformation rappelle celle du taureau, mais alors ces animaux atteignent rarement la deuxième qualité.

La graisse du rognon, chez la vache, est moins onctueuse que celle du bœuf ; elle se pulvérise facilement sous le doigt ; on l'utilise avantageusement dans certaines préparations de la pâtisserie (Godiveau).

C'est à tort qu'on a dit que la couleur jaune de la graisse était l'apanage de la vache. Cette coloration, quand elle n'est pas le résultat d'un état pathologique spécial (l'ictère), est due à la nourriture dans les pâturages.

Nous avons vu des bovidés et des ovidés en bon état d'embonpoint présenter cette coloration particulière ; ajoutons que cela nuit à leur vente.

Taureau. — A première vue, il est facile de reconnaître le taureau à ses formes épaisses, massives, rondes, à l'aspect nacré, gris bleuâtre, dû aux aponévroses qui recouvrent le tissu musculaire.

A la coupe, la fibre est rugueuse, d'un rouge brun clair ; la graisse est sèche, d'un blanc mat ou légèrement rosé, disposée par ilots, et la viande dégage une odeur *sui generis* qui révèle son origine.

Toutefois, le taureau, même sans avoir subi la castration, s'il est resté au repos pendant quelque temps, et surtout s'il a été bien nourri, peut arriver à présenter une graisse de couverture qui lui donne l'aspect d'un bœuf de première qualité.

Nous ne citerons que pour mémoire ces taureaux âgés dont la chair était d'un rouge foncé. Sacrifiés de meilleure heure, ces types ont aujourd'hui disparu de nos marchés.

Sur une coupe faite depuis peu de temps, la viande de taureau n'est pas noire comme beaucoup le pensent : elle est au contraire, chez les types jeunes, moins colorée que celle du bœuf.

La viande de taureau est généralement fade.

De plus, l'animal étant sur les pentes, on reconnaîtra :

1° **Le cheval** entier, à ses formes massives, notamment dans l'avant-main, à l'ouverture béante de l'entrée du canal inguinal, et à la tubérosité antérieure énorme de la symphise pubienne dont la section est rectiligne ;

2° **Le cheval hongre**, au développement moindre de système musculaire et de la tubérosité antérieure de la symphise pubienne, ainsi qu'à l'apparence fermée de l'ouverture externe du canal inguinal.

La section du corps caverneux et des ischio-caverneux est à peu près la même chez le cheval hongre que chez le cheval entier ; elle ne peut servir qu'à différencier le cheval de la jument ;

3° **La jument**, à la présence des mamelles et à l'extrémité antérieure de la symphyse pubienne qui est tranchante ;

4° **Le bœuf**, en jetant un coup d'œil sur la région du scrotum dont la graisse agglomérée est connue en boucherie sous le nom de *dessous de bœuf*. Cette graisse est frisée, ondulée, elle existe depuis le corps caverneux jusqu'au grasset ou *œillet*. Le plan musculaire, semi-lunaire, obtenu par la séparation des deux cuisses (quasi) et situé en dessous du pubis, présente une surface moins large que chez la vache, et de plus on constate la présence du corps caverneux et de l'ischio-caverneux. La section de la symphyse pubienne est triangulaire (fig. 19) ;

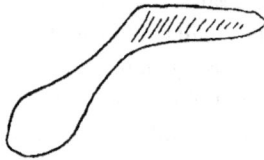

Fig. 19. — Section de la symphyse pubienne d'un bœuf accroché par la cuisse gauche.

5° **La vache**, à la présence des mamelles (tétines).

Chez les femelles qui n'ont pas encore porté, ces organes restent sur l'animal où ils forment un gras fin et soyeux qui sert à ornementer la région. Certains maîtres garçons, pour dissimuler le sexe d'une vache grasse, font sur cette graisse des incisions quadrillées qui ne peuvent tromper que les personnes étrangères au métier de la boucherie.

Si, au contraire, les mamelles sont gorgées de lait, on les enlève et leur absence se traduit par une cavité appréciable ;

6° **Le taureau**, au corps caverneux dont le volume est double de celui du bœuf, ainsi qu'au grand développement des muscles ischio-caverneux ; à la présence du trajet inguinal ; dans ce trajet se trouve une partie du cordon qui est resté après l'enlèvement des testicules. Ce fragment de cordon permet également de se rendre compte si l'animal a subi la castration tardive ;

Veau. — La viande de veau n'a pas de couleur bien déterminée ; elle varie selon la nourriture. Chez les veaux élevés au lait et aux œufs, la chair est naturellement blanche, tandis que ceux nourris avec des farineux ou des racines présentent une coloration rouge qui va du clair au foncé, tels sont les veaux dieppois, picards et caënnais.

Nous devons indiquer ici une fraude qui se commet quelquefois pour *blanchir* la viande de veau ; cette fraude consiste à pratiquer des saignées répétées et successives. Nous devons blâmer cette coutume qui, en amenant l'anémie du sujet, donne une qualité factice à la viande.

Porc. — La viande de porc a une couleur rose, imitant assez celle de veau ; elle revêt, néanmoins, plusieurs tons suivant les régions où on l'examine, car certains muscles sont normalement décolorés.

Elle se modifie également suivant l'âge, le sexe et la nourriture.

Chez le porc, la cavité abdominale est tapissée d'une couche de graisse qui porte le nom de panne, utilisée spécialement pour la fabrication du saindoux.

De plus, l'animal est recouvert extérieurement d'une couche de tissu adipeux connu sous le nom de lard ; dans certaines espèces, elle peut avoir une épaisseur considérable.

La viande de porc diffère de celle de veau par sa fibre musculaire à grain plus serré ; la section en est sèche. Il peut arriver qu'un porc privé de sa panne et de son lard soit pris à première vue pour un veau ; cependant, si on veut bien se rappeler les différences ostéologiques dont nous avons parlé au paragraphe 1er, et surtout si on regarde la région pubienne, on voit que chez le porc le pubis est rectiligne, tandis que chez le veau, il a à peu près la forme triangulaire (fig. 20)

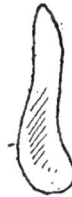

Fig. 20. — Section de la symphyse pubienne d'un porc accroché par la cuisse droite.

La graisse fournit également de précieux renseignements.

Chez le porc, la graisse extérieure (lard) est onctueuse, tandis que chez le veau, elle est rare et sèche.

Les reins donnent également des indications précises [1].

[1] Voir le chapitre *Issues*.

La truie atteint un poids supérieur à celui du porc; sa chair est brune, flasque; sa graisse est peu consistante, surtout après une mise bas récente; l'abdomen est volumineux, les muscles émaciés. La viande est sans saveur et n'est guère utilisable que pour le hâchage.

Le verrat (mâle de l'espèce porcine) peut acquérir un poids énorme; sa chair est d'un brun violacé, compacte comme celle du taureau. Son lard est souvent le siège d'une affection connue sous le nom de sclérodermie (*routé*, terme de métier) qui en rend l'utilisation impossible en raison de son extrême dureté.

Mouton. — La viande de mouton, dans les meilleures races, est d'un rouge légèrement brunâtre; la graisse est blanche, le panicule charnu fortement coloré; le système osseux est peu développé, relativement au système musculaire qui l'est beaucoup dans les races de choix. Si, au contraire, nous envisageons les sujets non améliorés, nous nous trouvons en présence d'une conformation diamétralement opposée.

Pour distinguer le mouton de la brebis, il suffit de jeter un coup d'œil sur la région du scrotum; chez le mâle, on constate la présence, soit des testicules atrophiés, soit d'un amas lobulé de graisse; chez les femelles, au contraire, cette graisse est lisse, non lobulée.

Cette remarque peut s'appliquer également à la distinction des veaux et des génisses, mais là, l'importance n'est pas aussi grande.

Les agneaux font l'objet d'un commerce particulier: ces animaux sont vendus avec la fressure, poumon, cœur, foie et rate, qu'on laisse en place lors du dépouillement.

Les parois abdominales sont recouvertes de l'épiploon, ce qui donne un aspect séduisant à la marchandise et souvent induit en erreur, car maintes fois il arrive qu'un agneau de qualité inférieure est orné d'un magnifique épiploon provenant d'un sujet gras.

Chèvre. — La chèvre a des caractères spéciaux. La longueur du cou, l'étroitesse de sa poitrine et sa grande profondeur (un tiers en plus de celle du mouton), ses gigots allongés et aplatis, son épine dorsale fortement en saillie, le peu de développement du système musculaire, la brièveté de la queue terminée en pointe, l'absence de graisse de couverture, constituent un ensemble de caractères qui sont propres à cet animal. L'expression de long, large et mince peut s'appliquer en tous points à la chèvre. Ajoutons que le suif des rognons est très abondant et, en général, d'une grande blancheur.

Chez le bouc et le bélier, le cou est énorme, les gigots sont plus forts en volume, plus épais ; les membres sont plus larges. Les caractères fournis par la région pubienne viennent compléter ces indications.

Les chevreaux participent de la conformation de la chèvre et sont présentés à la vente avec le même apparat que l'agneau.

Chien. — Le chien de Terre-Neuve, lorsqu'il est gras, bien portant et préparé par des mains habiles, peut être pris pour un animal de l'espèce ovine ou caprine.

Nous empruntons à notre collègue M. Greffier [1] les caractères suivants, qui permettent de différencier le chien du mouton :

1° Présence ou absence du cartilage de prolongement du scapulum ;
2° Présence ou absence du péroné ;
3° Aspect des surfaces articulaires ;
4° Différence dans le développement du ligament cervical ;
5° Différence dans la conformation de l'appendice caudal.

1° A. On imprime un mouvement de rotation au membre antérieur, de façon à écarter du tronc soit l'angle antéro-supérieur, soit l'angle postéro-supérieur du scapulum, et, par le toucher, on constate la présence d'un cartilage de prolongement chez le mouton et son absence chez le chien.

2° B. On appuie le pouce au-dessous de l'attache inférieure du ligament fémoro-tibial externe. Si l'on a affaire au chien, on constate l'existence d'un péroné, tandis que, si l'on est en présence d'un mouton, on n'éprouve que la sensation que donnent les muscles, le péroné faisant défaut ;

3° C. Chez le mouton (comme du reste chez les bovidés), les surfaces articulaires antérieures de la deuxième rangée des os du carpe et de la troisième rangée des os du tarse, c'est-à-dire celles visibles après l'habillage des animaux, sont planes ou légèrement ondulées dans les parties soumises au frottement ; il n'en est plus de même chez le chien, où l'on voit les fossettes destinées à recevoir les têtes des métacarpiens ou des métatarsiens, suivant les membres que l'on considère ;

4° D. Il suffit de jeter un coup d'œil sur la section du cou pour voir, chez le mouton, un beau ligament cervical qui, chez le chien, est invisible au point de vue où nous nous plaçons, le ligament cervical de ce dernier animal ne formant qu'un simple cordon qui se termine en arrière de l'apophyse épineuse de l'axis ;

5° E. Chez les chiens, la queue est cylindrique ; chez le mouton, elle est elliptique, aplatie dans le sens horizontal.

La graisse est ordinairement blanche et toujours ferme chez le mouton

[1] *Recueil de médecine vétérinaire*, mai, 1889.

sain, tandis qu'elle est plus ou moins diffluente et généralement blanc jaunâtre chez le chien.

La graisse du chien est riche en oléine ; celle du mouton l'est en stéarine.

Les caractères différentiels des côtes sont surtout accusés dans la moitié inférieure de ces os.

Chez le chien, les côtes sont plus incurvées, plus épaisses (l'épaisseur égale ou dépasse la largeur) que dans le mouton. Chez celui-ci, dans la région que nous avons en vue, les côtes sont toujours aplaties.

LIVRE IV

LA VIANDE

CHAPITRE I

L'ALIMENTATION ANIMALE

SOMMAIRE. — Composition anatomique de la viande. — Constitution chimique. — Corps gras. — La viande considérée comme aliment principal. — Sa consommation dans les villes et dans les campagnes. — Végétariens et animaliens. — Viandes rôties. — Digestibilité des aliments. — Valeur nutritive du bouillon de bœuf.

La viande — en terme de boucherie — *est ce qui reste de l'animal sacrifié, dépourvu des abats et des issues, autrement dit les quatre quartiers.*

Robin définit la viande : la portion rouge des muscles qui est la partie la plus nutritive de tous les animaux, avec ou sans le tissu cellulaire, adipeux, fibreux ou parenchymateux qui fait partie des viandes de boucherie.

La viande n'est autre chose que le tissu musculaire des animaux vertébrés et de quelques invertébrés ; mais, dans un sens plus limité, on n'applique ce nom qu'au tissu musculaire des vertébrés à sang chaud, c'est-à-dire des mammifères et des oiseaux (Dupiney. Enc.).

§ 1. — COMPOSITION ANATOMIQUE DE LA VIANDE

L'élément essentiel de la viande est le muscle formé de fibres striées. Quand on examine au microscope un morceau de tissu musculaire préalablement imprégné d'eau ou de glycérine et écrasé entre deux lames de verre, on voit, à un grossissement de 100 à 140 diamètres, des faisceaux primitifs ou faisceaux striés enveloppés du sarcolemme et renfermant les fibres primitives ou fibrilles musculaires.

Les fibrilles sont constituées par les *sarcous éléments* de Bowman.

Enfin, entre les fibres musculaires, il y a du tissu cellulaire, fibreux, adipeux, vasculaire et nerveux. Les os aussi font partie de la viande.

§ 2. — CONSTITUTION CHIMIQUE

A. — *Matières azotées*

L'analyse chimique démontre qu'il y a dans la viande : la fibrine, la musculine, la sérine, le tisseux lamineux, l'hémoglobine, l'acide inosique, la créatine, la xanthine et quelquefois des traces d'urée, d'acide urique, la taurine.

Fibrine. — La fibrine liquide et la plasmine de Denis, le fibrinogène de Wirchow ; elle existe dans le plasma à l'état de solution. Cette fibrine coagulée, fibrine de Fourcroy, est la matière fibrineuse, le gluten du sang, la lymphe coagulée de quelques auteurs, la fibrine concrète de Denis.

Musculine. — Fibrine des muscles, fait la base des muscles striés et lisses. Les *sarcous éléments* sont imprégnés de suc ou plasma appelé *myosine* par Kuhn et se coagulant à 45°. Quelques auteurs donnent le nom de *syntonine* au produit qui se précipite et le considèrent comme de la musculine modifiée par les acides.

Sérine. — Albumine animale, existe dans le sang, la lymphe, le chyle, le lait les liquides séreux, dans tous les liquides de l'économie, se coagule à 73°.

Tissu lamineux. — Ou fibreux, connectif ou conjonctif, insoluble dans l'eau, se dissout par l'ébullition et se transforne en gélatine.

Hémoglobine. — Ou hématocristalline, cruorine, cristaux de sang. Ce produit donne de la coloration au bouillon préparé à froid. Il est souvent confondu avec *l'hématine* incristallisable, l'un des produits de sa décomposition ; est également confondu avec l'hématoïdine qui ne renferme pas de fer.

Acide inosique. — Découvert par Liebig à l'état d'inosate de potasse.

Créatine. — Découvert par Chevreul dans l'extrait de viande.

Créatinine. — Principe existant dans la créatine, dans les muscles. Ces deux produits sont des matériaux de désassimilation.

Xanthine. — Découvert par Marcet, différant peu de l'acide urique.

B. — *Matières non azotées*

Dans cette catégorie sont rangés les matières grasses, la stéarine, la margarine, l'oléine, puis l'inosite, l'acide sarcolactique, la dextrine, le glycogène et même des acides de la série grasse, tels que les acides formique, acétique, butyrique.

C. — *Matières minérales.* — *Sels organiques*

Enfin, on trouve des matériaux particuliers : le chlorure de sodium, des phosphates de potassium, de magnésie et de chaux, du fer, de la lithine et des gaz : oxygène et acide carbonique [1].

§ 3. — CORPS GRAS

C'est principalement dans les cellules adipeuses que se trouvent les principes gras qu'on peut isoler soit par pression, soit par la chaleur.

Les corps gras ainsi obtenus constituent le suif, l'huile animale, l'axonge, la graisse et sont, d'après Chevreul, un mélange de stéarine, de margarine et d'oléine.

---

[1] Composition du filet de bœuf d'après Berzélius.

Fibrine musculaire	16
Albumine	2
Gélatine	2
Osmazôme et lactates alcalins	3
Eau	77
	100

Énumérés suivant leur degré de consistance, nous avons comme corps gras : les huiles, les graisses, les suifs, les beurres, les cires.

Les corps gras exposés à l'air rancissent très vite.

Sous l'influence des alcalis, les corps gras se transforment en glycérine et en acides particuliers qui se combinent avec ces bases pour former des savons.

La graisse de bœuf contient un peu de margarine et d'oléine et beaucoup de stéarine. Il en est de même pour la graisse de mouton où la stéarine domine.

La graisse de porc contient la stéarine, la margarine et l'oléine dans des proportions à peu près égales. Celle de cheval renferme plus d'oléine.

La graisse est présente chaque fois que les éléments anatomiques se forment rapidement ; elle naît aussi de leur destruction. En se brûlant, elle maintient la chaleur nécessaire à la transformation des éléments.

La graisse se trouve dans les corps gras à l'état de graisse neutre, de savon, d'acides gras, volatils, de cholestérine, etc.

Les graisses neutres sont la stéarine, la palmitine et l'oléine.

§ 4. — LA VIANDE CONSIDÉRÉE COMME ALIMENT PRINCIPAL

La chair des animaux [1], nous venons de l'indiquer, a une composition assez complexe ; elle contient environ 77 p. 0/0 d'eau et 23 de substances animales diverses, telles que graisse, éléments azotés, principes aromatiques et sels minéraux.

Parmi ces produits, quelques-uns sont essentiellement assimilables et réparateurs ; d'autres, par leurs qualités sapides et un ensemble de propriétés peu expliquées, mais très réelles, favorisent l'assimilation des premiers.

Les longues et instructives études de MM. Lawes et Gilbert sur la composition des animaux de boucherie nous ont, d'un autre côté, fourni un point de départ des plus utiles, pour la comparaison de l'emploi de la

---

[1] Les aliments animaux sont :
1° Les viandes fournies par le bœuf, la vache, le taureau, le veau, le mouton, la chèvre, le porc et le cheval ;
2° La volaille, ou les habitants de nos basses-cours ;
3° Le gibier ou les hôtes des bois, des landes, des marais ;
4° Le poisson de rivière ou de mer ;
5° Les mollusques : moules, escargots, huîtres, etc. ;
6° Les crustacés : crabes, homards, crevettes, écrevisses, langoustes ;
7° Les œufs, le lait, le beurre, le fromage, qu'on nomme communément laitage.

viande des différentes espèces dans l'alimentation de l'homme, entre elles,
d'abord, puis avec le pain. L'analyse de toutes les parties comestibles des
animaux de boucherie a donné, comme moyenne, pour les animaux à un
bon état d'engraissement, la composition suivante :

Eau............................	46,0
Substances azotées (chair pure).....	12,7
Graisse........................	32,8
Matières minérales..............	3,0
Estomac et son contenu...........	5,5
	100,0

D'après MM. Lawes et Gilbert, l'utilisation par l'homme de la viande
de boucherie varie sensiblement, suivant les espèces animales livrées à la
consommation : une enquête minutieuse a conduit les savants anglais aux
résultats suivants qui sont fort intéressants.

L'homme consomme les taux pour cent suivants des quantités totales de
matières azotées et de graisse qui forment la chair des animaux :

	Matières azotées.	Matières grasses.
Dans le bœuf.....	60 0/0	80 0/0
le veau......	60 0/0	95 0/0
l'agneau.....	50 0/0	95 0/0
le mouton...	50 0/0	75 0/0
le porc......	78 0/0	90 0/0

Ces chiffres montrent que, de tous les animaux domestiques, le porc est le
plus économique pour l'alimentation de l'homme qui utilise les 9/10 de sa
graisse et les 8/10 de sa chair pour son alimentation. Si l'on tient compte,
en outre, du caractère omnivore du porc que l'on peut nourrir avec les
déchets alimentaires les plus variés, on s'explique aisément la prédominance
du porc dans l'alimentation des classes pauvres, surtout dans la campagne.

§ 5. — SA CONSOMMATION DANS LES VILLES ET DANS LES CAMPAGNES

« La consommation de la viande, dit M. L. Grandeau[1], a presque doublé
en France en quarante-deux ans et son accroissement a progressé d'une

---

[1] L, Grandeau, Journal *Le Temps* du 30 avril 1888.

manière régulière. L'élévation dans le prix de la viande a suivi une progression bien supérieure à celle de la consommation. »

De 1862 à 1882, la consommation individuelle de l'habitant des villes a augmenté de 11 kilogs, tandis que la consommation du paysan ne s'est accrue que de 3 kilogs ; en d'autres termes, la population ouvrière des villes s'alimente de viande de plus en plus et dans une proportion beaucoup plus forte que celle des campagnes.

On peut donc avancer que l'habitant des villes consomme en moyenne trois fois plus de viande que l'habitant des campagnes. Au point de vue du genre de viande préféré, on remarque que le premier absorbe en moyenne trois fois plus de bœuf, près de quatre fois plus de mouton et un peu moins de porc que le second [1].

« La viande, on vient de le voir, est l'aliment indispensable au complet développement des hommes et des peuples, indispensable entre tous et en plus grande proportion aux hommes et aux peuples du Nord, et, à qualité de climat, aux classes laborieuses et surtout à celles des villes. Fait capital, et qu'on ne saurait trop dire, trop répéter, trop répandre, trop vulgariser. Pas une administration ne devrait l'ignorer pour la population confiée à sa direction, pas un père pour ses enfants, pas un homme pour lui-même. On peut remplacer le vin, le pain lui-même, mais il est deux aliments dont aucun ne peut tenir complètement lieu : le lait d'abord, plus tard la viande [2]. »

§ 6. — VÉGÉTARIENS ET ANIMALIENS

L'homme étant frugivore par nature, doit quelquefois cesser le régime animal pour prendre une alimentation végétale. Cette règle d'hygiène que les végétariens ont élevée à la hauteur d'un système est suivie forcément dans les campagnes, où le budget n'est pas suffisant pour avoir une alimentation

[1] Paris a consommé en 1887 :

Viande de boucherie sortant des abattoirs à destination de Paris.....	128.421.012	kil.
Viande de porc sortie des abattoirs...............................	18.300.625	»
Viande de boucherie entrée par les portes et les gares de chemin de fer...	31.072.138	»
Viande de porc et de charcuterie entrée par les portes et les gares...	3.706.101	»
Charcuterie de toute espèce......................................	2.152.463	»
Total............	183.652.339	»

Ce qui donne pour une population de 2,300,000 âmes environ une moyenne de 79 kilos de viande consommée en une année par chaque habitant. Ne sont pas compris dans ce total les abats, les issues et la viande de cheval. Nous ne parlons pas de la volaille, du gibier et du poisson dont le nombre en kilos est aussi fort élevé.

[2] Geoffroy Saint-Hilaire, Lettres sur les *substances alimentaires*.

animale constante. Aujourd'hui, chacun adoptant un *modus vivendi* facile, devient, selon ses désirs ou ses besoins, *végétarien* et *animalien*, ou les deux à la fois.

L'homme peut vivre exclusivement de légumes à la condition d'engloutir une grande quantité d'aliments qui amènent la surcharge de l'estomac et la diarrhée. Par contre, l'usage exclusif des viandes échauffe et celui des œufs et du lait constipe, parce que, les matières albuminoïdes de ces substances étant complètement transformées en peptone, il y a moins de résidus intestinaux. Quand le lait relâche, ce n'est qu'à la faveur d'une sorte d'indigestion[1].

L'ichtyophagie est mise en pratique par les populations du littoral qui sont regardées comme très prolifiques à cause de la quantité de phosphore et d'hydrogène que le poisson contient.

En Chine, on mange une sorte de chien comestible qu'on engraisse à l'égal du porc.

Actuellement, la chair du dromadaire est mangée par les nomades de l'Afrique, de l'Arabie et de l'Asie mineure ; celle de l'animal à deux bosses entre dans la consommation des indigènes du centre de l'Asie[2].

L'hippophagie, malgré bien des préjugés, est parvenue à s'implanter, avec succès, dans plusieurs villes de l'Europe.

Enfin, le cannibalisme qui affecte encore des formes variées suivant les pays et les peuplades, tend à diminuer chaque jour devant les progrès envahissants de la civilisation.

§ 7. — VIANDES ROTIES

Le Dr Bergeron, dans l'*Hygiène pour tous*, dit que les viandes saignantes, ainsi que le jus de viandes saignantes dont on gorge aujourd'hui les enfants dans toutes les classes de la société, ne sont propres qu'à une chose: à leur donner des vers.

Mais si nous acceptons cette manière de voir spéciale à l'enfant, nous pensons que pour l'homme adulte la viande rôtie, et surtout celle de bœuf, est excellente ; nous disons plus, les expériences accomplies depuis plusieurs années tendent à démontrer que son usage régulier entretient d'une manière

---

[1] Dr MINON, *Journal d'Hygiène,* 18 mars 1881.
[2] BOISSE, Le dromadaire et le chameau, animaux de boucherie. *Recueil de méd, vét.,* 15 juin 1889.

constante les forces épuisées par un travail incessant, et que les ouvriers
doivent y avoir recours.

La viande des bovidés diffère considérablement suivant la race et l'âge
du sujet, suivant les lieux où il habite, suivant les aliments dont il se sert,
suivant son sexe, suivant qu'il a été châtré ou non et. enfin, suivant la manière dont on la prépare pour la consommer.

Il en est de même en général pour tous nos animaux de boucherie
dont l'élevage constitue une branche d'industrie très importante.

Mais ces considérations pratiques ne peuvent guère être appréciées que
par les hommes compétents (bouchers et éleveurs) qui ont intérêt à
voir, dans les animaux qu'ils élèvent ou qu'ils achètent, telle ou telle
qualité.

Il serait cependant à souhaiter que tous ceux appelés à faire un choix
raisonné de la viande comme aliment principal de l'homme, puissent faire
successivement cette analyse.

Le mouton rôti est plus fin que la viande de bœuf, et nous aurons avancé
certainement l'opinion du plus grand nombre en vantant, par-dessus tout,
le gigot et la côtelette.

La chair de veau, cette viande de luxe toujours très chère, qui constitue
dans nos ménages des rôtis succulents, est moins savoureuse et plus fade ;
c'est l'aliment des estomacs débiles.

Le porc, plus indigeste, fournit une viande d'un goût assez exquis et qu'on
a peut-être tort de délaisser. Le jambon frais, les côtelettes sont en effet
des pièces très prisées dans nos campagnes où l'alimentation par la viande
de porc est toujours considérable.

Bien des personnes pensent encore que le sang est un aliment très nourrissant. Des médecins conseillent souvent aux personnes atteintes d'anémie ou
de maladies consomptives de boire le sang aussi vivant que possible ; c'est
pourquoi l'on voit, chaque matin, dans nos abattoirs, une foule s'empresser
de boire le sang chaud des animaux que l'on vient de sacrifier.

§ 8. — DIGESTIBILITÉ DES ALIMENTS

La cohésion des aliments joue un rôle prépondérant dans la digestibilité ; plus cette cohésion est faible, dit Dujardin-Beaumetz [1], plus la
digestibilité est grande. Ceci explique facilement comment les viandes

---

[1] L'Hygiène alimentaire.

d'animaux jeunes sont plus digestibles que les viandes appartenant à des animaux âgés, le veau plus digestif que le bœuf, le poulet que la poule, etc. Dans le même ordre d'idées, on sait aussi que les poudres de viandes, grâce à leur état de division extrême, sont beaucoup plus digestibles, toutes choses étant égales d'ailleurs, que les viandes. Enfin, tout démontre la nécessité de la mastication et des *pulpeurs* de viandes chez les dyspeptiques.

De nos jours, l'une des célébrités médicales, le Dr Trousseau, s'est livré à de nombreuses expériences pour déterminer les propriétés digestives des aliments les plus usités. Il résulte de ces recherches que la soupe trempée avec le bouillon de bœuf de bonne qualité, nourrit très bien, mais se digère lentement. Un homme bien portant, après avoir mangé de cette soupe ce qu'il lui en faut pour être rassasié, sans prendre d'autres aliments, n'a terminé complètement sa digestion qu'au bout de quatre heures.

Le poisson frais, les légumes, les œufs, la volaille, la viande de boucherie sont digérés en un temps moindre de celui qu'exige la digestion de la soupe grasse au bouillon de bœuf.

La viande de porc, même rôtie, est, de toutes, la plus longue à être digérée.

§ 9. — VALEUR NUTRITIVE DU BOUILLON DE BŒUF.

Plusieurs hygiénistes ont avancé tout récemment que la viande de boucherie ayant subi une ébullition prolongée n'était plus assimilable.

Si l'on veut d'après eux posséder un aliment réparateur, il est nécessaire d'obtenir une cuisson sans ébullition.

L'antique pot-au-feu et le bouillon traditionnel ne valent rien à leur avis.

La matière protéique se transforme en matière collagène ou colle forte à 80 degrés de chaleur environ, de telle sorte que plus un bouillon se prend en gelée par refroidissement, moins il est bon ou, plutôt, moins il est nourrissant, car il n'est plus à ce moment assimilable.

Le feu dissout en effet le tissu cellulaire interfibrillaire, mais aussi il coagule la myosine, qui est de ce fait moins digestible.

La même observation est faite pour les légumes, tels que haricots, lentilles, pois, etc., l'ébullition transformant complètement en matière inerte la substance azotée.

Pour obvier à cet inconvénient, on propose de faire cuire la viande ou les légumes dans une marmite spéciale qu'on enferme hermétiquement, aussitôt la première ébullition apparue, dans un étui doublé de ouate ou de feutre. On l'abandonne ensuite, pendant 4 heures, et quand on veut la retirer de son enveloppe protectrice, la température est à peine abaissée d'un degré; la viande est alors cuite et le bouillon fait.

De cette manière, on affirme que le bouillon renferme des éléments nutritifs non décomposés et des principes excitants, aromatiques, qui d'ordinaire s'échappent dans l'atmosphère avec la vapeur d'eau. Il y a de plus économie véritable puisqu'on use peu de combustible.

Le bouillon est donc pour certains une lessive; néanmoins, pour d'autres, lorsqu'il est mélangé à du pain, à des pâtes, il est bon.

On trouve dans le bouillon de la gélatine qui se brûle dans l'organisme et ne s'annexe pas; on trouve aussi des hydro-carbures, de la créatine, de la créatinine, de la carnine, des phosphates et du chlorure de sodium. Tout cela réuni explique la popularité du bouillon qui est la préface d'un bon repas (Dr Deligny).

Quoi qu'il en soit, deux procédés restent toujours en présence pour faire le pot-au-feu. Le premier, le plus employé, consiste à placer la viande dans l'eau froide et à faire bouillir ensuite très lentement et à petit feu. On obtient ainsi un bouillon excellent et une viande peu nutritive, dépourvue de goût.

Le second, pratiqué quelquefois, veut qu'on place d'abord la viande dans l'eau bouillante afin de coaguler aussitôt la superficie du morceau, et de former ainsi une enveloppe protectrice aux divers principes contenus dans son intérieur. Le bouillon, on le conçoit, est peu agréable, mais par contre le bouilli est savoureux.

CHAPITRE II

DIVISION DE LA VIANDE DE BOUCHERIE PAR QUALITÉS ET PAR CATÉGORIES

SOMMAIRE. — Qualités du bœuf, de la vache, du taureau, du veau, du mouton et du porc. — Marque des viandes par qualités à l'étal. — Distinction des sexes à l'étal.

La plupart des auteurs, pour ne pas dire tous, ont essayé d'établir, dans la viande de boucherie, une distinction par qualités. Dans la mercuriale de tous les marchés, cette division subsiste encore de même que dans tous les cahiers des charges des administrations publiques; il est donc nécessaire que nous donnions ici les moyens de reconnaître les trois qualités admises aujourd'hui plutôt théoriquement que pratiquement.

Ce n'est certainement pas chose facile que d'assigner une ligne de démarcation tranchée entre ces différentes nuances et de dire où la première qualité commence et où elle finit. Pour beaucoup de marchands, c'est l'engraissement qui fait la première qualité; pour d'autres, l'abondance de la graisse ne suffit pas, il faut y joindre l'influence de la race et de la nourriture; l'âge doit être également pris en considération si on veut placer au premier rang un bœuf de boucherie. On voit donc qu'il est difficile de faire ou de suivre la division indiquée dans tous les livres.

Le *persillé* ne peut être invoqué spécialement puisqu'il n'appartient qu'à certaines races, telles que la Choletaise, la Limousine et la Charollaise, c'est-à-dire celles nourries en stabulation permanente. La coloration ne doit pas également servir de terme de comparaison, l'âge et surtout la race la modifiant d'une manière notable.

Les bœufs Normands et Manceaux élevés au pâturage n'ont au contraire jamais le *persillé;* leur viande offre, sur la coupe, une coloration d'un beau rouge, en même temps que l'incision des muscles laisse échapper des gouttelettes de jus rosé. Les autres animaux, élevés à l'étable avec des aliments secs, donnent une viande moins belle en couleur et plus pénétrée de graisse.

Ces considérations admises, nous placerons dans la première qualité un bœuf qui aura les rognons de graisse volumineux, une graisse *en couverture* bien répartie, le *grain fin* et le *persillé* selon la race ; ces indications seules nous toucheront si nous avons seulement des morceaux à examiner, sans chercher à savoir s'ils proviennent d'un bœuf ou d'une vache. Mais, si nous regardons un animal entier *sur les pentes*, et s'il nous faut donner notre appréciation sur la qualité, nous nous inquièterons alors de connaître sa race, son sexe et de passer en revue l'état de sa graisse, en même temps que nous demanderons le mode d'engraissement qui a servi à le mener à bien.

Ces facteurs variés semblent, au premier abord, impossibles à saisir à un simple examen de l'animal sacrifié. Cependant, ils sont étudiés par les hommes pratiques et analysés à leur juste valeur au moment de l'achat des animaux de boucherie. Nous devons donc, à notre tour, les prendre en considération afin de ne pas commettre d'erreur regrettable.

Cela est tellement vrai que, dans les moutons, la race et la nourriture font seules la première qualité.

Ainsi, un mouton Russe, Italien, des bords du Danube, ou Africain, pourra, engraissé convenablement, être classé dans la première qualité si, comme nous l'avons dit plus haut, on n'examine que l'état de la graisse ; mais si nous poussons plus loin les investigations, nous trouverons que ces moutons, quoique gras, sont peu considérés du commerce et vendus, pour ces raisons, à des prix très inférieurs.

La vache jeune, génisse, peut, engraissée à point, entrer dans la première qualité ; seul le taureau est placé dans un groupe à part, malgré son jeune âge et un état de graisse satisfaisant. A ce sujet, il est bon de faire remarquer que les taureaux ne sont plus employés pour le saut jusqu'à un âge fort avancé ; ils sont sacrifiés de meilleure heure, à trois ans environ, et donnent alors une viande moins dure et plus sapide. Aussi nous ne comprenons pas le préjugé qui subsiste encore contre cette viande et le mépris qu'on en fait.

La première qualité, ainsi que la deuxième et la troisième, se subdivise en trois autres catégories. On dit, par exemple, première qualité, *première sorte, deuxième sorte, troisième sorte.* Ces nuances intermédiaires sont assez difficiles à établir et ne précisent pas un choix rigoureux.

Nous mettrons dans la deuxième qualité les bœufs qui auront moins de graisse en couverture et autour des rognons, qui, comme disent les commerçants, seront *plus verts.* Ce mot, par analogie au fruit, sert à désigner un animal qui n'est pas arrivé à maturité et dont la graisse n'existe pas en égale épaisseur sur toute la surface du corps.

Dans la troisième enfin seront compris les animaux ayant peu ou point

PAR QUALITÉS ET PAR CATÉGORIES   127

de *couverture*, peu de graisse dans le bassin et sur la *fente*, c'est-à-dire autour des apophyses épineuses des vertèbres.

L'appréciation des qualités du veau sera peut-être plus facile à déterminer, car le commerce prend, pour premier type de son choix, l'animal jeune, âgé de trois mois environ, nourri avec du lait et des œufs, et qui présente une viande blanche et une graisse bien répartie, d'un blanc satiné.

La deuxième qualité sera représentée par les veaux moins blancs et dont la viande un peu plus rosée se rapprochera davantage de celle du porc.

La troisième qualité comprendra les animaux à chair foncée avec la graisse peu abondante et grise, résultat d'une nourriture herbacée. Nous trouverons également dans cette qualité les veaux jeunes, les rachitiques, les arthritiques et les goutteux.

Les animaux maigres, dans toutes les espèces, forment un groupe à part et sont classés dans la troisième qualité, troisième sorte : ils frisent la saisie.

Quant aux moutons, nous ne pouvons, à cause de la diversité des races et de l'alimentation différente avec laquelle on les engraisse, leur assigner d'une manière exacte les trois divisions réglementaires. Aussi, nous bornerons-nous à dire que les trois qualités dans cette espèce sont reconnues non seulement à l'état de la graisse, mais encore à la coloration plus ou moins grande de la chair. La forme du gigot, l'état des lombes, les zébrures que forme, sur le dos, le panicule charnu, et que, par analogie avec le maquereau, le commerce appelle *maquereautées*, le sexe, le mode de castration sont autant d'indices qu'il ne faut pas négliger de passer en revue lorsqu'on veut établir chez le mouton une division par qualités.

Sur les porcs, l'abondance du lard, sa fermeté, la couleur rosée de la viande, indiquent la première qualité. Les autres qualités offrent des signes opposés, avec une gradation plus ou moins descendante. Le verrat, ainsi que la truie, ne peuvent prétendre à la première qualité.

Certaines municipalités ont encore des règlements qui prescrivent, sur les marchés de détail et dans les abattoirs, la marque des viandes par qualités ; mais cette division doit être arbitraire et ne peut réaliser de bons avantages, car les bouchers ne veulent vendre que de la première qualité et ne souffrent pas qu'on assigne, devant le public, à leur marchandise, une marque de qualification. De plus, il est bien difficile, à moins d'être du métier, d'établir, d'une manière exacte, cette division. Il s'ensuit donc, à notre avis, que les habitants de ces villes mangent officiellement toutes sortes de viandes, sous la désignation pompeuse de première qualité. Il faut se souvenir du proverbe « à bon vin il n'est besoin d'enseigne » et laisser au public le soin de reconnaître et de fréquenter les maisons où la viande est belle et bonne.

Dans d'autres endroits, on établit la distinction des sexes, c'est-à-dire qu'on marque d'un chiffre spécial la viande provenant des vaches, des taureaux et des brebis, afin de la différencier de celle des moutons et de celle des bœufs sur lesquelles on a appliqué également un signe distinctif.

Cette mesure nous semble difficile à imposer dans les grands centres d'approvisionnement où la liberté commerciale atteint ses plus grandes limites. En effet, il y a, tout le monde le sait, de très bonnes brebis et d'excellentes vaches, meilleures souvent que les mâles, dans les deux espèces mises en cause actuellement ; nous sommes donc surpris de ce surcroît de protection accordé aux consommateurs, en un mot, de cette taxe déguisée.

Cette manière d'opérer a pour but de favoriser, sans motif, la cherté des mâles aux dépens des femelles et d'établir ainsi une cote qui empêche les bouchers de discuter avec avantage, dans leurs achats, le prix du bétail. Elle éloigne du marché l'élément femelle, autorise par contre la vente d'animaux mâles d'inférieure qualité et maintient en permanence la cherté de la viande.

La concurrence loyale seule nous

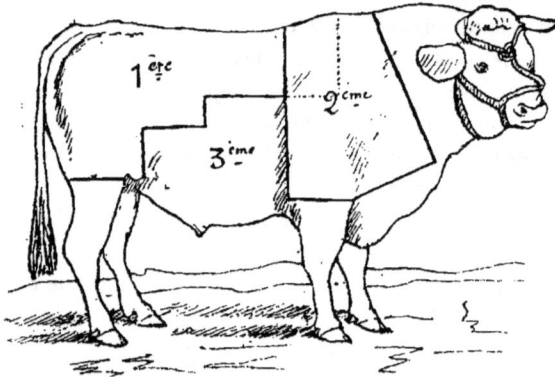

Fig. 21. — Division de la viande par catégories.

paraît suffire pour faire tomber les prix lorsqu'ils sont exagérés.

Outre les qualités que nous venons d'énumérer rapidement, il existe encore une division par catégories, basée sur ce que la viande d'un même animal n'a pas partout la même valeur.

« Ainsi, dans la première catégorie sont rangés les muscles des régions fessières, ischio-tibiale, sus et sous-lombaires, sous le nom de *culotte, tranche grasse, tende de tranche, gite à la noix, aloyau, filet;* ce sont les muscles les plus épais, les mieux infiltrés de graisse, les plus pauvres en intersections tendineuses ; ils représentent environ 30 0/0 du poids net (Voir fig. 21).

« La deuxième catégorie comprend les muscles de l'épaule et la région costale, c'est-à-dire le *paleron, le talon de collier, le train de côte, la buvette d'aloyau ;* elle représente à peu près 25 0/0 du poids net.

« Enfin, dans la troisième catégorie sont rangés les muscles du cou et de la tête, les muscles abdominaux, la partie inférieure des membres et de la queue, sous le nom de *collier, poitrine* ou *pis de bœuf, surlonge, gîte de devant ou de derrière*, constituant 40 0/0 du poids net (Bouley et Nocard). »

Cette classification est basée sur la tendreté ou le goût des morceaux au palais, car les analyses faites sur les viandes de bœuf, de veau, de mouton et de porc, en prenant les divers morceaux d'un même animal, ont démontré que la valeur marchande de certains morceaux de choix, comme le filet par exemple, n'était pas justifiée par leur richesse en principes nutritifs.

Nous n'analyserons pas, comme l'auteur de la *Physiologie du goût*, les morceaux qui sont les plus estimés de la boucherie, ainsi que les meilleurs modes de préparations culinaires, nous ferons seulement remarquer que le bœuf possède intérieurement une graisse qui porte le nom de suif, utilisée uniquement pour la fonte, tandis que celle du dehors est bonne à manger et n'a aucun mauvais goût. Nous dirons encore que tout est bon dans un bœuf jeune, convenablement engraissé et de race choisie. C'est ainsi que les muscles du bœuf, les moins recherchés d'habitude, deviennent dans ces circonstances des morceaux souvent appréciés. Néanmoins, certains morceaux se recommandent spécialement et ont, pour les fins gourmets, plus de valeur que d'autres. Ainsi le *rumsteck* — formé par les muscles fessiers — est une pièce très prisée, qui fournit une viande tendre et savoureuse après un rôtissage bien compris, et contenant le plus de jus. L'*entre-côte* vient ensuite ; quoique trop grasse dans certains bœufs, sa noix forme toujours un rôti succulent.

Le filet est tendre à manger, mais trop sec et sans goût. Sa renommée a été faite plutôt par le madère et les champignons que par sa propre substance. Le faux-filet, qui contient beaucoup plus de sucs que le filet, sert de nos jours à faire les nombreux biftecks que nos habitudes culinaires ont rendus obligatoires dans les grands centres. On dédaigne un peu le vulgaire pot-au-feu de nos pères, ou du moins on n'a plus le temps de le faire ni de le surveiller ; on mange comme on vit, c'est-à-dire avec rapidité, à la vapeur, sans songer aux maladies gastro-intestinales qu'un pareil régime est susceptible d'occasionner, sans penser également que ce choix particulier de gigots, de biftecks et de côtelettes doit être cause en partie du maintien de la cherté de la viande.

CHAPITRE III

CAHIER DES CHARGES POUR LA FOURNITURE DE VIANDE. — DE SA
RÉDACTION ET DE SON INTERPRÉTATION

SOMMAIRE : Distinction de la viande de taureau des autres viandes. — Bases
pour déterminer la qualité du bœuf. — Qualité de la viande de vache. —
Caractères de la viande de veau, de mouton et de porc. — Charcuterie. —
Saindoux.

La plupart des cahiers des charges dressés par les grandes administrations, en vue de la fourniture des viandes de boucherie, sont incomplets.
Les clauses ne sont pas suffisamment détaillées pour qu'on puisse y trouver
une ligne de conduite sûre lorsque des difficultés surgissent.

Experts de l'assistance publique et de divers établissements, nous avons
pu nous convaincre de l'importance qu'il y avait à rédiger d'une manière
claire et précise les articles concernant la livraison des viandes.

Il est indispensable en effet d'indiquer le degré de qualité qu'on exigera
de chaque animal. On spécifiera même la *sorte*, c'est-à-dire qu'on écrira
« la viande de bœuf sera de 2e qualité, 1re sorte » ou encore « de 3e qualité,
1re sorte », etc.

Il sera bon de mentionner qu'on exclut de la fourniture la vache, le taureau et la brebis, si l'intention du rédacteur est de prononcer cet ostra-
cisme.

Le poids minimum de l'animal pourra également être fixé ainsi que la limite d'âge. Par ce moyen on excluera les sujets trop âgés.

L'indication du poids minimum pour les bœufs ou les vaches a une importance dont on ne se rend généralement pas compte. Elle est fort appréciée cependant par la majorité des cuisiniers de tous les grands établissements, collèges, lycées, hospices, etc., qui arrivent très difficilement,
avec un petit animal, au nombre de portions à distribuer, et surtout à les
présenter sous une belle apparence. C'est probablement pour cette raison
qu'ils préfèrent que la fourniture soit faite en grande partie avec de la
viande de taureau, les infractions au cahier des charges sur ce point étant
les moindres de leurs soucis.

Les muscles de taureau éprouvent une déperdition de poids moindre à la cuisson et, comme ils sont très épais, ils permettent de faire des tranches volumineuses qui font bien sur l'assiette, sinon sous la dent des pensionnaires.

Lorsqu'il s'agira de faire entrer dans la fourniture des pièces détachées, on devra employer les termes consacrés par l'usage.

Certaines de ces pièces ont une coupe toujours uniforme ; d'autres, au contraire, sont susceptibles de certaines modifications sans s'écarter des règles adoptées par le commerce en général. Dans ce dernier cas, on pourra enlever la latitude laissée au fournisseur en traçant soi-même les limites des morceaux à coupe variable. Ainsi, l'aloyau peut être plus ou moins long ; le gigot, avec ou sans selle ; la langue de bœuf, avec ou sans cornet (larynx, pharynx et une partie de la trachée), etc.

La langue de bœuf sans cornet doit être incisée à 5 ou 6 centimètres en avant de l'épiglotte, de façon que les branches de l'hyoïde et les tissus glandulaire, graisseux et cellulaire qui sont à sa base, soient exclus.

Enfin, une dernière clause devra être insérée au sujet de l'expertise, en cas de contestation entre l'agent de l'administration et l'adjudicataire, qui devra être faite par un vétérinaire. On conçoit facilement qu'il importe ici d'avoir une solution prompte.

Nous donnons ci-inclus un extrait du cahier des charges pour la fourniture de viande aux établissements de l'administration générale de l'Assistance publique à Paris. Ces quelques articles, rédigés dans un sens pratique, donneront un aperçu suffisant des clauses qui regardent spécialement la qualité des viandes.

Nous laisserons de côté la rédaction des autres articles concernant tout particulièrement la question commerciale, et qui sont toujours bien précis[1].

La rédaction du cahier des charges est, on le voit, chose facile : son interprétation offre plus de difficultés.

Les directeurs ou économes, cela se conçoit, sont peu familiarisés avec les questions du domaine de la boucherie. Aussi, la plupart font appeler, dans les cas douteux, ou même à des époques indéterminées, des experts-

---

[1] *Extrait du cahier des charges de l'Assistance publique de Paris.*
ARTICLE 13. — Pour les 1er, 2e et 7e lots, la viande de bœuf sera de deuxième qualité, première sorte ; celle de veau et de mouton sera de première qualité, deuxième sorte.
Pour les autres lots, la viande de bœuf sera de 3e qualité, première sorte ; celle de veau et de mouton sera de deuxième qualité, première sorte.
La viande de bœuf, de veau et de mouton sera bien saignée, livrée froide et sans issues.
La viande que le dépeçage ferait connaître atteinte d'avaries, suite de coups, dépôts et autres lésions non apparentes à la surface, et qui ne serait conséquemment pas susceptible de faire un bon service, sera refusée.

vétérinaires pour les renseigner si la fourniture est bien conforme aux pres-criptions du cahier des charges.

Très souvent, brebis, vaches, taureaux, veaux trop âgés, dont l'exclusion est prononcée par le cahier, trouvent place dans la fourniture. Ou bien ce sont des animaux fatigués, fiévreux, trop maigres, etc., qu'on introduit au milieu d'autres viandes lors de la livraison, jusqu'à ce que la tromperie soit découverte.

Le taureau est toujours exclu de la fourniture à cause de la dureté de

Les bœufs seront de l'âge de 3 ans au moins et leur poids sera de deux cent cinquante kilo-grammes au moins, après qu'ils auront été abattus et mis à la cheville, et ce non compris les issues, le suif, la tête, les joues, les rognons avec la graisse qui les entoure et la dégraisse, qui ne devront pas entrer dans les fournitures.

Les bœufs d'un poids inférieur à 250 kilogrammes pourront néanmoins être reçus s'ils sont de seconde qualité.

Les viandes provenant de taureaux ou d'anciens taureaux coupés, ainsi que celles prove-nant de béliers ou brebis, seront également exclues des fournitures.

Les moutons seront de l'âge de deux à trois ans et du poids, au moins, de dix-huit kilo-grammes.

Les veaux seront de l'âge de deux à trois mois et du poids de cinquante kilogrammes, au moins. Ils seront livrés sans la toile.

L'Administration se réserve la faculté de rendre, en déduction du poids de la viande livrée, si elle le juge convenable, les rognons ainsi que toutes les graisses inutiles à son service.

Les bœufs seront livrés par demi-bœuf et l'appoint en un seul morceau.

Les veaux, divisés en deux parties, et les moutons entiers seront livrés sans abats ni issues.

Pour les 1er, 2e et 7e lots, les livraisons se composeront des morceaux ci-après désignés, suivant les demandes journalières faites par les Directeurs des établissements.

En bœuf : d'aloyaux et de cuissots.

Les aloyaux devront être livrés sans bavette et coupés à la tête du filet et à deux côtes.

En veau : des cuissots, des quartiers de derrière entiers et des carrés de côtelettes.

En mouton : de gigots, du quartier de derrière entier et des carrés de côtelettes.

Les gigots seront livrés sans selle, les carrés de côtelettes comprendront les douze premières côtes et seront coupés à 22 centimètres.

Pour le 6e lot, les livraisons de bœuf destiné aux pensionnaires en chambre, seront compo-sées exclusivement de quartiers comprenant le cuisseau et l'aloyau réunis. Ces quartiers seront détachés entre la 5me et la 4me côte.

L'adjudicataire sera tenu d'abattre les bestiaux à l'abattoir de Villejuif, dans les échaudoirs qui lui seront désignés à cet effet par l'Administration.

Les bestiaux, à leur entrée dans l'abattoir, seront immédiatement placés dans les locaux de la boucherie de l'Administration. Ils n'en pourront sortir qu'avec l'autorisation du directeur de la boucherie centrale.

Les bestiaux ne pourront être abattus qu'après avoir été examinés sur pied par le direc-teur de la boucherie centrale, après son autorisation et en sa présence.

Ces bestiaux seront abattus la veille de la livraison, dans les échaudoirs de la boucherie de l'Administration, à l'heure qui sera déterminée, suivant les saisons, par le Directeur.

Ces bestiaux seront soumis, douze heures après, à un nouvel examen destiné à constater si la qualité rentre exactement dans les conditions stipulées à l'article 13, et s'il y a lieu d'en prononcer définitivement la réception ou le rejet.

Ils seront mis à la cheville et les épaules levées en présence du directeur de la boucherie centrale, afin d'en faciliter la réception.

ses muscles. En effet, la viande provenant de cet animal, peu préparé pour la boucherie, est coriace ; on ne peut faire de bons rôtis avec elle ; bouillie, elle donne un bouillon peu sapide et est plus dure que celle de bœuf ou de vache. Un bifteck de taureau serait très dur à manger si, au préalable, le boucher ne le martelait fortement avec le plat de son couperet. Par ce moyen, les fibres déchirées, écrasées, résistent moins à la dent.

Il est toujours aisé de reconnaître le taureau dont les muscles saillants se dessinent fortement dans toutes les régions. Le cou est volumineux, épais ; les membres larges, la cuisse rebondie ; le gîte à la noix est principalement saillant.

La graisse est généralement blanche, peu répandue sur la surface du corps et disposée par îlots lorsqu'on en trouve entre les muscles.

Les aponévroses sont épaisses, très résistantes.

La viande, sur une coupe faite depuis peu de temps, n'est pas noire comme on l'a écrit partout ; elle est au contraire moins colorée que celle du bœuf ; son grain est grossier, rugueux au toucher. Le bord interne du pubis est très large antérieurement ; les os du rachis se fendent plus régulièrement et leur section offre une coloration un peu verdâtre. Soit sur l'animal entier, soit sur des morceaux isolés, on peut remarquer qu'il y a, à la surface de la viande, un reflet légèrement bleuâtre qu'il est facile de saisir à l'examen comparé avec d'autres pièces de bœuf ou de vache. Cet aspect particulier est dû au miroitement produit par le système aponévrotique.

Si on se trouve en présence d'une livraison de bœuf, on est à peu près certain que la qualité exigée n'a pas été donnée. Le fournisseur souscrit généralement à des prix trop bas pour suivre à la lettre les clauses du cahier.

Bien souvent, au cours de nos expertises, nous avons eu à refuser des bœufs ayant à peine de graisse autour des rognons, aux muscles émaciés et au tissu cellulaire distendu à l'excès par suite du soufflage extrême.

D'autres avaient la graisse fortement colorée en jaune, couleur qui déplaît à l'œil, à tel point que certains économes ne veulent pas recevoir ces viandes. Sur des animaux de bonne qualité, cette coloration est une bonne note ; elle prouve l'engraissement à l'herbage — à moins qu'elle ne soit ictérique. — Sur des sujets très maigres, notamment chez la vache, elle caractérise la vieillesse et l'usure.

La nourriture en stabulation permanente donne un ton rosé à la graisse et favorise singulièrement le *persillé*.

Tantôt la graisse est rougeâtre, très injectée : ce fait révèle un commencement de fièvre de fatigue ; ou bien elle est sans fermeté, fluide même, comme dans les états cachectiques.

Enfin, elle peut être en faible quantité et sa diminution notable caractérise alors la maigreur.

Le point le plus difficile en matière d'expertise est de savoir si la viande de bœuf a bien la qualité exigée par le cahier des charges. Sans nous attacher à reconnaître toutes les causes nombreuses qui motivent la qualité, nous dirons que c'est à la quantité de graisse ferme qu'on est à même de bien juger si l'animal est de bonne ou mauvaise qualité. Nous conseillerons donc de rechercher cet élément, afin de savoir comment il est déposé dans la viande [1].

La graisse de couverture ou externe sera facilement constatée à l'inspection des régions dorsales et costales ; la graisse interne ou suif sera examinée soit au bassin, soit autour des reins où elle abonde chez les sujets de première qualité.

La viande de vache est encore méprisée de nos jours, aussi certains cahiers l'excluent de la fourniture.

Si la livraison est faite par demi-bête, il sera facile de connaître aussitôt le sexe en jetant un coup d'œil en arrière de la symphyse ischio-pubienne.

Sur des pièces détachées, le diagnostic sera plus difficile à poser. Nous savons bien qu'on admet que chez la vache l'épaule est plus plate, la côte plus étroite, les vertèbres moins larges ; on dit encore que les muscles sont moins épais, que le grain de la viande est plus fin, mais ce sont des signes empiriques d'une interprétation peu commode.

Nous sommes hautement partisan de ne faire aucune distinction entre le bœuf et la vache, à moins de conditions spéciales du cahier, dès l'instant que la vache est jeune et convenablement engraissée.

[1] Poids moyen des morceaux de viande d'un bœuf pesant 360 kilog.

Crosse...	1 k. 200 gr.
Jambe..	5 k. 800 gr.
Tende de tranche................................	13 k. 500 gr.
Semelle...	11 k. 500 gr.
Tranche grasse....................	9 k. 500 gr.
Culotte	4 k.
Aloyau...	22 k.
Train de côtes..................................	12 k. 200 gr.
Bavette..	8 k.
Plate côte......................................	7 k. 800 gr.
Pis de bœuf....................................	24 k.
Surlonge.......................................	4 k.
Onglet ou queue................................	1 k. 500 gr.
Rognon de graisse et de chair....................	6 k.
Paleron..	31 k. 500 gr.
Collier..	12 k.
Joue...	5 k. 500 gr.
Poids du demi-bœuf	180 kilog.

Le préjugé ne doit exister, à notre avis, que pour les bêtes maigres, vieilles, usées.

La viande de cheval sera reconnue, en dehors des caractères anatomiques, à son peu de consistance, à la couleur terre de sienne ou de rouille offerte par la coupe après un certain temps d'exposition à l'air, à son odeur *sui generis* et enfin à la fluidité de sa graisse où l'oléine prédomine.

Dans les adjudications à long terme, la viande de veau a rarement la qualité portée au cahier des charges. Cette viande constitue un aliment de luxe que les soumissionnaires devraient payer très cher; aussi fournissent-ils le plus souvent des sujets âgés, à chair foncée en couleur, faisant de très mauvais rôtis.

Sans exiger que le veau soit bien blanc, avec une graisse satinée, on doit néanmoins demander que sa viande soit rosée, semblable à celle de porc. Dès l'instant qu'elle a l'aspect de celle de bœuf, on est certain d'avoir affaire à des animaux en transformation, insipides à manger.

Si la graisse qui enveloppe les rognons forme des vides nombreux, recouverts du péritoine, si elle est *vitrée* par endroits, pour ainsi dire, on peut en inférer que les veaux n'ont pas été engraissés convenablement et qu'il y a eu arrêt dans le régime.

La graisse est-elle rougeâtre? on doit en conclure que les animaux ont souffert depuis leur entrée dans les transactions commerciales et qu'ils donneront une chair fortement colorée.

Le mouton qu'on trouve dans ces mêmes livraisons par ajudication est toujours bon; il est même souvent trop gras.

Le mouton maigre est en effet exclu par le fournisseur comme ne payant pas de mine. Le public, on le sait, juge bien mieux la qualité d'un mouton entier que celle des autres animaux de boucherie.

Ce que l'expert pourra rencontrer, c'est la brebis, d'un prix toujours inférieur sur nos marchés.

Le sexe sera alors établi, comme pour les autres animaux, par l'inspection de la région de la symphyse du bassin.

On aura aussi à se prononcer sur le goût désagréable que donnent certains moutons de races non améliorées (types de l'Asie mineure), et qui ne peuvent encore entrer dans la 1ᵉ qualité, malgré l'abondance de leur graisse.

Le porc frais est peu consommé dans les maisons hospitalières, les hôpitaux, les corps de troupe, les lycées, etc. Il y a du reste peu de porc de qualité inférieure.

Nous laissons, bien entendu, de côté les truies âgées et les verrats dont la dépréciation est justement méritée.

Pour juger les produits de la charcuterie, il faudra les sonder, les goûter, les faire cuire au besoin.

Si c'est du boudin ou de l'andouille qu'on vous présente, comme leur confection est souvent défectueuse, il est indiqué de les inciser en long afin de voir leur composition.

Nous nous souvenons d'avoir trouvé un jour d'expertise des andouillettes confectionnées avec des panses de bœuf coupées en lanières et arrosées de suif pour combler les vides. Cuites, il fut impossible de les manger tant elles étaient dures et d'un goût répugnant.

Les salaisons rances doivent être refusées.

Les jambons et jambonneaux peu salés restent gris après cuisson ; ils n'ont pas la belle couleur rouge que donne le salage prolongé.

Les saucisses fabriquées avec la viande de cheval ont un aspect extérieur assez caractéristique.

En même temps qu'on constate à la surface du boyau des places blanches, d'autres noires plus lisses, ailleurs des points saillants formés par les cubes de lard faisant hernie, on peut encore considérer la forme qui est souvent celle d'un fer à cheval.

Sur une coupe mince, le saucisson cru de porc donne une transparence rose semblable à celle obtenue par l'interposition des doigts fermés entre l'œil et le soleil.

Avec le saucisson de cheval, la coupe est plus terne et laisse moins pénétrer la lumière ; de plus, la chair est finement hachée, formant une masse très liée, élastique au toucher. Les morceaux de lard ne font pas corps avec la pâte et se retirent avec facilité.

Le saindoux, qu'on peut encore être appelé à examiner, doit être homogène, lisse au toucher, d'un blanc uniforme, et ne doit pas laisser échapper de mauvaise odeur par la cuisson [1].

Si on aperçoit, sur une coupe oblique donnée dans la masse, des tons différents, stratifiés, comme certains terrains, on peut affirmer qu'il y a eu addition de graisses diverses.

---

[1] MM. Dubois et Padé ont donné les points de solidification et de fusion de diverses graisses.

	Point de solidification.	Point de fusion.
Graisse de porc.................	33°	33°,2
Graisse de veau.................	35°,9	37°,2
Graisse de bœuf	41°,5	42°,2
Graisse de mouton.............	44°	46°,6
Margarine................	38°,4	39°,6
Beurre......................	23°,8	26°,4

CHAPITRE IV

DES PERTES DE POIDS QUE SUBISSENT LES VIANDES SOUS

L'INFLUENCE DE LA CUISSON

Ces données ont peu de connexion avec le titre de l'ouvrage ; nous croyons néanmoins devoir dire un mot des expériences nombreuses faites par M. A. Goubaux, dans le but d'être utile aux consommateurs et surtout aux administrations, en faisant connaître les bases qui doivent présider à la réglementation de la ration alimentaire de viande.

VIANDES CUITES A L'EAU

Viande de bœuf de bonne qualité. — Après la cuisson, les pertes de poids ont été 0/0 :

Pour le membre postérieur, en moyenne de.........	39,57
Pour le membre antérieur, en moyenne de..........	35,79
Pour le cou et les reins, en moyenne de..........	34,78
Pour l'ensemble de la bête, en moyenne de..........	36,713

De telle sorte que la ration d'un élève, en viande fraîche, y compris les os, étant de 250 gr., après la cuisson cette ration ne sera plus que de 157 gr.

Pour un taureau de première qualité, âgé de trois ans, les pertes pour 100, après cuisson, ont été en moyenne :

Pour la viande et les os, de........................	21,91
Pour la viande seule, de............................	19,44
Et pour les os seuls, de............................	1,

Viande de cheval. — Le tableau suivant donne les pertes éprouvées sous l'influence de la cuisson.

Cheval hongre, âgé de 15 ans, sacrifié pour les dissections ;

Viande bouillie à la marmite pendant quatre heures.

1883 FÉVRIER	Nᵒˢ D'ORDRE	PROVENANCE DE LA VIANDE	POIDS FRAIS — VIANDE ET OS	POIDS APRÈS LA CUISSON	PERTES PAR LA CUISSON	PERTES 0/0	LA VIANDE CUITE SE COMPOSE DE :		RAPPORT VIANDE FRAICHE A LA CUITE	
							VIANDE	OS	VIANDE SEULE	OS SEULS
23	1	Collier..	k. gr. 2.090	k. gr. 1.349	k. g. 0.741	35.454	k. gr. 1.039	gr. 310	77.020	22.979
—	2	Bras....	2.140	1.256	0.884	41.308	1.066	190	84.872	15.127
—	3	Cuisse..	2.000	1.206	0.794	39.850	0.928	275	77.140	22.859

Viande de porc. — La viande de porc, cuite à l'eau, perd peu de son poids.

D'après Baudement, quatre morceaux de porc, pesant chacun 450 gr., et en totalité 1 kilog. 800, ayant été soumis à la cuisson dans l'eau, ont éprouvé une perte de poids égale à 60 grammes seulement. Un de ces morceaux n'a éprouvé aucune perte. Enfin, la perte calculée 0/0, a été de 2 kilogr. 333.

Viandes cuites par le rôtissage. — Les viandes mises à la broche ou au four perdent de leur poids par l'évaporation des liquides et par la fusion de la graisse. Cette perte de poids sera d'autant plus grande que la graisse sera plus abondante dans les morceaux à rôtir.

La viande de veau a éprouvé, par le rôtissage au four, une perte de poids 0/0 en moyenne :

Pour le membre postérieur, de.................... 26,4
Pour le membre antérieur, de.................... 25,95
Pour le cou, le dos et les reins, de 23,67
Et dans son ensemble, de........................ 25,34

Viande de mouton. — Ont éprouvé, par la cuisson au four, en moyenne, une perte de poids 0/0 de :

Les gigots, de.................................. 22,82
Les épaules, de................................. 25,64
La région du cou et des lombes, de............... 22,96
Et l'ensemble, de............................... 23,806

Viande de porc. — Les pertes de poids de la viande de porc rôti au four ont été, en moyenne, de 32, 95 0/0.

Gibier et volaille. — Les pertes de poids 0/0 ont été, chez les animaux ci-après :

Lapin (train de derrière), de........................	23,86
Poulet rôti à la broche, de........................	19,401
Dindon rôti au four, de...........................	21,786
Canard rôti à la broche, de.......................	22,600
Oie rôtie à la broche, de.........................	20,76

CHAPITRE V

CONSÉRVATION DES VIANDES DE BOUCHERIE. — PROCÉDÉS DE

CONSERVATION ET AGENTS CONSERVATEURS

Viandes gelées. — Les tentatives faites autrefois par le « Frigorifique », au sujet des viandes de provenance américaine, ont été renouvelées depuis ces dernières années.

Londres reçoit actuellement de grandes quantités de viandes gelées venant de la Plata et de la Nouvelle-Zélande ; quelques commerçants ont voulu aussi courir les chances de notre marché et sont venus exposer à Paris des moutons entièrement gelés.

La viande, ainsi conservée, a souvent plusieurs mois de sacrifice ; à sa sortie des chambres réfrigérantes où elle est quelquefois laissée jusqu'à la mise en vente, elle est aussi belle que celle sortant des abattoirs, mais elle est transformée en un véritable bloc de glace.

Nous avons mangé plusieurs fois de cette viande aussitôt sa sortie des chambres de congélation, où la température ne descend pas au-dessous de — 12° et nous l'avons trouvée excellente. Plusieurs inspecteurs l'ont trouvée moins sapide.

Quoi qu'il en soit, il est bon d'ajouter qu'au bout d'un certain temps d'exposition à l'air ambiant, ces viandes se dégèlent et dégagent une forte odeur d'humidité, de relent, que la cuisson ne fait pas disparaître. Si on les laisse davantage à l'air, elles deviennent sales et dégoûtantes et se recouvrent finalement de moisissures, signes précurseurs de la décomposition putride[1].

Dans cet état, ces viandes sont retirées de la consommation.

La viande ne se congèle entièrement qu'à 3 degrés au-dessous de 0. A partir de 0°, l'eau se sépare lentement des matières albuminoïdes pour s'extravaser au dehors des éléments figurés qu'elle déplace simplement ; de sorte que, lorsque la congélation complète arrive, il n'y a pas, comme on le pensait, rupture des tissus par suite de la formation de la glace. On peut du reste se rendre compte du phénomène en coupant un morceau de viande gelée : on voit alors que la glace occupe les interstices des fibres musculaires.

Pour obvier à l'inconvénient de l'abaissement brusque de la température, les industriels sont arrivés, par des procédés dont ils veulent conserver le secret, à dégeler la viande avant sa mise en vente, soit, comme les uns le disent, en soumettant la viande gelée à l'action de l'air sec à 30 degrés, soit en lui injectant de la vapeur d'eau.

Par ce moyen, on retire une certaine quantité d'eau de la viande (12 à 14 0/0) et on donne à sa surface extérieure une enveloppe sèche qui la protège désormais des influences atmosphériques. Néanmoins il est bon de dire que les viandes gelées se putréfient difficilement ; malgré le vilain aspect qu'elles prennent par une longue exposition à l'air ambiant, elles sont rendues pour ainsi dire imputrescibles, la basse température qu'elles ont subie ayant détruit les germes fermentescibles.

Il n'en est plus de même lorsque, pour des causes diverses, la viande a subi le regel après la décongélation, ce que l'on peut du reste connaître par l'examen du sang, les globules n'existant plus.

Il s'agissait donc, en l'espèce, de pouvoir utiliser ces viandes, dans la vente à l'étal ou dans l'exposition sur nos marchés, sans qu'elles arrivassent à prendre des couleurs ternes, ardoisées, et sans qu'elles se missent en bouillie.

Le problème paraît donc résolu et tout consiste à connaître la quantité d'eau qu'il s'agit de retirer de la viande gelée.

Il est bon d'ajouter que ces viandes ainsi traitées sont moins savoureuses, mais qu'importe si elles ont conservé leur propriétés alibiles.

La congélation de nos viandes fraîches, disent les économistes, aura pour

---

[1] Henri Bouley dit que ces viandes ne constituent plus un met savoureux. Leur tendreté s'exagère, en même temps que leur saveur donne lieu à une sensation gustative qui rappelle l'idée d'une matière aqueuse, molle, pâteuse, flasque.

but, par sa généralisation aux abattoirs et aux halles, de maintenir les cours à un taux régulier. De plus, ces viandes pourront rendre de grands services en temps de guerre, surtout pour le ravitaillement des places fortes. Aussi, le Gouvernement se préoccupe-t-il d'étudier cette question en créant, à titre d'essai, des chambres de congélation où des viandes fraîches seront exposées.

Viandes conservées à une températures de + 2 degrés. — L'Allemagne et l'Autriche expédient chaque jour sur Paris des wagons spéciaux renfermant des viandes de mouton conservées à une température voisine de zéro (+ 2 degrés), dans le but d'éviter l'inconvénient des basses températures.

Ces viandes conservent un bel aspect sur nos marchés; elles ne commencent à se ternir qu'à l'époque des grandes chaleurs.

Le wagon qui amène ces viandes peut contenir 280 moutons, accrochés au plafond comme les viandes à l'étal du boucher. Il est à double enveloppe et présente des auvents grillagés disposés de telle façon que, dans la marche du train, l'air entre avec violence, et vient se rafraîchir sur un réservoir de glace situé à la partie supérieure, pour circuler ensuite autour du wagon dans l'intérieur duquel on entretient ainsi une température un peu *au-dessus de zéro*.

L'avenir de la conservation des viandes est donc très probablement du côté des procédés de refrigération. Tout le problème consiste à produire le froid d'une façon économique.

Dessiccation de la viande. — Les Tartares et les Mexicains [1], depuis des siècles, font dessécher leurs viandes pour les garantir, les premiers, des effets de la gelée, les seconds, de ceux de la chaleur. Dans une partie de la Tartarie, cette dessiccation est poussée si loin qu'on réduit aisément les viandes en poudre.

La dessiccation de la viande est surtout employée dans l'Amérique du sud, dans le Paraguay et l'Uruguay, pour préparer des produits appelés *carne seca* et *tasajo*.

« La *carne seca* est de la viande de bœuf coupée en lanières longues et minces qui, après avoir été saupoudrées de farine de maïs destinée à absorber les sucs épanchés à leur surface, sont exposées aux rayons du soleil sur des traverses. Cent parties de viande fraîche se réduisent par ce moyen à vingt-six parties de viande sèche. »

---

[1] Husson, *L'alimentation animale*, 1881.

La *carne seca* ou *carne dulce* se conserve, paraît-il, pendant un ou deux mois, et fournit un rôti dur et de peu de goût. Cuite à l'eau avec des légumes, elle fournit un bouillon assez agréable, mais elle n'a conservé ni goût, ni odeur.

Le *Tasajo* est de la viande salée, séchée et pressée. En France, principalement dans les Alpes, on prépare un peu de cette manière la viande de chèvre. Séchée à l'air, la chair de cette espèce prend une teinte particulière, un aspect extérieur ressemblant à des pièces anatomiques momifiées.

Si on vient à faire des incisions dans un morceau sec et racorni, on constate que le muscle est d'un rouge vif, sans mauvaise odeur.

Nous avons vu plusieurs fois aux halles centrales des viandes de bœuf, qu'un commissionnaire avait conservées pendant plus de quarante jours, par une simple exposition à l'air. Cette expérience commencée par une température favorable avait eu néanmoins à subir, dans son cours, des variations brusques de température qui n'ont nullement influencé la viande. Seules, les surfaces de coupe avaient pris une teinte noire. A l'intérieur du morceau, les fibres étaient d'un beau rouge sans aucune odeur de fermentation.

Agents conservateurs. — Nous classons, avec M. Baillet[1], tous les procédés de conservation de la viande de la manière suivante :

A L'ÉTAT FRAIS	PAR DESSICCATION	PAR ÉLIMINATION DE L'AIR	PAR ENROBAGE	PAR LES ANTISEPTIQUES
A l'étal. Par le froid.	Carne seca. Tasajo. Procédé Dizé. Momification de la viande crue. Tablettes de bouillon. Extrait de viande. Poudres alimentaires.	Procédé Appert. Procédé Fastier. Procédé Martin de Lignac. Procédé par le vide. Atmosphères artificielles.	A la gélatine. Avec des corps gras. Avec des substances diverses.	Sel marin. Saumure. Biborate de soude. Acide pyroligneux. Créosote. Poudre de charbon. Acide sulfureux. Oxyde de carbone Liquides injectés Acide phénique. Sucre. Suie. Goudron. Garance.

Mentionnons pour mémoire les essais d'enrobage que l'on a tentés avec des substances à peu près inertes comme la fécule, la gomme arabique, le caoutchouc, la gutta-percha, la sciure de bois ; ou bien avec des substances astringentes, telles que le tan, le talc ; ou avec des matières liquides comme

[1] *Traité de l'Inspection des viandes de boucherie.*

l'alcool concentré, des solutions d'acide sulfureux, de chlorure de sodium, d'aluminium, de potassium, de bisulfite de soude, d'acide acétique, d'acide chlorhydrique, de mélasse, la bière, la glycérine, etc. etc., toutes substances qui, pour la plupart, ont l'inconvénient de communiquer plus ou moins à la viande un goût et une odeur détestables.

Comme procédé conservateur, il faut mettre au premier rang le procédé Appert par élimination de l'air. Cette méthode, depuis Appert, a subi divers perfectionnements, surtout de la part de Fastier et de Martin de Lignac. C'est d'elle que l'on a dit qu'elle permettait de mettre les saisons en bouteille. Tout le monde connaît les conserves de viandes, de poissons et de légumes obtenues par le procédé Appert.

Quoi qu'il en soit, on ne saurait nier que tous ces procédés donnent de la viande qui a perdu une partie de ses propriétés organoleptiques. C'est surtout pour l'armée en campagne ou pour la marine que les conserves sont utiles, car elles permettent de remplacer avantageusement les viandes salées ou fumées.

De tous ces moyens, on doit évidemment donner la préférence au procédé qui permettra de conserver la viande à l'état frais ; déjà le procédé Tellier a donné de bons résultats ; il consiste, comme on sait, à soumettre la viande à une température très basse au moyen d'appareils spéciaux.

L'agent employé pour produire le froid est l'éther méthylique, et l'agent de transmission du froid est une solution de chlorure de calcium.

Aujourd'hui, le froid est produit par la détente de l'air comprimé.

Les bouchers, les charcutiers, les tripiers, les marchands de volailles, les restaurateurs ont dans leurs maisons des glacières appelées *timbres* où ils déposent, à l'époque des chaleurs, les pièces à conserver.

Le commerce de la boucherie emploie, depuis quelques années, dans les temps chauds, un sel en poudre (borax et biborate de soude) qu'il répand au moyen d'un soufflet sur les viandes de l'étal.

Ce sel produit un bon effet, il parchemine légèrement les surfaces extérieures de la viande et empêche la fermentation. Quelques-uns vont même jusqu'à en faire une faible solution pour y tremper les filets de bœuf destinés à être expédiés au loin.

M. Pasteur a fait remarquer au conseil d'hygiène et de salubrité que les formules pour la conservation des viandes alimentaires se multipliaient pour ainsi dire chaque jour, et il exposa au conseil les réflexions suivantes :

« J'ai eu déjà plusieurs fois l'occasion, dans des rapports antérieurs, de faire observer que l'administration ne saurait préjuger la solution de questions de physiologie et d'hygiène qui sont non seulement en dehors de sa compétence, mais en dehors de la compétence de la science acquise la plus avancée. Les résultats mêmes d'expériences directes et précises n'auraient de valeur que pour les conditions dans lesquelles on aurait opéré, pour tel ou tel animal, pour telle ou telle constitution humaine. Toute généralisation serait une témérité. Il n'y a qu'un moyen, pour l'administration et pour l'industrie françaises, de sortir de ces responsabilités : qu'elles exigent la déclaration loyale de la nature des substances étrangères ajoutées aux produits alimentaires et leurs doses.

« Qu'une liberté pleine et entière, toujours sous la responsabilité individuelle de chacun, soit donnée aux fabricants, aux inventeurs, d'ajouter tout prospectus explicatif, toutes consultations signées de médecins ou de savants, sur l'innocuité des substances dont ils feront usage. C'est à l'industrie à se défendre elle-même. Elle ne peut demander à l'Administration un blanc-seing pour des pratiques cachées aux intéressés, c'est-à-dire aux consommateurs. »

Ces considérations magistrales furent ratifiées par le Conseil, dans la séance du 28 novembre 1879.

Depuis cette époque, le Préfet de police a laissé aux inventeurs de procédés de conservation des substances alimentaires, toute liberté d'action, sous leur responsabilité personnelle [1].

Nous ne parlons pas ici des viandes conservées par le sel marin ; nous renvoyons pour ce sujet au chapitre traitant de la charcuterie.

CHAPITRE VI

MARQUAGE DES VIANDES

Dans la plupart des abattoirs, régulièrement inspectés, dit M. Morot, de Troyes, les viandes reconnues bonnes pour la consommation sont timbrées en un point de leur surface. C'est là une opération tellement indispensable, dans la généralité des cas tout au moins, qu'on peut, sans exagération,

[1] Rapport général sur les travaux du Conseil d'hygiène et de salubrité du département de la Seine, par M. Patin (années 1878-1880).

émettre l'aphorisme suivant : Pas d'estampillage, pas d'inspection entièrement sûre.

On peut se servir à cet effet de timbres en cuivre ou même en caoutchouc comme ceux que le commerce emploie maintenant et qui sont enfermés dans des boîtes en forme de montre.

On peut également utiliser, comme empreinte, un colorant fait avec de l'huile de lin ou du noir d'ivoire, ou mieux les couleurs d'aniline dissoutes dans l'alcool et la glycérine.

Les mélanges faits avec de l'huile ne peuvent être utilisés que pour les timbres en cuivre.

Voici une formule pour un litre.

Couleur d'aniline..............	40	parties
Alcool à 90°..................	150	—
Glycérine....................	40	—
Eau distillée................	q.s.	—

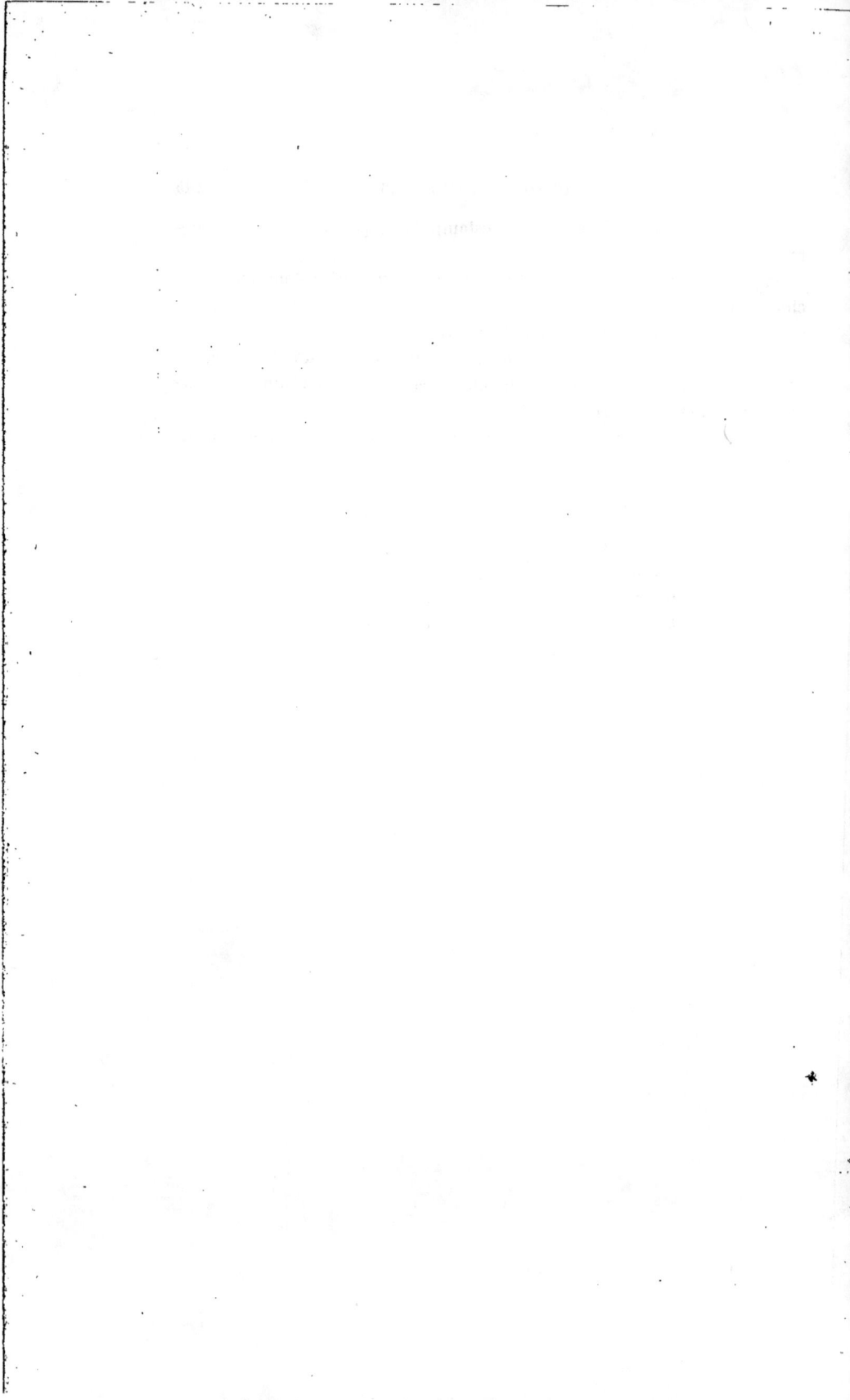

LIVRE V

ISSUES

On donne en boucherie le nom d'issues à un ensemble d'organes, de nature diverse, provenant des animaux sacrifiés pour l'alimentation.

Nous allons passer en revue séparément et successivement : 1° les issues proprement dites ; 2° les abats ou cinquième quartier.

CHAPITRE I

DES ISSUES PROPREMENT DITES

Les issues proprement dites, c'est-à-dire celles utilisées par l'industrie, comprennent :

1° La peau avec les poils ;

2° La tête ;

3° Les cornes (frontales et unguéales) ;

4° Le sang ;

5° La dégraisse ;

6° Les pieds ;

7° Le contenu des organes digestifs.

1° **La peau.** — Ce tégument reçoit des noms différents suivant qu'il appartient à telle ou telle espèce animale. Chez le bœuf, la vache et le cheval on lui donne le nom de cuir.

Chez le veau et dans les espèces ovine et caprine, il conserve sa dénomination de peau.

Les cuirs des bœufs et des vaches, après avoir été enlevés de l'animal, sont roulés, le poil en dehors, les extrémités des cornes faisant saillie de chaque côté, et la queue entourant le tout comme une sorte de lien.

Après le pesage qui a lieu à l'échaudoir, les cuirs sont marqués en chiffres romains à la partie interne de la base de la queue et livrés à des industriels.

Les poils qui proviennent de ces cuirs ont diverses destinations : les plus longs (ceux de la queue) sont mélangés avec ceux provenant de l'espèce chevaline (crins) et utilisés pour la fabrication d'objets de literie.

Les autres sont employés sous le nom de *bourre*.

Les peaux des veaux ne sont pas roulées et servent surtout à la fabrication de la chaussure.

Dans l'espèce ovine, les peaux sont également livrées aux mégissiers qui leur font subir diverses préparations. Si on laisse la laine, on obtient alors des tapis, etc., ou bien la laine est détachée pour être livrée à une autre branche d'industrie et la peau, ainsi dénudée, est utilisée sous différentes formes.

La partie de la peau qui adhère à la tête sert à la fabrication de la colle, et la laine qu'on en retire est vendue comme laine de rebut.

Les peaux de l'espèce caprine reçoivent des destinations analogues.

Dans l'espèce porcine, nous avons dit que la peau reste adhérente à l'animal et qu'elle reçoit le nom de couenne. Dans certains pays cependant (aux États-Unis), on écorche les porcs et la peau est tannée pour servir à différents usages (cribles, etc.,).

Les poils qui en proviennent (les soies) sont surtout utilisés par le commerce de la brosserie.

2° **Têtes.** — Les têtes des bœufs et des vaches, ou du moins ce qui en reste après l'habillage de l'animal, c'est-à-dire la mâchoire supérieure [1] moins la partie crânienne enlevée pour permettre l'extraction du cerveau et des cornes, sont désignées sous le nom de *canard*.

Ces issues, composées uniquement de tissus osseux, servent à la fabrication du noir animal.

---

[1] On sait que le maxillaire inférieur reste adhérent à l'épaule (Voir à l'article *Coupe*).

Nous ne parlerons pas ici des têtes des autres espèces animales, car elles rentrent dans la catégorie des abats proprement dits.

3° **Cornes** (frontales et unguéales). — Dans l'espèce bovine, ainsi que nous l'avons déjà dit, les cornes frontales restent adhérentes aux cuirs et, par conséquent, sont livrées avec eux.

Elles servent, ainsi que celles des onglons, à la fabrication d'objets de toilette et d'articles de Paris; celles de mouton et de chèvre ont la même affectation.

Dans les espèces ovine et caprine, ces appendices sont livrés avec les têtes qui, ainsi que nous le dirons plus loin, sont dépouillées et livrées à la consommation.

Dans ces espèces, nous devons admirer la variété de l'encornage. Assez souvent on rencontre quatre cornes et quelquefois cinq (principalement chez les races africaines).

Le sang. — Nous aurions beaucoup à dire sur cette issue utilisée dans l'industrie et la médecine.

Notre intention n'est pas de parler ici de la vogue dont tour à tour ont joui les différentes préparations médicinales du liquide nourricier (bains de sang, breuvages de sang, tablettes de sang desséché), le tout dans un unique but : celui de parer aux inconvénients d'une maladie qui, aujourd'hui, règne pour ainsi dire en maîtresse, l'anémie.

A l'aide de procédés spéciaux, on extrait du sang l'albumine parfaitement pure.

Cette albumine est employée surtout pour la clarification des vins où elle remplace avantageusement le blanc d'œuf dont le prix de revient est trop élevé.

La partie solide ou cruorique qui reste sert, après l'addition de certaines substances, à la fabrication d'engrais très appréciés dans l'agriculture.

Le sang de porc, qui est riche en albumine (16 à 18 p. 0/0), sert à la fabrication du boudin.

5° **La dégraisse**. — On désigne sous ce nom les parties graisseuses qui sont enlevées des estomacs, intestins, mésentère, etc.

Ce produit reçoit des destinations diverses.

Ordinairement, cette graisse est mise en sacs et livrée au fondeur. Elle sert à la fabrication de la margarine et du savon. Dans la religion Israélite, la dégraisse provenant du mésentère est conservée le plus proprement possible et utilisée pour les usages culinaires.

Pour ce qui a trait à la dégraisse des animaux de l'espèce porcine, nous en parlerons plus loin, dans la catégorie des abats.

6° **Pieds**. — Les pieds provenant des animaux de boucherie sont loin de recevoir tous la même destination.

Les pieds de bœuf sont livrés tels qu'ils ont été enlevés de l'animal ou bien privés de leurs onglons.

Les onglons sont détachés, soit à l'aide du treuil servant à hisser les animaux sur les pentes, soit à l'aide d'un appareil spécial dont quelques spécimens fonctionnent à l'abattoir de la Villette.

Les pieds de bœuf de bonne qualité sont vendus pour la préparation des tripes à la mode de Caen, et, dans les étaux, comme réjouissance. Dans les animaux de qualité inférieure, ils servent à la fabrication de l'huile de pieds de bœuf [1], du noir animal et de la colle.

Les pieds de veau rentrant dans la catégorie des abats, nous en dirons quelques mots plus loin.

Les pieds de mouton sont transportés (recouverts de leur laine et des onglons) dans une usine spéciale existant à l'abattoir, et, là, à l'aide de diverses manipulations, on les prive d'abord de leur laine qui est vendue sous le nom de petite laine ou laine de rebut ; leurs onglons servent à la fabrication de la colle et du bleu de Prusse. On extrait encore des pieds l'huile dite de pieds de mouton [2].

Cela fait, ils sont mis en bottes de 18, cuits et enfin livrés à la consommation.

7° **Le contenu des organes digestifs**. — Nous avons peu de choses à dire sur les débris alimentaires existant dans l'appareil digestif des animaux sacrifiés pour la boucherie.

Ces détritus sont enlevés des cours de travail et conduits à un endroit spécial connu sous le nom de *coche* ; là, ils sont mis en tas, et plus tard ils servent d'engrais.

A une certaine époque, on a voulu utiliser ces débris pour la fabrication du papier, mais les résultats obtenus n'ont pas été ceux qu'espéraient les promoteurs de cette industrie.

8° Lors de gestation avancée, les fœtus d'espèce bovine sont dépouillés et leur peau sert à faire des chaussures pour enfants. La viande des sujets mort-nés est détruite et livrée à l'équarrisseur.

---

[1] Il faut environ 10 pieds pour obtenir un litre d'huile.
[2] Il faut environ 16 pieds pour obtenir un litre d'huile.

CHAPITRE II

DES ABATS PROPREMENTS DITS OU CINQUIÈME QUARTIER. —

CE QU'ON ENTEND PAR VIANDE NETTE

Les abats proprement dits comprennent :

1° Têtes (veau et porc) ;
2° Cervelles ;
3° Langues ;
4° Poumons ;
5° Cœurs ;
6° Foies et vésicules biliaires ;
7° Rates ;
8° Reins ;
9° Pancréas (fagoue) ;
10° Ris ;
11° Fraise ;
12° Vessies ;
13° Estomacs ;
14° Intestins (gros et petits) ;
15° Mésentère (ratis) ;
16° Épiploon (crépine) ;
17° Mamelles (tétines) ;
18° Pieds (de veau, mouton et porc).

On entend par viande nette les quatre quartiers nus, débarrassés en un mot des abats et des issues. Et cependant les organes que nous venons d'énumérer ne vont pas tous chez le marchand d'abats. C'est ainsi, par exemple, que la langue est vendue avec le demi-bœuf, que les rognons, chez les bœufs de bonne qualité, font partie du demi-bœuf ; que, chez le veau, le rognon n'étant pas enlevé est pesé avec la viande, et qu'enfin les fressures de mouton sont vendues également comme viande nette et vont dans l'étal du boucher.

Il est un fait incontestable, c'est que les destinations diverses, par suite des usages adoptés par la boucherie de Paris, ne feront jamais cependant qu'une fressure de mouton fasse partie de l'abat de ce dernier.

Si on envisage cette question chez le porc, cette anomalie est encore plus accentuée. Le charcutier tirant partie à peu près de tout, aucun des organes du porc n'étant destiné au tripier, il devrait s'en suivre que cet animal serait dépourvu d'abats, ce qui n'est admis par personne.

Examinée au point de vue de la taxe perçue par l'octroi de Paris, cette étude devient extrêmement curieuse. Ainsi, une fressure de veau (poumon, cœur, foie, rate, réunis par leurs liens naturels) ne paie pas de droit, tandis qu'il en est perçu pour le foie de veau détaché.

Acquittent également les droits d'entrée : le cerveau, la langue, le rognon de bœuf, et les pieds en général, ces derniers pour l'huile qu'on peut en extraire ; ces droits correspondent à la taxe d'abatage dans les localités qui n'ont pas d'octroi.

L'octroi de Paris diminue en outre 2 kilos p. 0/0 sur le poids de la viande nette pour le *chaud* (perte de poids que subira la viande par l'évaporation en se refroidissant) et 5 kilos par joue, les joues étant considérées comme réjouissance, c'est-à-dire des régions de peu de valeur.

Les abats ne doivent pas entrer dans le terme de viande nette et ne doivent pas acquitter de droits à moins de mentions spéciales.

Dans ce court exposé, nous ne nous occuperons pas de la distinction établie entre abats blancs et abats rouges ; on n'est pas d'accord sur ceux qui doivent entrer dans la première ou la deuxième catégorie.

1° Têtes. — Les têtes de veau sont vendues échaudées (c'est le cas le plus ordinaire) ou bien livrées avec la peau (ceci a lieu surtout en province).

Il est un moyen pratique et à la portée de tous, de reconnaître si l'échaudage est récent ou ancien et, par conséquent, de juger du plus ou moins de fraîcheur de la tête de veau : si, en promenant le doigt depuis le mufle jusqu'à l'extrémité postérieure, on perçoit une sensation rugueuse, analogue à celle que l'on éprouverait en passant la main sur une brosse, on en peut conclure que la tête est échaudée depuis peu. Si, au contraire, la sensation est celle d'une surface lubréfiée, gluante, on peut être certain que l'échaudage remonte à plus de quarante-huit heures.

Nous devons mentionner ici une fraude qui se pratique journellement, nous voulons parler du soufflage (en terme de métier, *musique*).

Cette opération a pour but d'introduire dans les têtes de veau, soit à l'aide de la bouche, mais surtout avec un soufflet, de l'air pris extérieurement, afin de donner à ces organes un volume plus considérable.

Cette pratique ne doit pas être tolérée [1], car elle trompe l'acheteur par

---

[1] Elle est du reste interdite par l'article 20 de l'ordonnance de police, sur les abattoirs, en date du 20 août 1879.

une belle apparence factice; ensuite, l'introduction dans les tissus d'un air chargé de germes favorise la décomposition.

MOTIF DE SAISIE. — Le seul cas entraînant la saisie de cet abat est l'avarie.

Têtes de moutons. — Ces abats, après avoir été privés de la laine, de la cervelle et de la langue, servent à faire des pâtés pour la nourriture des chiens.

Quelques personnes cependant font avec ces têtes un bouillon que l'on dit assez nourrissant. La tête de mouton fendue en deux moitiés et grillée constitue un rôti qui n'est pas à dédaigner.

Têtes de porcs. — Les têtes de porcs sont, le plus souvent, livrées avec les animaux.

MOTIF DE SAISIE. — La ladrerie, constituée par la présence du *cysticercus cellulosæ*, entraîne la saisie. Ce parasite envahit la langue et le tissu musculaire.

2° **Cervelles.** — En deux mots, nous allons indiquer quelques caractères permettant de différencier un cerveau de cheval d'un cerveau de bœuf.

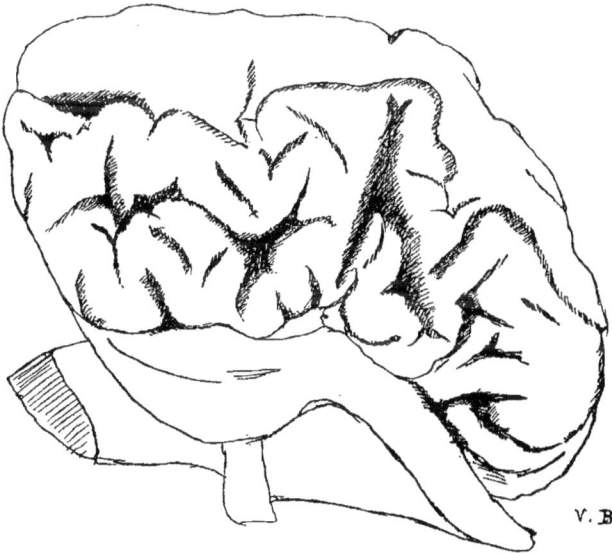

FIG. 22. — Circonvolutions du cerveau du bœuf.

Chez ce dernier, les circonvolutions cérébrales sont en moins grand nombre, mais ont plus d'étendue en largeur que chez le cheval (Voir fig. 22).

Dans l'espèce bovine, les hémisphères sont proportionnellement plus larges et se rétrécissent brusquement pour conserver cette dimension dans les lobes antérieurs, ce qui leur donne une forme conique qu'ils n'ont pas dans l'espèce chevaline.

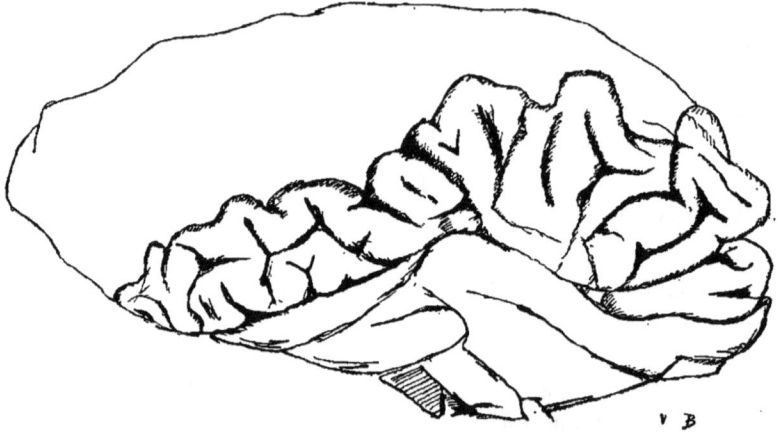

Fig. 23. — Circonvolutions du cerveau du cheval.

Nous devons en outre les indications suivantes à l'obligeance de M. Barrier, professeur à l'école d'Alfort.

Le caractère différentiel le plus typique est fourni par les circonvolutions avoisinant la scissure de Sylvius, qui sont ondulées et continues en ligne légèrement courbe chez le cheval ; ondulées, impossibles à suivre et for-

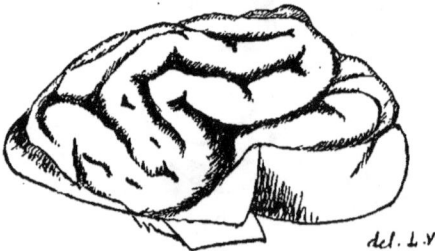

Fig. 24. — Cerveau du chien (face latérale).

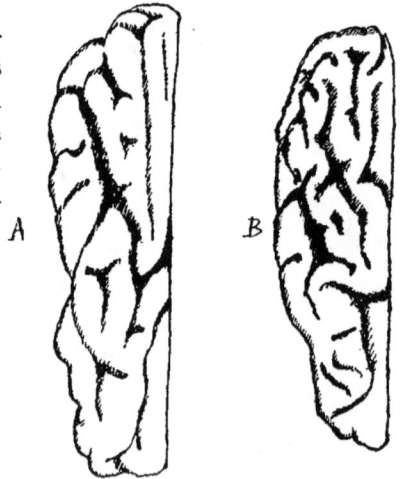

Fig. 25. — A Hémisphère cérébral du porc (face supérieure).
B Hémisphère cérébral du mouton (face supérieure).

mant un grand crochet au niveau de cette scissure, chez le bœuf (V. fig. 23).

Chez le chien, les grandes circonvolutions avoisinant la scissure de Sylvius sont en forme d'U (Voir fig. 24).

Chez le porc, le sillon crucial est très accusé et forme une échancrure complète; les circonvolutions frontales sont à peine indiquées (Voir fig. 25).

Chez le mouton (Voir fig. 26), le sillon crucial est peu profond et incomplet; les circonvolutions frontales sont très sinueuses, profondes et très bien dessinées.

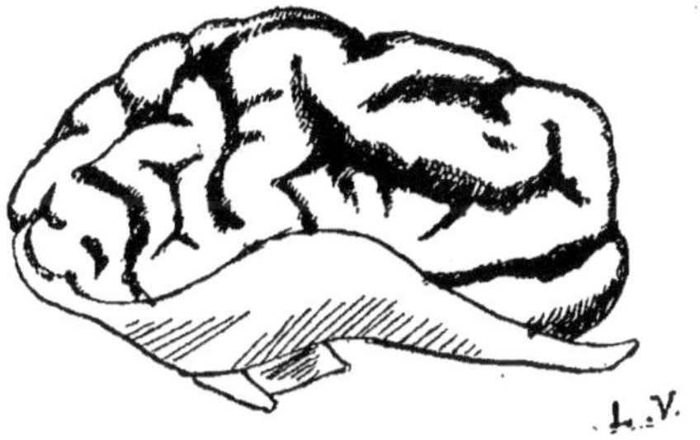

FIG. 26. — Cerveau du mouton (face latérale).

Poids des différents abats. — Nous croyons utile de donner ici le poids moyen des différents abats :

ESPÈCES	POUMONS	CŒUR	FOIE	RATE	LANGUE [1]	REIN	CERVELLE	FRAISE	RIS
Cheval......	4k.500	2k.250	5k.	1k.	2k.	730 gr.			
Bœuf.......	3k.	2k.500	6 k.	750 gr.	4k.	650 gr.			
Veau	1k.200	800 gr.	2k.500	300 gr.	1k.250	200 gr.		3 k.	750 gr.
Mouton	500 gr.	150 gr.	800 gr.	50 gr.	320 gr.	50 gr.			
Porc........	600 gr.	300 gr.	1k.500	140 gr.	1k.	150 gr.			

Grâce au travail complet sur la matière fait par M. Cornevin, nous pouvons également donner le poids du cerveau.

Dans ces poids ne figurent pas ceux des enveloppes.

Le poids du cerveau de la femelle est en général moins élevé que chez le mâle.

Poids des cerveaux chez le cheval :

Cheval breton..... .... 727 gr.

Cheval percheron.................... 644 —

Cheval corse........................ 453 —

[1] La langue, en boucherie, comprend la langue proprement dite, le larynx, le pharynx et une partie de la trachée.

Chez le bœuf :

Bœuf vendéen	701 gr.
Bœuf salers	571 —
Bœuf normand	536 —
Bœuf nivernais	499 —

Chez le mouton :

Mouton mérinos commun	123 gr.
Mouton berrichon	102 —
Mouton auvergnat	91 —

Chez le porc :

Porc craonnais	164 gr.
Porc breton	159 —
Porc yorkshire (grande variété)	142 —
Porc berkshire	139 —
Porc indo-chinois (petite race)	95 —

Chez le chien :

Chien mâtin	107 gr.
Chien de Terre-Neuve	100 —
Chien danois	100 —
Chien épagneul	93 —
Chien de toucheur	76 —
Chien loulou	62 —
Chien havanais	39 —

Cet abat est très riche en principes gras.

Motif de saisie. — Cœnure cérébral (tournis).

3° **Langues.** — La langue de bœuf pourrait quelquefois être confondue avec celle de cheval par les personnes qui ne sont pas initiées aux connaissances anatomiques. Il y a cependant une grande différence : la langue de cheval, au lieu d'avoir une forme régulièrement pyramidale, se termine en spatule ; elle est relativement douce, onctueuse au toucher.

Chez le bœuf, au contraire, on ne remarque pas cette sorte d'étranglement existant au niveau des barres ; de plus, signe caractéristique, elle est rugueuse et fait l'effet d'une râpe, propriété qu'elle doit à la grande quantité de papilles existant à sa surface.

Chez le bœuf, la langue tient toujours à la trachée et est vendue avec le demi-bœuf, à moins de conventions contraires.

Chez le veau, la langue fait partie intégrale de la tête dont elle n'est jamais séparée.

Dans l'espèce ovine, la langue est quelquefois vendue avec la tête, mais, le plus souvent, elle est enlevée, pour être vendue séparément avec les masseters.

Chez le porc, elle est livrée avec la tête et subit diverses préparations.

MOTIF DE SAISIE. — La ladrerie (porc) est le seul motif de saisie.

4° **Poumons**. — Le volume du poumon du bœuf ne permet pas de le confondre avec celui des autres espèces ; le doute serait possible, dans le cas où on se trouverait en présence de deux poumons, l'un de cheval, l'autre de bœuf.

Chez le bœuf, le tissu cellulaire interlobulaire est plus lâche et permet, pour ainsi dire, de compter à l'œil nu les lobules pulmonaires. Chez le cheval, au contraire, le tissu est plus fin et plus serré.

D'un autre côté, chez les ruminants, à droite, existent trois échancrures qui forment quatre lobes, et, à gauche, le poumon se trouve séparé en deux lobes. Généralement le lobe antérieur gauche est lui-même divisé, ce qui porterait à trois le nombre de lobes existant de ce côté. Aucune scissure n'existe sur les lobes du poumon du cheval.

Une remarque à faire, c'est que chez le veau, il y a, à gauche, une échancrure qui n'est pas toujours facile à distinguer, à cause de son petit volume ; cependant elle existe constamment.

Les poumons, après avoir été extraits de la cavité thoracique, sont insufflés et accrochés dans l'échaudoir ; de là, ils sont livrés aux marchands tripiers et vont échouer dans les étaux de ces industriels.

Leur destination ultime est surtout la nourriture des chiens et des chats. Ces organes sont, d'ailleurs, peu nourrissants et difficilement attaquables par les sucs digestifs.

Le poumon du veau pouvant être confondu parfois avec celui du porc, nous allons indiquer succinctement les signes objectifs permettant de les différencier.

Chez le veau, l'ensemble du poumon vu par sa partie supérieure représente un cône assez régulier, à sommet en avant, tandis que chez le porc, le poumon (toujours vu de la même manière) se rétrécit à sa partie postérieure, ce qui le fait assez ressembler à un bonnet phrygien ; il a la forme ellipsoïde.

D'un autre côté, si on regarde ces deux organes par leur côté costal, on verra que chez le veau la forme est assez exactement celle d'un V à ouverture postérieure, tandis que chez le porc, la ligne supérieure, au lieu d'être rectiligne, décrit une courbe à concavité inférieure et allant d'avant en arrière.

Le poumon de la chèvre a la division lobulaire distincte comme celui du bœuf ; le poumon de mouton est lisse à sa surface.

MOTIFS DE SAISIE. — La phthisie pulmonaire (tuberculose ou pommelière).

Cette maladie est décrite plus loin (Voir le chapitre de la tuberculose).

La péripneumonie contagieuse entraîne également la saisie du poumon.

La phthisie vermineuse, l'hépatisation, les vomiques, la présence d'échinocoques, l'asphyxie sont aussi des motifs de saisie.

5° **Cœurs.** — Le cœur du cheval est déprimé d'un côté à l'autre ; sa couleur est d'un brun terreux. Dans les sillons latéraux existe de la graisse ayant les caractères propres à cette espèce.

Le cœur de l'âne et du mulet est très pointu à son sommet. Chez le cheval et chez les autres espèces dont nous nous occupons, la pointe du cône ventriculaire est mousse.

Chez le bœuf, le mouton et la chèvre, le cœur est conique et porte trois sillons longitudinaux.

En dehors de la forme, la longueur du cœur chez le bœuf est plus considérable que chez le cheval. Chez le premier, on trouve dans l'épaisseur de la zône aortique deux petits os, appelés os du cœur, et dont un n'est peut-être pas constant.

Le tissu musculaire du cœur du veau est pâle, celui du mouton et de la chèvre est d'un brun foncé.

Il est difficile de faire la distinction entre le cœur de la chèvre et celui du mouton ; la seule différence existe dans la graisse que l'on trouve dans les sillons du cœur, laquelle est plus blanche et plus ferme chez la chèvre que chez le mouton.

Le cœur du porc ressemble à celui du cheval. La graisse que l'on trouve dans ses sillons est caractéristique. En outre, le sillon longitudinal qui contourne le bord antérieur au niveau du tiers inférieur est très profond ; le bord inférieur de ce sillon est très saillant.

Le cœur des animaux de l'espèce bovine est livré avec les poumons auxquels il reste adhérent, c'est dire qu'il a la même destination que ces derniers.

Dans les espèces ovine, caprine et porcine, il constitue, avec les poumons, le foie et la rate, ce que l'on désigne sous le nom de *fressure*. Cette fressure est livrée avec l'animal.

Le cœur est très riche en azote ; son tissu est compact et d'une digestion difficile.

MOTIFS DE SAISIE. — Péricardite, endocardite, asphyxie ; à ces affections s'ajoute, chez le porc, la ladrerie.

6° **Foies**. — Le foie du cheval est généralement foncé en couleur ; il est d'un brun bleuâtre ou violacé, aplati d'avant en arrière, irrégulièrement allongé en ellipse, épais à son centre et aminci sur ses bords. Il présente à son bord inférieur, qui est tranchant, deux échancrures, ce qui fait que cet organe présente trois lobes, dont le droit porte à sa partie postérieure le lobule de Spigel. Le lobe moyen, le plus petit, présente lui-même plusieurs languettes.

Le foie du bœuf a un volume considérable ; très épais à sa partie supérieure, il est excessivement difficile, pour ne pas dire impossible, de distinguer ses trois lobes ; le lobule de Spigel se fait seulement voir à la partie postérieure et supérieure. Sa couleur est d'un brun chocolat, pâle ou violet : rien du reste ne varie plus que la couleur de cet organe.

Le foie du veau présente moins de fermeté ; il a une coloration beaucoup plus claire.

Chez le mouton et la chèvre, le foie a une couleur brun foncé ; il a assez de consistance. On y voit deux lobes, un droit et un gauche ; le lobe droit, qui est plus volumineux, porte, en haut, le lobule de Spigel.

Dans ces espèces, cet organe est pointillé, mais pas d'une manière identique ; chez le mouton, ce pointillé est à peine visible ; chez la chèvre, au contraire, ils est tellement manifeste qu'à première vue, sauf la forme, on pourrait le confondre avec celui du porc.

Chez ce dernier, le foie, de couleur brune, se fait surtout remarquer par sa profonde division en trois lobes dont l'un, le moyen, se trouve encore subdivisé en deux par une profonde échancrure. Le lobule de Spigel existe à la partie supérieure et postérieure du lobe droit. Indépendamment de ces caractères spécifiques, la surface de cet organe est grenue.

Dans l'espèce bovine, le foie est livré seul, tandis que dans les autres animaux de boucherie, il fait partie de la fressure.

Chez le bœuf, lorsque le foie a une couleur blonde, il est utilisé pour la consommation de la même manière que ceux des moutons, des chèvres et des porcs.

MOTIFS DE SAISIE. — La dégénérescence fibreuse, la cirrhose, la congestion, le calculs, les indurations et la présence d'échinocoques et de douves.

Disons, en passant, contrairement à l'avis de différents auteurs, que nous voyons le foie farci de douves, alors que l'animal dont il provient est en parfait état de graisse.

Sont également retirés de la consommation comme *non marchands* (Décision du conseil d'hygiène et de salubrité, en date du 27 août 1877) les foies de beaucoup de moutons d'origine Russe.

Ces foies présentent cette particularité qu'au lieu d'avoir la couleur normale de cet abat, ils ont une coloration noire, bleuâtre, très accusée, due à la présence d'un pigment spécial colorant fortement les doigts.

Avant de terminer ce qui a rapport au foie, disons un mot de l'annexe de cet organe, la vésicule biliaire.

On sait que chez le cheval cette vésicule n'existe pas. Chez le bœuf, elle est volumineuse, piriforme, et se trouve fixée, mais de façon à être presque flottante à la face postérieure et près de l'extrémité supérieure de l'organe.

Elle est surtout utilisée par les teinturiers dégraisseurs.

Chez le mouton et la chèvre, la vésicule biliaire, de forme ovoïde, est logée dans une fossette existant à la partie inférieure du lobe droit ; elle a la forme d'une grosse noix.

Dans l'espèce porcine, cette vésicule, qui ressemble à un œuf de poule par sa forme et son volume, se trouve logée dans une cavité existant à la face postérieure de la portion droite du lobe moyen.

7° **Rates.** — La rate du cheval ressemble à une faulx à base large et épaisse ; elle présente un bord concave, épais ; la pointe est mousse. Sa coloration est d'un gris bleuâtre. La surface de cet organe est chagrinée.

Chez le bœuf, la rate est longue et uniformément large, les extrémités en sont arrondies.

La rate du mouton est à peu près triangulaire ; elle est petite ; sa couleur est rouge, violacée.

Chez la chèvre, elle a une forme ovale, paraît plus petite, et sa coloration est plus grisâtre.

La rate du porc a une étendue longitudinale remarquable comparativement à son peu de largeur ; elle ressemble à une bandelette. Sa forme est prismatique, ce qui fait qu'une coupe transversale ressemble à une bayonnette.

Motifs de saisie. — La congestion et la fièvre charbonneuse (sang de rate).

8° **Reins.** — Chez le cheval, le rein droit a la forme d'un cœur de carte à jouer, tandis que le rein gauche représente à peu près celle d'un haricot.

Leur coloration est d'un rouge brun légèrement gris; ils sont simples.

Chez le bœuf, ils sont lobulés; leur coloration est d'un rouge brun, parfois très pâle. Comme pour le foie, du reste, cette coloration est très variée.

Ils font partie du demi-bœuf ou *creux* (terme de boucherie), avec lequel ils sont livrés.

Chez le veau, ils sont livrés avec la totalité de l'animal, ou avec le demi-veau.

Chez le mouton et la chèvre, ces organes ressemblent à un haricot presque globuleux. Ceux de la chèvre ont une coloration plus grisâtre et sont un peu plus volumineux.

Ils sont livrés, soit avec l'animal dont ils proviennent, soit vendus séparément.

Chez le porc, ils ont la forme d'un haricot très aplati; leur couleur est très variable; ils sont assez volumineux.

Dans cette espèce, ils sont livrés avec l'animal.

Motifs de saisie. — Calculs, néphrite, congestion, abcès, dégénérescence granulée, atrophie.

9° **Pancréas** (fagoue). — Cette glande, annexe des organes digestifs, reste adhérente au foie en partie, l'autre portion est enlevée avec le mésentère.

10° **Ris** (thymus). — Ce sont deux lobes blanchâtres, ridés, placés côte à côte à la partie inférieure de la trachée. Le commerce les divise en ris de gorge et ris de cœur.

Leur structure rappelle celle des glandes, seulement ils n'ont pas de canal excréteur.

Chez le veau, cet abat, très estimé, est vendu aux marchands tripiers, à moins de conventions spéciales.

11° **Fraise.** — La fraise de veau se compose du mésentère, de l'intestin grêle, du colon et du rectum. On y ajoute souvent la caillette.

C'est un mets très recherché, mais d'une saveur fade.

Elle est livrée comme le ris.

12° **Vessie.** — On s'en sert pour la fabrication des blagues, pour recouvrir des bocaux, pour faire des pochettes à couleurs, et, enfin, comme récipient pour la graisse de porc. Dans les hôpitaux, elle sert à contenir la glace employée comme antiphlogistique.

Disons que la vessie acquiert parfois des dimensions tout à fait anormales dans l'espèce porcine, mais surtout et exclusivement chez les femelles. Nous en possédons une dans laquelle nous avons pu introduire facilement vingt litres d'eau : elle mesure 0,55 centim. dans son grand diamètre, et 0,35 dans le petit. Enlevée de l'animal, elle contenait de sept à huit litres d'urine.

13° Estomacs. — On sait que les ruminants possèdent quatre estomacs qui portent des noms différents. Le premier, le plus vaste, a reçu le nom de panse ou rumen; le deuxième, réseau ou bonnet; le troisième, feuillet, à cause de ses nombreuses lamelles qui le font ressembler à un livre; le quatrième, caillette ou *franche mule*.

Ces abats, après avoir été débarrassés des matières alimentaires qu'ils contenaient, sont lavés, puis livrés aux marchands de tripes à la mode de Caen.

Il faut en excepter toutefois la panse chez le mouton et la chèvre, qui sert de nourriture aux chiens, et le réseau, dans les mêmes espèces, utilisé pour la fabrication des blagues à tabac.

Chez le porc, l'estomac est simple : il reçoit le nom de panse. Pour son emploi, il est coupé en bandes qui entrent dans la confection des andouilles.

14° Intestins. — Chez le bœuf, l'intestin grêle sert d'enveloppe aux saucissons de ménage. Le cœcum entoure la langue fumée et certaines andouilles ainsi que la mortadelle. Le rectum est cuit et haché; il sert à la fabrication des saucisses allemandes.

Chez le mouton et la chèvre, l'intestin grêle sert à envelopper les saucisses dites *chipolata*.

Chez le porc, le cœcum est employé avec le colon dans la fabrication de l'andouille. Le colon est haché avec de la viande pour faire de l'andouille de ménage.

Dans certains pays, à Troyes par exemple, il est employé seul, blanchi et coupé en lanières qui sont ensuite assaisonnées et tordues.

L'intestin grêle (vulgairement menu) sert à recouvrir le boudin et divers saucissons de noms et de formes variés.

Le rectum sert d'enveloppe au saucisson de Lyon.

15° Mésentère (ratis). — Chez le bœuf ainsi que chez le mouton, il fait partie de la dégraisse.

Chez le veau, le mésentère fait partie de la fraise.

Chez le porc, la graisse qu'il fournit est employée dans l'alimentation, au même titre que celle provenant de la panne (saindoux).

16° **Epiploon** (crépine). — Chez le bœuf, la crépine est livrée au fondeur. Chez le veau, on utilise l'épiploon pour envelopper le bœuf à la mode et le foie de veau, que l'on veut mettre à la broche ; mais il sert toujours à l'étal pour parer les veaux.

Chez le mouton, la crépine est mise au suif.

Chez le porc, elle sert surtout à envelopper les saucisses plates, d'où leur nom de crépinettes.

17° **Mamelles** (tétines). — Les mamelles des vaches laitières sont vendues par le tripier après cuisson à l'eau.

Elles sont parfois le siège d'inflammations très douloureuses entraînant la perte d'un ou de plusieurs trayons. Dans quelques cas aussi, on y trouve des abcès donnant une grande quantité de pus. On y rencontre encore le cow-pox ou vaccin de la variole. Dans la fièvre aphteuse (cocotte), elles présentent des aphtes. Il va sans dire que ces différentes maladies entraînent la saisie de ces organes.

18° **Pieds.** — Les pieds de veau, après avoir été échaudés, sont livrés à la consommation ; c'est un mets qui est assez apprécié.

Ceux de mouton, nous l'avons dit, sont mis en bottes de dix-huit pour la vente.

Quant aux pieds de porc, qui sont livrés avec l'animal, ils sont préparés de différentes manières, mais toujours vendus par moitiés.

CHAPITRE III

DESCRIPTION DES PRINCIPALES LÉSIONS QUE L'ON RENCONTRE SUR LES ABATS [1]

SOMMAIRE : Tumeur dans le poumon du bœuf produite par la douve hépatique. — Pneumonie vermineuse. — Distomatose du foie. — Cirrhose du foie. — Pyélo-néphrite simple ou calculeuse. — Mal de Bright. — Cœnure cérébral.

Les animaux de boucherie, en apparence les plus sains, dans un bel état de graisse et de chair, ont très souvent des lésions considérables dans leurs viscères, qui rendent ces derniers impropres à la consommation. Aussi, les abats doivent-ils être l'objet d'une surveillance spéciale dans les abattoirs, car les cas de saisie sont nombreux, sinon très variés.

Les motifs de saisie ont été énumérés dans le précédent paragraphe à la suite de chaque organe. Il ne sera question ici que de quelques affections dont la description n'a pas trouvé place ailleurs.

Poumon de bœuf. — Une lésion plus fréquente qu'on ne le suppose généralement dans le poumon du bœuf, est celle qui est produite par la douve (Distoma hepaticum).

Ce distome n'est pas toujours présent ; les quelques fois qu'il nous a été donné de le rencontrer, il n'y avait qu'un seul parasite.

Quoi qu'il en soit, on constate très souvent dans la substance pulmonaire la présence de tumeurs dures présentant des cavités, à parois anfractueuses, sinueuses même et incrustées de sels calcaires. L'intérieur est rempli par une matière brune, de consistance variable, ayant le même aspect, quand elle est fluide, que celle que l'on trouve dans les canaux biliaires du foie atteint de distomatose.

Poumon de mouton. — Les poumons de mouton sont souvent atteints de pneumonie vermineuse, caractérisée par la présence, en quantité consi-

---

[1] Compte rendu des opérations du service d'inspection de la boucherie en 1886.

dérable, de nodules de couleur verdâtre, et dont les superficiels font saillie à la surface du poumon (Strongylus rufescens).

Foie de bœuf. — Les douves, dans les canaux biliaires du foie de bœuf, provoquent l'épaississement des parois de ces conduits, leur transformation fibreuse ou calcaire, d'où les dénominations de foies *nerveux* ou *pierreux* usitées dans le commerce.

L'induration des canaux est visible dans la partie amincie du foie de bœuf, sans qu'il soit nécessaire de faire des coupes ou d'exercer des pressions avec la main.

A l'incision du foie, on voit des cylindres à parois très épaisses, à lumière très petite, dont l'intérieur contient un liquide brun, visqueux, dans lequel on trouve généralement des douves.

Le foie de bœuf cirrhosé est augmenté de volume ; sa surface est irrégulière, sa couleur pâle, grise ou légèrement jaunâtre, et sa consistance plus grande. A la coupe, la prolifération du tissu conjonctif lui donne un aspect marbré.

Il n'est pas rare de rencontrer dans le foie de bœuf des parties étendues de couleur d'un blanc légèrement rosé, ayant acquis la consistance du tissu lardacé et même fibreux.

Foie de mouton. — Le foie de mouton est très sujet à la distomatose, que la présence des douves ait ou non amené la cachexie aqueuse.

Le distome hépatique est celui qui est le plus répandu ; le distome lancéolé, beaucoup plus petit, se voit en compagnie du précédent ; quand il existe seul, il est parfois en quantité prodigieuse.

Les désordres produits par le distome lancéolé sont moins apparents. La surface du foie est cependant veinée d'un fin réseau légèrement verdâtre.

Quand les distomes hépatiques sont nombreux, ils occasionnent l'hypertrophie du foie, la dilatation des canaux biliaires, dont quelques-uns serpentent à la superficie de l'organe, l'épaississement, l'induration de leurs parois, l'altération de la bile qui les baigne. La surface du foie de mouton est, en outre, irrégulière, bosselée, de couleur terreuse, sa consistance est diminuée.

Reins. — Les reins de nos animaux de boucherie étant généralement cachés par la graisse qui les entoure, leurs lésions passent le plus souvent inaperçues.

Cependant, chez le porc, dont le rein gauche est toujours à découvert en partie, on trouve parfois, surtout chez le verrat et la truie, la pyélo-néphrite simple ou calculeuse.

Le rein paraît alors plus volumineux qu'à l'état normal, il est pâle et flasque. — A l'incision, sa substance est réduite à quelques millimètres d'épaisseur et le bassinet, considérablement agrandi, contient un liquide trouble. Ce réservoir est quelquefois anfractueux, et dans ses diverticulums se trouvent logés un nombre considérable de calculs.

On rencontre aussi assez fréquemment, chez les moutons et les porcs, des reins d'un volume au-dessus de la normale, présentant à leur surface, tantôt des tâches irrégulières d'un blanc jaunâtre ou d'un gris sale, tantôt des granulations du volume d'un grain de mil à celui d'une tête d'épingle, entourées souvent d'une zone périphérique rougeâtre.

Sur la coupe, la couche corticale, granuleuse, blanchâtre, est parsemée de granulations ou de stries grisâtres.

L'examen microscopique a montré que ces lésions étaient dues à des néphrites parenchymateuses avec dégénérescence graisseuse et formation d'acides gras (mal de Bright).

Il existait une inflammation très accusée des glomérules de Malpighi, avec prédominance du tissu conjonctif dans la capsule de Bowman, et une dégénérescence graisseuse manifeste dans les tubes droits et contournés.

Cerveaux. — Bien que le cœnure cérébral ait été observé dans le cerveau du bœuf par les inspecteurs de service à l'abattoir de la Villette, c'est surtout dans le cerveau du mouton qu'il est commun.

Tous les jours, dans le sous-sol des halles où se fait l'extraction des cervelles des têtes de mouton, on peut étudier ce parasite dénommé *boule d'eau* par le commerce de la triperie.

C'est en effet une vésicule remplie de liquide (il peut y en avoir plusieurs), du volume moyen d'une noix, logée à la surface ou près de la séreuse des ventricules latéraux, dans la substance cérébrale qu'elle amincit, en même temps qu'elle déforme l'encéphale.

La vésicule incisée, le liquide se répand et on voit à sa face interne des amas distincts de points blancs lesquels, au microscope, représentent autant de têtes du tænia cœnurus qui vit dans l'intestin grêle du chien.

Dans le cœnure, les têtes invaginées ne sont pas toutes au même stade de développement. Un cœnure n'est autre chose qu'un cysticerque à plusieurs corps (Raillet).

LIVRE VI

INTRODUCTION A L'ÉTUDE DES VIANDES IMPROPRES A LA CONSOMMATION

CHAPITRE I

LES ODEURS, LES COULEURS ET LA CONSISTANCE DES VIANDES DANS
L'ÉTAT SAIN ET DANS L'ÉTAT DE MALADIE

§ 1. — DES ODEURS

L'étude des viandes foraines dépourvues de viscères a contraint les inspecteurs de la boucherie à analyser tous les tissus, à passer en revue la graisse, le tissu musculaire, les aponévroses, les séreuses (plèvres et péritoine), la moëlle des os, les ganglions, les vaisseaux, le sang, etc., à faire en un mot de *l'autopsie musculaire*, pour pouvoir prononcer ensuite le refus ou l'acceptation de la viande [1].

Les viandes de boucherie sortant des mains des bouchers des grandes villes sont travaillées avec un soin extrême ; l'assommement, la saignée, l'habillage, le dépeçage, tout est méthodique. Pratiquées suivant des règles spéciales, ces diverses opérations ne laissent pas que de donner aux quartiers de l'animal un aspect séduisant.

La division en deux parties de la colonne vertébrale est faite avec habileté, sans bavures pour ainsi dire ; toutes les taches extérieures de sang ont été

---

[1] Les viandes suspectes ne sont pas consommées dans les campagnes où la population est facile à s'inquiéter et souvent soupçonneuse à l'excès. Ces denrées ne sont pas détruites; on tente toujours, dit M. Trasbot, malgré les craintes des poursuites, leur envoi sur Paris, ou sur un autre centre. Aussi, est-il de la plus haute importance de faire une inspection minutieuse des viandes foraines.

enlevées avec soin, soit par le couteau, soit au moyen de linges blancs. En un mot, on reconnaît le travail de l'homme du métier.

Au contraire, si la viande provient d'un animal sacrifié *in extremis*, ou d'un animal dont on aura fait l'habillage *post mortem*, dans un champ, une étable, il sera facile de reconnaître aussitôt qu'une main inexpérimentée a présidé à la préparation du sujet.

Quand bien même encore un boucher aurait été appelé au dernier moment, le travail fait à la hâte dans un lieu peu propice ne ressemble en rien à celui pratiqué dans les abattoirs ou dans une tuerie spéciale installée à cet effet.

L'incision de la saignée sera toujours irrégulière, la section des vertèbres n'aura pas de netteté. De plus, la surface extérieure de la viande sera tachée par le sang. Enfin, on trouvera des lésions pathologiques qu'on n'aura pas su enlever.

On comprend par ces quelques mots, servant plutôt de jalons que de ligne de conduite véritable, qu'il est utile pour l'examen des viandes foraines de connaître en son entier le travail effectué dans les abattoirs.

Lorsqu'on se trouve en présence d'une viande préparée habilement, nettoyée dans le but évident de supprimer une partie des signes pathologiques, il y a indication de s'entourer de tous les éléments nécessaires pour asseoir un bon jugement. Si l'œil ne suffit pas, l'odorat doit venir en aide ; et, bien qu'il ne puisse, d'après les uns, fournir que des renseignements vagues, c'est un contrôle qu'on ne doit pas négliger.

A la criée des viandes, aux halles centrales, il ne se passe pas de jour qu'on ne soit appelé à mettre le nez — qu'on nous passe l'expression — dans une viande douteuse, afin de savoir s'il n'y a pas un fumet particulier, ou une odeur plus ou moins désagréable qui se dégage de l'incision pratiquée tantôt sous l'épaule, tantôt dans la cuisse.

Normalement, chaque viande de boucherie a une odeur propre, *sui generis*, c'est le mot usité et pour cause, puisqu'il est difficile de définir des odeurs, à moins de pouvoir faire des comparaisons heureuses tirées des choses qui nous entourent.

La viande de bœuf et de vache a une odeur spéciale, fade, se rapprochant assez de celle de la bouverie, disent quelques-uns. Celle du taureau est plus forte, spermatique sur les sujets âgés.

On accuse les tourteaux de lin et de colza de donner à la viande des bovidés une odeur de rancité [1].

« On dit que les habitants de la mer glaciale, manquant chez eux de pâ-

[1] Pascault, *Considérations pratiques sur l'engraissement du gros bétail au pâturage*, 1888.

turages, donnent à manger à leurs bœufs et à leurs vaches des poissons, et que la chair de ces animaux, aussi bien que le lait des vaches, sent tout à fait le poisson [1]. »

L'artemisia absinthium a l'inconvénient de communiquer à la chair et au lait des animaux qui la prennent sa saveur spéciale [2].

On voit que l'odeur de la viande de bœuf peut se modifier suivant le mode de nourriture.

M. Morot [3], inspecteur de l'abattoir de Troyes, a constaté l'odeur de lait sur les viandes des vaches sacrifiées dans un état avancé de gestation, voire même à la dernière quinzaine précédant le terme.

Tous les muscles présentaient au même degré cette odeur ; grillée, la viande la décelait encore.

On sait que les vaches sacrifiées dans nos abattoirs sont souvent en état de gestation ; on n'ignore pas en effet que, pour calmer l'instinct génésique et faciliter l'engraissement, on conduit la femelle au taureau, d'où cette grande quantité de veaux morts-nés trouvés, chaque jour, lors de nos visites dans les abattoirs.

Malgré le grand champ d'observation qui nous est offert, nous n'avons rencontré qu'à de rares intervalles cette odeur lactée ; mais nous devons dire que, lorsque les vaches sont tuées aux abattoirs de Paris, on a soin d'inciser, aussitôt l'abatage, l'extrémité de chaque trayon, de manière à faire sortir le lait sous l'action du soufflage.

Bien plus, l'habillage est-il commencé, qu'on enlève sur-le-champ les mamelles, car on craint la pénétration du lait par imbibition, et partant l'odeur lactée répandue dans la viande, surtout dans les quartiers de derrière.

Lorsque les vaches des nourrisseurs ont encore beaucoup de lait et qu'elles restent sans être traites jusqu'à leur sacrifice, comme le fait se voit quelquefois sur des sujets entrés depuis longtemps dans les transactions commerciales, il arrive qu'on peut alors sentir une légère odeur de lait dans les chairs, ou mieux une odeur aigre qui persiste après cuisson.

Les bouchers des grandes villes connaissent en général tous ces inconvénients et se gardent bien de ne pas y remédier.

Les viandes de boucherie sont travaillées dans nos abattoirs avec un soin extrême, nous dirons même avec luxe, afin d'écarter, autant que possible, tout ce qui est cause de dépréciation.

La viande de veau a une légère odeur de lait : c'est l'odeur atténuée de la viande de bœuf.

[1] Docteur Lennery, Traité des aliments, 1705.
[2] Cornevlu, Des plantes vénéneuses et des empoisonnements qu'elles déterminent, 1887.
[3] Répertoire de Police sanitaire vétérinaire du mois d'Octobre 1888.

La chair de mouton sent la bergerie, la laine et quelquefois le suint. Ces odeurs sont souvent très prononcées dans la viande de cette espèce et nuisent à sa qualité. La cuisson les accentue toujours, aussi certaines personnes ont-elles de la répugnance pour le mouton rôti.

Les races peu améliorées de l'Afrique ont une odeur forte et pénétrante que les consommateurs traduisent le plus souvent en disant que la viande sent trop le mouton.

Le bélier et surtout le bouc sont désagréables à manger à cause de l'odeur particulière qui se dégage de leurs muscles. Chez le bouc, l'économie est imprégnée d'acide hircique dont les émanations sont vraiment détestables.

La chair du porc a peu d'odeur et il nous est difficile de la définir. Nous avons consulté de nombreuses personnes à ce sujet, qui toutes ont déclaré ne pouvoir donner une solution convenable, et nous sommes obligés de reconnaître que cette viande a une odeur propre, assez fade et peu sensible.

L'alimentation souvent grossière et même dégoûtante que l'on impose à cet animal modifie notablement sa viande.

On sait que les porcs élevés avec des soupes, des résidus de toutes sortes, des débris de clos d'équarrissage, des poissons avariés, des marcs d'huile d'olive, donnent une chair pâle, lavée et comme cachectique, dont le goût et l'odeur sont peu agréables.

Le verrat tué à un certain âge donne une viande d'une odeur puante qui se répand au loin.

La viande de cheval, si on s'en rapporte à ceux qui ont écrit les premiers sur l'hippophagie, sent l'écurie. Pour les véritables amateurs, elle a parfois un goût de noisette qui fait que la graisse est recherchée des marchands de fritures. Pour les indifférents, l'odeur de la viande de cheval n'a rien de bien caractéristique et, si ce n'était le préjugé toujours très fort, on peut affirmer qu'elle passerait inaperçue de la plupart des consommateurs.

Dans les volailles on remarque également des odeurs diverses assez désagréables, provoquées le plus souvent par l'alimentation. Les poulets de grain n'ont pas le même goût que ceux qui sont engraissés méthodiquement à la gaveuse.

La dinde rôtie a quelquefois une odeur de poisson. Cela se rencontre même sur les dindes jeunes qui ont mangé du chènevis.

Celles nourries pendant un certain temps avec de vieilles noix ont un goût huileux, rance; d'autres ont la chair d'un goût amer prononcé.

Le coq acquiert avec l'âge, d'après M. Bourrier [1], une odeur de sapin.

Les lapins élevés avec des plantes où le serpolet, l'estragon et la pimpre-

---

[1] Hygiène et inspection de la volaille, du gibier et du poisson.

nelle dominent, ont une chair très parfumée ; nourris au contraire exclusivement avec des choux et des herbes grossières, ces animaux sont moins bons. On peut même citer dans cet ordre d'idées les escargots qui ont voyagé sur les bordures de buis et dont l'amertume est proverbiale.

Mais nous ne voulons pas nous étendre davantage sur cette question de bromatologie et nous abordons, sans plus tarder, la deuxième partie de ce chapitre, celle qui a vraiment trait à l'inspection des viandes.

II

Dans l'état de maladie, les viandes de boucherie dégagent une odeur type, appelée odeur de fièvre, que tout le monde connaît et qui ressemble à celle de l'haleine des fébricitants.

C'est principalement sous l'épaule et dans les muscles de la région crurale interne que cette odeur est le mieux perçue. Il faut que l'incision soit fraîche, faite par celui-là même qui doit sentir, autrement on s'expose à des erreurs et à des contradictions.

Si on fait rôtir la viande fiévreuse, elle dégage encore une odeur désagréable, un je ne sais quoi qui fait faire la grimace, surtout si on vient à la manger.

C'est principalement dans les accidents de parturition, la péritonite, la fièvre vitulaire, le charbon bactéridien, et en général dans toutes les maladies aiguës, que l'odeur de fièvre est très accentuée, au point souvent qu'il n'y a pas besoin de faire d'incision pour la déceler. Les *forts* eux-mêmes, en apportant la viande suspecte à notre salle d'autopsie, déclarent aussitôt qu'elle sent la fièvre.

La viande fiévreuse est toujours retirée de la consommation à cause des leucomaïnes qu'elle peut renfermer. Du reste, il y a toujours des lésions pathologiques indiquant clairement que la bête, objet de l'examen, était primitivement malade et qu'elle a dû être saignée *in extremis*.

Nous devons, en cette circonstance, mettre en garde contre l'odeur assez forte que répand la chair pantelante et que les bouchers traduisent en disant que la viande sent le *chaud*.

Cette odeur s'accentue davantage si on vient à expédier les quartiers de l'animal avant leur refroidissement complet, mais elle n'est pas comparable à celle de la fièvre et se dissipe assez vite au contact de l'air.

Les viandes septiques sont sales, la section des os spongieux est terreuse, les muscles ont une teinte grisâtre, le tissu cellulaire est imprégné de liquides sanieux, la graisse est terne, les plèvres et le péritoine ont perdu leur brillant, enfin les gaz gonflent les tissus en même temps qu'une odeur fétide se dégage d'une incision pratiquée dans leur intérieur.

Nous retirons souvent de la consommation des viandes qui dégagent une odeur de météorisation, odeur que nous appellerons excrémentitielle.

Les indigestions des ruminants sont trop connues en vétérinaire pour nous étendre outre mesure sur ce sujet.

Bien souvent, l'odeur est ammoniacale, urineuse. Les nombreuses maladies des voies urinaires, la néphrite parenchymateuse, l'hydronéphrose, très commune chez le porc, la cystite calculeuse, en général toutes les affections qui s'opposent au cours normal de l'urine et occasionnent un empoisonnement général, l'urémie, qui, tout en décolorant la viande, surtout dans les quartiers de derrière, provoque, en outre, une odeur spéciale perçue à une incision légère des fibres musculaires, entraînent la saisie dans tous les cas.

S'il y a rupture de la vessie, l'urine se répand dans la cavité abdominale et communique bientôt, par imbibition, une odeur d'urine à la viande.

L'odeur ammoniacale peut également provenir de l'administration de l'ammoniaque dans le cas de météorisation.

A plusieurs reprises, dans le service des halles, les inspecteurs de la boucherie ont retiré de la consommation des viandes de bœuf, de veau et de porc qui répandaient une odeur infecte de beurre rance, capable de provoquer des nausées à ceux qui la respiraient trop longtemps.

Ces viandes présentaient tous les caractères des viandes fiévreuses : décoloration des muscles, injection de la graisse et des ganglions, infiltrations nombreuses dans les interstices musculaires, lividités répandues sur le péritoine, imbibition des plèvres, suffusions sanguines, etc.

Cuite, cette viande, ainsi que nous avons pu nous en assurer, est encore plus désagréable à sentir; on ne peut, en outre, la mâcher.

Dans le sang de ces viandes on trouve toujours un bâtonnet spécial.

Indépendamment de ces émanations, les viandes provenant de sujets malades peuvent dégager des odeurs médicamenteuses difficiles quelquefois à caractériser. Souvent, c'est l'éther qui est senti; ce médicament, dont l'administration est un peu délaissée dans la médecine des bovidés, laisse plus de traces dans la viande cuite que dans la viande crue. Nous pourrions citer en effet de nombreux cas dans lesquels des personnes ont apporté à notre laboratoire des pièces rôties qu'elles n'avaient pu consommer, tant la viande dégageait une forte odeur d'éther.

Nous avons entendu dire autour de nous que des vaches mangeant des oranges avaient une viande d'un goût éthéré manifeste. Nous ne contesterons pas le fait, car nous savons qu'il suffit de passer à côté d'un tas d'oranges en décomposition pour sentir l'éther.

On sent aussi quelquefois le chloroforme : nous ne savons si c'est le médicament qui transmet ici son odeur, car nous lisons, dans la *Gazette médicale de Strasbourg* de 1878, que les enfants qui ont une température élevée (pneumonie) ont souvent une odeur chloroformée de l'haleine.

Chacun sait, aujourd'hui, que l'acétonémie existe dans certaines fièvres et dans les affections organiques de l'estomac : c'est à elle que nous rattachons l'odeur chloroformée des enfants pneumoniques [1].

Il semblerait, d'après ces auteurs, que l'odeur de chloroforme peut dépendre de la fièvre, à moins toutefois qu'elle ne soit le résultat de l'administration du chloral qui, au contact du sang, se dédouble en chloroforme et en formiate de soude.

Nous nous rappelons qu'à l'époque où la désinfection des wagons du marché aux bestiaux de la Villette était encore dans l'enfance, plusieurs bœufs et cochons burent dans des baquets une eau phéniquée, préparée dans le but de nettoyer le matériel à réexpédier. Ces animaux, vendus vivants au marché, ne purent être livrés à la consommation, la viande ayant pris une odeur d'acide phénique. La Compagnie du chemin de fer de Ceinture fut alors obligée de rembourser le prix des animaux.

M. Baranski, professeur à l'École vétérinaire de Lemberg (Autriche), confirme ce fait en disant que l'acide phénique communique son odeur à la viande des animaux qui sont enfermés dans un endroit désinfecté par cet acide [2].

Cette observation témoigne de l'utilité qu'il y a de ne pas employer ce médicament et ses congénères pour l'usage interne, ainsi qu'on semble le prescrire actuellement dans la médecine humaine, notamment lorsqu'il s'agit de combattre l'auto-intoxication dans les maladies du tube digestif.

Beaucoup disent que l'essence de térébenthine donne une odeur caractéristique à la viande des animaux traités par ce médicament. Pour notre part, nous n'avons pas eu à faire cette observation.

Chez une vache saisie pour fièvre, le tissu musculaire, surtout dans les régions des parois thoraciques et de l'épaule, avait une odeur extrêmement prononcée d'acide sulfhydrique.

Le soufre, administré d'une manière continue, donne à la chair une odeur prononcée d'acide sulfhydrique qui la rend inutilisable (Hertwig).

Sur des porcs ayant ingéré beaucoup d'alcool, en vue d'expériences de

[1] Docteur Monin. *Les odeurs du corps humain*, 1886.
[2] *Essai sur l'inspection des viandes.*

laboratoire, et saisis aux halles, nous avons trouvé que la viande sentait l'acétone. Les muscles présentaient en outre diverses altérations qu'on peut rattacher à la cachexie : lard œdémateux, infiltration générale de nature gélatiniforme.

Dans le cours de notre pratique, nous avons eu à examiner des viandes qui répandaient une odeur de gaz d'éclairage, de goudron, d'huile empyreumatique, sans qu'il nous ait été possible d'en connaître la cause. Ces viandes, comme on le pense, ont été retirées de la consommation.

Plusieurs fois nous avons senti le camphre, l'assa fœtida, résultat, sans doute, de l'administration de ces médicaments.

Sur un veau saisi aux halles, on a trouvé que la viande sentait manifestement la moutarde. On peut se demander si cette odeur ne provenait pas de l'ingestion de plantes de la famille des crucifères.

L'odeur d'ail a été rencontrée bon nombre de fois sur nos viandes de boucherie : nous en avons rapporté plusieurs cas dans nos rapports, et M. Morot, inspecteur de l'abattoir de Troyes, a démontré par des expériences personnelles que l'alimentation avec l'ail sauvage était susceptible de donner cette odeur.

D'un autre côté, le docteur William Resert a observé que, chez quelques personnes soumises à l'usage du sous-nitrate de bismuth, l'haleine prenait une odeur se rapprochant de celle de l'ail, et il attribue cette odeur à la présence du tellure et non à l'arsenic. Dans ses expériences, lorsque le bismuth était très pur, l'odeur alliacée était nulle. L'ingestion de cinq milligrammes d'oxyde de tellure était suivie, à bref délai, de l'odeur caractéristique d'ail, avec un goût métallique dans la bouche [1]. — Sur la demande des intéressés, nous avons saisi plusieurs fois aux halles centrales des viandes à odeur d'ail qu'on nous rapportait après cuisson et qu'il était impossible de manger.

L'emploi du vinaigre mélangé d'eau comme boisson communique, à la longue, à la viande une odeur aigre (Baillet de Bordeaux).

Raynaud, vétérinaire à Gaillac [2], rapporte deux faits de porcs nourris avec des tourteaux de noix rances.

Dans le premier cas, les chairs ne répandaient aucune odeur. A l'état cru et cuit, elles avaient un goût amer, répugnant, rappelant celui de la vieille noix. Le second vise une truie : « Les personnes présentes au pétrissage du mélange de sang et de viande destiné à la confection du boudin déclarèrent que cette manipulation provoquait le dégagement d'une odeur nauséabonde et repoussante, rappelant avec exagération les caractères des

[1] New-Orléans, *Med. and surg Journ.*, mai 1884.
[2] *Revue de Toulouse*, novembre 1879.

huiles rances; elles ont mangé du sang cuit à la poêle, mais elles ont éprouvé un tel dégoût qu'elles ont fini leur repas sans toucher à un autre plat ».

M. Peuch, dans la *Revue de Toulouse* de février 1888, parle de l'influence pernicieuse de la graine de fenu-grec. Deux fois il a constaté, sur des veaux de cinq à six mois, en très bon état de graisse, que cette légumineuse avait communiqué à la chair une odeur si repoussante qu'elle n'a pu être vendue qu'à la criée et à très bas prix.

M. Hartenstein a signalé que la viande des porcs monorchides ou cryptorchides exhale, avant et après cuisson, une odeur infecte, analogue, quoique bien plus forte, à celle qui se dégage des pieds de certaines personnes.

Tout le monde connaît l'odeur putride que dégagent les viandes en décomposition (viandes vertes des bouchers). A l'époque des chaleurs, le service d'inspection pratique des saisies considérables sur toutes les espèces pour cause d'avarie par les influences atmosphériques.

Il est trop facile de reconnaître cette altération, soit à la couleur verdâtre des tissus, principalement de la graisse, soit à l'odeur nauséabonde qui s'en dégage, pour que nous nous y arrêtions à nouveau.

Nous devons rappeler que ces viandes sont dangereuses à consommer, à cause des ptomaïnes.

D'après le commerce de la boucherie, la viande de veau avariée pourrait encore être consommée. Ces commerçants ne manquent pas, en effet, de porter au feu, pour leur usage personnel, des morceaux de veau commençant à se putréfier, affirmant qu'après cuisson convenable, il est impossible de reconnaître que la viande était primitivement gâtée.

La viande corrompue ne perd pas son odeur par la cuisson. Ainsi, un gigot putréfié, mis au four, aura une odeur repoussante qui persistera quand même on l'aurait garni d'ail. Il en est de même pour les autres viandes corrompues.

Pendant la saison d'été, la viande peut exceptionnellement sentir le vinaigre, le poivre, lorsqu'on se sert de ces produits pour en éloigner les mouches et empêcher par là la production d'asticots.

Pour terminer cette étude, il nous reste à dire un mot des salaisons rances, à odeur de *piqué* et manifestement corrompues.

Le lard rance n'est pas considéré comme mauvais.

Beaucoup de personnes, principalement dans le Midi, font rancir leurs salaisons afin de leur donner plus de goût. Il n'en est pas de même de l'odeur de *piqué*, premier stade de la décomposition, et qu'on a comparée, avec juste raison, à l'odeur de la vidange.

Le commerce ressale et met à nouveau au fumoir les jambons qui commencent à s'altérer afin de les mettre en vente, en les faisant passer pour frais. Ces pièces ainsi traitées dégagent une forte odeur d'huile empyreumatique, de créosote.

Quant aux jambons et saucissons corrompus, il est toujours facile de reconnaître le degré d'altération, au moyen d'une sonde en os ou en ivoire introduite profondément dans leur intérieur.

§ 2. — Des couleurs

La coloration des muscles et de la graisse des animaux de boucherie est très variable. La race, l'âge, le sexe, l'alimentation sont des facteurs puissants qui modifient la viande et lui donnent des tons souvent difficiles à interpréter. Il en est de même de la maladie qui apporte dans les chairs des teintes spéciales que nous essayerons d'analyser et de décrire, en vue de faire connaître les observations que nous avons été à même de faire, au cours de nos visites, soit aux abattoirs, soit aux halles centrales.

Bovidés. — Dans l'espèce bovine, nous voyons que certaines races nourries au pâturage ont une graisse jaune disposée par îlots et la viande d'un rouge assez vif. Dans celles qui sont engraissées en stabulation permanente, la viande est persillée, d'un rouge moins intense, tandis que la graisse est d'un jaune beurre, parfois légèrement rosé.

Assez souvent, on rencontre des bœufs de première qualité dont la graisse est fortement colorée en jaune ; cette teinte, un peu ictérique, pénètre même dans les muscles auxquels elle donne un aspect d'un rouge ocreux ; le tissu spongieux des os est, dans ce cas, un peu teinté en jaune. Le commerce attribue cette coloration spéciale à l'alimentation dans certains herbages ou même à l'usage des tourteaux et prise moins ces animaux, dont la vente est toujours difficile.

Nous nous souvenons d'avoir vu une vache primée au concours des animaux gras de boucherie dont la graisse était d'un jaune safran très intense. L'acheteur qui l'avait fait sacrifier à l'abattoir de La Villette ne put faire étalage avec les quartiers.

La vache n'a pas une viande de couleur propre ; sa chair ne diffère pas de celle de bœuf, et, n'était le grain fin des muscles qu'on peut apprécier en passant la pulpe des doigts sur une coupe transversale, il serait impossible au plus grand nombre de poser un diagnostic certain.

Sur les vaches dites *taurelières*, *ribaudes*, la fibre musculaire est plus foncée, souvent elle est brune avec une graisse blanchâtre.

Le taureau a ordinairement une graisse blanche, peu répandue sur la surface extérieure du corps, mais il est bon d'ajouter qu'il y a des exceptions nombreuses militant en faveur de la viande de cette espèce ; car on voit, à présent, sur le marché de Paris, des taureaux jeunes bien engraissés, et dont la graisse de couverture offre quelquefois une coloration jaunâtre capable de tromper, à première vue, un œil exercé.

Sur une coupe faite depuis peu de temps, la viande de taureau n'est pas noire, comme beaucoup le pensent ; elle est parfois, sur les types jeunes, moins colorée que celle de bœuf. On peut, de plus, remarquer, à la surface d'un morceau, un reflet légèrement bleuâtre qu'il est facile de saisir à l'examen comparé avec d'autres pièces de viande de bœuf ou de vache. Cet aspect particulier est dû au miroitement produit par le système aponévrotique. Les aponévroses ont en effet les reflets brillants de la nacre si elles sont épaisses ; minces, elles modifient la couleur des muscles sous-jacents.

Nous avons écrit à plusieurs reprises que le meilleur veau devait avoir une viande d'un blanc rosé, avec une graisse blanche, satinée. Mais la production de ce type exige de grands soins et de grandes dépenses, aussi, rencontre-t-on le plus souvent sur nos marchés des veaux dont la chair est plus foncée, semblable à celle de porc ; d'autres ont les muscles se rapprochant, par une transition peu marquée, de ceux de l'animal adulte. La graisse dans ces divers cas fonce également en couleur et participe de l'état général.

Sur les veaux trop jeunes, la graisse est grise et sale ; sur les mort-nés, elle est bistrée.

Ovidés. — A l'état normal, la chair du mouton est brune et la graisse blanche ; chez l'agneau et même chez *l'antenais*, la viande est plus pâle. Les moutons dits de *prés salés* ont, au contraire, les muscles d'un beau rouge.

La chèvre, au tempérament nervoso-sanguin, a les muscles d'un rouge foncé ; c'est surtout par l'examen du panicule charnu qu'on peut bien juger de l'intensité de la couleur de cette viande ; on dirait, à première vue, que ce muscle a été badigeonné avec du sang, tant il est coloré.

Suidés. — Chez l'animal nourri avec de bons aliments, la viande de porc est d'un rose pâle et le lard est blanc. D'un rouge foncé chez le verrat et la truie, elle devient pâle, lavée, sur les sujets engraissés avec des soupes, des poissons et des détritus en décomposition.

Équidés. — Immédiatement après l'abatage du cheval, nous avons toujours trouvé à la viande une coloration d'un rouge brun plus ou moins foncé.

Le mode d'alimentation auquel a été soumis le cheval dans les derniers temps de son existence influe sur la coloration de la viande. Nous avons constaté que, toutes choses égales d'ailleurs, c'est-à-dire la race, l'âge et l'état d'embonpoint étant les mêmes, la viande des chevaux qui ont mangé beaucoup d'avoine (chevaux de carriers et de gravatiers, par exemple, qui consomment de vingt à trente litres d'avoine par jour) est toujours d'une coloration plus foncée que celle provenant des chevaux de petits cultivateurs ou de maraîchers. Il est à croire que les chevaux soumis exclusivement au régime du vert pendant un certain temps ont la chair bien moins foncée en couleur.

Exposée à l'air, la viande des solipèdes prend une teinte rouillée qui apparaît d'autant plus vite et est d'autant plus marquée que la couleur primitive de la viande était moins foncée.

En barbouillant de sang une coupe fraîche de viande, la teinte rouillée est très manifeste. Si, au contraire, on enduit de graisse cette même coupe, cette couleur ne se produit pas. Nous nous sommes assuré plusieurs fois par ce moyen que cette sorte d'oxydation ne pouvait se manifester sous cette enveloppe protectrice. La viande saigneuse, celle qui provient des régions du cou et de dessous l'épaule, offre à un haut degré cette teinte de rouille qu'un inspecteur a dénommée avec juste raison *terre de sienne*.

Nous n'avons pas remarqué que la teinte rouillée fût plus apparente sur les chevaux mélaniques.

Nous devons ajouter que cette coloration n'est pas toutefois exclusive à la chair des solipèdes, puisqu'on peut l'observer sur la viande rassise de certains bœufs et aussi sur celle de taureau et de verrat.

Un autre caractère que possède la viande du cheval et qui a, croyons-nous, son importance, c'est l'aspect que présente la coupe d'un muscle : la surface de section devient, plusieurs heures après l'abatage, luisante et comme vernissée, à cause de l'épanchement de graisse où l'oléine domine. Elle est, en outre, plus friable que celle de bœuf, adhère aux doigts qui la malaxent et tache, comme un corps gras, le papier sur lequel on la place.

II

Avant d'aborder l'étude de la coloration de la viande malade, nous sommes obligés de dire que, sur le bœuf, l'incision faite dans les muscles de l'animal fraîchement abattu donne une coloration d'un rouge violacé ; après raffermissement des chairs, la coloration, d'un rouge brun, passe, en très peu de temps, au rouge vif. Cette belle couleur se ternit ensuite peu à peu pour devenir finalement d'un brun foncé, souvent même très noir. Les bouchers savent tirer parti de cette sorte d'oxydation de la viande, en coupant quelques instants à l'avance les pièces servant à faire étalage ou les morceaux qu'on porte à domicile.

Nous avons vu aux halles centrales des morceaux de viande de bœuf qu'un commissionnaire n'avait pas vendus et qui étaient accrochés aux tringles de vente, depuis quarante-trois jours. Ces viandes avaient leurs surfaces extérieures d'un noir d'encre. Si on incisait un endroit quelconque, on constatait que l'intérieur de ces morceaux était d'un rouge foncé, sans mauvaise odeur.

Cette viande serait certainement devenue plus tard de la véritable *carne secca*.

Pendant les pluies et les brouillards, les viandes restent molles ; elles ont une couleur blafarde et sont moins savoureuses.

En hiver, pendant les froids rigoureux, la viande se congèle quelquefois et acquiert une grande raideur. Quand on la coupe, on voit suinter, au bout de chaque fibre divisée, des gouttelettes d'un liquide coloré ; elle est, dans cet état, plus réfractaire à la cuisson et ne cesse de rendre de l'eau.

Sur une coupe oblique pratiquée dans le muscle d'un animal sacrifié en bonne santé, on voit que les faisceaux secondaires forment de petites surfaces donnant des reflets brillants ; dans l'état de maladie, cette même section produit une teinte mate.

Tout le monde sait que le côté d'un morceau de viande reposant sur le marbre ou sur une assiette se ternit, devient blafard et d'un aspect peu agréable. Il en est de même des surfaces de viandes mises en contact avec d'autres viandes. Ce fait se voit surtout sur les viandes foraines serrées dans des paniers, morceaux sur morceaux.

Cette altération locale est encore plus prononcée sur la viande qui a été emballée chaude dans des paniers fermés.

La viande de bœuf, de même que celle de porc, offre normalement des décolorations locales qui ne diminuent en rien sa qualité.

Sur le bœuf, *le tende de tranche* ou *région crurale interne*, le *rond de la semelle* ou *demi-tendineux*, quelques *fléchisseurs de la jambe* ont les fibres moins colorées que celles des régions voisines. On voit également que *l'iliospinal* du porc est très pâle et qu'il se délimite nettement sur une coupe transversale de la région lombaire.

Ces décolorations partielles s'observent sur le poisson et aussi sur la volaille et le lapin où les muscles des membres postérieurs sont toujours de nuance plus foncée que ceux des membres antérieurs.

Cette différence de coloration des muscles est attribuée par les physiologistes à la différence de fonctionnement [1].

Les viandes gelées conservent leur belle couleur lorsqu'elles restent dans les chambres de réfrigération. Quand elles ont subi le contact prolongé de l'air ambiant, elles deviennent ternes et humides; si le temps est chaud, orageux, elles sont sales et dégoûtantes et ressemblent quelquefois à des pièces anatomiques ayant macéré pendant plusieurs jours dans l'eau.

Elles peuvent même être couvertes de moisissures de couleurs diverses (*Penicillum, mucor, aspergillus, rhizopus*, etc.).

Les viandes de boucherie et de charcuterie peuvent être salies par les poussières de la rue, lors de leur exposition extérieure à l'étal. De fins graviers pénètrent par les grands vents dans la graisse, et la viande cuite croque alors sous la dent. Il en est de même de la viande foraine expédiée en paniers à claire-voie dans des wagons mal fermés; au débarquement on la trouve quelquefois couverte de poussière et même de charbon.

La pluie abîme la viande; l'eau, par son contact assez prolongé, lui donne des tons blafards peu agréables à l'œil.

Cet aliment peut être encore sali par la boue lorsqu'il vient à tomber à terre, ou même par la sciure de bois ou le sable.

Transportée dans des voitures sales, on a vu la viande être couverte de terre et de fumier.

La chair des animaux de boucherie peut être également salie par le contact des légumes verts qui déteignent parfois sur elle, lui donnant un goût spécial, ou par celui du poisson dont l'odeur est forte et pénétrante.

III

Dans l'état de maladie, la coloration des viandes de boucherie est notablement modifiée.

L'état fébrile prolongé donne aux muscles une teinte d'un gris terne, passant bien vite au contact de l'air à une coloration d'un rouge pâle sem-

---

[1] Les muscles, dit Mathias-Duval, ont une couleur propre, rougeâtre, tenant à l'hémoglobine musculaire qu'ils contiennent.

Or, pendant la contraction musculaire, il est prouvé que l'état de vacuité est complet si le muscle est contracté à son maximum. Pendant le temps que dure cette contraction, le muscle vit aux dépens de sa propre hémoglobine.

Les muscles qui n'ont qu'une contraction d'une durée extrêmement courte, comme certains muscles de la cuisse du lapin, auront donc une couleur très pâle précisément parce qu'ils renferment peu d'hémoglobine musculaire.

blable à la chair du saumon, ou encore à la viande d'un rosbif cuit à point, d'où le nom de *viande cuite* donné à la chair des animaux fiévreux.

Lorsque les sujets sont morts de maladies aiguës, on rencontre assez souvent sur le bord des muscles un ton gris sale de deux à trois centimètres de largeur qui tranche singulièrement sur le fond de nuance rouge. Les anciens praticiens de notre service disaient alors que la viande avait des *lisières*. Aujourd'hui, on dit que ce sont des lividités cadavériques.

C'est principalement dans la cuisse, dans la partie qui porte en boucherie le nom de *tende de tranche*, qu'on constate cette coloration anormale. On la trouve encore sous l'épaule, lors de l'incision des *pectoraux* et de l'attache supérieure du *grand dentelé* ; elle existe aussi dans tous les muscles, mais à un degré moindre.

En incisant profondément les masses musculaires de la cuisse des sujets fiévreux, il n'est pas rare de voir que certains muscles sont séparés entre eux par une gelée rougeâtre, résultat de la filtration du sérum du sang.

Habituellement le *tende de tranche* est une région qui s'abîme facilement, s'échauffe, comme disent les bouchers ; aussi doit-il exister des décolorations locales dans les muscles qui la composent, et cela sur des sujets sains, décolorations qui peuvent tout d'abord faire supposer un commencement d'altération.

En général, il est bon d'indiquer que la cuisse du bœuf est très épaisse et que, si on ne la divisait à l'étal en trois morceaux distincts, elle ne pourrait se conserver aussi longtemps que les autres parties de l'animal. Le temps de conservation est encore diminué si le vendeur insuffle de l'air dans le but évident d'augmenter le volume de cette région.

A l'époque où la Suisse pouvait encore expédier les cuisses de bœuf, on remarquait que la plupart des *tendes de tranche* étaient ternes et remplis quelquefois de sérosité. Nous avons attribué ce fait au transport en chemin de fer où, par suite du tremblement continuel et des manipulations nombreuses exigées pour les chargements et les déchargements, la rigidité cadavérique n'a pu s'emparer de la masse.

Les viandes, objet de cette constatation, étaient toutes de première qualité et exemptes de signes pathologiques.

On voit qu'il est utile de pouvoir distinguer ce qui appartient à la maladie de ce qui peut être le résultat de causes diverses non justiciables de l'inspection.

Dans l'état de santé, les séreuses (plèvres et péritoine) sont complètement transparentes, et laissent voir les beaux tons des muscles intercostaux internes, et de la paroi abdominale. L'intégrité des séreuses donnera à peu près la certitude que les organes thoraciques et abdominaux étaient sains, ou, dans tous les cas, que leur état pathologique n'avait pas eu de retentissement dans tout l'organisme. L'état pathologique intervient-il ? Elles se ternissent aussitôt, deviennent blafardes, sales et livides, ou bien elles subissent le phénomène d'imbibition et se recouvrent parfois de fausses membranes ou de tubercules.

Ce que nous avons dit au sujet de la fièvre peut s'appliquer à tous nos animaux de boucherie, sauf au mouton, dont la viande reste, même dans l'état fébrile grave, avec une teinte assez foncée.

Dans l'asphyxie, les indigestions avec météorisme, la fièvre de fatigue, les muscles sont d'un brun foncé et la graisse est quelquefois très injectée.

Chez le porc mort d'asphyxie (et le cas se présente souvent au marché aux bestiaux de la Villette) le lard est d'un rouge sombre uniforme et la chair revêt une teinte très foncée, anormale. Néanmoins, il n'en est pas toujours ainsi, car les muscles seuls peuvent rester pâles lorsque la congestion s'est portée sur les organes internes.

Le rouget, la pneumo-entérite infectieuse rendent la viande fiévreuse si les animaux sont tués au dernier moment. Les ganglions dans le rouget du porc sont d'un noir d'encre.

Les inspecteurs du service ont eu à examiner plusieurs fois des viandes de bœuf aussi blanches que celles des veaux de première qualité. Cette altération du tissu musculaire est due à la leucocythémie ; l'examen microscopique du sang a démontré, en effet, la prédominance des globules blancs sur les globules rouges.

Les bœufs sur lesquels cette blancheur du tissu musculaire a été constatée étaient tous en très bon état de santé et d'engraissement.

Nous avons fait préparer un morceau de cette viande blanche en escalope, et il a été trouvé excellent par tous ceux qui en ont goûté, aussi bon que le veau de première qualité.

M. Baillet, de Bordeaux, a eu l'occasion d'observer un cas semblable.

A l'Abattoir de la Villette, les inspecteurs de service ont observé sur un veau la pigmentation des tissus conjonctif et musculaire. « Ce veau, dit M. Moulé, présentait, sur tout le tissu conjonctif sous-cutané, des taches noirâtres nombreuses, de dimensions variées, bien délimitées, disséminées çà et là et gagnant même le tissu conjonctif inter et intra-musculaire. Le poumon participait dans toute son étendue à cette coloration et c'est à peine si on pouvait y trouver quelques ilots ayant gardé leur coloration normale. »

On rencontre assez souvent chez le veau et le mouton des *dépôts blanchâtres* semblables à des pellicules de son situées sur les plèvres, le péritoine, le tissu conjonctif, sur la graisse même où ils tranchent par leur couleur d'un blanc terne, opaque. Ces dépôts sont constitués par une agglomération de cellules adipeuses, tantôt normales, tantôt envahies par des cristaux de margarine.

Indépendamment de ces nuances variables du tissu musculaire et de la graisse, imputables à la maladie, on peut rencontrer dans le tissu cellulaire des sérosités jaunâtres, rougeâtres ou même incolores, des ganglions injectés, des vaisseaux capillaires remplis de sang et formant un réseau à mailles visibles dans certaines régions du corps, comme sous l'épaule ou au grasset.

Les os de couleur blanchâtre à l'état normal sont quelquefois rougeâtres ou même plus foncés dans les maladies asphyxiques.

La section de la colonne vertébrale, d'un rouge vif ou rosé sur les sujets sains, offre souvent des tons sales et terreux lorsque la viande provient de sujets fiévreux.

Dans l'ictère, la graisse, les muscles, le tissu spongieux des os sont d'un jaune safran et même d'un jaune verdâtre assez prononcé. Les muscles ont, dans ce cas, une couleur particulière tirant sur le rouge brique.

C'est surtout sur les moutons que l'ictère est observé ; vivants, ces animaux ont toutes les apparences de la santé, la coloration des muqueuses passant le plus souvent inaperçue au moment de l'achat. Quand la couleur ictérique est trop accusée, il y a indication de retirer les moutons de la consommation. Quant à ceux dont on permet la vente, leur teinte jaune les déprécie toujours.

On sait que, dans certaines contrées, on fait des saignées préventives aux veaux dont on veut blanchir la viande ; le résultat est souvent variable, car cette anémie rapide communique presque toujours aux chairs une coloration d'un gris terne très dépréciatrice et faisant ressembler la viande à celle des animaux crevés.

L'hématurie produit à peu près les mêmes effets ; elle pâlit la viande de bœuf et donne à la graisse une coloration d'un jaune très pâle.

Dans l'atrophie musculaire simple ou sénile, les muscles sont encore d'un beau rouge et la graisse est de couleur normale.

Dans l'atrophie cachectique, dans l'hydrohémie, la viande est pâle et la graisse diffluente. Il en est de même dans la maigreur, l'étisie, le marasme, la consomption et dans toutes les maladies par ralentissement de la nutrition.

Ces divers états sont très communs chez la vache et chez le mouton, où la cachexie aqueuse fait de puissants ravages pendant la saison d'automne.

La saisie, on le conçoit, est ici de règle.

Dans les muscles, on voit la dégénérescence graisseuse et vitreuse ; la première, à laquelle les bouchers ont donné le nom de *blanc de cire*, est très fréquente chez le veau gras où, quelquefois, le tissu musculaire est transformé, sur une grande étendue, en un tissu blanchâtre, lardacé, analogue à la cire vierge.

On trouve encore des foyers purulents de couleur verdâtre et de la grosseur d'un grain de mil à celle d'une lentille, des foyers hémorrhagiques formant, sur une coupe de la viande, des taches noires, isolées, la sclérose, des ecchymoses, des tumeurs charbonneuses, des suffusions sanguines, des déchirures ; on rencontre encore la nécrobiose par suite d'obstruction artérielle, l'infiltration mélanique, la psorospermose crétacée et purulente, le cysticerque du porc et du bœuf, des échinocoques, etc., tous états pathologiques qui modifient notablement la couleur de la viande et sur lesquels il n'est pas besoin d'insister.

On a vu la viande phosphorescente et moisie. La phosphorescence a été constatée par MM. les inspecteurs de la Villette sur un mouton de bonne qualité qui, dans l'obscurité, paraissait lumineux. Sur la viande, surtout au voisinage des os, existaient des points phosphorescents, des traînées lumineuses semblables à celles des vers luisants.

M. Moulé a pu rendre phosphorescent un échantillon de viande en l'ensemençant avec des points lumineux prélevés sur des harengs qui présentent fréquemment ce curieux phénomène (Voir le chapitre *Phosphorescence de la viande*).

En été, on peut trouver facilement des viandes avariées dont la graisse, les aponévroses et le tissu cellulaire sont d'un vert-pré caractéristique.

Depuis que le commerce de la boucherie emploie le sel conservateur (borax ou biborate de soude) en insufflation sur la viande qu'il veut protéger contre les influences atmosphériques, on remarque, à l'époque des chaleurs, que les coupes de certains morceaux de choix sont couvertes d'une fine poussière blanchâtre. Parfois les filets de bœuf sont entièrement plongés dans une solution de ce sel et ont un aspect superficiel terne, parcheminé.

On voit encore assez souvent des morceaux de bœuf qui ont, après cuisson dans le pot au feu, une couleur bronze avec des reflets métalliques, irisés sur la section transversale des fibres musculaires, coloration produite en partie par le jeu de plans aponévrotiques.

Dans les salaisons, la couleur donne des indications qui ne sont pas à dédaigner. Il existe souvent au pourtour des bandes de lard un ton jaunâtre, résultat d'un commencement de rancité.

La viande de porc qui a séjourné peu de temps dans la saumure a une teinte grisâtre ; le salage prolongé lui donne au contraire une coloration plus rouge. Cette belle couleur que le commerce affectionne est obtenue surtout par l'addition de salpêtre.

Lorsqu'on emploie certains lards pour piquer un morceau de viande ou pour assaisonner un plat, on est parfois surpris de constater que la viande cuite (bœuf, veau, mouton) a pris, au contact du lard salé, une teinte d'un rouge carmin ; les saumures trop chargées de salpêtre donnent ce résultat.

On rencontre aussi des lards altérés, puants, dont la consistance et la couleur sont celles du mastic. On en voit d'autres qui ont, par place, des teintes violettes témoignant d'une saumure tournée.

Les jambons avariés par défaut de salage, corrompus en un mot, accusent, sur une coupe intérieure, une coloration lie de vin, devenant aussitôt verdâtre au contact de l'air.

On trouve encore des lards rosés ou d'un rouge très foncé, provenant d'animaux malades (Asphyxie ou Rouget).

Enfin, on peut citer, en dernière analyse, les viandes chromogénées, c'est à-dire altérées par des microbes qui les colorent en bleu, en vert, en rouge, en violet, en jaune orange, etc.

On peut ranger dans cette catégorie la morue rouge, dont on a tant parlé depuis ces derniers temps et qui était altérée par un microbe en forme de sarcine, le *clathrocystis roseopersicina*.

§ 3. — LA CONSISTANCE

En même temps que l'œil intervient à distance dans la recherche des viandes insalubres, le doigt ou mieux la main se pose presque instinctivement sur le morceau à examiner, dans le but de connaître l'état de consistance des muscles : c'est ce que nous appellons le *toucher* de l'inspecteur.

Immédiatement après le sacrifice, la viande est dite *chaude*, *pantelante* ; elle reste dans cet état de mollesse pendant un temps assez long et ne se raffermit bien que 12 heures après la mort : elle perd alors de son poids.

Cette limite dépassée, la rigidité diminue insensiblement, puis la viande devient *rassise* en conservant une certaine fermeté. Le transport en chemin de fer ou en voiture contrarie beaucoup le raffermissement des muscles.

Lorsque la viande provient d'animaux saignés dans le cours de maladies aiguës ou encore habillés *post mortem*, la rigidité n'a pas lieu, ou bien, si elle se produit, elle est de courte durée.

En faisant des pressions successives avec les doigts tendus, si on vient à déceler un tremblement de la masse, une sorte de fluctuation, si nous pouvons nous exprimer ainsi, on est en droit de soupçonner l'existence d'une grande quantité de sérum épanché ou encore des fractures comminutives avec écrasement des parties molles.

Ce tremblement de la viande peut encore caractériser la cachexie aqueuse, l'hydrohémie, l'anasarque. Quoi qu'il en soit, il y a indication de faire découper la viande afin de mettre à jour toutes les lésions pathologiques qu'il est quelquefois nécessaire de mettre sous le nez du propriétaire ou de son représentant.

En général, il est bon de dire que, dans la maladie, les viandes, même de première qualité, sont molles; elles n'ont jamais la fermeté ni la sécheresse des autres provenant d'animaux sacrifiés en bonne santé; la main qui les touche fait reconnaître le degré d'altération qu'elles peuvent renfermer.

On peut aussi sentir à la pression s'il y a des gaz dans la viande (avarie par les influences atmosphériques). Par le toucher, on s'assure encore si le muscle est emphysémateux, crépitant, comme dans le charbon symptomatique. Le soufflage extrême des bêtes maigres donne une sensation de parchemin; on dirait en effet qu'on touche une peau de tambour, tant le tissu cellulaire est distendu et sec.

Sur une incision de la viande, la main rapporte diverses sensations de contact d'une interprétation facile. En palpant la coupe de la viande des bovidés, on sent le grain de la fibre variable, suivant l'âge, la race, le sexe, l'état d'engraissement; on juge également de son degré de sécheresse ou d'humidité.

Quelquefois la viande est poisseuse, collante aux doigts (fièvre de fatigue), ou bien onctueuse comme un corps gras (viande à odeur de beurre rance).

Elle est séreuse dans les cas de fièvre intense, c'est-à-dire que la coupe laisse transsuder une grande quantité de liquide, ou bien elle est flasque, mouillée, donnant une sensation de froid intense à la main (états cachectiques).

Elle est gluante, gélatineuse, chez les sujets trop jeunes et mort-nés.

La graisse subit les mêmes fluctuations et participe de l'état général: fluide, lorsque les animaux sont d'une extrême maigreur ou cachectiques, elle est au contraire pulvérulente, sans caractère onctueux, dans l'anémie.

C'est ordinairement au bassin, dans les interstices des apophyses épineuses des vertèbres dorsales, qu'on juge bien de l'état de consistance de la graisse.

C'est surtout en sciant un os long qu'on peut immédiatement savoir si les animaux ont *leur moëlle* ou ne l'ont pas. Ferme et compacte à l'état sain, au point que le doigt ne peut l'entamer, la moëlle des os devient de la consistance de l'huile dans les cas de marasme et de consomption où la saisie est indiquée.

CHAPITRE II

VIANDES PROVENANT D'ANIMAUX MALADES OU AYANT SUCCOMBÉ A

LA SUITE D'UNE MALADIE INFLAMMATOIRE FRANCHE

VIANDES FIÉVREUSES

C'est la classe dans laquelle sont comprises les viandes saisies sous la dénomination générique de « viandes fiévreuses », que l'on ait pu ou non, selon la présence ou l'absence des organes malades, poser le diagnostic de l'affection aiguë dont le sujet était atteint.

C'est à la fièvre qui se développe à la suite d'inflammations localisées qu'est due l'insalubrité de ces viandes.

La fièvre se manifeste en effet, sur l'animal vivant, par une élévation de la température produite, d'une part, par une augmentation exagérée des combustions organiques, lesquelles se traduisent par la présence en abondance dans le sang et parmi les éléments cellulaires de produits excrémentitiels tels qu'urée, acide urique, leucine, créatine, tyrosine, etc., et, d'autre part, par un trouble du système nerveux régulateur de la circulation et de la température.

Cette combustion anormale au sein des éléments anatomiques nous expliquera plus tard les modifications de couleur survenues dans les muscles. Les désordres circulatoires, notamment dans les capillaires, nous donneront la clé des arborisations, des exsudats que nous rencontrerons quand nous nous occuperons des lésions.

A l'abattoir, notre mission est relativement facile. Un animal devient malade dans les étables ou bien est amené malade du dehors, nous nous rendons compte, du vivant, de son état, et, une fois abattu, l'examen de tous les organes nous fournit des éléments d'appréciation précieux. Il n'en est pas de même quand on opère sur la viande nue, c'est-à-dire dépourvue de tout viscère, et qu'on se trouve privé de renseignements sur l'état de l'animal qui l'a fournie. C'est à ce moment qu'on doit faire preuve de connaissances pratiques étendues, d'autant plus que, dans bien des cas, il y a peu ou presque pas de lésions apparentes.

Il est donc indispensable qu'à une solide éducation scientifique on joigne une instruction pratique aussi étendue que possible.

Quoiqu'on prétende, ces connaissances pratiques constituent une branche assez difficile de l'inspection des viandes. L'autopsie musculaire et l'examen micrographique ne viennent forcément qu'après et donnent par suite une importance majeure à l'étude des signes objectifs.

Les caractères objectifs susceptibles d'éveiller l'attention de l'inspecteur des viandes, si minimes qu'ils paraissent, ne doivent pas être dédaignés, car ils peuvent être l'indice de désordres cachés considérables.

En général, chez une bête dépouillée fiévreuse, les signes révélateurs sont caractérisés par :

1° Une coloration générale terne, d'un rouge plus ou moins foncé. Il est bon cependant de savoir que les viandes qui arrivent dans des paniers des pays étrangers, notamment de la Suisse, sont loin d'avoir un bel aspect extérieur ;

2° Un aspect grisâtre, terreux ou ocreux, du muscle court adducteur de la jambe qui forme la base du plat de la cuisse ;

3° Des arborisations, un aspect d'un gris plombé et gluant des séreuses péritonéale et pleurale, ou bien une teinte livide générale de ces membranes produite par des phénomènes d'hypostase. Les abats logés dans les cavités splanchniques produisent des désordres à peu près analogues. Il suffit de rappeler ce fait pour qu'on se mette en garde contre toute interprétation erronée ;

4° Une injection de la graisse et des suifs, injection qui, dans les cas graves, les pénètre profondément et leur communique une coloration lie de vin. Dans d'autres cas, les suifs ont une coloration particulière les faisant ressembler à de la cire qui, en vieillissant, aurait pris un aspect fuligineux qu'on remarque principalement dans les sillons formés par la disposition mamelonnée du suif ;

5° Une teinte plus ou moins violacée des reins (congestion), caractère qui fait rarement défaut ;

6° Une coloration brûne, noirâtre, de la portion spongieuse des os, visible sur les vertèbres ;

7° L'état des veines apparentes : iliaques, saphènes, sous-cutanées de l'avant-bras, thoraciques internes, qui peuvent contenir du sang en quantité variable ;

8° Le degré moindre de fermeté du tissu musculaire. Le manque de fermeté d'une viande en général et surtout d'une viande provenant d'un animal bien engraissé constitue une excellente indication.

Nous savons cependant que l'état hygrométrique de l'air, que la pratique d'expédier une viande avant son complet refroidissement, sont peu propres à donner de la fermeté aux viandes de boucherie.

Chez un animal malade, il y a en outre un côté de l'animal qui présente plus de lésions que l'autre, bon signe si les désordres sont surtout peu accusés.

C'est parfois enfin la façon dont l'animal a été dépecé qui met l'attention en éveil. En effet, un animal tombe malade dans les champs ou meurt subitement : on n'a pas toujours un boucher à proximité pour faire préparer la dépouille selon les règles adoptées par la boucherie. C'est donc une main inexpérimentée ou peu habile qui procède à ce travail.

Lorsqu'on a reconnu qu'une viande provient d'un animal malade par un ou plusieurs des caractères que nous venons d'énumérer, ou par la constatation des lésions aiguës dans les viscères ou sur certains points du corps, si c'est dans les abattoirs que l'on opère, la mission de l'inspecteur n'est pas terminée : il faut s'assurer par une autopsie musculaire méthodique du degré, de l'intensité des ravages produits par la maladie dans l'intimité des tissus, que l'affection ait ou non occasionné la mort.

Dans les abattoirs, l'article IX de l'ordonnance du 29 août 1879 est formel : « La chair des animaux morts naturellement, sans effusion de sang, est de droit saisie ».

Au sujet de la mort naturelle, il est très important de ne pas la confondre avec la mort accidentelle qui, en somme, dans la majorité des cas, peut être considérée comme un mode d'abatage particulier, et, surtout, avec la mort par asphyxie en usage dans certaines localités pour sacrifier les volailles et même les grands animaux.

On ne sera pas exposé à commettre ces erreurs, si l'on prend toujours pour guide les résultats fournis par l'autopsie musculaire, les affections aiguës longtemps prolongées et la mort quand elle survient, laissant des traces évidentes dans certains muscles que nous ferons connaître.

En passant, il n'est pas inutile de dire que, quand on se trouve en présence des chairs d'un animal malade d'une affection aiguë de nature inconnue, il est bon de pratiquer, avec toutes les précaution reéommandées en pareille circonstance, l'examen microscopique du sang, de la sérosité péritonéale, si l'animal est fraîchement dépouillé, afin de pouvoir éliminer l'idée de charbon et de septicémie.

On doit autoriser la vente des animaux malades quand les désordres sont plus apparents que réels ; cela a lieu lorsque la fièvre de réaction n'a pas encore eu le temps de faire subir aux éléments histologiques un trouble quelconque dans leur nutrition, dans leur vitalité, comme on peut l'observer dans les affections aiguës à leur début. On remarque bien, dans l'espèce, une légère coloration rosée du tissu conjonctif sous-cutané et du suif intérieur, due à des arborisations du système capillaire, mais ces légers désordres sont superficiels. En effet, le suif est blanc à son intérieur, le tissu musculaire est ferme, d'un bel aspect, et exempt de toute infiltration et de toute odeur anormale.

Il n'en est pas de même pour les viandes que l'autopsie musculaire démontre être fiévreuses, dénommées ainsi à cause de l'odeur repoussante qu'elles dégagent, odeur rappelant celle des fébricitants, et non comparable à celle qui s'exhale de la viande ayant subi la fermentation putride à la suite des influences atmosphériques.

Cette odeur *sui generis* est perçue à l'incision de certains muscles de prédilection tels que les adducteurs de la cuisse et de la jambe, le grand dentelé et l'angulaire de l'omoplate, quand on a enlevé l'épaule, et les sus-épineux.

En outre (cette remarque a été faite chez tous les animaux de boucherie) on constate que la section des muscles, d'un brun terne ou grisâtre, blanc sale chez ceux à viande blanche, devient au contact de l'air d'un rouge pâle ardent, acajou, saumon, rouge brique dans les viandes rouges ou brunes, et d'un blanc légèrement terreux si les viandes sont blanches.

En même temps que la couleur se modifie, on remarque que la coupe du muscle se couvre d'une sérosité collante, poisseuse. Il n'est pas rare de trouver également des infiltrations séro-sanguinolentes dans le tissu intermusculaire.

Un fait aussi constant et qui a une grande valeur, c'est que la modification survenue dans la couleur, à la surface des sections musculaires, n'est pas uniforme. Sur une coupe, on remarque des tons divers qui lui donnent un aspect marbré. Ces nuances différentes se réduisent à trois principales : le rose pâle, le rose foncé et le gris. Les tons gris, situés sur les bords des muscles, portent le nom de lisières. Les muscles où on peut les bien voir sont le couturier et les pectoraux.

Quant aux autres tons, on peut les observer partout, notamment à la noix de côte, région de la gouttière vertébro-costale. En effet, on constate que les faisceaux musculaires situés près des os sont d'un rose très pâle, tandis que les autres sont d'un rose foncé.

Des exsudats, des arborisations très remarquables au grasset et sur les aponévroses du grand dentelé et du sous-scapulaire, la couleur lie de vin de la graisse, le sang liquide ou en caillots qui s'échappe de la veine sous-scapulaire et de la veine fémorale, enfin les altérations présentées par les ganglions lymphatiques viennent compléter cette série de lésions.

LIVRE VII

EXAMEN DES CAS SPÉCIAUX MOTIVANT LA SAISIE DES VIANDES

CHAPITRE I

MALADIES MICROBIENNES

TUBERCULOSE. — CHARBON BACTÉRIDIEN ET BACTÉRIEN. — CHARBON DU PORC. — SEPTICÉMIE. — VIANDES A ODEUR DE BEURRE RANCE. — ROUGET DU PORC. — PNEUMO-ENTÉRITE INFECTIEUSE, PNEUMONIE INFECTIEUSE.

§ 1. — TUBERCULOSE

SOMMAIRE. La question de la tuberculose est résolue au point de vue scientifique. — Congrès de Bruxelles en 1883. — D'après MM. Landouzy et Martin les tissus d'un fœtus de six mois issu d'une mère phtisique au troisième degré, sains en apparence, renferment des bacilles de Koch. Tuberculose zooglœique de MM. Malassez et Vignal. — Congrès d'hygiène de la Haye. La tuberculose généralisée est compatible avec l'embonpoint des animaux. — Congrès sanitaire vétérinaire de 1885. — Curieuse observation de transmission de la tuberculose de l'homme à l'homme, de l'homme à l'animal, de l'animal à l'homme. — Congrès pour l'étude de la tuberculose. — Article de l'arrêté ministériel du 27 juillet 1888 réglant la conduite des inspecteurs à l'égard des viandes tuberculeuses; M. Arloing aurait voulu que cet arrêté fut plus rigoureux. — Vœu des membres du congrès. — Fréquence de la tuberculose dans les pays étrangers et à Paris. Caractères macroscopiques des lésions de la tuberculose du bœuf. Tuberculose du veau. Broncho-pneumonie du veau simulant la tuberculose. Tuberculose chez le porc. La tuberculose est inconnue chez le mouton. — Tuberculose des volailles. — Méthodes pour colorer les zooglées. — Tuberculose du cheval. — Méthodes de coloration des bacilles de Koch.

La belle découverte du bacille de la tuberculose par le docteur Koch, l'identité de ce bacille dans la tuberculose des animaux et celle de l'homme, identité établie par Koch lui-même et par M. Nocard qui s'est beaucoup occupé de cette maladie sur l'espèce bovine, les expériences antérieures de Villemin, Chauveau, St-Cyr, Viseur, Toussaint, Galtier, etc., sur la contagiosité de cette grave affection par l'appareil digestif avec les aliments ingérés, enfin les expériences plus récentes de M. Nocard sur deux jeunes renards devenus tuberculeux après avoir mangé en trois fois environ 500 grammes de poumon provenant d'une vache phtisique, sont autant de preuves qui ont fait entrer cette question, très intéressante pour l'inspection de la boucherie, dans une nouvelle phase et paraissent l'avoir résolue en théorie, au point de vue scientifique.

Nous disons au point de vue théorique, car, si on se rapporte à la dernière séance du congrès de Bruxelles, en septembre 1883, où M. Bouley, toujours à la tête du mouvement scientifique, fit cette proposition que « la tuberculose ayant été reconnue expérimentalement transmissible par les voies digestives, le congrès déclare qu'il y a lieu d'éliminer de la consommation les viandes provenant d'animaux tuberculeux, quel que soit le degré de la tuberculose et quelles que soient aussi les qualités apparentes de la viande », on voit que quinze voix seulement se rallièrent à cette proposition, que quatorze lui furent opposées et qu'il y eut neuf abstentions.

M. Lydtin et ses collègues de la commission de la phthisie tuberculeuse, après avoir constaté la contagiosité de la tuberculose et sa transmissibilité possible par les aliments [1], n'osèrent pas présenter une conclusion conforme à leurs idées, et, cherchant à tout concilier, soumirent auparavant au congrès la proposition suivante :

« Pour que la viande et les viscères d'une bête pommelière puissent être livrés à la consommation, il faut que, au moment de l'abatage, la maladie soit reconnue être à son début, que les lésions ne soient étendues qu'à une petite partie du corps, que les glandes lymphatiques se montrent encore exemptes de toute lésion de la pommelière, que les foyers tuberculeux n'aient pas encore subi de ramollissement, que la viande présente les caractères d'une viande de première qualité et que l'état général de la nutrition d'un animal ne laissât rien à désirer au moment où il a été sacrifié. »

C'est cette proposition compliquée, d'une application peu pratique, qui fut adoptée au congrès de Bruxelles.

Comme on le voit, elle n'a pas fait faire un grand pas à la conduite que doivent tenir les inspecteurs de la boucherie en présence des animaux ou des viandes à l'examen desquels on trouve les lésions de la tuberculose. Pour nous, nous devons la considérer comme une disposition temporaire

[1] D'après M. Nocard, la tuberculose peut être considérée comme le type le plus accusé des maladies virulentes inoculables par les voies digestives.

destinée à marquer une période de transition qui aura pour effet de fami-
liariser le commerce de la boucherie avec le mot tuberculose et à le préparer, par suite, à une solution plus conforme avec les données de la
science.

Depuis le congrès de Bruxelles des travaux importants ont été publiés
sur la tuberculose.

« Le 5 janvier 1884, M. Landouzy recueille, dans son service à l'hôpital
Tenon, un fœtus de six mois et demi, né à onze heures du matin, par
accouchement prématuré spontané, d'une mère phthisique au troisième
degré qui succombait quelques jours après. L'enfant, né à onze heures du
matin, meurt à cinq heures du soir.

« Le lendemain, il est apporté au laboratoire de M. Martin où l'autopsie
pratiquée avec un soin minutieux démontre que tous les organes sont absolument sains. Impossible, est-il dit, de découvrir microscopiquement une
lésion si minime qu'elle soit. »

Un morceau de poumon de cet enfant introduit dans le péritoine d'un
cobaye fait mourir cet animal au bout de quatre mois et, à son autopsie,
on trouve les lésions de la tuberculose la mieux caractérisée.

Un fragment de ganglion bronchique de ce cobaye est placé dans le
péritoine d'un deuxième cobaye qui meurt aussi de tuberculose généralisée. Il en est de même d'un troisième cobaye inoculé avec une portion de
poumon du deuxième.

Ces expériences démontrent de la façon la plus éclatante la transmission
de la tuberculose par l'hérédité [1], et, en outre, que les tissus en apparence les plus sains peuvent renfermer la graine tuberculisante sous forme
d'éléments encore indéterminés, de spores très probablement, dont la
tuberculose zoogloeique de MM. Malassez et Vignal pourrait, comme le fait
remarquer avec juste raison M. H. Bouley, constituer cette forme encore
obscure.

Il résulte, en effet, des recherches de MM. Malassez et Vignal « 1° que
les lésions tuberculeuses sans bacilles peuvent produire par inoculation des
tuberculoses bacillaires, ce qui fait supposer que le parasite phymatogène
existe déjà chez elles, mais non sous la forme bacillaire ; 2° que ces mêmes
lésions peuvent aussi produire des tuberculoses non bacillaires dans lesquelles il existe une autre forme ou espèce de parasite, qui doit être considéré comme cause de la maladie ; ce sont des amas zoogloeiques de micro-

---

[1] Depuis, MM. Nocard, Grancher, Galtier et Sanchez-Toledo ont répété en grand les expé-
riences de MM. Landouzy et Martin, sans réussir en aucun cas à transmettre la tuberculose.
Le passage du bacille tuberculeux de la mère au fœtus est donc une exception très rare.
L'ancienne croyance : « On naît tuberculisable ; on ne naît pas tuberculeux », est encore vraie.

coques, de glycocoques, les uns parfaitement distincts, les autres plus ou moins diffusés ; 3° que, dans les générations ultérieures d'inoculations, les zoogloées peuvent disparaître et les bacilles apparaître. »

Voici comment MM. Malassez et Vignal définissent la tuberculose zoogloeïque : « Une affection causée par l'inoculation de produits tuberculeux dans lesquels nous n'avons pas trouvé de bacilles, ayant tous les caractères cliniques et anatomo-pathologiques de certaines tuberculoses, mais présentant, pendant les premières générations, tout au moins, des amas zoogloeïques de microcoques et pas de bacilles. »

Dans la séance du 25 août 1884, au Congrès d'hygiène de la Haye, M. Vallin, professeur d'hygiène au Val-de-Grâce, lut un rapport très remarquable sur le danger de l'alimentation avec la viande et le lait des animaux tuberculeux. D'après M. Vallin, les parties d'un animal tuberculeux non envahies par cet élément ne seraient réellement dangereuses pour l'alimentation qu'autant que la tuberculose serait ancienne, généralisée, étendue à la plupart des organes.

Aussi a-t-il été amené à formuler la proposition suivante : « Provisoirement du moins, on peut se borner à prohiber et à saisir la viande provenant d'animaux atteints de tuberculose confirmée, généralisée, avec amaigrissement commençant. »

Il est d'observation que lorsque les tubercules ont envahi le système ganglionnaire lymphatique, la bête est, en général, dans un état d'étisie ou d'hydroémie tel qu'il ne serait pas nécessaire de faire intervenir l'affection tuberculeuse comme cause de saisie. Mais il n'en est pas toujours ainsi, car les cas de généralisation de la maladie chez les animaux de première qualité sont loin d'être rares.

Pour notre compte, nous possédons plusieurs observations de ce genre. Quand on voit pour la première fois la quantité énorme de tubercules que l'on rencontre dans les organes splanchniques, sur les séreuses viscérales et pariétales des deux cavités ainsi que dans les ganglions lymphatiques des parois thoraciques et abdominales, et que, d'un autre côté, on observe, en même temps, des muscles volumineux, d'une belle coloration rouge marbrée par la graisse, l'abondance du suif aux rognons et une couverture épaisse de quelques centimètres, on est réellement étonné.

Bien qu'à cette époque nous ne fussions pas en possession de l'arrêté ministériel qui indique la façon de procéder en pareille circonstance, la saisie totale n'en était pas moins pratiquée.

Au congrès sanitaire vétérinaire de 1885, séance du 1er novembre, la conclusion ci-après de M. Arloing était adoptée à une grande majorité :

« Il doit être interdit de livrer à la consommation les viandes, même de belle apparence, provenant d'animaux atteints de tuberculose, toutes les fois que les lésions tuberculeuses d'un viscère important ou d'une séreuse ont de la tendance à se généraliser, c'est-à-dire ont franchi les ganglions lymphatiques afférents à ces organes.

Dans les cas où les viandes pourront être livrées à la consommation, les organes tuberculeux et les ganglions lymphatiques voisins seront détruits. »

Cette résolution concilie les exigences de l'hygiène publique avec l'intérêt des producteurs si on admet, avec quelques savants français et étrangers, que les viandes ne sont réellement infectieuses qu'autant que la tuberculose tend à sortir d'un viscère et à se généraliser par l'intermédiaire du système circulatoire sanguin ou lymphatique.

Avant d'arriver au congrès pour l'étude de la tuberculose qui eut lieu à Paris du 25 au 31 juillet 1888 et dont M. Butel fut le promoteur, nous allons relater un fait très intéressant ayant trait au sujet qui nous occupe.

La *Gazette médicale* du 26 août 1886 a publié une curieuse observation du docteur De Lamallerée que nous retrouvons dans le *Recueil de Médecine vétérinaire* du 15 septembre de la même année.

Il s'agit d'un cas dans lequel est établie la triple contagion de la tuberculose:

1° De l'homme à l'homme;

2° De l'homme à l'animal;

3° De l'animal à l'homme.

Le voici résumé succinctement.

Un hameau comptant une dizaine de feux, et très bien situé au point de vue hygiénique, possède une population robuste, car l'on n'y meurt que de vieillesse, de pneumonie ou d'accident.

De retour de captivité en Prusse en 1872, un jeune homme vint se fixer au hameau. Bien qu'atteint d'une bronchite qu'il n'avait pu guérir, il se maria à une forte fille de la localité, de laquelle il eut un enfant, neuf mois après son mariage. Deux mois après la naissance de son fils le mari mourait phthisique. La mère et l'enfant ne tardaient pas à présenter tous les signes de la tuberculose.

Les poules, très friandes des crachats que la malade expectorait aux pieds de son lit, s'étaient également infectées. Dans l'espace de quatre mois onze poules étaient mortes de la tuberculose abdominale.

Enfin une jeune femme habitant au hameau une maison assez éloignée de celle occupée par la phthisique ayant mangé, après cuisson insuffisante, les poules tuberculeuses au fur et à mesure qu'elles succombaient, présentait à son tour tous les signes de la phthisie pulmonaire.

Le 25 juillet 1888, à la séance d'ouverture du congrès pour l'étude de la tuberculose, M. Nocard a exposé qu'il n'avait obtenu qu'un cas de tuberculose par inoculation de suc musculaire provenant de vaches tuberculeuses au dernier degré sur 21 séries d'animaux inoculés. Aussi estimait-il que les dispositions suivantes, qui lui étaient connues et qui devaient figurer trois jours après dans l'Arrêté ministériel du 28 juillet 1888, pour l'exécution du Décret portant la même date, semblaient donner satisfaction aux plus timorés puisqu'elles supprimaient jusqu'à l'ombre du danger :

Art. 11. — Les viandes provenant d'animaux tuberculeux sont exclues de la consommation :

1° Si les lésions sont généralisées, c'est-à-dire non confinées exclusivement dans les organes viscéraux et leurs ganglions lymphatiques ;

2° Si les lésions, bien que localisées, ont envahi la plus grande partie d'un viscère, ou se traduisent par une éruption sur les parois de la poitrine ou de la cavité abdominale.

Ces viandes, exclues de la consommation, ainsi que les viscères tuberculeux, ne peuvent servir à l'alimentation des animaux et doivent être détruites.

La ligne de conduite des inspecteurs à l'égard des viandes tuberculeuses se trouve donc désormais clairement indiquée.

M. Arloing aurait voulu que l'arrêté ministériel fut plus rigoureux. Opérant dans les mêmes conditions que M. Nocard, il aurait obtenu un résultat positif une fois sur deux ; M. Galtier, sur 22 séries, a obtenu cinq succès. Si l'on additionne ces chiffres, on voit que sur 34 séries on a obtenu 7 succès ; c'est-à-dire que dans un cinquième des cas le bacille vivait dans les muscles, et encore, ajoute M. Arloing, il est des raisons pour croire que ce chiffre est inférieur à la vérité ; aussi M. Arloing est-il pour la prohibition absolue des viandes tuberculeuses, ainsi que la grande majorité des membres du congrès qui a voté la proposition suivante :

« Il y a lieu de poursuivre, par tous les moyens, y compris l'indemnisation des intéressés, l'application générale du principe de la saisie et de la destruction totales pour toutes les viandes provenant d'animaux tuberculeux, quelle que soit la gravité des lésions spécifiques trouvées sur ces animaux. »

La tuberculose est-elle fréquente sur nos animaux de boucherie ?

D'après M. Van Hertsen la proportion des animaux tuberculeux à l'abattoir de Bruxelles serait de 4, 61 $_0/^{00}$, pour les bovidés adultes.

A Amsterdam M. Thomassen fournit les chiffres suivants : 2 0/0 pour l'espèce bovine, 0,4 0/0 pour l'espèce porcine.

Le pourcentage des cas observés a été à Utrecht de 0,24 0/0 ; à Franken-

berg de 16,6 0/0 ; à Penig de 17 0/0, à Döbeln de 19,9 0/0, à Zittau
de 22,4 0/0.

En Espagne, on croit qu'il y a 4 ou 5 tuberculeux pour mille.

Dans la République Argentine, la statistique donne un nombre très élevé
pour les races améliorées récemment importées : 10 à 15 0/0 ; chez les animaux indigènes la proportion serait inférieure à 0,5 0/0.

M. Liautard, aux États-Unis, dit qu'il y a 25 à 30 0/0 des animaux qui
sont attteints de tuberculose.

A Copenhague, M. Bang accuse un chiffre de phthisiques s'élevant
à 6 0/0.

D'après M. Semmer, la maladie serait inconnue dans le sud de la Russie,
tandis que dans le nord, où les animaux sont importés et entretenus en stabulation, elle atteindrait parfois 50 0/0.

A Bucharest, M. Vincent rapporte que les cas de tuberculose, qui étaient
d'abord de 2 0/0, se sont élevés à 30 0/0 depuis qu'on indemnise les propriétaires.

D'après M. Bayrou, il y aurait 6 tuberculeux $_0/^{00}$ à l'abattoir de Mon-
tauban.

A Paris, d'après nos statistiques, cette proportion serait également
de 6 $_0/^{00}$.

Quoi qu'il en soit de ces chiffres, il est permis d'affirmer que le nombre
de cas de tuberculose observés dans un abattoir est en raison directe du
nombre de vaches maigres qu'on y sacrifie.

Sur l'espèce bovine cette affection se manifeste presque toujours par des
amas de tubercules formant des agrégats plus ou moins volumineux. Les
organes de prédilection sont d'abord les poumons ; puis, successivement,
viennent les plèvres, le péricarde et les organes de la cavité abdominale, le
péritoine lui-même, les ganglions lymphatiques voisins et même ceux plus
éloignés.

Ces masses tuberculeuses sont mamelonnées, d'aspect jaunâtre, dures,
résistantes, si les tubercules ont subi la calcification. La matière centrale est
au contraire de couleur blanchâtre et plâtreuse, si la calcification a précédé
le ramollissement ; et enfin, d'un gris jaunâtre, caséeuse, s'il n'y a pas eu de
calcification préalable.

Dans les ganglions lymphatiques, les tubercules sont le plus souvent
isolés, les ganglions sont hypertrophiés et contiennent des petites nodosités
du volume d'un grain de millet et d'un blanc grisâtre ou jaunâtre. Ces
tubercules sont aussi susceptibles de subir la crétification et la caséification.

Nous observons très rarement la tuberculose sur les veaux. Notre regretté collègue M. Lavaud en a trouvé un cas le 6 octobre 1888 à l'abattoir

de Grenelle. Le veau était âgé de deux mois et demi et de première qualité. Les tubercules non envahis par l'élément calcaire étaient de couleur blanchâtre et disséminés dans la trame pulmonaire en masses globulaires du volume d'une noix ; sous la plèvre viscérale on en voyait également en plaques irrégulières. Aucun n'était ramolli. L'examen microscopique, fait par M. Moulé, a mis en évidence de nombreux bacilles de Koch.

Antérieurement, les quelques cas simulant cette affection qu'il nous avait été donné de constater n'étaient que des broncho-pneumonies, diagnostic qui, du reste, fut confirmé par M. Straus.

Malgré sa grande réceptivité pour la tuberculose, cette maladie est presque inconnue chez le porc dans nos abattoirs : c'est qu'elle atteint surtout les jeunes sujets, qu'elle les fait dépérir rapidement, et que la mort ne tarde pas à survenir.

Des cas que nous avons vus, deux méritent d'être signalés.

1re Observation. — *Truie âgée de 3 ans sacrifiée à l'abattoir des Fourneaux.* Le poumon, tant sur la plèvre que dans sa substance, offre une grande quantité de nodosités très dures, d'un aspect grisâtre plus foncé sur les bords. Ces tubercules, les uns à peine visibles, les autres de la grosseur d'un pois, sont tous crétacés.

Les ganglions bronchiques hypertrophiés sont envahis par ces productions tuberculeuses ; le foie considérablement augmenté de volume en contient aussi beaucoup.

La rate présente une organisation extérieure remarquable : elle a triplé de volume et ses deux faces sont parsemées de bosselures d'un blanc légèrement jaunâtre et de la grosseur d'une bille à jouer ; la plèvre costale porte cinq à six de ces tumeurs.

Le péritoine, le mésentère et les reins n'offrent rien de particulier.

2e Observation. — *Truie expédiée à la criée des halles sans viscères.* — Couleur rouge de la plèvre costale, qui est tapissée de fausses membranes et de tubercules de diverses dimensions.

Les ganglions lymphatiques du cou et de la poitrine sont hypertrophiés, d'un rouge lie de vin très intense. Ils renferment dans leur épaisseur une grande quantité de tubercules dont le volume varie depuis celui d'une tête d'épingle jusqu'à celui d'une petite noisette ; leur aspect est gris, légèrement jaunâtre. Incisés, on met à nu une matière blanchâtre, plâtreuse, grumeleuse, renfermée dans une coque fibreuse dont on la sépare assez facilement.

Le tissu de la mamelle et des parotides est d'un rose tendre et farci de tubercules.

Chez les deux sujets, ces lésions coïncidaient avec une certaine qualité : le lard était épais, blanc, ferme, et le tissu musculaire normal.

L'examen des tubercules dans les deux cas et du mucus bronchique, qui fut possible dans la première observation, en vue de la recherche du bacille de Koch, par la méthode d'Ehrlich, ne donna pas de résultat.

Avons-nous eu affaire réellement à la tuberculose ? M. Peuch répond affirmativement. Nous n'hésitons pas à nous ranger à l'opinion de l'honorable professeur de Toulouse, et d'autant plus volontiers que, les organes d'un porc pesant 180 kg., qui présentaient les caractères de la tuberculose, ayant été envoyés à M. Perroncito, on ne trouva pas le bacille de Koch, mais les produits de ce porc, inoculés à un cobaye et à un lapin, leur donnèrent la tuberculose avec des bacilles.

Chez le mouton, la phthisie tuberculeuse est inconnue ; en revanche la phthisie vermineuse ou pneumonie vermineuse est très fréquente. Cette dernière affection est due, d'après M. Railliet, au *Strongylus rufescens*, décrit

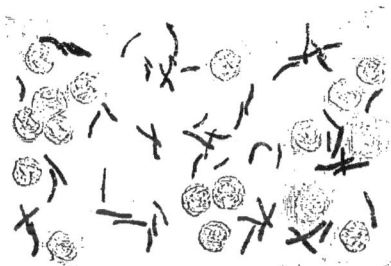

Fig. 27. — Bacilles de la tuberculose dans les crachats.

pour la première fois par Leuckart, et non au *Strongylus filaria*, comme on l'avait à tort prétendu jusqu'ici. Le *Strongylus filaria* produirait la bronchite vermineuse.

La première observation de tuberculose chez les oiseaux de basse-cour a été relatée par M. Nocard à la séance du 22 janvier 1885 de la Société centrale de médecine vétérinaire.

Il s'agissait d'un garçon de ferme poitrinaire qui avait infesté, par le produit de ses expectorations dont les poules se montraient très avides, toute une basse-cour située aux environs de l'école d'Alfort (Fig. 27).

Les lésions rencontrées à l'autopsie de ces poules ayant succombé à la phthisie furent celles de la tuberculose abdominale. Très abondantes dans le foie, les néoplasies l'étaient moins dans l'intestin, la rate, les ganglions, les ovaires, et à peine accusées dans les poumons. Caractère important, le bacille de Koch existait dans tous les organes malades.

M. Johne, de Dresde, avait déjà, en 1882, dit M. Nocard, fait une observation semblable.

Le 21 mars 1885, M. Sinoir, de Laval, envoyait à M. Nocard un poumon
de poule farci de tubercules. Le savant professeur d'Alfort n'ayant pas
trouvé le bacille de Koch dans des coupes très minces pratiquées dans ces
organes et traitées par les méthodes d'Ehrlich et de Koch, avait pour ainsi
dire écarté l'idée de tuberculose ; et ce qui paraissait encore confirmer
cette manière de voir, c'est que dans les observations précédentes le poumon des poules tuberculeuses contenait peu ou pas de lésions. Néanmoins,
poursuivant ses recherches et soumettant de nouvelles coupes aux méthodes
de Malassez et Vignal, M. Nocard eut la satisfaction de découvrir qu'il
avait affaire à la tuberculose zooglœique.

Pour colorer les zooglœés on peut employer les deux procédés suivants que nous empruntons à MM. Cornil et Babes :

« A. On laisse pendant un jour les coupes dans un bain ainsi préparé :

Eau distillée saturée d'huile d'aniline et filtrée. . . . .   9 cent. cubes
Solution concentrée de bleu de méthylène dans l'alcool
   à 90°.   1   »

On décolore ensuite par le mélange suivant :

Solution aqueuse de carbonate de soude à 2 0/0.. . . .   2 volumes
Alcool absolu.   1   »

B. On place les coupes dans le bain suivant :

Solution de carbonate de soude à 2 0/0.. . . . . . .   10 volumes
Eau distillée saturée d'huile d'aniline. .. . .   6 volumes
Alcool absolu   3   »
Solution de bleu de méthylène faite avec 9 volumes d'eau
   distillée et 1 volume de solution concentrée de bleu de
   méthylène dans l'alcool à 90°.   3   »

Les coupes restent dans ce bain pendant deux ou trois jours. Elles
sont ensuites mises dans l'eau distillée, puis dans l'alcool absolu légèrement teinté avec du bleu de méthylène ; on les éclaircit avec de l'essence de
bergamote ou dans la résine Dammar dissoute dans le chloroforme. »

Les communications de M. Nocard sur la contagion aux oiseaux de la
tuberculose humaine ayant éveillé l'attention des vétérinaires, deux nouveaux cas viennent d'être observés, l'un par M. Mollereau, vétérinaire à
Charenton, l'autre par M. Chelchowski, vétérinaire de la ville de Sofia.

Enfin, s'il est démontré que la tuberculose de l'homme se communique aux oiseaux de basse-cour, il est certain que celle de nos animaux domestiques, dont l'identité est la même, peut également leur être transmise.

M. Nocard a du reste résolu affirmativement ce dernier point par l'expérimentation. Il a tué dans un délai variant de six semaines à cinq mois quatre poules, une dinde et six pigeons à qui il avait donné à trois reprises un repas composé d'un hachis de poumons et de ganglions tuberculeux provenant de deux vaches et d'un cheval phthisiques.

La tuberculose des oiseaux de basse-cour peut revêtir des formes très différentes qui ont été indiquées par le savant directeur de l'École d'Alfort.

« La règle est que les lésions sont confluentes sur les organes annexes du tube digestif : le foie, la rate, l'intestin sont le plus souvent farcis de lésions tuberculeuses, parfois énormes et calcifiées ; il est exceptionnel que le poumon soit envahi ; quand il l'est, c'est à la dernière période de la maladie et les foyers sont beaucoup moins nombreux que ceux du foie et de la rate ; sous cette forme, la tuberculose est facilement reconnaissable et d'autant moins dangereuse que, l'animal étant très maigre, on n'est pas tenté de le consommer.

Mais il peut arriver que la maladie affecte une autre forme plus redoutable sur laquelle M. Moulé appela l'attention des membres du congrès pour l'étude de la tuberculose : l'animal est en bon état de chair ; le foie un peu volumineux et pâle semble en voie d'infiltration graisseuse ; on n'y trouve pas trace de ce piqueté blanchâtre qui caractérise le premier stade du développement des tubercules, et cependant si l'on traite, suivant le procédé d'Ehrlich, une trace de la pulpe de ce foie, on met en évidence des myriades de bacilles de Koch. Il s'agit donc d'une véritable tuberculose infectieuse, d'autant plus dangereuse pour le consommateur que rien ne pouvait la faire soupçonner et que, soit sous forme de foie gras, soit sous forme de rôti, l'organe infecté n'est jamais soumis à une température suffisante pour la destruction des bacilles [1]. »

Le cheval n'est pas réfractaire à la tuberculose, car M. Nocard, pour son compte, en possède douze observations en ce moment.

La forme abdominale est la plus fréquente : hypertrophie énorme des ganglions mésentériques et sous-lombaires, de la rate et du foie ; ulcérations profondes et étendues des plaques de Peyer.

Les lésions pulmonaires ne surviennent qu'à la dernière période de l'affection, sous forme d'une infiltration diffuse du tissu conjonctif interlobulaire.

Dans les préparations, les bacilles de Koch sont extrêmement nombreux.

[1] *Recueil de médecine vétérinaire* du 15 septembre, 1888.

Dans le deuxième type, le poumon et les ganglions bronchiques sont seuls atteints. On croirait, dit M. Nocard, avoir affaire à une néoplasie, à un sarcome qui se serait généralisé dans la trame du poumon.

La bacille de Koch est un petit et fin bâtonnet visible avec l'objectif n° 9 Vérick, et mieux avec l'objectif à immersion homogène dans l'huile n° 12 ou 16.

Le critérium de la tuberculose résidant dans la constatation du bacille, il est essentiel de connaître la technique employée pour de semblables recherches.

Il faut d'abord préparer la solution colorante. A cet effet, on mélange 4 0/0 d'huile d'aniline avec de l'eau distillée que l'on agite fortement ensemble. On filtre, et au liquide obtenu par filtration on ajoute 5 0/0 de teinture de fuchsine. On filtre de nouveau, on obtient ainsi une solution [1] d'un beau rouge, propre à colorer les préparations de tuberculose. Il est bon d'en préparer peu à la fois, car elle s'altère assez rapidement.

On prend ensuite un peu de mucosité ou de matière caséeuse du tubercule que l'on place entre deux lamelles et que l'on étale en les faisant glisser l'une sur l'autre ; on laisse sécher ; puis on saisit les lamelles avec des pinces et, séparément, la face recouverte en dessus, on les fait passer ni trop lentement, ni trop vite, trois fois à travers la flamme d'une lampe à alcool. Cela fait, on verse la solution colorante dans une capsule en porcelaine ; on place les lamelles à la surface de ce liquide, le côté enduit de la substance à examiner en dessous ; on porte le tout à l'étuve chauffée à 80°, ou à défaut d'étuve, on emprisonne la capsule contenant les lamelles entre deux assiettes creuses que l'on dispose sur une terrine contenant de l'eau maintenue en ébullition ; dans l'un et l'autre cas, une demi-heure suffit pour que la coloration ait atteint le degré voulu.

Schill, pour aller encore plus vite, chauffe directement avec la flamme d'une lampe à alcool la capsule dans laquelle nagent les lamelles. Des vapeurs se dégagent de la surface de la solution colorante au bout d'une à deux minutes au plus ; on retire alors la lampe à alcool, on laisse encore les lamelles au contact avec le colorant pendant une minute, de telle sorte que trois minutes seulement sont consacrées à la coloration.

Le moment est venu de décolorer les éléments autres que les bacilles. Pour cela, on lave d'abord les lamelles dans l'eau distillée, puis dans l'acide azotique au tiers pendant quelques secondes seulement et enfin dans l'eau distillée.

Si l'on veut avoir la double coloration, il faut encore placer les lamelles

[1] Liquide d'Ehrlich.

dans une solution aqueuse concentrée de bleu de méthylène pendant
quelques instants et finalement les laver une dernière fois dans l'eau distillée.

Dans l'un et l'autre cas les lamelles sont séchées et montées dans le baume
de Canada.

Avec la coloration unique, on voit les bacilles en rouge sur fond incolore
ou légèrement rubis ; avec la double coloration, on les voit également colorés
en rouge sur fond bleu (Voir fig. 28 et Pl. IV, fig. 4).

La recherche des bacilles dans des coupes d'organes tuberculeux exige
que ces coupes soient très minces ; on les colore en les faisant plonger dans
le liquide de teinture et en suivant le procédé dont il vient d'être question
pour la coloration des lamelles recouvertes de mucosité.

Les coupes sont ensuite décolorées de la façon suivante.

La solution colorante dans laquelle elles baignent est enlevée par décantation et remplacée par de l'eau distillée.

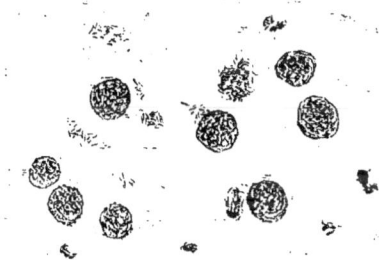

Fig. 28. — Bacilles de la tuberculose dans le sang de l'homme.

A l'aide d'une aiguille, on saisit les coupes et on les promène les unes
après les autres, dans une capsule de porcelaine contenant un peu d'alcool
à 80 ou 90° et dans lequel on a versé quelques gouttes d'acide azotique ;
lorsqu'elles sont un peu décolorées on les remet dans l'eau distillée où elles
se déploient si elles sont plissées ; on les promène de nouveau dans une
autre capsule contenant de l'alcool absolu qui les décolore encore. Lorsqu'on
les juge suffisamment décolorées, on les met dans l'essence de girofle pour
leur donner de la transparence. Enfin, à l'aide d'une petite spatule que l'on
glisse en dessous des coupes, on les place sur une lame de verre ; on laisse
égoutter l'essence de girofle, on met quelques gouttes de baume de Canada
et, finalement, on recouvre d'une lamelle. Par ce procédé on obtient des
préparations irréprochables et dans lesquelles on voit aussi très bien les
bacilles.

§ 2. — VIANDES CHARBONNEUSES

SOMMAIRE. — A. *Charbon bactéridien.* — Difficultés de reconnaître la maladie sur les animaux sacrifiés à l'apparition des premiers symptômes. Moutons atteints de sang de rate saisis à la criée des halles de Paris. — Importance de l'intervention du microscope dans l'examen des viandes charbonneuses. Durée de conservation des bactéridies charbonneuses dans les viandes de boucherie.
B. *Charbon symptomatique.*
C. *Charbon du porc.*

A. Charbon bactéridien. — Le charbon bactéridien a pour cause la multiplication de la bactéridie qui, être aérobie, vit aux dépens de l'oxygène du sang et empoisonne l'économie par les ptomaïnes qu'elle élabore; de là, les phénomènes d'asphyxie des tissus, de là surtout la rapidité de la décomposition de la viande.

Le charbon bactéridien frappe un grand nombre d'espèces domestiques: le mouton, chez lequel la maladie porte le nom plus spécial de *sang de rate*, le bœuf, le cheval, la chèvre, le porc, le lapin, le cobaye, etc. Il atteint également l'homme chez lequel les premiers effets de l'inoculation se traduisent par la pustule maligne.

La bactéridie n'a qu'un mode de reproduction: « mycelium dans le sang des animaux vivants et n'y pullulant que par le mode de scissiparité, ses filaments se transforment après 24 ou 48 heures en corpuscules ovoïdes, très réfringents, qui constituent ses spores, et, comme l'œuf des organismes plus élevés, renferment le *devenir* de l'espèce [1] » (Voir Pl. IV. fig. 1).

Si on dépose une goutte de sang charbonneux dans un milieu de culture on voit en effet, au bout de 24 heures, que la bactéridie s'est cultivée et qu'il y a formation de longs filaments.

Dépassée cette limite, des points brillants apparaissent le long des bâtonnets, points qui vont devenir à bref délai des spores isolées, conservant leur vitalité et leur virulence.

« Dans l'animal charbonneux, au moment de la mort, la bactéridie est exclusivement formée de filaments articulés, sans le moindre corpuscule germe. Au contraire, une culture dans l'urine donne, après quelques jours, une abondance de corpuscules brillants associés ou non à des bactéridies filiformes. Si l'on précipite par l'alcool le sang charbonneux et qu'on fasse

---

[1] BOULEY, *Recueil de méd. vét.*, mars 1881.

dessécher rapidement le précipité qui enferme dans ses mailles toutes les bactéridies, celles-ci, sans exception, deviennent absolument inertes. La même opération appliquée aux corpuscules germes de la bactéridie conserve à ces derniers leur forme, leur aspect et leur puissance d'inoculation ultérieure ou leur faculté de développement dans l'urine neutre [1]. »

Le *bacillus anthracis* ne peut donner des spores qu'au contact de l'air, dans un milieu humide et avec une température de 16 à 40°.

Les cadavres d'animaux morts du charbon se putréfient rapidement et donnent naissance alors au vibrion septique ou aux germes des différentes fermentations putrides qui s'emparent de l'oxygène nécessaire à l'évolution de la bactéridie.

M. Pasteur est parvenu à atténuer le virus charbonneux et à pouvoir prémunir du sang de rate des moutons auxquels il inoculait du virus vaccin, qui a perdu ses propriétés mortelles. Ce procédé, qui a valu à son auteur toutes les félicitations des corps savants, mérite d'être exposé.

« Les cultures des bactéries faites à la température de 30 à 35°, dit M. Roux, donnent bientôt des germes qui sont toujours prêts à reproduire la bactéridie avec ses propriétés redoutables. Il n'en est pas ainsi si on fait la culture à la température de 42°. Dans ces conditions, la bactéridie se développe mais ne donne plus de graine : elle reste donc exposée à l'état de filaments à l'action continue de l'air et de la chaleur.

Si chaque jour on essaye sa virulence en l'inoculant à des animaux, on s'aperçoit bientôt qu'elle ne les tue plus.

Ce n'est pas que cette bactéridie cultivée à haute température ne puisse plus donner des germes : elle en donnera rapidement si on la cultive de nouveau à 30 ou 35°, et les germes conserveront la virulence de la bactéridie filament d'où ils viennent; de sorte qu'il suffit de puiser chaque jour une trace de bactéridie dans le flacon de 42° et de cultiver à la température de 35° pour avoir une série de cultures de virulence décroissante, avec des germes qui fixent chacune de ces virulences spéciales [2]. »

Depuis lors, le virus charbonneux a été atténué de diverses manières. M. Chauveau a employé l'air comprimé pour arriver aux mêmes résultats.

MM. Chamberland et Roux se sont servi des agents antiseptiques. M. Duclaux a mis à profit l'action de la lumière solaire : procédés sur lesquels nous ne pouvons nous étendre davantage, sans sortir des limites de notre cadre.

« C'est aux voies digestives que revient le rôle prépondérant dans l'absorp-

[1] Pasteur et Joubert.
[2] Conférence faite à Nogent-sur-Seine, par M. Roux.

tion des germes charbonneux. Il est certaines régions, en Beauce, en Brie, etc..., où l'on ne peut faire paître les troupeaux. sous peine de voir apparaître, après quatre ou cinq jours, des cas nombreux de charbon. Les habitants désignent ces endroits sous le nom de *champs maudits*.

« Comment expliquer alors cette influence des localités? L'observation rigoureuse des faits montre que là où ont été abandonnés ou enfouis des cadavres charbonneux, la maladie est pour ainsi dire ensemencée, et qu'après 2, 3, 5, 10 ans, les bestiaux qui vont y paître sont presque fatalement frappés par le fléau [1]. »

Renault et Davaine avaient dit que le charbon pouvait être communiqué par les voies digestives intactes, tandis que M. Colin avait conclu qu'il fallait une solution de continuité de l'épithélium.

M. Pasteur est venu, qui a montré que la transmission du charbon se fait par les spores du bacillus anthracis conservées pendant des mois et peut-être des années dans la terre, ramenées à la surface par les vers, déposées sur les plantes que broutent les moutons et finalement mises en contact avec la muqueuse de la bouche et du pharynx, d'où elles infectent l'animal.

Le charbon s'observe fréquemment sur les viandes foraines expédiées aux halles de Paris. Il est toujours difficile, disons-nous dans nos rapports adressés à M. le Préfet, de reconnaître l'affection charbonneuse sur des viandes dépourvues de viscères et provenant d'animaux sacrifiés à l'apparition des premiers symptômes. Cette difficulté de diagnostic est aussi très grande du vivant de l'animal ainsi que semblent l'indiquer les nombreuses lettres de nos confrères de la province, informant le service que l'animal, objet de notre saisie, était peu malade, n'avait souvent que de l'entérite ou de l'enterorrhagie.

On comprend donc de quel secours est ici l'observation pour arriver à trouver au milieu des viandes saines exposées en vente celles simplement suspectes de maladies ou mieux celles ne présentant que des signes objectifs se rattachant d'une manière éloignée aux lésions cadavériques. Le service a, en effet, à plusieurs reprises, retiré de la consommation des lots entiers de moutons offrant extérieurement des signes si peu significatifs d'insalubrité qu'il a fallu l'examen microscopique pour en prononcer la saisie.

Nous nous rappelons même à ce sujet un lot de sept moutons, en parfait état de graisse, n'ayant pour tout signe révélateur qu'une section du cou un peu moins nette que d'habitude, comme si les animaux avaient été sacrifiés à la hâte par une main peu exercée. Mais un examen sérieux nous a

---

[1] *Maladies contagieuses* (Notes prises au cours de M. le professeur Nocard).

montré que les plèvres étaient légèrement teintes en rose, sans autres lésions.
La graisse était en effet de couleur normale, le péritoine sain ne laissait dégager aucune odeur de météorisation, la viande était belle et ferme. L'épaule
levée n'offrait rien de particulier, si ce n'est l'injection des ganglions ; enfin,
le sang noir, incoagulé, devenait rutilant à l'air.

Ainsi, sur ces moutons que le commerce eût certainement achetés à un
très bon prix, l'inspection avait mis son *veto* par le seul fait d'une section
irrégulière du cou et aussi par suite d'une légère imbition des plèvres.
L'examen du sang de chaque mouton pratiqué ensuite faisait voir les bactéridies classiques du charbon ; la saisie dès lors fut prononcée en toute
connaissance de cause.

Ce n'est pas toujours ainsi que les viandes d'animaux atteints de charbon
se présentent à notre vue ; souvent au contraire les symptômes ne font pas
défaut et sont nettement accusés ; on relève alors l'injection de la graisse,
la congestion et l'hypertrophie des ganglions, la décoloration des muscles
qui prennent au contact de l'air une teinte d'un rouge vif, saumoné, des
lividités sur les séreuses, des suffusions, des ecchymoses, etc.

Les ganglions ne sont pas toujours malades et quelquefois même leur
altération est à peine sensible, surtout si on examine les ganglions du côté
opposé à celui où l'animal était couché.
M. Toussaint, dans ses recherches sur les
affections charbonneuses, attribue au phénomène d'hyperhémie cette particularité remarquable.

A l'intérieur des vaisseaux, on voit que la
séreuse est violacée.

Les reins qu'on peut quelquefois examiner
dans leur enveloppe de graisse laissent voir,
sur la coupe, des points hémorrhagiques.

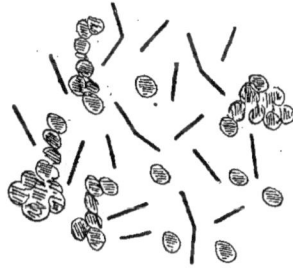

Fig. 29. — Charbon bactéridien.
oc. 9. obj. 3. Vérick.

Le sang retrouvé dans les veines est le
plus souvent noir, *incoagulé*.

Dans une autopsie faite à l'abattoir, on peut voir des ecchymoses sur le
cœur et le poumon, des hémorrhagies capillaires dans l'intestin congestionné par endroits, et, point capital, examiner la rate qui est volumineuse,
bosselée, friable.

Pour compléter cette étude, nous porterons sur le champ du microscope
une goutte de sang provenant d'une bête atteinte de charbon, afin d'obtenir
des détails plus intimes.

Les globules sanguins, isolés ou agglutinés par endroits, laissent
entre eux des espaces où existent les bactéridies, immobiles, de $0^{mm}007$

à 0 $^m/^m$ 012 de longueur, le plus souvent droites, quelquefois coudées ou adossées l'une à l'autre pour former des angles variables (fig. 29).

Ces bactéridies sont composées d'articles réguliers, visibles à un fort grossissement.

Dans l'examen microscopique du sang pratiqué 48 heures après la mort, on peut trouver déjà, à côté des bactéridies charbonneuses, le vibrion septique.

La bactéridie charbonneuse, fait important à signaler, se conserve longtemps dans le sang des viandes de boucherie.

A notre laboratoire des halles, M. Canal a pu s'assurer que, sur un gigot de mouton saisi pour cause de charbon, 8 jours auparavant, le sang pris dans les vaisseaux de la profondeur de la région contenait encore des bactéridies à l'état de pureté.

M. Nocard a confirmé le fait par la culture et a pu inoculer ce sang de 8 jours à des cobayes qui sont morts charbonneux, l'un 22 heures, l'autre 24 heures après l'inoculation. De plus, ce dernier cobaye, conservé 17 jours à la température de 12°, renfermait encore, au bout de ce temps, des bactéridies cultivables et virulentes.

M. Boutet de Chartres, en 1876, a prouvé d'une manière absolue que les viandes rôties saignantes étaient encore propres à transmettre le virus charbonneux. Les inoculations qu'il fit avec le jus recueilli d'un bifteck d'animal charbonneux eurent un plein succès.

Notre manuel opératoire pour l'examen microscopique du sang est fort simple.

Nous cherchons autant que possible à puiser du sang dans un vaisseau profond, intact, comme la thoracique interne, la saphène, les veines axillaires, etc. — Le point trouvé, la veine est d'abord incisée transversalement, puis des pressions sont faites sur le trajet du vaisseau afin de faire sortir le plus possible du liquide qu'on place ordinairement dans un verre de montre. La pipette capillaire est préférable, car elle permet, sur nos viandes de boucherie, le plus souvent exangues, de recueillir les moindres traces de sang.

Si nous insistons autant sur la manière de prendre le sang des viandes de boucherie, c'est afin d'éviter les causes d'erreur qui ne manquent pas de surgir lorsqu'on le récolte à la sortie des vaisseaux incisés depuis longtemps ; le sang qui a séjourné à l'air ou près du péritoine peut en effet contenir des germes provenant de ces milieux.

Une fois le sang recueilli, il n'y a plus qu'à l'examiner au microscope. Deux moyens sont en présence, également bons : le premier, appelé par voie humide, consiste à placer une légère goutte de sang sur une lame de verre et à la recouvrir d'une lamelle plus mince, en la lutant provisoirement avec un peu de glycérine, d'huile ou même de collodion, si l'on veut empêcher l'action de l'air sur les globules.

Avec cette préparation par voie humide, préférable à toutes les autres, on voit très bien les bactéridies charbonneuses immobiles, formées d'articles régulièrement segmentés et avec des angles variables.

Dans le deuxième procédé ou par voie sèche, la goutte de sang placée sur la lame de verre est chassée vivement au dehors, au moyen d'une baguette en verre qu'on fait glisser à la surface de la plaque, et qui ne laisse à sa suite qu'une traînée excessivement mince de liquide. On agite ensuite au contact de l'air la lame ainsi préparée, et le sang séché laisse voir des bactéridies plus courtes, rétrécies par la dessiccation. Les globules, par ce procédé, sont le plus souvent très ronds.

On peut encore placer une goutte de sang entre deux couvre-objets

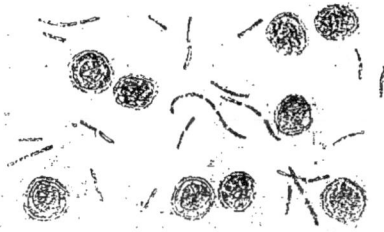

Fig. 30. — Bacilles du charbon du sang de lapin.

qu'on fait glisser lentement l'un contre l'autre, de manière à les isoler complètement.

On les agite également à l'air ou à travers la flamme d'une lampe à alcool, et les bactéridies sont pour longtemps fixées. On peut même colorer ces deux plaques avec le bleu de méthylène ou encore avec la fuchsine, si l'on désire avoir des préparations plus nettes (Fig. 30).

Enfin, il reste encore à faire une inoculation d'essai à un cobaye afin de savoir si l'animal meurt véritablement du charbon. Ce moyen, que nous employons depuis peu, permet d'établir un procès-verbal de constatation dont les éléments ne peuvent être discutés.

Depuis que les examens microscopiques sont régulièrement faits sur les viandes des halles, les dangers de la manipulation sont écartés de plus en plus et partant la pustule maligne est bien plus rare. Il est vrai de dire aussi que l'administration, en faisant adopter le couvre-nuque aux forts à la viande, a éloigné dans ce personnel les chances d'inoculations charbonneuses.

B. **Charbon symptomatique.** — Cette variété de charbon, bien étudiée par MM. Arloing, Cornevin et Thomas, est caractérisée par la présence dans les muscles de tumeurs emphysémateuses dont le développement est très rapide. La mort en effet arrive en 36 heures environ, souvent même au bout de 12 heures.

En incisant une tumeur, on voit que les muscles sont noirâtres, striés de vergetures de couleur un peu moins foncée. A la périphérie, il y a une sérosité jaunâtre assez abondante qui filtre dans les parties déclives. Presque toujours, il y a des décollements entre les faisceaux musculaires distendus par les gaz.

Le virus réside surtout dans les tumeurs, néanmoins à la dernière période de la maladie le bacille se trouve dans le sang.

Cette bactérie est anaérobie et a la forme d'une massue possédant une spore à son extrémité renflée, d'autres disent que le microbe est en battant de cloche ; quelquefois il est court, sans caractères particuliers (Fig. 31).

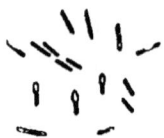

FIG. 31. — Charbon symptomatique.

Nous avons été à même de voir plusieurs fois cette affection sur nos viandes foraines. Dans deux cas, nous avons trouvé qu'il y avait également une odeur de beurre rance jointe à la présence du bacille particulier à cette altération.

Les bovidés contractent le charbon symptomatique ainsi que les espèces ovine et caprine ; le cobaye meurt de l'inoculation, tandis que le lapin résiste.

La chair des animaux morts du charbon ou abattus comme atteints de cette affection est prohibée par l'article 14 de la loi du 21 juillet 1881 [1], et le décret du 28 juillet 1888.

C. **Fièvre charbonneuse du porc.** — A ce sujet, voici la note que M. Villain a communiquée à la Société Centrale de médecine vétérinaire.

« Le 14 mars, à la criée des viandes (halles centrales), j'eus l'occasion

[1] La pustule maligne est caractérisée d'abord par une tache rougeâtre à l'endroit de la piqûre ; une vésicule naît ensuite, que les malades déchirent ordinairement avec leurs doigts à cause d'un prurit intense ; enfin apparaît la surface noire qui s'élargit et s'entoure d'une auréole inflammatoire sur laquelle se forment des vésicules nouvelles. Les ganglions les plus voisins augmentent de volume et s'engorgent à mesure que l'inflammation fait des progrès et que la fièvre s'allume. On a comparé la pustule maligne en pleine évolution au chaton d'une bague entouré de petites perles.

Comme traitement rapide, on a conseillé la cautérisation avec les caustiques ou mieux avec le fer rouge ; les injections d'iode autour de la piqûre ont été également préconisées ; la solution d'iode au 1/500 a été recommandée par Davaine à l'intérieur et à l'extérieur.

Le conseil d'hygiène et de salubrité du département de la Seine, dans sa séance du 7 juillet 1882, recommande, par l'intermédiaire du préfet de police, à toutes les personnes sujettes par leur métier à contracter le charbon, d'aller à la moindre piqûre ou enflure trouver un médecin.

d'examiner avec attention un porc que les inspecteurs du service de la boucherie avaient saisi le matin. Cet animal offrait tous les signes de la mort naturelle ; je dis plus, on pouvait, par les lésions cadavériques répandues dans les tissus, affirmer à peu près que le porc avait succombé à une affection suraiguë.

La viande était en effet fiévreuse.

De couleur pâle, décolorée, elle offrait sur une coupe une teinte d'abord d'un gris terne qui prenait, après un certain temps d'exposition à l'air, une coloration d'un rouge vif, semblable à la chair de saumon. La fibre était très humide ; il y avait en outre, dans certains endroits du corps, au grasset [1], sous l'épaule, des infiltrations légères du tissu cellulaire.

Le péritoine était livide, principalement sur la portion charnue du diaphragme; les plèvres n'avaient plus leur brillant et paraissaient imbibées. Les reins présentaient une coloration très noire, l'infiltration des ganglions était légère.

Ces quelques signes suffisent pour démontrer que ce porc devait être retiré de la consommation.

Le lard avait une couleur normale ; la peau, intacte dans toute son étendue, ne présentait *aucune tache:* je souligne ce mot intentionnellement.

La saisie approuvée, je priai l'inspecteur d'examiner du sang et, à cet effet, j'en prélevai, sous l'épaule levée à cette intention, quelques gouttes sorties d'une incision faite aux veines axillaires. En faisant cette analyse, j'avais pour but de confirmer des observations antérieures, c'est-à-dire l'affection charbonneuse.

On fut surpris d'abord lorsque je prononçai ce mot; moi-même, je l'avoue, j'avais hésité les premières fois à reconnaître cette affection; la lecture de mes auteurs était encore trop fraîche à la mémoire pour oser parler de cette maladie. Néanmoins, après plusieurs observations bien circonstanciées faites — coram populo, — j'arrivai à dire que la fièvre charbonneuse existait chez le porc telle qu'elle se trouve sur le bœuf et le mouton.

Je reviens à mon analyse... Le sang fut donc porté sur le champ du microscope avec toutes les précautions édictées en pareille circonstance, et tous les inspecteurs-vétérinaires de service ce jour aux halles purent se rendre compte qu'il renfermait des bactéridies immobiles, en tout semblables à celles du charbon du bœuf ou du mouton. Elles avaient même dimension, même conformation; la segmentation était également visible et, je ne crains pas de l'annoncer, un observateur non prévenu n'aurait pu faire de distinction à leur égard.

---

[1] Pli de la peau qui va de la rotule au ventre.

Des préparations successives faites avec le sang amenèrent toujours le même résultat.

J'étais donc bien en présence d'un cas véritable de charbon du porc que, jusqu'à ce jour, on avait, je crois, peu, je dirai même point reconnu.

En effet, en ouvrant le dictionnaire vétérinaire de Bouley, on voit qu'à l'article charbon il est fait surtout mention d'ecchymoses, de taches brunes de couleur lie de vin qu'on observe, d'après ces auteurs, sur la peau des porcs atteints de cette affection. On les signale spécialement à l'attention des praticiens.

Le *Traité de chirugie de Gourdon* porte que le porc est atteint d'anthrax, de soie, de glossanthrax, variétés, pour cet auteur, de l'affection charbonneuse.

Pour Lafosse, les porcs présentent souvent des taches rouges, violacées, de grandeur variable, bien visibles surtout aux oreilles, au plat des cuisses et sous le ventre, d'où le nom de *rouget, mal rouge, érysipèle gangréneux,* donné à la fièvre charbonneuse qui les frappe.

M. Zundel, dans son dictionnaire, parle aussi de taches et de tumeurs et emploie des noms divers tels que *mal rouge,* asphyxie, pour signifier le charbon du porc.

Dans Littré, on vise également les taches.

Le *Traité de police sanitaire de M. Reynal* offre encore plus de confusion : on se sert en effet, pour caractériser cette maladie, des mots *rouget, mal rouge, érysipèle gangréneux,* etc., et on invoque ensuite, comme élément principal de diagnostic, les taches violacées, livides, répandues dans certains endroits de la peau.

Seul, M. Bénion, dans son *Traité des maladies du porc,* parle de fièvre charbonneuse avec ou sans éruption ; il décrit même un charbon de la langue et l'angine charbonneuse.

A l'époque où parurent ces divers ouvrages, le rôle de la bactéridie était encore peu connu ou insuffisamment étudié.

M. Baillet, dans son *Traité des viandes de boucherie,* semble faire une confusion entre le rouget du porc et l'affection charbonneuse. Il décrit, d'après Roche Lubin, Bouley, Reynal, des taches foncées qui existent aux oreilles, au ventre et à la face interne des cuisses, symptômes qui, on le voit, ressemblent à ceux du rouget.

Dans ses recherches expérimentales sur la maladie charbonneuse, M. Toussaint a essayé vainement de produire expérimentalement le charbon sur le porc. Les lésions qu'il a obtenues sur ses animaux d'expériences sont toujours restées locales. Les porcs inoculés, tués quelques mois après, ont montré des abcès énormes commençant à devenir crétacés.

Enfin, M. Galtier, dans son *Traité de la police sanitaire*, s'exprime en ces termes au sujet de cette maladie contagieuse :

« Chez le porc, le charbon se montre sous forme de fièvre charbonneuse accompagnée d'éruption cutanée, d'érysipèle, de taches rougeâtres, de taches gangréneuses, sous forme de glossanthrax ; mais il y a lieu de se demander si les auteurs qui ont décrit le charbon chez le porc ne se sont pas trompés, car, d'après des expériences récentes, cet animal serait à peu près réfractaire aux inoculations charbonneuses. »

D'après tous ces auteurs, dont les idées résument à peu près les données de la science depuis un demi-siècle, on voit qu'il y a une entente admirable pour décrire une maladie à laquelle les progrès actuels de la micrographie ont fait donner le nom de rouget : nul doute à ce sujet.

Je passe sous silence l'asphyxie du porc que le service d'inspection est à même de voir tous les ans au marché de la Villette, lors des grandes chaleurs ; j'ai regardé spécialement le sang d'un grand nombre de porcs dont la peau était alors tachée, cyanosée par défaut d'hématose, et n'ai pas trouvé qu'il contenait de bactéridies.

Aujourd'hui, je constate une maladie parfaitement définie que M. Pasteur a étudiée complètement sur les bovidés, et les ovidés, et qui se présente, à mon avis, sur le porc avec les mêmes caractères classiques.

Sur les porcs que j'ai examinés, je n'ai jamais trouvé ni tache, ni plaque, ni ecchymoses ; j'ai toujours vu au contraire la peau avec sa teinte normale et le lard dans sa blancheur accoutumée. Les lésions que j'ai rencontrées portent principalement sur les muscles, le tissu cellulaire, les ganglions et les séreuses.

Voulant pousser plus loin les investigations, je recueillis un peu de sang de ce porc et l'inoculai avec la lancette à deux cobayes. Cinquante-six heures après l'inoculation, un premier sujet mourait et présentait dans le sang de nombreuses bactéridies. Le deuxième succomba au bout de 3 jours ; son sang examiné renfermait en grande quantité des bactéridies ordinaires de la fièvre charbonneuse.

La rate de ces deux animaux d'expérience était fortement grossie ; sa surface bosselée donnait à l'incision un liquide noirâtre et boueux.

Le résultat était probant.

Telle est dans sa simplicité la note que je crois devoir porter à la connaissance de mes collègues et confrères. La symptomatologie n'a pu être faite : le fait se conçoit. L'autopsie elle-même pèche dans bien des points, vu l'absence des viscères. Aussi me suis je contenté de poser à l'heure actuelle des jalons qui, sans doute, permettront aux praticiens de compléter cette étude sur le vif et d'élucider pour l'avenir cette question nouvelle : j'ai nommé *la fièvre charbonneuse du porc.* »

M. Nocard, à qui nous avions parlé de nos expériences, essaya vainement de communiquer par inoculation le charbon au porc.

Depuis cette communication, M. Peuch a pu confirmer nos dires par des expériences instituées en vue de son enseignement.

Injectant du sang d'un cobaye mort du charbon dans le tissu cellulaire d'un porc, ce dernier succombe 71 heures après l'inoculation en présentant les lésions suivantes :

« Aux points inoculés, vaste infiltration de sérosité jaunâtre, gélatini-forme, s'étendant jusqu'à la région sussternale. Ganglions inguinaux corres-pondant aux points inoculés, noyés dans l'œdème, hypertrophiés, violacés. Réplétion de la veine cave postérieure et de ses affluents collatéraux. Pas de suffusions sanguines sur le péritoine. Rate d'une teinte plus violacée que dans l'état normal, bosselée à sa base, mais non hypertrophiée dans toute son étendue ; toutefois cet organe renferme des bactéridies. Il en est de même du sang et surtout de la sérosité de l'œdème.

M. Peuch inocule ensuite la pulpe splénique et le sang de cette truie, par deux piqûres sous-cutanées, à une deuxième truie, à un cobaye, à un lapin et à une brebis. La truie résiste non sans avoir été malade, tandis que les trois autres animaux meurent du charbon.

§ 3. — VIANDES SEPTICÉMIQUES

SOMMAIRE. — La septicémie d'après Pasteur et Nocard. — Les matières pu-trides et la septicémie de Colin. — Les trois septicémies de Koch. — Infection putride, gangrène traumatique (septicémie chirurgicale). — La septicémie d'après Cornil et Babès, Klein. — Viandes septicémiques d'après Zundel.

Cette appellation sert, dans l'inspection de la boucherie, à caractériser des viandes qui présentent des signes cadavériques manifestes, avec la présence du vibrion septique dans les liquides de l'économie et aussi dans le sang.

Cette affection peut naître sur les viandes de boucherie primitivement altérées par la maladie ou la mort naturelle et aussi, comme le veulent quelques-uns, sur les viandes saines, lorsque les germes apportés par l'air retombent sur elles et pullulent.

C'est surtout sur la viande foraine de bœuf que cette affection est observée ; elle apparaît, en effet, après la métrite, la non-délivrance, la gangrène traumatique, le charbon, et en général après la résorption des matières putrides venant du corps. On la voit aussi sur le mouton, le porc, le cheval, la chèvre, le lapin, le cobaye. L'âne, la poule, le pigeon, le chat et le chien la contractent également.

« Lorsqu'on fait l'autopsie d'un animal qui vient de mourir de gangrène traumatique, dit M. Nocard dans son Cours, on trouve constamment, dans la sérosité du péritoine ou de l'œdème qui entoure le point gangréné, un long vibrion animé de mouvements onduleux comparables à ceux d'une couleuvre ou d'une anguille (Pl. IV. fig. 2).

« Le sang ne renferme rien d'anormal lorsqu'on l'examine aussitôt après la mort ; si au contraire on a tardé quelques heures à faire l'autopsie et qu'on examine une gouttelette de sang pris dans une des veines mésentériques, on est tout surpris d'y trouver le même vibrion qui parcourt le champ du microscope en serpentant au milieu des globules sanguins. »

C'est ce vibrion qui est l'agent essentiel de la septicémie, et M. Pasteur lui a donné le nom de *vibrion septique*, être *anaérobie* qui ne peut se développer que dans les liquides privés d'oxygène libre. C'est ce qui explique comment on peut trouver le vibrion septique dans le sang des viandes foraines que nous examinons très tardivement, quand elles proviennent de localités éloignées.

Le vibrion septique cesse de se développer au contact de l'air, et l'on voit apparaître des spores sous forme de points brillants tout le long du mycelium. Ces spores résistent à toutes les causes ordinaires de destruction des êtres vivants ; elles ne perdent leurs propriétés qu'à une température de 110°.

D'après Colin, la septicémie peut être produite de deux manières : ou par l'injection d'un liquide putride, ou par l'inoculation d'un animal septicémique.

A l'aide de la matière putréfiée prise dans une plaie ou en dehors de l'organisme, elle naît difficilement et avec lenteur, sans prendre d'emblée ses caractères définitifs. Au moyen du sang d'un animal septicémique elle est, au contraire, engendrée ou transmise très vite et à coup sûr.

Le sang que la maladie a altéré sur le lapin y acquiert une puissance infectieuse étonnante [1].

D'après Weichselbaum, du collège médical de Vienne, on entend par septicémie une affection produite par décomposition putride du sang, et par pyohémie une maladie produite par pénétration du pus dans le sang. La distinction clinique de ces affections consiste dans la preuve des métastases dans la pyohémie et dans leur absence dans la septicémie.

---

[1] COLIN. *Nouvelles recherches sur l'action des matières putrides et sur la septicémie.*

Cependant, comme on trouve des métastases aussi dans la septicémie, on établit une troisième forme mixte, nommée septico-pyohémie.

M. Signol a eu l'idée d'inoculer méthodiquement le sang de chevaux sains, tués par asphyxie, à des moutons et à des lapins : tous les animaux auxquels ce vétérinaire distingué inoculait du sang pris dans les veines profondes du cheval succombaient fatalement en moins de vingt-quatre heures, par suite de septicémie gangréneuse due au développement du vibrion septique.

Le vibrion septique existe, en effet, toujours quinze heures après la mort dans le sang des veines mésaraïques de tout cheval sain. Depuis, on s'est aperçu que ce fait se reproduit avec des caractères identiques chez tous les herbivores. La raison en est que les vibrions septiques sont très répandus dans l'atmosphère, les poussières, les eaux communes ; que tous les animaux en ingèrent avec les aliments et les boissons ; qu'ils résistent à l'action des sucs digestifs et sont expulsés avec les excréments sans avoir rien perdu de leur vitalité [1].

Si l'on injecte une culture de vibrion septique dans les veines d'un mouton, cet animal ne meurt pas, il est prémuni au contraire contre toutes les inoculations de ce genre.

Cependant si, comme le fait M. Chauveau, on bistourne un bélier préalablement inoculé dans le sang, du virus septique, le sujet d'expérience meurt d'accidents septiques.

Koch a produit chez les animaux trois espèces de septicémies, différentes entre elles non seulement par leur forme anatomo-pathologique, mais aussi par leurs microbes.

La première, nommée œdème malin, est identique à la septicémie de Pasteur ; elle peut être produite en introduisant du terreau dans la cavité abdominale des lapins. La terre végétale contient en effet des bacilles caractéristiques de cette espèce de septicémie ; ceux-ci ont une grande analogie avec ceux de la pustule maligne, mais ils sont plus étroits et arrondis ; ils ne se trouvent jamais dans le sang.

La seconde espèce, analogue à la septicémie de Davaine, peut être produite chez le lapin par l'injection du sang putride. Les bacilles de cette septicémie ont une forme ovale aux bouts arrondis ; les extrémités se colorent plus vivement que le centre ; leur longueur dépasse leur largeur et ils peuvent être inoculés aux oiseaux et aux souris.

La troisième forme, la septicémie des souris, fut déterminée par Koch en injectant du sang putride sous la plèvre.

---

[1] NOCARD. Communication à l'Ac. de méd. (23 avril 1889).

Les bacilles de cette forme sont extrêmement ténus; ils se trouvent en quantités énormes dans le sang, enfermés dans les globules blancs.

La pyohémie a été aussi obtenue artificiellement par Koch, par injection de matières putrides ; elle est caractérisée par de nombreux cocci en partie isolés, en partie réunis en zooglées.

M. Zundel a communiqué à la société vétérinaire d'Alsace-Lorraine une note sur les viandes septicémiques au point de vue de l'inspection des boucheries.

Après avoir indiqué les dangers auxquels le consommateur est exposé en mangeant ces viandes et relevé les intoxications graves qu'on a observées en Allemagne sur de nombreuses personnes, il dit que pour lui : « Il y a dans chaque cas de septicémie les deux agents d'infection ; il y a toujours l'action d'un microbe et l'action d'un alcaloïde ; au dernier, il faut attribuer l'effet irritant et stupéfiant de l'infection ; au premier, à l'agent animé, l'action lente et de longue durée, mais continue. C'est le microbe qui provoque la dysenterie, la septicémie intestinale, les vomissements graves ; c'est l'alcaloïde qui produit la stupeur et la paralysie, le collapsus général. Cet état grave et rapide a une analogie frappante avec ce qu'on a appelé le botulisme, avec les effets du Wurstgift, avec la maladie qu'on observe après la consommation de certains poissons ou même de mollusques. »

D'après M. Zundel, presque toutes ces intoxications ont été produites par les suites de la non-délivrance ou d'un part laborieux où il y avait conséquemment pyohémie, parfois avec péritonite et de la septicémie, l'arthrite du jeune âge sans doute accompagnée de pyohémie septique à la suite de phlébite ombilicale, la mammite phlegmoneuse et gangréneuse, la néphrite suppurante, les abcès profonds.

D'après Cornil et Babès, la présence des bactéries n'est pas nécessaire pour expliquer la production de la septicémie. Les bactéries se rencontrent souvent, il est vrai, dans le sang des individus qui succombent à la septicémie ; c'est ainsi qu'on trouvera les microbes de l'érysipèle et de l'ostéomyélite dans le sang des malades atteints de septicémie consécutive à ces maladies, mais dans d'autres cas on ne rencontrera pas de microorganismes dans le sang. L'intoxication à laquelle succombent les malades est alors le fait de la présence dans le sang d'un poison septique, de la sepsine, des alcaloïdes, des ptomaïnes, qui résultent de la décomposition des matières organiques qui s'effectue dans un foyer putride.

Les bactéries déterminent, il est vrai, la putréfaction et la fermentation dans le foyer putride primitif et jouent un rôle important, mais certaines d'entre elles, étant anaérobies, ne vivent pas dans le sang et n'y entrent pas. Seules, les substances chimiques toxiques y pénètrent et déterminent un véritable empoisonnement avec de la fièvre, des symptômes nerveux; du délire, du subdélirium, de l'abattement, de la prostration, etc.

C'est pourquoi la septicémie peut être définie : l'ensemble des phénomènes fébriles et nerveux qui succèdent à l'intoxication par les substances toxiques, qu'il y ait eu ou non passage des bactéries dans le sang.

Les viandes septicémiques sont sales, molles et friables, la section des os spongieux est terreuse, les muscles sont d'un rose pâle, moins accentué que celui de la chair de saumon; ils sont assez souvent grisâtres en maints endroits, la fibre musculaire a perdu par place sa striation, les aponévroses et les séreuses sont livides, plombées, le tissu cellulaire est imprégné de liquide sanieux, la graisse est terne, les ganglions hypertrophiés, injectés et infiltrés, enfin des gaz gonflent les tissus, gaz fétides annonçant la fermentation putride.

En matière d'inspection, le diagnostic de la septicémie n'est pas toujours facile à établir, aussi sommes-nous obligés d'avoir recours à l'inoculation préalable à un cobaye pour être fixés.

On sait que l'animal mort de septicémie expérimentale présente, au point de la piqûre, un adème sale et sanieux, renfermant des vibrions en grand nombre. Nous devons ajouter qu'il suffit souvent de poser un couvre-objet à la surface du foie et de le porter sous le champ du microscope, pour déceler aussitôt le vibrion septique. On ne le rencontre pas dans le sang.

Dans le charbon, au contraire, l'adème du point inoculé est clair et transparent, sans aucun bacille. Les bactéridies existent dans le sang.

Les viandes septicémiques sont toujours saisies, car elles peuvent déterminer, par l'inoculation directe, l'œdème malin de Koch et, par ingestion, des coliques et quelquefois de véritables empoisonnements.

§ 4. — VIANDES A ODEUR DE BEURRE RANCE

A plusieurs reprises, dans le service des halles, les inspecteurs de la boucherie de Paris ont retiré de la consommation des viandes de bœuf, de veau et de porc qui répandaient une forte odeur de beurre rance.

La viande de bœuf, objet de cette observation, présente tous les signes des viandes fièvreuses : décoloration des muscles, injection de la graisse, infiltrations nombreuses dans la région crurale interne, lividités répandues sur le péritoine, imbibition des plèvres, suffusions sanguines, etc. Au toucher, la viande donne la sensation qu'on éprouve en passant la main sur un corps gras solide.

Les veaux observés offrent moins de lésions pathologiques; néanmoins, on voit que la graisse est un peu terne et bistrée; la section des os spongieux du rachis a une teinte d'un brun foncé, couleur qui s'accentue davantage après un certain temps d'exposition à l'air, pour devenir presque noire. Dans l'état normal, cette section revêt une coloration d'un rouge vif. Les muscles sont décolorés, infiltrés.

Une seule observation de ce genre concerne un bœuf de première qualité acheté vivant au marché et sacrifié à l'abattoir de la Villette, sans qu'on ait trouvé trace de maladie. Au détail, à l'étal du boucher, la viande répand une odeur si repoussante de beurre rance qu'on ne peut la consommer.

Nous ne chercherons pas à expliquer l'odeur infecte qui se dégage d'une coupe faite dans les masses musculaires des animaux que nous avons saisis, nous l'avons caractérisée suffisamment par notre comparaison avec le beurre rance. Cette odeur est assez pénétrante pour provoquer des nausées à ceux qui la respirent un peu trop longtemps.

Cuite, cette viande, ainsi que nous avons pu nous en assurer, est encore plus désagréable à sentir; on ne peut en outre la mâcher.

Le côté le plus curieux de cette observation, c'est qu'invariablement le sang de ces animaux (veaux, bœufs, porcs), examiné au microscope, à un grossissement de 450 diamètres Verick, présente des bâtonnets droits, un peu plus longs et plus gros que ceux du charbon bactéridien; quelques-uns sont en forme de battant de cloche; d'autres, les plus nombreux, possèdent des spores isolées, en nombre variable, faciles à colorer par les couleurs d'aniline.

On ne sait encore si ce sont des spores ou bien si c'est le contenu fractionné qui, en se colorant, donne cet aspect particulier (Voir Pl. IV. fig. V).

Quoiqu'il en soit, le bâtonnet existe constamment dans ces viandes, avec ses mêmes caractères.

Ce bacille a été trouvé par M. Moulé, contrôleur adjoint, préparateur au laboratoire du service d'Inspection de la boucherie de Paris.

En concomitance avec cette odeur, nous avons trouvé quelquefois des tumeurs de charbon symptomatique ayant élu domicile dans les muscles de la croupe.

Les bacilles de la viande à beurre rance n'existent pas seulement dans le sang: on les trouve aussi dans la sérosité du tissu conjonctif et dans la pulpe obtenue par le grattage du tissu musculaire. « Tout d'abord, nous (MM. Nocard et Moulé) avons inoculé à deux lapins et à deux cobayes (à la dose de cinq gouttes par sujet) le sang chargé de bacilles que nous avions pu recueillir. Les lapins sont restés bien portants ; les cobayes sont morts trente-sept et quarante-six heures après l'inoculation ; le sang pris purement dans le cœur renfermait en très petite quantité des bacilles analogues à ceux que nous avons observés [1]. »

Une autre fois, ces auteurs renouvelèrent l'expérience sur des cobayes qui moururent en présentant les lésions du charbon symptomatique.

Avec le sang d'un bœuf très gras saisi en avril 1887 et dont la viande sentait manifestement le beurre rance, ils firent de nouvelles inoculations et obtinrent cette fois la septicémie gangréneuse. Aussi ces expérimentateurs formulèrent les conclusions suivantes au sujet de la viande à odeur de beurre rance :

Que, pour la plupart, ces animaux étaient atteints du charbon symptomatique ;

Et que d'autres étaient sous le coup de la septicémie gangréneuse.

La poudre que M. Nocard a obtenue avec les tissus des tumeurs charbonneuses ou septicémiques conserve, depuis deux ans, l'odeur de beurre rance et donne cette odeur aussi accusée que le premier jour aux chairs des animaux auxquels on l'inocule.

§ 5. — A. Rouget du porc. — B. Pneumo-entérite infectieuse (Klein). — C. Pneumonie infectieuse (Cornil et Chantemesse)

Ces trois maladies du porc, hier encore confondues, sont aujourd'hui assez bien étudiées en vétérinaire, grâce aux progrès incessants de la microbiologie.

A. **Rouget.** — Dans le rouget proprement dit, on observe de la rougeur à la peau, rougeur souvent très foncée, allant jusqu'au violet sombre et formant des plaques mal circonscrites qui occupent de préférence la région fessière, la gorge et le dessous du ventre.

Si on fait des incisions dans ces taches, on voit que la peau, le lard et le tissu cellulaire sont complètement teintés en rouge vif, comme si du sang extravasé avait pénétré dans leur intérieur. Le lard enlevé, on trouve souvent une infiltration gélatiniforme sous-jacente très marquée, n'intéressant que la surface des muscles. Quand la maladie est foudroyante, la mort survient alors avant l'apparition des taches.

[1] Nocard et Moulé. *Recueil de méd. vét.* du 28 fév. 1889.

Les ganglions sont tuméfiés, rouges, congestionnés, souvent noirâtres, et renferment un microbe découvert par Thuillier. Le foie et la rate, un peu plus volumineux qu'à l'état normal, le décèlent également. Le sang, noir par suite de l'asphyxie, contient le microbe, mais en faible quantité. Cet organisme très petit, immobile, a la forme d'un 8 de chiffre et ressemble assez à celui du choléra des poules (Voir fig. 32).

En colorant la préparation, on voit que ce microbe est un bâtonnet très court qui fixe la matière colorante à ses extrémités : d'où l'illusion du premier moment.

Pour bien étudier ce microbe, dit M. Nocard [1], ce n'est pas au sang qu'il faut avoir recours, mais bien aux organes lymphoïdes : ganglions, moelle osseuse et surtout la rate. Il suffit de prendre une parcelle très petite de ces organes qu'on étale

Fig. 32. — Microbe du Rouget du porc.

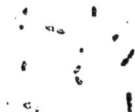

sur une lamelle de verre et qu'on colore avec une solution alcaline de bleu de méthylène ou de violet de gentiane.

Par culture du virus, après huit ou neuf passages chez le lapin, on obtient un vaccin ayant la propriété de prémunir les individus. Les expériences furent faites avec succès sur les porcs de Vaucluse.

La culture du Rouget est caractéristique et se présente sous la forme d'une brosse à bouteille.

Le *lapin* et le *pigeon* contractent le rouget ; les autres animaux de basse-cour, poules, oies, canards, etc., sont réfractaires à l'inoculation ; il en est de même du *cochon d'Inde*.

Au point de vue de l'inspection, nous reconnaissons trois degrés dans la maladie : tantôt il n'y a que le lard de congestionné, un simple épluchage des parties atteintes suffit dans cette circonstance à rendre la viande utilisable ; ou bien, le lard ne présente pas de lésions et la viande est celle des animaux crevés ; dans le troisième cas, qui entraîne aussi la saisie de l'animal entier, tous les tissus offrent des signes pathologiques très marqués.

B. **Pneumo-entérite infectieuse.** (Swine fever) des Anglais (Cholera-hog) des Américains. On trouve principalement des fausses membranes dans l'intestin congestionné et ulcéré par endroits. Les ganglions sont tuméfiés et congestionnés. On rencontre également de légers foyers de pneumonie lobulaire. La bactérie que l'on signale est très courte, épaisse, et toujours mobile ; ses extrémités arrondies retiennent aussi la matière colorante (Voir fig. 33).

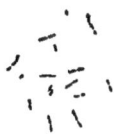

Fig. 33 — Microbe de la Pneumo-entérite infectieuse.

[1] Cours de M. Nocard. *Sur les maladies contagieuses.*

La pneumo-entérite du porc est transmissible par inoculation et par rapports directs ou indirects, non seulement aux petits animaux tels que cobayes, lapins, oiseaux de basse-cour, mais encore au chien, au mouton, à la chèvre, et très vraisemblablement aux animaux de l'espèce bovine (Galtier).

D'après M. Nocard, cette affection tue le *cobaye* plus facilement que le lapin, sur le foie duquel on aperçoit, après l'inoculation, de petits abcès blanchâtres provoqués par des colonies de microbes. Elle respecte le *pigeon*.

C. **Pneumonie infectieuse**. *Schwein-seuche* des Allemands; schwine-plague (Salmon). Toutes les lésions sont sur le poumon, qui offre un peu l'aspect de celui atteint de péripneumonie contagieuse.

Cette maladie, très transmissible et très mortelle, est due à une bactérie oviforme, immobile, qui se colore à ses deux extrémités. Elle tue le lapin, la souris, et respecte le *pigeon* et le *cochon d'Inde*. On ne trouve pas le microbe dans la rate; le foie et le poumon au contraire le renferment en grande quantité.

CHAPITRE II

MALADIES PARASITAIRES

SOMMAIRE. — Trichinose. — Ladrerie du porc. — Ladrerie du bœuf. — Cysticercus tenuicollis. — Cysticercus pisiformis. — Cœnurus serialis. — Echinocoques. — Actinomycose. — Psorospermose. — Phosphorescence.

§ 1. — TRICHINOSE

HISTORIQUE. — LA TRICHINE ET SES DIFFÉRENTS ÉTATS. — ORIGINE. — SALAISONS AMÉRICAINES. — MOYENS PROPHYLACTIQUES.

C'est Richard Owen qui décrivit, un des premiers, le parasite auquel il donna le nom de *Trichina spiralis*.

En 1842, Zeuker, de Dresde, signale le premier cas de trichinose humaine.

En 1847, l'américain Leidy constate la présence des trichines dans la viande de porc.

Depuis lors, diverses épidémies survenues en Europe ont permis d'étudier définitivement cette maladie. Les plus graves sont celles de Halberstadt, en 1863, où, sur 150 personnes atteintes, 28 sont mortes, et celle de Emerslebein, en 1884, où il y eut plus de 100 morts sur 300 individus frappés.

En France, on ne relate que celle de Crépy-en-Valois, en 1878, où une seule personne mourut sur 20 qui avaient mangé de la viande de porc trichinosé.

La trichine a deux périodes distinctes, constituant deux états différents. La trichine musculaire est un ver nématoïde, sans organes sexuels, et par conséquent incapable de se reproduire. Roulée en spirale et formant deux à trois tours, cette trichine est ordinairement seule dans un kyste. Cependant on peut en trouver quelquefois deux, trois et même quatre dans le même kyste (Voir fig. 34).

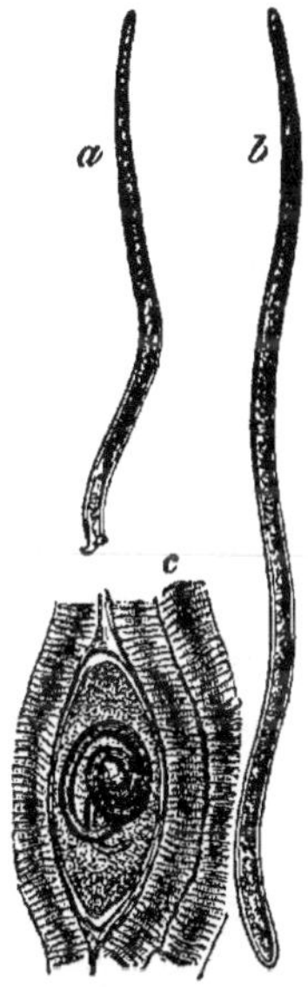

Le kyste est une vésicule ovoïde à deux enveloppes distinctes : la première régulière, la seconde avec des prolongements à ses deux pôles. Ces appendices sont en partie cachés par des amas de cellules graisseuses occupant les extrémités des kystes et remplissant l'écartement des fibres musculaires (Voir Pl. I. fig. 6).

Le suc gastrique dissout les kystes avalés avec la viande. Une fois libres, les trichines deviennent aussitôt sexuées dans l'intestin. Les femelles ovovipares, très fécondes, donnent naissance à des embryons qui, d'après Leuckart, peuvent atteindre le chiffre de cent. Cette trichine intestinale traverse les viscères pour se rendre

Fig. 34. — Trichine intestinale : *a*. mâle. *b*. femelle. *c*. trichine musculaire.

dans les muscles striés où elle s'enkyste en attendant, avec une nouvelle ingestion, une nouvelle métamorphose. Si, au contraire, l'animal dans les muscles duquel elle est enkystée vit longtemps, le kyste devient opaque, puis calcaire, avec un contenu granuleux.

La résistance des trichines est considérable, comme celle du reste de tous les helminthes. Il faut une température de 70° pour être sûr de les faire mourir dans la viande.

D'après MM. Douley et Gibier, une température de 20° au-dessous de zéro est insuffisante pour tuer les trichines enkystées.

On admet aujourd'hui que la trichinose est une maladie d'échange et que le porc contracterait cette affection en mangeant des rats et des souris infestés du parasite. M. Colin croit que ces rongeurs trouvent la trichine dans certains insectes dont ils feraient leur nourriture. On la rencontrerait encore sur le chat, le lapin, le chien, les oiseaux, le lézard, etc.

Les salaisons ont été, pendant l'époque qui a précédé l'interdiction de celles de provenance américaine, l'objet d'une surveillance minutieuse à Paris. Un service spécial fonctionnait à la gare des Batignolles (marchandises), où chaque semaine il examinait au microscope plus de 5,000 échantillons.

Pendant l'espace de 6 mois que nous continuâmes nos recherches, 60,000 kgs. environ de viande de porc furent retirés de la consommation parisienne pour cause de trichinose. Il est vrai d'ajouter qu'une grande partie de ces salaisons trichinosées furent réexpédiées, sous le couvert de la douane, en Angleterre où elles furent mangées.

Les nombreux morceaux retirés à cette époque de la consommation, de même que ceux saisis en 1881, soit par notre service, soit par celui de Lyon [1], ont servi à faire la plus grande partie des expériences que les journaux scientifiques ont livrées au public (Voir Pl. I. fig. 8. Portion de muscle de porc contenant 96 trichines, grandeur de la préparation déposée au laboratoire de l'Inspection de la boucherie).

La salaison peut-elle anéantir la trichine ? Cette question est fort controversée. Quelques uns l'affirment, d'autres, au contraire, soutiennent qu'ils ont pu faire mourir des souris au bout de trois jours d'ingestion de viande trichinosée ayant plus d'un an de salure.

MM. Zundel, Wurtz, Colin déclarent que les viandes trichinosées d'Amérique communiquent rarement l'infection parasitaire, car les trichines sont mortes par suite des préparations que la viande a subies à Chicago et à Cincinnati. Les salaisons d'Amérique sont en effet reconnaissables à leur salure profonde, *Fully-cured*.

S'il en était autrement, ces salaisons arriveraient avariées au port de débarquement.

Le danger des viandes de porc trichinosées est, à notre avis, moindre en France que dans les autres pays, par suite de l'habitude que l'on a de faire cuire fortement les viandes, et c'est à ce fait capital qu'il faut attribuer l'immunité dont nous paraissons jouir depuis plusieurs années.

Notre intention n'est pas de discuter les observations précises que MM. Brouardel et Grancher ont recueillies tout récemment en Allemagne [2]

---

[1] M. Leclerc, inspecteur en chef des boucheries de Lyon, fut le premier qui, en France, constata la trichine dans les viandes salées d'Amérique.

[2] M. Pouchet, dans la *Revue scientifique* du 1er mars 1884, après avoir repris la question

et dont ils ont donné communication à l'Académie de médecine, dans sa séance du 8 janvier 1884. Néanmoins, nous pouvons dire que les inspecteurs de la boucherie de Paris ont vu, à la gare des Batignolles, des employés et des charretiers, des marchands de salaisons, manger en leur présence des viandes salées qu'ils savaient trichinosées, sans jamais présenter dans la suite aucun symptôme de maladie. Nous pouvons même citer à ce sujet un exemple assez concluant qui, par nos soins, a été signalé à l'Académie de médecine.

Revillard, employé de la maison Colmann, était particulièrement coutumier du fait et prenait plaisir, en 1881, à manger, devant nous tous, des échantillons crus de viande trichinosée à peine sortie de nos mains. Cet homme nous a déclaré qu'à la suite d'une fracture du bras, il a reçu à l'hôpital Beaujon les soins du Dr Tillaux, qui n'a pas constaté chez lui de trichinose [1].

Le 4 janvier 1884, époque où la trichine fut de nouveau observée par le service d'inspection de la boucherie dans les salaisons américaines introduites à la gare des Batignolles, nous causions encore avec cet employé qui, voyant les inspecteurs penchés sur leurs microscopes, souriait ironiquement et se montrait comme un témoignage vivant de l'innocuité de la trichine dans les viandes salées d'Amérique.

En 1881, les saisies pour trichinose étaient, on vient de le voir, considérables, et nous eûmes l'idée, comme beaucoup sans doute, de nourrir certains animaux avec ces viandes infestées. Nous choisîmes à cet effet un chien et trois chats. Pendant près de quinze jours, ces quatre animaux mangèrent d'une manière continue des échantillons trichinosés pris sur divers morceaux salés à sec ou en saumure, filets, épaules, jambons, poitrines, etc., et nous n'observâmes rien qui fût de nature à nous faire croire que ces bêtes étaient malades.

« La question de l'importation des viandes étrangères est un problème dont la solution intéresse à la fois l'économie politique et l'hygiène publique, et au sujet duquel on est aujourd'hui profondément divisé dans notre pays. Aussi, pour juger sainement en cette matière, convient-il de passer successivement en revue les motifs sur lesquels s'appuie chaque opi-

---

de la trichinose de plus haut, a rappelé la découverte de ce nématoïde dans les salaisons examinées par M. Leclerc, à Lyon, les expériences négatives de M. Rebourgeon, et a parlé en dernier lieu des nouvelles tentatives de M. Duprez, contrôleur du service d'inspection de la boucherie, pour arriver à trichinoser des rats avec des salaisons saisies à la gare des Batignolles et de ses insuccès à ce sujet. Il termine en déclarant qu'il serait très curieux de trouver des trichines vivantes dans les salaisons de provenance américaine.

[1] Extrait du rapport sur *l'organisation et les opérations du service d'inspection de la boucherie* (1884).

nion. Il y a en effet des partisans de la prohibition et des partisans de la
libre importation. L'Académie de médecine elle-même et le conseil d'hygiène
publique n'ont pas toujours eu la même manière de voir.

Les partisans de la libre importation, au nombre desquels se trouvent
aujourd'hui l'Académie de médecine et le conseil d'hygiène publique, invo-
quent l'innocuité des viandes salées dans lesquelles les trichines ont été
tuées par les salaisons, l'habitude qu'on a en France de faire cuire la
viande de porc, la destruction des trichines qui auraient résisté à la salaison par une cuisson convenable, enfin l'intérêt des classes indigentes.

Les partisans de la prohibition soutiennent que les salaisons américaines
sont dangereuses, parce qu'elles peuvent contenir des trichines vivantes ;
que l'habitude de faire cuire les viandes n'est pas générale ou tend à ne
plus l'être ; que d'ailleurs la cuisson peut respecter les trichines qui se
trouvent dans le centre des gros morceaux et notamment des jambons cuits
entiers ; quant à l'intérêt des classes indigentes, ils soutiennent qu'ils l'en-
tendent mieux que leurs adversaires, attendu que, depuis la prohibition, la
viande de porc, au lieu de devenir plus chère, n'a fait que baisser de
prix [1]. »

Sans insister d'avantage sur ces points, nous rappelons que la cuisson
par ébullition tue sûrement la trichine et qu'il est indiqué par conséquent
de faire usage de la viande de porc bien cuite, surtout lorsqu'il s'agit de
viandes de provenance étrangère.

Afin de s'assurer si les trichines sont vivantes dans les salaisons, M. Colin
conseille de faire manger à des oiseaux quelques percelles du tissu musculaire infesté. Au bout de 8 jours au plus, on trouve, dans les excréments
rendus, des trichines déroulées. Dans le cas contraire, la trichine est
digérée avec la viande et on ne trouve rien.

— Avec un peu d'habitude, on arrive bientôt à passer maître dans la
recherche de la trichine. Dans le jambon, l'échantillon à prélever est ordinairement pris près de l'attache du grand psoas ; sur l'épaule, autant que
possible, autour de l'humérus ; dans les poitrines, un peu partout.

Il est bon de dire qu'il est souvent nécessaire de faire plusieurs coupes
avant de trouver la trichine.

Ces considérations admises, on prélève sur le morceau à examiner, au
moyen de ciseaux courbes ou d'un bon rasoir, une légère parcelle de
muscle coupée dans le sens des fibres. On la place ensuite, après l'avoir bien
imbibée d'eau, entre deux lames de verre pressées fortement.

---

[1] GALTIER, *Manuel de l'inspection des animaux et des viandes de boucherie.*

L'écrasement de ce tissu frais produit une transparence très marquée facilitant aussitôt les recherches [1].

Le grossissement dont il faut se servir au microscope ne doit pas dépasser 90 diamètres.

Les symptômes de la trichinose humaine simulent ceux du typhus.

§ 2. — LADRERIE DU PORC

LIEUX D'ÉLECTION DES CYSTICERQUES. — LEUR NOMBRE, LEUR GROSSEUR. — MALADIE D'ÉCHANGE. — FRÉQUENCE DE LA LADRERIE SUR CERTAINS PORCS. — LADRERIE DU CHIEN. LADRERIE DE L'HOMME. — SAISIE DE LA VIANDE DE PORC LADRE. — LANGUEYAGE.

Nous observons rarement la ladrerie sur les porcs sacrifiés dans les abattoirs de Paris. Le langueyage, au marché de la Villette, a pour résultat de faire vendre pour les départements voisins les porcs atteints de cette affection.

Contrairement aux idées émises au sujet de cette maladie, nous disons que le porc ladre n'est pas toujours cachectique, hydrohémique ; le plus souvent, il est en très bonne santé, avec le lard épais, ferme, et les muscles de couleur normale.

Aucun signe objectif n'est capable, dans ce cas, de déceler la ladrerie, et ce n'est qu'en cherchant sur des porcs fendus et préparés pour la vente, qu'on arrive alors à découvrir la vésicule ladrique dans les lieux d'élection tels que les muscles du cou, la portion charnue du diaphragme, le triangulaire du sternum et les intercostaux.

On sait qu'en comprimant la viande entre les doigts, on fait faire saillie à des vésicules restées profondes et qu'on n'aurait certainement pas vues sans ce moyen. Souvent encore, la ladrerie est jugée à de simples trous rencontrés sur la viande et qui sont des cavités demeurées béantes par l'enlèvement du cysticerque.

Le volume de la vésicule et celui de la portion invaginée sont très variables, quelquefois cette dernière est à peine visible à l'œil, ne dépassant pas la grosseur d'une tête d'épingle ; d'autres fois, au contraire, la vésicule est volumineuse et le grain atteint les dimensions de la semence du chenevis. Il peut même former des masses calcaires ou purulentes.

La quantité de cysticerques est aussi très variable ; nous nous souvenons

---

[1] Un décret du 18 février 1881 interdit, sur tout le territoire de la République française, l'importation des viandes salées de porc du nouveau monde.

en effet avoir vu des porcs sur lesquels il fallait des coupes nombreuses pour arriver à trouver une vésicule, tandis que sur d'autres les muscles en étaient criblés. Nous citerons même par curiosité un porc saisi à l'abattoir des Fourneaux où les vésicules ladriques étaient en nombre si considérable que l'organisme tout entier était baigné de liquide ; le cœur hypertrophié, du volume de celui d'un bœuf, n'était plus qu'un amas de cysticerques.

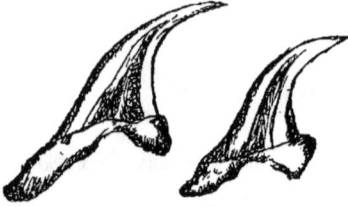

Nous n'insisterons pas sur la préparation au microscope de ce futur tænia, car on sait qu'en pressant lentement entre le pouce et l'index le grain blanc, on arrive à désinvaginer la tête qu'il est ensuite facile de couper et de placer

Fig. 35. — Grands et petits crochets du Tænia solium.

dans une goutte de glycérine, entre deux lames de verre.

A un grossissement de 90 à 120 diamètres, cette tête présente 4 ventouses et une couronne double de 22 à 26 crochets (Voir fig. 35-36).

Ce cysticerque dégluti produit chez l'homme un strobile ou ver rubanaire (ver solitaire), composé d'anneaux ou proglottis dont les plus éloignés de la tête, renferment des œufs à maturité.

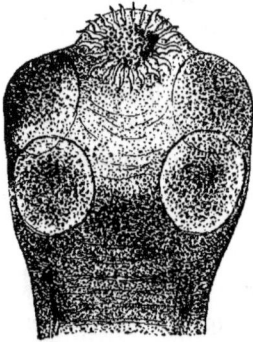

A son tour, le porc contracte la ladrerie en ingérant les œufs du tænia solium dans les endroits souillés par l'homme.

Il y a dans un seul tœnia douze à quinze millions d'œufs ; la contagion est donc facile.

F.G. 36. — Tænia solium. Tête, Proglottis, Œufs.

D'après le chiffre que nous avons pu recueillir auprès des langueyeurs du marché de la Villette, on compte une moyenne de 1,60 0/0 de porcs ladres sur les arrivages à Paris.

En 1881, en Allemagne, on a trouvé 11,540 porcs ladres sur 3,118,786, soit 0,37 0/0.

La ladrerie est plus répandue en Allemagne dans le Nord que dans le Sud ; elle est très commune sur les porcs que le commerce apporte des marchés de Berlin, Munich ou Vienne.

En France, les porcs du Limousin et de l'Auvergne fournissent jusqu'à 10 0/0 de sujets ladres.

M. le Dr Masse a trouvé en Syrie la ladrerie sur le sanglier et a décrit les mêmes caractères que ceux observés sur le porc domestique.

La ladrerie du chien a été observée dans ces derniers temps par MM. Trasbot et Railliet, qui n'ont pas fait de différence avec celle du porc.

M. Rathery a vu, à l'hôpital Tenon, dans le service de M. Grancher, un cas de ladrerie humaine constitué par des tumeurs visibles à l'extérieur et dont l'incision de l'une d'elles a fait apparaître un kyste blanc laiteux, de la grosseur d'une cerise.

Examinant par transparence ce kyste, il a été facile de s'assurer qu'il était formé par une enveloppe mince contenant un liquide dans lequel nageait un petit corps opaque du volume d'une tête d'épingle. MM. Troisier et Ducartel ont rapporté également plusieurs cas de ladrerie humaine.

Notre ligne de conduite, en matière d'inspection, est bien simple, car tous les porcs ladres sont refusés de la consommation, sans distinction de la quantité plus ou moins grande de vésicules visibles. Le lard seul est rendu sur la demande de l'intéressé.

La ladrerie est inscrite parmi les vices rédhibitoires dans la loi du 2 août 1884[1].

Au sujet de la vente de porc ladre, nous nous permettrons de citer les conclusions que M. Bezançon, chef de la 2me division de la préfecture de police, a formulées dans le rapport du conseil d'hygiène de l'année 1877.

« Au mois de juillet 1876, un procès-verbal fut dressé par M. le commissaire de police de Vincennes, contre un charcutier de cette localité qui fournissait de la viande de porc ladre à un régiment.

De nombreux cas de tænia ayant été constatés coup sur coup dans ce régiment, la commission des ordinaires, chargée de la réception des viandes salées, appela en consultation M. P. Mégnin, vétérinaire en premier, qui constata que près de la moitié du lard envoyé journellement était infecté de ladrerie.

L'affaire fut renvoyée à l'avis du conseil d'hygiène et M. Bouchardat, notre délégué, reconnut, comme l'avait fait M. Mégnin, la présence sur la viande saisie de nombreux cysticerques caractéristiques (*Cysticercus cellulosæ, Rudolphi*), lesquels, comme on sait, se transforment dans le corps de l'homme en *tœnia solium* ou *armé* (Voir pl. I, fig. 1, 2, 3).

Le conseil d'hygiène émit l'avis qu'il y avait lieu de traduire devant le tribunal correctionnel le charcutier qui avait fait cette livraison, par application de la loi du 27 mars 1851.

---

[1] Voir l'article Législation.

Sans doute la jurisprudence n'était pas fixée sur ce point. Nous savions qu'au mois de février 1852, un charcutier de Nanterre avait été condamné à deux mois de prison pour mise en vente de viande de porc ladre. Mais nous avions appris également qu'en 1854, la cour de Bordeaux avait acquitté un charcutier convaincu du même fait, par la raison que la viande ladre n'est ni *falsifiée*, ni *corrompue*. Il nous paraissait indispensable d'obtenir une confirmation de la jurisprudence de 1852.

« Le tribunal correctionnel de la Seine se prononça dans le sens que nous avions désiré. Par jugement en date du 23 septembre 1876, le charcutier de Vincennes fut condamné à trois mois de prison et 50 francs d'amende. Le tribunal ordonna en outre l'affichage du jugement à sa porte. »

Langueyage. — Cette opération est très ancienne. Aristote dit qu'on reconnaît la ladrerie du porc aux grêlons qui se montrent à la partie inférieure de la langue ou à la surface de la région sublinguale.

Ruffus, médecin grec, est plus explicite lorsqu'il dit que, pendant la vie de l'animal, on verra s'il y a des grêlons en examinant la langue, car c'est là qu'apparaît ce signe.

Aristophane a fait allusion au langueyage dans la comédie des chevaliers.

Les Grecs appelaient ces grains χαλάζαι, les Latins *grandines*.

Pour le langueyage, deux hommes opèrent : l'un jette l'animal à terre et lui écarte les mâchoires à l'aide d'un bâton, l'autre saisit la langue au moyen d'un morceau de drap et passe ensuite ses doigts à la surface de l'organe fortement tiré à soi. De cette manière, on sent sous la pulpe des doigts les grains enkystés. Quelquefois, on retire, avec la pointe d'un couteau, les grains de ladre visibles sous la langue : le porc est dit alors *épinglé* et de vente plus facile.

§ 3. — LADRERIE DU BŒUF

TÆNIA INERMÉ SA FRÉQUENCE PAR L'USAGE DE LA VIANDE DE BŒUF CRU. — PREMIÈRE OBSERVATION DE LADRERIE DU BŒUF EN FRANCE.

En Bavière, dans le Wurtemberg, le duché de Bade et en Alsace-Lorraine, ce n'est pas le ver solitaire qui domine, mais bien le *tænia inerme* dont le scolex se trouve sur le bœuf, principalement dans les fins muscles de la langue, du larynx, dans le cœur, le panicule, le diaphragme, dans les muscles des épaules, des cuisses et de la poitrine.

En 1853, Kucheïmester décrivit le *tænia mediocanellata;* depuis lors, divers auteurs sont parvenus à découvrir des cysticerques dans les bœufs abattus pour la consommation. D'après eux, ils sont plus petits que ceux du porc, passent facilement inaperçus et s'infiltrent de chaux.

Examinée au microscope, la tête est dépourvue de trompe et de crochets. Quatre ventouses latérales existent seules, entourées de taches pigmentaires très nombreuses (Voir fig. 37).

La ladrerie du bœuf n'est pas rare en Suisse, en Allemagne, en Italie, en Russie; on la rencontre surtout sur les côtes de Syrie et dans l'Inde. Dans ces contrées, les Arabes nomades ont fréquemment le *tænia inerme;* les œufs déposés avec les excréments humains sont repris par les bœufs en pâturant dans ces parages.

Fig. 37. — Tænia mediocanellata. Tête et Proglottis.

A Paris, le *tænia inerme* serait assez fréquent, principalement sur les individus faisant usage de viande de bœuf à peine cuite.

M. Delpech a déclaré au conseil d'hygiène et de salubrité « que la fréquence plus grande du tænia du bœuf résulte très probablement de l'habitude de plus en plus répandue de manger des viandes saignantes et incomplètement cuites.

L'usage de la viande de bœuf crue, conseillé par les médecins dans un but thérapeutique, en a été, dans un assez grand nombre de cas, l'origine évidente.

La fréquence plus grande du tænia inerme sur les bords de la Méditerranée, signalée par M. Chatin fils, s'explique par l'importation d'un grand nombre de bœufs Italiens et Algériens, sujets à la ladrerie. Malgré toutes ces données, nos investigations étaient restées sans résultat. C'est au moment où l'on ne pensait nullement à la ladrerie bovine qu'il a été donné à M. Bascou, contrôleur du service, d'observer le premier cas qui ait été trouvé en France.

Voici l'observation.

Le 3 Juillet 1888, une vache de race bernoise, à robe pie froment clair, âgée de 4 ans, appartenant à un nourrisseur de Boulogne-sur-Seine, était atteinte d'indi-

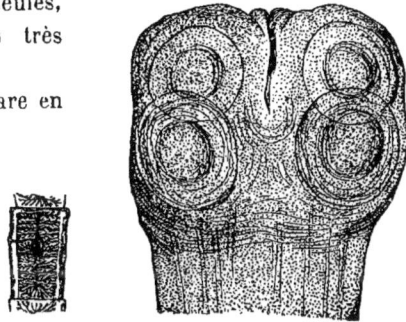

gestion avec météorisme. Amenée à l'abattoir de cette localité, la vache était sacrifiée *in extremis* et saisie le lendemain, 4 juillet, par le service d'inspection.

Etant allé, dans l'après-midi du 4 juillet, à l'abattoir de Boulogne, j'eus la curiosité de voir la bête dans l'échaudoir où elle se trouvait enfermée.

En examinant la coupe d'un morceau prélevé dans les muscles de la région crurale interne, je fus frappé par la présence d'un point particulier et, machinalement, avec la pointe du bistouri, je parvenais à extraire un corps qui donnait à l'idée l'image d'une portion d'anse intestinale de petit animal : c'était une vésicule allongée, ovoïde, ayant environ 18 millimètres de long sur 8 à 9 de large. Elle était légèrement brunâtre, ainsi que le liquide qu'elle contenait, et, dans son intérieur, nageait un corpuscule blanchâtre. Il n'y avait pas de doute, c'était le *cysticercus bovis*.

L'examen microscopique, fait à l'abattoir même, venait pleinement confirmer le diagnostic. La tête du parasite évaginée et placée sous le champ du microscope, je constatais, à un faible grossissement, la présence de quatre ventouses avec des granulations nombreuses, et l'absence de crochets et de rostellum.

Ce grain de ladre n'était pas isolé. De nouvelles coupes, pratiquées dans les muscles, mettaient à découvert d'autres vésicules, notamment dans la région crurale interne précitée, la portion terminale du grand dentelé et de l'angulaire de l'épaule et, surtout, dans la masse des extenseurs de l'avant-bras qui renfermaient jusqu'à trois cysticerques par incision.

D'un autre côté, pas un seul de ces organismes ne put être constaté dans les points qui sont considérés comme lieux d'élection chez le porc, tels que les psoas, la portion charnue et les piliers du diaphragme, le triangulaire du sternum, les muscles du cou, etc.

A la surface et dans les parois du cœur et des oreillettes, il ne me fut pas permis de voir des grains de ladre. Il n'y en avait pas non plus d'apparents sous la muqueuse linguale, sur les faces latérales de l'organe. Une coupe intéressant la langue dans toute sa longueur mit à découvert trois vésicules, dont une remplie de pus verdâtre, et de consistance caséeuse.

La plupart des cysticerques observés, ayant la couleur brune du tissu musculaire ambiant, l'incision seule ne suffisait pas toujours pour bien les apercevoir. Il fallait exercer une pression, de chaque côté de la surface incisée, qui faisait faire saillie aux hydatides, sous la forme d'une éminence conique. Une compression forte les chassait au dehors de leurs cavités.

La coloration brune des vésicules ladriques se voit aussi quelquefois sur le porc. Une observation de ce genre se trouve consignée dans le rapport adressé à M. le Préfet de Police, en 1886, par le chef du service d'inspection de la boucherie de Paris.

Cette teinte anormale des vésicules et de leur contenu est due très certainement aux éléments colorants du sang qui, chez les animaux qui ont souffert avant leur abatage, imprègnent aussi les tissus blancs : tissu cellulaire, aponévroses, graisse, etc.

Tous les grains de ladre rencontrés n'avaient pas le même volume. De forme

ovoïde, leur longueur variait de 4 à 18 millimètres et leur largeur de 2 à 9. Extraits de leurs cavités, ils paraissaient, en général, plus volumineux et plus allongés que ceux du porc.

Il y avait environ dix mois que la vache avait été achetée, par le nourrisseur, à
un marchand de Boulogne. Personne, à la connaissance du maître de la maison,
n'a été atteint du tænia. Il m'a donc été impossible de savoir où et comment
la bête avait contracté la ladrerie.

M. Alix a vu la ladrerie du bœuf sur $1/5$ des animaux abattus en Tunisie ;
cette fréquence est due aux conditions spéciales dans lesquelles vivent les
animaux de cette contrée. D'après cet auteur, c'est à la langue qu'on trouve
principalement le cysticerque [1].

Kolhmann, vétérinaire municipal à Berlin, signale que les cysticerques
s'observent de préférence dans les muscles ptérygoïdiens externe et interne,
et qu'il y a intérêt à sectionner cette région qu'il considère, d'après les statistiques, comme un lieu d'élection du parasite. Le taureau serait plus fréquemment atteint de la maladie que le bœuf et la vache.

§ 4. — CYSTICERCUS TENUICOLLIS. — CYSTICERCUS PISIFORMIS — CŒNURUS SERIALIS

Cysticercus tenuicollis. — On rencontre assez souvent sur le diaphragme et sur la panse des porcs le cysticerque tenuicolle qui, à première
vue, lorsqu'il est de petite dimension, peut faire supposer à un commencement de ladrerie. Après un examen attentif, on voit alors que ces cysticerques ont une situation très superficielle et que la saillie des vésicules est
plus grosse. Le microscope décèle en outre une tête pourvue de crochets
plus nombreux et plus longs que ceux du cysticerque ladrique.

Le cysticercus tenuicollis a été signalé sur les séreuses splanchniques des
ruminants : bœufs, moutons, chèvres, mouflons, antilopes, cerfs, rennes, etc.

Dans l'inspection, nous ne l'avons vu que sur le porc, la chèvre et le
mouton. Chez ce dernier, on a constaté aux abattoirs jusqu'à 200 vésicules,
du volume d'un œuf de pigeon, attachées au mésentère. Le commerce de la
boucherie donne le nom de *boules d'eau* à ces cysticerques des séreuses.

Sur le péritoine, le mésentère et le foie du lapin, on voit le *cysticerque
pisiforme*, scolex du *tænia serrata* du chien. Ce cysticerque se présente

---

[1] *Ladrerie des bêtes bovines en Tunisie.* — Mémoire couronné par la Commission d'hygiène
hippique.

chez ce rongeur sous la forme d'une vésicule de la grosseur d'un pois (Voir
fig. 38).

Cœnurus serialis. — En juillet 1887, un lapin, élevé et dépouillé par
M. Méraux, inspecteur de notre service, a présenté 4 ou 5 hydatides, dans le
tissu cellulaire intermusculaire des
avant-bras et des cuisses, de la grosseur et de la forme d'une grosse
amande.

La seule différence que nous ayions
constatée avec le cœnure cérébral du
mouton résidait dans la disposition
des tænioïdes qui sont en séries
linéaires dans le cœnurus serialis et
en grappes dans le cœnure cérébral.

Les vésicules des cysticerques
ténuicolle et pisiforme étant toujours superficielles, il est facile, par
un simple grattage des séreuses, de
nettoyer la viande avant la mise en
vente. Cette opération simple est
ordinairement faite par le commerçant qui n'attend pas, dans l'espèce,
notre intervention.

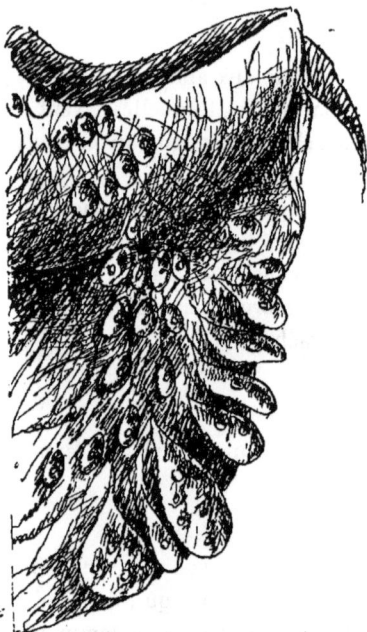

Il n'en est plus de même du *cœnurus serialis*, qui pénètre profondément dans les muscles ; et, bien
qu'on ne connaisse pas encore ses
métamorphoses, nous sommes d'avis qu'il est cause du rejet de la viande.

FIG. 38. — Cysticercus pisiformis du mésentère du lapin. — Grandeur naturelle.

§ 5. — ÉCHINOCOQUE

L'Echinococcus veterinorum donne le *tænia nana* ou *echinococcus*
qui vit dans l'intestin du chien. A son tour, le chien, en déposant ses excréments sur l'herbe, sème involontairement des œufs qui sont déglutis par les
ruminants ou même par l'homme, comme en Finlande.

L'Échinocoque habite tous les organes du bœuf, du mouton, du cheval et
du porc ; nous l'avons même rencontré dans la cuisse d'un cheval sacrifié
pour l'hippophagie, en nombre incalculable, et renfermant un liquide assez

foncé en couleur. L'échinocoque est une poche pleine de liquide, *hydatide* dont la surface de la paroi interne est pourvue de *scolex* qui se détachent à maturité pour nager dans le liquide. La membrane interne peut même, particularité remarquable, fournir d'autres vésicules mères où naissent d'autres *tænioïdes*. Il peut se faire également que la vésicule n'ait pas de scolex dans son intérieur; elle prend alors le nom d'*acephalocyste*.

L'echinocoque se reproduit par des vésicules proligères situées à sa surface interne ou par des vésicules secondaires naissant dans l'épaisseur même des parois de l'échinocoque et jouissant des mêmes propriétés. Ces vésicules filles peuvent être externes ou internes.

Ces scolex examinés au microscope laissent voir, comme pour le cysticerque du porc, quatre ventouses et une double couronne de crochets plus longs, plus nombreux que ceux du cysticerque ladrique, et dont l'apophyse médiane est aussi plus développée. Pour faire cet examen, on perce l'hydatide et on recueille le liquide dans un verre de montre. Au bout d'un certain temps on décante, et il ne reste plus alors qu'un résidu formé de petites pellicules blanchâtres à peine visibles à l'œil, qu'on place alors sous le champ du microscope (Voir pl. I, fig. 4).

L'eau des kystes hydatiques renferme, d'après MM. Mourson et F. Schlagdenhauffen, dans leurs déchets nutritifs, des proportions variables d'une *ptomaïne* qui doit-être la cause des accidents toxiques (urticaire, péritonite souvent mortelle) observés dans quelques cas d'irruption de ces liquides dans une des grandes séreuses du corps humain.

Le liquide de la grande vésicule du cysticerque ténuicolle possède également des propriétés irritantes très accusées.

Les symptômes observés à la suite d'une injection hypodermique de ce liquide sont absolument ceux constatés à la suite de la piqûre de certains animaux venimeux.

Ce liquide, injecté dans la cavité péritonéale des lapins, détermine leur mort avec des signes de décomposition du sang.

Les bouchers craignent en général les éclaboussures du liquide des échinocoques et des cysticerques ténuicolles du mouton; ils savent en effet par expérience qu'il est irritant et que, s'il vient à être projeté dans l'œil, il y détermine une inflammation assez persistante.

Les organes envahis par les échinocoques sont rejetés de la consommation.

§ 6. — ACTINOMYCOSE

OSTÉO-SARCOME DE LA MACHOIRE DES BOVIDÉS. — ACTINOMYCOSE PULMONAIRE. —
ACTINOMYCOSE HUMAINE.

Rivolta et Perroncito, presque en même temps (en 1875), décrivent correctement cette maladie. Néanmoins, la majorité des auteurs attribuent la découverte à Bollinger.

Cette affection, plus connue sous le nom d'ostéosarcome, est causée par un parasite nommé *actinomyces* ou champignon radié (ray fungus). Elle est fréquente sur les animaux de l'espèce bovine et a pour siège principal le maxillaire inférieur. Chaque semaine, au marché de la Villette, il n'est pas rare d'en trouver plusieurs cas sur les vaches exposées en vente.

C'est à l'étude que M. Nocard a faite de cette maladie qu'on doit maintenant de connaître en France son étiologie complète.

En reproduisant les travaux allemands, il a démontré que le pus de ces tumeurs renfermait toujours un champignon qu'on peut, sans préparation spéciale, voir de suite au microscope. Ce parasite se présente en rosette composée d'éléments en forme de poire ou de massue (gonidies), d'un blanc pur ou d'une teinte jaunâtre ou vert jaunâtre. Ces *gonidies* sont réunies en masse et constituent par leur ensemble un gazon touffu, qui laisse percer difficilement la lumière ; aussi, est-ce sur le bord de ces touffes qu'on peut bien juger de la forme du champignon. Le pus est toujours inoculable et

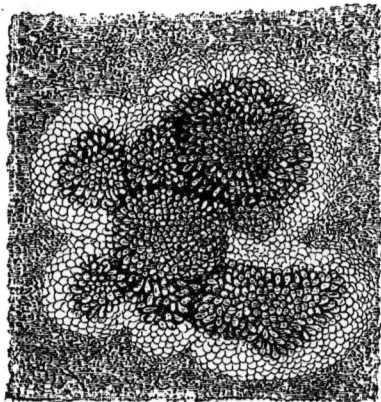

Fig. 39. — Actinomyces dans la glycérine.

reproduit la maladie première (Voir fig. 39).

On suppose que le champignon pénètre avec les aliments dans la bouche et s'introduit ainsi dans le corps par une blessure de la gencive. « Une fois entré, il y produit l'inflammation dans son voisinage et il en résulte un néoplasme, composé surtout de cellules rondes, analogues aux nodules tuberculeux. Les nodules peuvent s'ouvrir et suppurer ou augmenter de volume.

Il se développe autour des nodules un tissu fibreux ; quelquefois, il survient de grosses tumeurs contenant des cavités et des excavations purulentes. Dans le détritus gluant, visqueux, on peut voir les petits grains jaune pâle du champignon [1]. »

Flemming, inspecteur vétérinaire de l'armée anglaise, a décrit dans le *Progrès médical* de 1883, sous le nom de *nouvelle maladie des bestiaux*, une tuméfaction de la langue ; elle attaquerait aussi les os et la peau. C'est l'actinomycose.

Cette maladie n'a été observée que sur les herbivores et les omnivores, jamais on ne l'a trouvée sur les carnassiers.

« De consistance assez molle, les tumeurs peuvent présenter quelquefois la dureté du fibrome. Elles ressemblent généralement à un sarcome qui, augmentant peu à peu, arrive à soulever la peau, la distend jusqu'à la rendre immobile sur lui-même, l'amincit et la crève tout à coup pour prendre alors une espèce d'essor et grandir rapidement. C'est à ce moment que le néoplasme, affectant la forme d'un champignon, se trouve exposé à de fréquents traumatismes.

« La partie supérieure crevassée, rugueuse et inégale, couverte de fongosités d'un gris jaunâtre, prend souvent une couleur rougeâtre ou brunâtre due aux hémorrhagies que provoquent souvent les irritations du dehors.

« La partie inférieure est comme étranglée par les rebords cutanés, et ressemble à un pédicule en général peu mobile sous les tissus sous-jacents. Une activité de croissance poussée à son extrême limite et les insultes extérieures concourent probablement à un résultat connu, la *nécrose* [2]. »

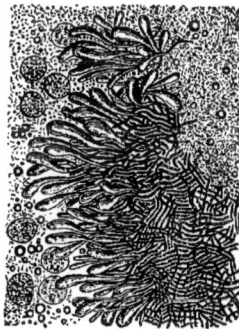

Fig. 40. — Actinomyces et gonidies.

Les inspecteurs de la boucherie de Paris ont eu, dans le cours de leurs visites aux abattoirs, à constater chez le bœuf deux cas d'actinomycose pulmonaire, qui ont été portés à la connaissance de la Société centrale de Médecine vétérinaire, par les soins de M. Moulé.

M. Leclerc, dans l'*Écho des Sociétés* de novembre 1888, signale également une observation de ce genre.

Enfin M. Lucet, vétérinaire à Courtenay (Loiret), a présenté à l'Académie

[1] *Manuel pratique de bactériologie de Crookshank,* traduction de M. Bergeaud, vétérinaire, inspecteur de la boucherie. — Carró, 1886.
[2] *Étude sur l'actinomycose de l'homme et des animaux,* par le Dr Joseph Jeandin, ancien assistant de clinique médicale à l'Université de Genève.

de médecine, dans sa séance du 21 août 1888, un cas d'actinomycose humaine.

« Il s'agit d'un homme de trente ans, lequel, à la suite d'un coup de pied de cheval, présente, au mois de mai 1887, avec un état déplorable, un phlegmon de la partie supérieure de la cuisse.

Le Dʳ Poirier, de Château-Renard (Loiret), appelé près du malade, incisa largement l'abcès et le draina ; croyant avoir affaire à une lésion tuberculeuse, il envoya du pus à M. Lucet en le priant de rechercher le bacille de Koch.

L'examen microscopique répété ne permit pas d'y retrouver le bacille de Koch ; en revanche, il existait un grand nombre de petits grains jaune pâle, formés exclusivement d'un amas considérable de touffes caractéristiques de l'actinomycose » (Voir fig. 40).

Les poumons envahis par cette néoplasie sont retirés de la consommation ainsi que les mâchoires où siège l'ostéosarcome.

§ 7. — PSOROSPERMOSE

MIESCHERIA TENELLA, RALBIANIA GIGANTEA, SARCOCYSTIS MIESCHERI, COCCIDIUM OVIFORME

Les psorospermies ne sont pas rares dans nos viandes de boucherie. Nous nous rappelons qu'à l'époque où nous faisions l'examen microscopique des viandes salées d'Amérique, on rencontrait, dans la plupart des préparations de tissu musculaire, des corps ovoïdes toujours immobiles, et placés dans le sens des fibres sur lesquelles ils semblaient adhérer fortement.

D'après M. Moulé, qui a fait une monographie très complète sur la matière[1], « les sarcosporidies, désignées encore sous les noms de psorospermies utriculiformes — tubes psorospermiques, tubes ou utricules de Miescher — corpuscules de Rainey, sont des corps ordinairement fusiformes ou oviformes, tantôt situés dans le tissu conjonctif, tantôt ayant leur siège à l'intérieur des faisceaux primitifs qu'ils distendent par leur présence. Ces cellules allongées sont pourvues d'une membrane généralement striée ou revêtue de cils que certains auteurs ont considérés comme des canalicules. Leur intérieur est divisé en nombreuses loges nettement délimitées, contenant une quantité de corps réniformes ou falciformes, munis de points très brillants, de différentes grosseurs. »

Ces productions sont considérées par les uns comme d'origine végétale.

---

[1] *Des sarcosporidies et de leur fréquence, principalement chez les animaux de boucherie.*

Celles qui nous intéressent sont : 1° la *Miescheria tenella ;* 2° la *Balbiania gigantea ;* 3° la *Sarcocystis Miescheri.*

Miescheria tenella. — Sur 200 moutons cachectiques, M. Moulé, préparateur du laboratoire de notre service, a pu constater que 196 présentaient des sarcosporidies. Au contraire, il n'a pu les rencontrer que dans les proportions de 44 sur 100 moutons gras (Voir pl. II).

Chez la chèvre, cet organisme est plus rare, et ce n'est qu'après plusieurs coupes qu'on parvient à en constater la présence.

Sur le bœuf, le même auteur conclut que c'est également sur les animaux maigres qu'on voit le plus de psorospermies (37 fois sur 100).

Celles qui sont le mieux connues sont, comme nous le disions plus haut, celles qu'héberge le porc.

Sarcocystis Miescheri. — Nous nous rappelons même avoir saisi plusieurs porcs pour cause de psorospermose généralisée.

Le signe objectif capital, et qui attira tout de suite l'attention des inspecteurs, c'est que tous les muscles, sans aucune exception, offraient une teinte grise provoquée par la présence dans leur intérieur d'une masse de petits points blancs très rapprochés les uns des autres, comparables aux œufs de certaines mouches. Ayant fait l'examen microscopique, nous vîmes alors que le tissu musculaire était entièrement couvert de psorospermies.

Quelques-unes avaient conservé leurs dimensions normales : d'autres, en plus grand nombre, étaient considérablement augmentées de volume à cause de l'imprégnation par l'élément calcaire. Ces dernières, dégénérées, constituaient les points visibles à l'œil nu qui attirèrent notre attention.

Nous signalerons encore plusieurs observations de psorospermose crétacée et même purulente dans les muscles de bœufs saisis aux halles.

Les muscles, objet de ces observations, étaient criblés d'abcès renfermant un pus verdâtre, caséeux.

M. Laulanier a étudié spécialement cette forme et a trouvé chaque fois que ces foyers purulents étaient provoqués par des psorospermies retrouvées intactes à la périphérie et déjà désagrégées au centre (Voir pl. III).

Balbiania gigantea. — Cet organisme se trouve surtout sur l'œsophage du mouton où il occasionne, comme le dit M. Morot, qui l'a observé le premier, de petits corps ovoïdes, blanchâtres, gros comme des grains de blé ou de petits pois, et formés d'une matière glutineuse. On peut aussi rencontrer ces sortes de tumeurs sur les muscles de la langue, du pharynx, du larynx, des joues et des lèvres. Aux abattoirs de Paris, nous les voyons tous les jours (Voir fig. 41).

Si on examine au microscope cette matière glutineuse, on voit qu'elle contient une foule de parasites ayant l'aspect de croissants (navicelles).

Coccidium oviforme. — A côté de ces organismes, nous placerons les coccidies qu'on voit fréquemment sur le foie des lapins. Ce sont de petites tumeurs blanches ou légèrement jaunâtres, opaques, ovoïdes ou en traînées, et dont l'intérieur est caséeux.

Si l'on porte sous le champ du microscope une petite parcelle de cette matière, préalablement imbibée d'acide acétique, on constate qu'elle est remplie d'utricules ovoïdes à contour très délimité et dont le centre est pourvu de plusieurs noyaux bien arrondis (Voir pl. I, fig. 9).

Ces corps oviformes sont classés dans les *grégarines* (Balbiani).

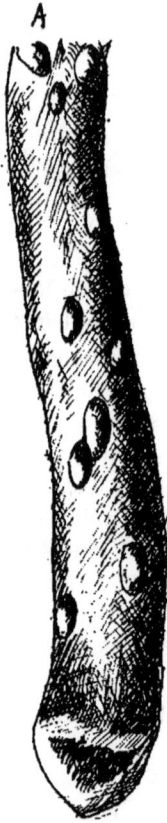

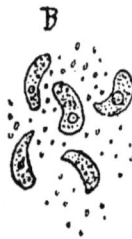

§ 8. — PHOSPHORESCENCE DE LA VIANDE

Toutes les personnes qui vendent du poisson savent très bien que les paniers servant à le contenir deviennent parfois lumineux dans l'obscurité, au point qu'elles n'ont pas besoin de lumière pour aller les chercher.

Cette altération a été constatée par les inspecteurs de Paris sur des viandes de mouton de bonne qualité qui, dans l'obscurité, paraissaient lumineuses.

« Sur la viande, surtout au voisinage des os, existaient des points phosphorescents, des traînées lumineuses semblables à celles des vers luisants (lampyres). Les recherches microscopiques n'ont pas donné des résultats satisfaisants, bien que nous ayons réussi plusieurs fois à enlever au moyen d'une aiguille à dissection quelques uns de ces points lumineux qui conservaient leur reflet à la pointe de l'aiguille, même entre les deux lames de verre. Mais on ne peut considérer comme cause de cette altération ces nombreux microcoques qui n'étaient peut-être que des micrococci de la putréfaction commençante. Du reste, à ce sujet, les avis sont partagés, et tandis que les uns attribuent ce phénomène à des micrococci spéciaux, d'autres

Fig. 41. — *A* Balbiania gigantea de l'œsophage du mouton. — *B* Navicelles.

considèrent comme agents de phosphorescence des bacilles particuliers.

Les essais de culture ont donné de meilleurs résultats. On a pu rendre phosphorescent un échantillon de viande, en l'ensemençant avec des points lumineux, prélevés sur des harengs, qui présentent fréquemment ce curieux phénomène.

Les résultats ont été surtout remarquables sur la viande de mouton, car toute la surface était phosphorescente, dès le lendemain de l'ensemencement, bien qu'il n'y ait eu, en réalité, que quelques points lumineux semés çà et là à sa surface.

Les tentatives de seconde culture ont été beaucoup moins heureuses : à peine quelques points lumineux qui brillaient au moment de l'ensemencement et étaient en grande partie éteints le lendemain[1]. »

D'après M. Giard, professeur à la Sorbonne, l'origine de la phosphorescence des viandes de boucherie se trouverait uniquement dans les poissons ; il y aurait contagion de phosphorescence.

M. Dubois a émis l'opinion que la phosphorescence est déterminée, dans les substances organiques mortes, par des parasites qui ne sont pas lumineux par eux-mêmes.

La phosphorescence siège à la surface des muscles ou de leur coupe, quelquefois du tissu conjonctif, rarement de la graisse, jamais dans l'épaisseur des tissus.

D'après M. Blanc, son agent spécial est un microbe, formé de deux articles unis par leurs pôles et animés de mouvements très rapides, qui se trouve en amas considérables sur les fibres et dans leurs interstices. D'autres microbes, peu nombreux et différents, l'accompagnent. En outre, on voit des granulations brillantes animées de mouvements browniens, qui, selon M. R. Dubois, seraient le siège des phénomènes lumineux[2].

La phosphorescence n'étant pas un phénomène de putréfaction, on peut consommer sans danger la viande qui la présente. On supprime aisément et définitivement l'action du microbe par des fumigations sulfureuses[3].

[1] Compte rendu des opérations de l'inspection de la boucherie de Paris en 1886.
[2] BLANC, Note sur la phosphorescence de la viande. *Journal de méd. vét. et de Zootechnie,* avril 1887.
[3]   DES PARASITES EN GÉNÉRAL.
Les parasites du tissu musculaire proprement dit sont :
A. — Les *psorospermies* qu'on rencontre dans les muscles de la plupart des animaux de boucherie ; les *échinocoques* ; le *cysticercus bovis* ; le *cysticercus tenuicollis* qui est toujours superficiel et qu'on peut trouver surtout chez le mouton et quelquefois chez le porc ; le *cysticercus cellulosæ* provoquant la ladrerie ; la *trichina spiralis*, très commune sur les porcs d'Amérique et d'Allemagne.
Dans les muscles des poissons, principalement de l'éperlan, on voit l'*agamonema*, des larves d'*échinorhynques* et des embryons de *botriocephales*.
B. — Dans le tissu conjonctif, on ne signale que la *balbiana gigantea* de l'œsophage du

CHAPITRE III

MALADIES VIRULENTES

PÉRIPNEUMONIE CONTAGIEUSE. — RAGE. — TYPHUS. — CLAVELÉE. —
FIÈVRE APHTHEUSE

§ 1. — Péripneumonie contagieuse

La péripneumonie contagieuse, rencontrée après autopsie dans les abattoirs de Paris et de la banlieue, est signalée au service sanitaire par des rapports spéciaux.

Au point de vue de l'inspection, on peut affirmer que presque toujours les viandes des sujets affectés de cette maladie sont exemptes de fièvre et par conséquent livrées aux bouchers.

Tous les auteurs ont décrit le poumon du bœuf atteint de péripneumonie. Qui ne connaît en effet la mosaïque, le damier diversement coloré qu'on trouve sur une coupe des lobes hépatisés, les travées fibreuses, les fausses membranes, le liquide ambré, le tout compatible souvent avec un certain état d'embonpoint ?

On sait également qu'il y a les partisans de l'efficacité de l'inoculation préventive et le camp opposé ; mais nous nous abstiendrons de traiter cette question que les expériences ont presque déjà résolue.

L'inoculation préventive n'est pas sans danger puisque, d'après les expérimentateurs, il faut compter avec elle une mortalité de 4 à 5 0/0.

Depuis quelques années, la proportion a diminué notablement.

On connaît les accidents de gangrène qui en sont la conséquence : la

mouton, le *cœnurus serialis* du lapin, les *symplectoptes cysticola* qui occasionnent des nodosités crétacées dans le tissu cellulaire sous-cutané des poules.

C. — Dans les cavités splanchniques on peut voir la tuberculose, le *stephanurus dentatus*, spécial aux porcs de races étrangères ; la *filaria equina* qui habite la cavité péritonéale du cheval, de l'âne et du mulet ; le *cysticercus pisiformis*, fixé en grand nombre sur le mésentère des lapins ; l'*agamonema papilligerum* qui existe chez le colin et le maquereau.

D. — Comme parasites du sang, nous citerons : le bacillus anthracis, le vibryon septique, le bacterium termo, le bacillus subtilis, les microcoques, les bacilles du charbon symptomatique et de la viande à beurre rance, les bacilles du rouget et de la pneumo-entérite infectieuse, les microbes du choléra des poules.

E. — Enfin, il existe, dans un ordre à part, les moisissures, les microbes de la phosphorescence, les larves de mouche.

chute de la queue et la propagation de la maladie aux muscles de la croupe
et du tronc (vaccin remonté des bouchers).

On a vu, à la suite de l'inoculation préventive, l'inflammation remonter
jusqu'au niveau des épaules et baigner tous les muscles d'une sérosité particulière. Il y avait en un mot gangrène et accident septique.

Nous avons rencontré deux fois aux abattoirs de Paris la péripneumonie
généralisée. Les lésions s'étendaient alors à tous les muscles, à tous les
viscères : l'animal n'était plus qu'une pourriture infecte, comparable aux
viandes en macération.

Dans la péripneumonie contagieuse, les vésicules pulmonaires sont remplies par une matière fibrino-albumineuse qui renferme des leucocythes.
Les cloisons cellulaires épaissies considérablement montrent une multitude
de noyaux et de cellules fibroplastiques ; quelquefois il y a, dans l'intérieur
du poumon, par suite de l'oblitération d'un grand nombre de vaisseaux,
mortification d'un îlot que l'inflammation disjonctive transforme bientôt
en séquestre. Enfin la désagrégation arrive, et il se forme une matière
caséeuse, autrement dit un point de gangrène.

Nous avons constaté plusieurs fois la phtisie greffée sur la pleuropneu-
monie, et nous avons fait la remarque générale, avec M. Delaforge, que,
lorsque le lobule du lobe gauche est atteint de péripneumonie, il y a toujours péricardite.

Nous avons vu également la tuberculose sur le poumon gauche pendant
que le droit offrait les lésions de la péripneumonie la mieux accusée.

M. Degive établit, dans un récent rapport, le diagnostic anatomique de
cette affection. Dans la pneumonie ordinaire, les lésions lobulaires sont très
marquées, le tissu cellulaire est à peine affecté, l'exsudation des vaisseaux
lymphatiques fait constamment défaut, le tissu pulmonaire est souvent le
siège de lésions néoplasiques purulentes, de ramollissement gangréneux ;
les altérations du poumon offrent un caractère uniforme.

Dans la maladie contagieuse, au contraire, les lésions interstitielles sont
très accusées, et prédominent sur les altérations vésiculaires, les vaisseaux
lymphatiques sont sensiblement dilatés, l'exsudat est doué d'une grande
plasticité, le poumon renferme enfin des altérations de plusieurs âges et de
plusieurs couleurs.

Nous avons essayé de vérifier les dires de de M. Degive ; mais nous n'a-
vons trouvé que la congestion pulmonaire, facile du reste à distinguer, car
il n'y a pas splénisation et le poumon surnage si on le plonge dans l'eau.

MM. Ollivier et Coulon ont donné les caractères qui différencient la péripneumonie contagieuse de la pneumonie franche.

Il y a dans le mal contagieux, selon ces observateurs, œdème du fanon et infiltration sous-jacente. Dans la péripneumonie sporadique, le liquide pleural fait complètement défaut, il n'y a pas non plus de fausses membranes, les plèvres sont en outre lisses.

L'hépatisation, de couleur uniforme dans la pneumonie simple, se déchire facilement, s'écrase en bouillie et est prompte à se transformer en suppuration, tandis que dans l'affection contagieuse la lésion du poumon est dure, lardacée, et revêt plusieurs tons.

M. Bergeaud, dans un mémoire imprimé, déclare que la péripneumonie contagieuse débute toujours à l'état latent : « La maladie, dit-il, existe depuis quelque temps déjà, elle a produit des ravages énormes et aucun symptôme n'a accusé une maladie aiguë. La pneumonie simple au contraire débute toujours à l'état aigu. »

Voici les caractères que nous donnons de cette affection.

Le poumon péripneumonique est lourd, non affaissé dans les parties envahies. La plèvre est recouverte d'un exsudat fibrineux très épais. Cet exsudat fait souvent défaut sur la plèvre costale où on n'observe, la plupart du temps, que quelques brides. Il est au contraire très abondant au-dessous de la plèvre viscérale et dans les cloisons interlobulaires. Il est de couleur jaunâtre et fluide au début, plus tard il devient lardacé et même fibreux [1].

Le liquide épanché dans le sac pleural est limpide ou trouble et floconneux. Il est quelquefois très abondant (Voir pl. XIII).

Dans la péripneumonie ancienne, les lobules sont effacés, les travées très agrandies et de consistance fibreuse, l'hépatisation est de couleur jaune grisâtre, la densité est plus grande, parfois il y a des sequestres. Lorsque l'affection est récente, les lobules sont bien dessinés et revêtent des tons divers où le rouge domine ; les exsudats interlobulaires sont jaunâtres et de consistance albumineuse.

A la périphérie de la masse hépatisée, dit M. Delaforge, vétérinaire du service sanitaire, il est presque constant de rencontrer, sur une longueur de 5, 10, 15, 20 centimètres, des travées conjonctives, avec leurs ramifications, distendues par l'exsudat de la péripneumonie, sans qu'aucune altération, aucun changement, même de coloration, s'observe dans les lobules pulmonaires qui confinent à ces jetées d'avant-garde. Lorsque deux de ces jetées marchent parallèlement à une petite distance

---

[1] M. Arloing a communiqué à l'Académie des sciences, 2 et 16 septembre 1889, qu'il a trouvé 4 microbes différents dans les lésions de la péripneumonie du bœuf. Il les a cultivés et isolés par des ensemencements fragmentés de la sérosité, sur de la gélatine nutritive. Ce sont : le *pneumobacillus liquefaciens bovis* ; le *pneumococcus gutta-cerei* ; le *pneumococcus lichenoïdes* ; le *pneumococcus flavescens*.
Il attribue le rôle essentiel au premier microbe qui existe toujours.

l'une de l'autre, on voit parfaitement, à partir de leur point d'émergence de l'hépatisation, les effets gradués de la compression qu'elles exercent sur la languette pulmonaire emprisonnée ; la congestion et la densité des lobules s'accusent alors en proportion décroissante depuis la base jusqu'à la fourche terminale des deux travées infiltrées, tandis qu'au contraire les lobules qui les touchent au dehors restent absolument sains.

L'évolution de la péripneumonie contagieuse se fait des travées conjonctives vers les vésicules pulmonaires, et non des bronchioles vers les travées. L'obstruction des vésicules, les transformations épithéliales et catarrhales, la stase sanguine, l'hépatisation pulmonaire, en un mot, ne sont évidemment pas ici d'essence initiale, mais bien des corollaires physiques, des épiphénomènes.

C'est par cette marche, par cet ordre de succession des lésions péripneumoniques que, dans un premier cas, par exemple, le praticien peut affirmer sûrement la nature contagieuse de la maladie.

Si, dans l'inspection d'une partie du poumon, l'on constate l'exsudation de travées s'avançant dans du *tissu mou et rose*, on peut être certain que l'on a devant soi la péripneumonie dûment contagieuse [1].

Par trois fois les inspecteurs du service de Paris ont eu à autopsier des veaux qui offraient les lésions récentes de la péripneumonie.

§ 2. — ANIMAUX DE BOUCHERIE SUSPECTS DE RAGE

Le 28 juillet 1884, un cheval mordu par un chien enragé est conduit à l'abattoir hippophagique de Villejuif (Paris), où il est sacrifié.

L'Inspecteur de service dans cet établissement saisit la viande en vertu de l'article 55 du décret du 22 juin 1882, qui dit que les herbivores mordus par des chiens enragés seront conduits à l'atelier d'équarrissage à moins que le propriétaire, en ayant fait la déclaration, ne veuille les conserver en observation chez lui.

Autrefois, les animaux de boucherie mordus dans de pareilles conditions pouvaient être livrés à la consommation, mais aujourd'hui c'est impossible.

Nous reconnaissons cette mesure rigoureuse surtout lorsqu'il s'agit d'animaux simplement suspects.

Le Congrès sanitaire de 1885, après une longue discussion, a maintenu les termes du règlement d'administration publique.

---

[1] *Recueil de méd. vét.* du 15 mai 89.

§ 3. — Peste bovine

On sait que la peste bovine ne se traduit pas dans les muscles par des symptômes pathognomoniques et que la viande des animaux atteints de cette affection ne présente aucun signe distinctif. Tout au plus si on trouve, comme le constate M. Baillet, quelques légères ecchymoses, et encore peut-on arguer de leur présence quand, dans l'asphyxie, on en rencontre également.

Le docteur Beales, de Londres, aurait démontré l'existence d'organismes végétaux dans le sang des animaux atteints de la peste bovine.

Enfin tous les auteurs sont unanimes pour affirmer que, sur des morceaux isolés, il est très difficile, pour ne pas dire impossible, de reconnaître le typhus des bêtes bovines.

Mais là n'est pas la question. Au point de vue de l'inspection de la boucherie, cette viande peut-elle être consommée ? Nous sommes obligés de répondre affirmativement si nous jugeons avec les auteurs qui ont écrit avant nous.

M. Reynal est grand partisan de laisser consommer la chair des animaux atteints de typhus contagieux. Il cite, dans sa police sanitaire, à l'appui de son affirmation, toute une série d'exemples qu'il serait trop long de rappeler, et où le public a pu manger impunément des viandes provenant d'animaux infestés.

Ainsi, en Italie, en 1711, le sénat de Venise en toléra la vente aux populations.

En 1715, Duffot rapporte qu'en France tout le monde en mangea, même les malades des hospices.

En 1745, le médecin Camper, aux États généraux de Hollande, conseilla à son Gouvernement d'en favoriser la vente.

En 1816, Coze, doyen de la faculté de Strasbourg, fit un mémoire qui résout définitivement la question dans le sens affirmatif.

La guerre de 1870-71 a reproduit, comme en 1816, les mêmes circonstances, et permis d'observer les mêmes faits, puisqu'on a pu manger impunément, pendant une période assez longue, la viande provenant des animaux saignés dans le cours du typhus contagieux.

M. Bouley, sans être plus explicite, dit cependant qu'on ne doit manger ces animaux qu'autant qu'ils sont abattus à une période peu avancée de la maladie.

M. Baillet est du même avis. Enfin, M. Zundel dit également qu'il n'y a aucun danger pour l'homme à consommer les viandes des animaux sacrifiés au début de l'affection. Mais il ajoute « qu'il est plus prudent, en cas de peste bovine, d'interdire complètement et d'une manière absolue la consommation de la chair des animaux abattus. »

Aujourd'hui, l'affaire est complètement jugée, car la loi du 21 juillet 1881 défend, dans son article 14, de livrer à la consommation la chair des animaux abattus comme atteints de la peste bovine.

§ 4. — CLAVELÉE. — FIÈVRE APHTHEUSE

Aux abattoirs de la Villette, on a refusé de la consommation plusieurs lots de moutons qui, après sacrifice, furent reconnus atteints de clavelée confluente. Il y avait des lésions considérables, non seulement sur le tissu cellulaire sous-cutané, mais encore sur les organes internes, principalement dans le poumon où les pustules offraient une forme lenticulaire très accusée. La viande présentait en outre les lésions de la fièvre.

Dans cette affection, la saisie n'est pas toujours ordonnée, car les moutons qui n'ont que quelques pustules externes, sans symptômes de fièvre, peuvent être livrés à l'étal du boucher.

Nous avions cru jusqu'ici que la clavelée, maladie éruptive et contagieuse particulière à l'espèce ovine, n'était pas transmissible à l'homme, du moins nous ne connaissions pas de cas signalés par les auteurs, aussi ne faisions-nous pas attention aux faits qui auraient certainement autrefois pu éclaircir nos doutes. Comme le service d'inspection de la boucherie est chargé chaque semaine d'appliquer, sur le marché de la Villette, la loi sur les maladies contagieuses, nous avons eu le loisir de reprendre nos observations et de voir que la clavelée est parfaitement transmissible à l'homme.

Nous avons, dans l'espace de six mois, suivi plusieurs personnes chargées de placer des moutons dans les préaux de vente, et qui présentaient sur les bras des boutons caractéristiques de cette affection.

Les derniers que nous avons examinés, les nommés Albert Depied et Etienne Viron, ouvriers du marché aux bestiaux, savaient fort bien être atteints de bouton claveleux, du *claviot*, disaient-ils.

Au début, c'est-à-dire 24 heures après l'inoculation, on trouve sur la peau une petite tache rouge semblable à la piqûre d'une puce, et qui provoque une légère démangeaison. Cette tache augmente bientôt de forme, s'élargit et s'élève ; au bout de 5 à 6 jours, on voit un bouton rouge à la périphérie, placé sur une induration sous-jacente et assez étendue.

Bientôt le centre des boutons blanchit ; on sent que sous la pellicule il y a un liquide prêt à sortir. Une fois ouvert, le bouton paraît déprimé, creusé au centre, avec un bord rouge et dur ; une croûte se forme ensuite, la rougeur disparaît, et enfin la cicatrisation normale arrive sans fièvre constatée, laissant à l'endroit de l'inoculation un petit point légèrement plus blanc que les parties voisines.

Nous avons examiné sur quatre hommes du marché des éruptions de ce genre, éruptions toujours les mêmes, plus considérables, et localisées à l'avant-bras.

Ces ouvriers, avec lesquels nous avons causé, paraissent, une fois vaccinés, réfractaires à une nouvelle inoculation ; ils nous ont dit, en effet, n'avoir jamais contracté cette affection une seconde fois.

Ces boutons, qui ressemblent beaucoup à ceux occasionnés par le vaccin de génisse, quoique n'ayant ni la même étendue, ni la même importance, n'ont été observés que sur des hommes travaillant exclusivement sur les moutons et n'approchant jamais les animaux de l'espèce bovine.

Il y a d'ailleurs lieu de remarquer que les placeurs de moutons ont presque toujours les bras nus et qu'ils saisissent les animaux à bras-le-corps pour les lotir convenablement dans les parcs qu'ils doivent occuper. Il est donc permis de penser que l'éruption claveleuse, ordinairement placée sous le ventre, soit aux aisselles, soit aux aines des moutons, vient, par ce contact, inoculer le virus aux ouvriers préposés à ce travail spécial.

La fièvre aphtheuse n'est jamais cause de saisie. Pour notre part, du moins, nous n'avons pas encore eu à soustraire de la consommation des viandes provenant d'animaux atteints de cocotte, et cependant cette maladie éminemment contagieuse règne à certaines époques sur les bœufs et aussi sur les porcs, où les vésicules viennent envahir le groin, de manière à imiter assez bien l'ampoule produite par le vésicatoire.

Nous avons vu au marché aux bestiaux de la Villette plusieurs individus qui avaient gagné des aphthes sur les mains en soignant ou en touchant des porcs atteints de fièvre aphtheuse.

Ces accidents de contagion étaient tout à fait caractéristiques. Le mal avait envahi les cinq doigts de la main droite sur un bouvier que nous observâmes spécialement ; il y avait autour des ongles, comme autour de ceux des animaux malades, un sillon disjoncteur blanchâtre, renfermant un liquide que la moindre pression faisait sortir. Un autre langueyeur, que nous vîmes à quelques mois de là, avait seulement des aphthes autour des ongles des deux pouces.

CHAPITRE IV

MALADIES SPÉCIALES, CAUSES DE SAISIE

ACCIDENTS DE PARTURITION. — ASPHYXIE, APOPLEXIE, MÉTÉORISME. —
SURMENAGE (FIÈVRE DE FATIGUE). — MAIGREUR EXTRÊME, HYDROHÉMIE,
CACHEXIE AQUEUSE, ANÉMIE, HÉMATURIE, LEUCOCYTHÉMIE. — HYDRO-
PISIES, ANASARQUE. — ARTHRITE DES JEUNES ANIMAUX. — DIARRHÉE
DES JEUNES ANIMAUX. — VIANDES URINEUSES. — ICTÈRE

§ 1. — ACCIDENTS DE PARTURITION

Réponse à un confrère qui nous a questionné sur ce sujet.

Dans les accidents de parturition nous comprenons : le renversement de
la matrice, la paralysie, la fièvre vitulaire, la non-délivrance, les manœuvres de toutes sortes usitées dans les cas de dystocie ayant amené des
désordres considérables : fractures, déchirures, compressions et, par suite
des infiltrations, des ecchymoses avec fièvre intense. Nous pourrions
ajouter encore la métrite, la péritonite, la putréfaction du fœtus, maladies
occasionnant des désordres sérieux dans les tissus ; mais ce serait reprendre
la description des viandes fiévreuses en général et des viandes septicémiques,
faite dans un chapitre antérieur.

Les animaux saignés dans le cours de ces divers accidents offrent donc
des signes pathologiques qu'on peut avec une certaine habitude retrouver
sur les viandes, c'est ce que la lettre suivante, écrite à un confrère, va démontrer.

« Vous nous décrivez longuement dans votre première question les accidents survenus à une vache grasse, accidents de parturition que nous carac-
térisons dans la pratique de graves, puisqu'ils se terminent souvent et à
bref délai par la mort, et vous nous demandez si, dans de pareilles conditions,
surtout après l'avortement, le renversement de l'utérus, les manœuvres infructueuses prolongées, le transport en voiture et son sacrifice après un
temps relativement long dans un abattoir distant de 16 kilomètres du lieu
de l'accident, et cela au moment de la mort ou même après, vous nous demandez enfin si un vétérinaire expérimenté doit trouver, en pareil cas, des
lésions pathologiques sur la viande.

Nous répondons affirmativement et nous déclarons que toujours, à la suite de ces accidents, on rencontre dans le bassin la graisse rouge, des injections vasculaires disséminées autour du ligament sacro-sciatique, et des ecchymoses près de la pointe de l'ischium. De plus, si on pratique des incisions dans les masses musculaires de la cuisse, principalement dans la région crurale interne, on voit que la viande est de couleur terne, infiltrée de sérosité sanguinolente ; l'odeur qui se dégage de cette coupe fraîche est forte et pénétrante et rappelle souvent l'acide butyrique.

Le péritoine est livide, injecté, surtout autour de la portion charnue du diaphragme; les plèvres sont sales et l'injection est plus manifeste du côté où l'animal est resté couché pendant le transport. A la place des mamelles — qu'on a toujours eu soin d'enlever — on voit un large creux, taché, couvert d'arborisations vasculaires encore gorgées de sang ; enfin la mollesse de la viande est caractéristique, elle tremble à la pression du doigt, car il n'y a plus de rigidité cadavérique.

Toutes ces lésions ne manquent pas d'attirer l'attention d'un inspecteur pour lui faire dire aussitôt qu'il y a eu accident de parturition.

Maintenant, un garçon boucher peut-il nettoyer la viande au point de faire disparaître toutes traces de lésions pathologiques ? Telle est sous une autre forme votre deuxième question.

Assurément le commerce de la boucherie est très habile dans la préparation de nos animaux de boucherie et sait souvent, par des moyens connus, parer la *marchandise* mauvaise et la rendre presque belle à l'œil. Néanmoins, dans l'espèce, à moins qu'on ne supprime tout le train postérieur et qu'on ne présente à la vente que les quartiers de devant, ordinairement plus beaux, il est impossible d'enlever toutes traces d'inflammation. Il reste forcément des lésions dans le bassin, à la place des mamelles, sur le péritoine, les plèvres, et surtout celles nombreuses tirées de l'examen des muscles, de la graisse et du tissu cellulaire, pour guider l'inspecteur et le mettre sur la voie des recherches.

Quant au troisième point sur lequel vous voulez également avoir notre avis, nous croyons qu'on doit considérer comme suspect d'insalubrité tout animal sacrifié dans de pareilles conditions. Aux abattoirs de Paris, toutes les bêtes qui entrent en voiture, mourantes ou saignées, sont considérées comme suspectes et toujours visitées après leur *habillage*. Elles sont rendues à la consommation s'il y a lieu.

Par conséquent, nous considérons que le service d'inspection de la boucherie a le droit et même le devoir de visiter sérieusement toutes les viandes provenant d'animaux saignés dans le courant des accidents de parturition, afin de se prononcer en connaissance de cause sur leur salubrité ou leur insalubrité.

Nous ne parlons pas intentionnellement des animaux morts non saignés dont la saisie s'impose *ipso facto*. Enfin, nous estimons que la livraison de cette viande à la consommation, et surtout sa soustraction au service d'inspection, sont véritablement, et dans le sens que vous indiquez, des abus qu'il faut faire cesser. »

§ 2. — ASPHYXIE, APOPLEXIE, MÉTÉORISME.

A. — Dans l'asphyxie, les signes observés sur les viandes sont très caractéristiques.

Les vaisseaux sont gorgés d'un sang noir, fluide, qui devient rouge au contact de l'air. Les séreuses (plèvres et péritoine) sont tachées, ternes, salies, livides, ecchymosées ; les ganglions sont injectés.

La section des os spongieux, examinée principalement sur le rachis, est noirâtre. La viande est d'un brun foncé et répand une odeur particulière.

La graisse, fortement injectée, est rougeâtre, enfin le tissu cellulaire offre les signes d'une vascularisation très intense.

B. — L'apoplexie s'observe assez fréquemment en été et en hiver, avec des nuances très diverses, sur le porc. Les grands froids de même que les grandes chaleurs produisent sur cette espèce les mêmes effets.

La ligne de conduite que nous suivons en pareille circonstance est facile à indiquer : si les reins sont violacés, les plèvres costales colorées en brun par suite d'hyperhémie hypostastique, la rigidité cadavérique absente ; si à ces signes capitaux viennent se joindre l'injection du lard, des ganglions et du tissu cellulaire, la teinte terne de la viande et de couleur peu homogène, la saisie s'impose.

Les lésions de l'apoplexie du porc sont irrégulières et méritent d'être signalées : ou bien la peau et le lard seuls sont fortement injectés, ou bien ils sont intacts et tous les phénomènes inflammatoires ont eu lieu sur les organes profonds. Dans le premier cas, les cavités splanchniques sont claires, exemptes d'arborisations, et le tissu musculaire est normal ; aussi laissons-nous consommer la viande après suppression du lard. Dans le second cas, on retrouve à un haut degré dans les tissus les caractères assignés aux viandes fiévreuses et la saisie est prononcée.

C. — Les ruminants (bœufs et moutons) meurent souvent à la suite d'indigestion du rumen avec météorisation.

Les lésions qu'on trouve à l'autopsie sont d'abord celles de l'asphyxie, car les gros réservoirs gastriques, gonflés par les gaz, ont refoulé fortement en avant le diaphragme et écrasé le poumon où l'hématose ne se fait plus.

On voit en outre que le péritoine a perdu son brillant, est livide, et répand une odeur d'excréments. Les gaz de la fermentation pénètrent même dans toute la viande pour lui communiquer une odeur ammoniacale manifeste.

Lorsque les animaux ont été médicamentés, on peut percevoir à l'incision des muscles l'odeur du chloroforme, de l'éther, ou de certaines plantes aromatiques.

Il n'est pas rare également de rencontrer dans le flanc gauche le trou fait par le trocart.

Rappelons pour mémoire que les viandes provenant d'animaux frappés de la foudre offrent tous les signes de l'asphyxie.

Lorsque les viandes que nous venons d'examiner proviennent d'animaux saignés *post mortem*, l'insalubrité est manifeste et le rejet de la consommation ordonné. Si au contraire les sujets ont été saignés avant la mort et s'ils ont été dépouillés et préparés rapidement en vue de la vente, il peut se faire qu'on ne trouve que des lésions insignifiantes, ne portant aucun préjudice à la viande. L'inspecteur exercé est du reste juge, après examen des pièces, de se prononcer sur l'acceptation ou sur le refus.

En général, on ne doit pas oublier que ces viandes se conservent peu, s'altèrent vivement et sont d'un transport difficile. Il est donc indiqué de les consommer autant que possible sur place.

§ 3. — SURMENAGE (FIÈVRE DE FATIGUE)

Chaque année nous avons à refuser de la consommation des viandes provenant d'animaux sacrifiés au milieu d'une course folle ou d'une fatigue extrême. Nous pouvons également signaler plusieurs bœufs et taureaux furieux qu'on a été obligé de tuer à coups de fusil et dont les chairs furent expédiées dans un état déplorable aux halles centrales.

Quand un animal tombe foudroyé dans ces conditions, on trouve les lésions suivantes : les vaisseaux sont pleins de sang, la section des os spongieux est noirâtre, le tissu conjonctif laisse voir des capillaires gorgés de sang coagulé, la viande est très foncée en couleur, gommeuse et collante aux doigts ; elle est en outre imprégnée de fluides fermentescibles qui amènent dans un temps très court la putréfaction. Cette fermentation marche avec une rapidité surprenante si les animaux ne sont pas vidés instantanément et si on les expédie en chemin de fer loin du lieu de l'accident.

Incisée, la viande, d'un brun très foncé, presque noir, dégage une odeur aigrelette.

Normalement le tissu musculaire est alcalin, mais par suite d'exercices exagérés, il devient acide et donne naissance à une grande quantité d'acide lactique.

M. Ranc a prouvé expérimentalement qu'une injection d'acide lactique dans les muscles produit les effets de la fatigue. Ces résultats justifient la pratique de ne sacrifier les animaux de boucherie qu'après un certain temps de repos.

L'acide lactique, sous l'influence d'une certaine température, et en présence de matières organiques et des sels calcaires de la viande, amène la fermentation butyrique qui communique aux chairs une odeur infecte.

Le bouillon fait avec ces viandes devient acide et se conserve peu.

« Il résulte des recherches de laboratoire faites par les savants les plus autorisés (Du Boys Reymond, Becquerel, Liebig, Marey, Liégeois, etc.) que le muscle fatigué diffère du muscle en repos par les caractères physiques, électriques et chimiques.

Il perd de sa cohésion et de son élasticité ; il cesse d'être sensible aux excitations électriques ; et, chose principale, il renferme une grande quantité de produits de sa décomposition chimique. Liebig a démontré que la créatine, qui est un de ces produits, était dix fois plus abondante dans les muscles d'un renard forcé que dans ceux d'un renard tué dans le laboratoire. Et, comme ces produits, créatine, glycose, matières extractives, fermentent avec plus de facilité que la substance propre du muscle, on s'explique la plus grande hâtivité de la décomposition putride des muscles d'un animal tué immédiatement après la course, que de ceux d'un animal tué après le repos, parce que, pour ces derniers, la circulation a eu le temps de reprendre dans les muscles les matières fermentescibles qui s'y étaient formées sous l'influence des contractions répétées et prolongées [1]. »

D'après le Dr Léon Fournol, on trouve, chez un lièvre fatigué, mort accidentellement, la rigidité cadavérique immédiate, la putréfaction rapide et, de plus, caractère dont il n'a pas été question jusqu'ici, une suffusion sanguine sous-épidermique.

« Le lièvre étant naturellement roux, il arrive toujours qu'à un moment donné, au bout d'une heure et demie à deux de course, au nez des chiens, sa couleur change : c'est un *charbonnier*, disent les naturels du pays. Il devient noirâtre, autant par l'effet de la sueur qui colle ses poils et les fonce, que par celui d'une suffusion sanguine générale qui teint la peau en rouge sombre [2]. »

[1] BOULEY, Communication à l'Ac. de médecine. 24 septembre 1878
[2] Léon FOURNOL, *Contribution à l'étude du surmenage*, 1879.

Les produits de désassimilation du tissu musculaire sont en outre des poisons dont le plus toxique est la potasse libre provenant de la destruction des éléments cellulaires [1].

Quant aux autres, tyrosine, acide butyrique, acétique, etc., leur action sur les tissus, d'après M. A. Gautier, est identique à celle des ferments de la putréfaction.

La saisie de ces viandes s'impose dans tous les cas.

Ayant eu quelquefois à examiner des morceaux de viande suspects — dans ces circonstances les éléments d'appréciation sont bien restreints — en l'absence d'autres renseignements, M. Repiquet à cherché quelle était la réaction du suc musculaire qui, normalement, est alcalin. Il a déclaré cette viande impropre à la consommation chaque fois que le papier bleu de tournesol a viré au rouge.

§ 4. — MAIGREUR EXTRÊME, HYDROHÉMIE, CACHEXIE, ANÉMIE, HÉMATURIE, ETC.

Doit-on refuser de laisser abattre les animaux maigres ? — Dans les localités où l'inspecteur d'abattoir avait en même temps pour mission de refuser vivants les animaux maigres, on a dû renoncer à cette mesure, l'abattage pratiqué sous condition venant très souvent infliger un démenti à l'homme de l'art.

En effet, les animaux en apparence les plus maigres ont parfois les viscères sains, mais parfois aussi intérieurement de la graisse en quantité suffisante et le tissu musculaire ferme, non-infiltré, et d'une belle coloration rouge : ensemble de caractères qui leur permet d'entrer sans conteste dans l'alimentation.

Il y a une autre raison pour laquelle on ne doit pas, selon nous, exclure *les animaux maigres* des abattoirs où il y a un service d'inspection organisé : c'est qu'en les rejetant au dehors, on ne sait pas où ils seront abattus, clandestinement peut-être, dans la localité qu'on est chargé de protéger soi-même. Dans tous les cas, ils échapperont très certainement à tout contrôle, tandis qu'en en tolérant l'abatage, on est sûr de pouvoir les confisquer si on les juge trop inférieurs, au point de vue de la qualité.

A. Maigreur extrême. — La nourriture insuffisante, le travail excessif, la lactation prolongée, les maladie chroniques sont les causes principales qui produisent les animaux maigres. On peut dire encore que la plus

---

[1] BOUCHARD, *Auto-intoxications.*

grande partie des viandes maigres sont fournies par des sujets qui ont souffert
dès le jeune âge et qui n'ont pu trouver, dans les soins et l'alimentation,
les éléments nécessaires à leur *développement*.

Au premier degré, on trouve seulement une émaciation générale du tissu
musculaire et une diminution notable de la graisse qui, néanmoins, reste
ferme et onctueuse au toucher. La viande incisée est encore belle et rouge,
et peut entrer dans la consommation sans aucun inconvénient.

Il faut voir ces nombreuses vaches maigres montrer, chaque jour de
marché à la Villette, leur squelette décharné, il faut regarder ces spécimens surprenants de maigreur pour se faire une juste idée de l'état de consomption auquel peuvent être réduits certains sujets de l'espèce bovine [1].

Ces vaches, dénommées par le commerce *cordières*, en raison de ce qu'elles
sont conduites au marché par la corde, sont achetées rapidement et proportionnellement plus cher que les animaux gras les meilleurs, tant elles
sont recherchées pour la fourniture de certaines maisons.

Autrefois, ces bêtes maigres étaient classées sous le nom de *vaches trou-*
pières, caractérisant ainsi leur destination dernière pour l'armée ; aujour-
d'hui, ces animaux trouvent encore un écoulement facile dans la banlieue,
les acheteurs fuyant de plus en plus l'inspection générale de Paris.

Ces animaux étiques qui déparent notre beau marché devraient être envoyés d'office aux abattoirs où ils seraient inspectés régulièrement et saisis
s'il y avait lieu.

Si nous suivons l'autopsie de ces vaches épuisées, tombées complètement
dans le marasme, et dont nous avons indiqué la provenance, on constate,
malgré le soufflage ou mieux le gonflement du tissu cellulaire, que la viande
est d'un rouge pâle au lieu d'être brune comme dans l'état de santé. La
graisse a disparu totalement pour faire place à un liquide jaunâtre tenant
en suspension une faible partie de globules graisseux. Les muscles sont
flasques, se détachent facilement les uns des autres, et laissent voir, dans
leur intervalle, une sérosité claire. Au bassin, ainsi que dans les interstices
épineux des vertèbres, la graisse n'existe plus, ou, s'il en reste, il est impossible de lui donner ce nom, car elle est presque fluide, sans caractère
onctueux. Il y a en un mot autophagie.

---

[1] A toutes les époques, les viandes trop maigres ont été retranchées de la consommation
et, aujourd'hui, même de l'avis du commerce, on serait taxé de légèreté si on agissait autrement.

Croit-on qu'il soit possible, comme en Allemagne, de créer des boucheries particulières où
ces viandes seraient vendues avec une étiquette spéciale et un moindre prix ? Dans un pays
comme le nôtre, il est impossible de dire à l'ouvrier, à l'indigent, de s'approvisionner de
viandes qui ne possèdent plus aucun principe nutritif et que personne d'entre nous ne vou-
drait voir sur sa table.

Si on brise un os long, la moelle qui, d'ordinaire, chez les animaux bien portants, est blanche et ferme, est transformée ici en une véritable gelée jaunâtre qu'on retrouve dans toute l'économie et jusque dans les sillons du cœur. On dit alors que l'animal *n'a pas de moelle* et doit être refusé de la consommation.

Cette expression très ancienne, connue de tous les bouchers, est pour nous typique et peint bien le cas d'étisie où le doute n'est plus permis.

Quand la maigreur est due à des maladies chroniques, avec exsudats fibrineux et épanchements, on rencontre des désordres sur les plèvres et des traces de fausses membranes. D'autres fois, il n'existe plus rien, car le boucher a su enlever habilement les séreuses pour parer la marchandise et ne pas attirer l'attention de l'inspecteur de ce côté. Cette fraude avec un peu d'habitude est bien vite reconnue.

Si l'étisie est la conséquencee de la phtisie, il faut rechercher avec le plus grand soin les tubercules sur les plèvres et principalement sur la portion charnue du diaphragme. Les ganglions lymphatiques doivent être également incisés afin de s'assurer qu'ils ne sont pas le siège de matières tuberculeuses. Souvent, à ce dernier degré de l'usure, dit M. Trasbot, les animaux sont pris, sans qu'on en sache la cause, de maladies viscérales à marche insidieuse, qui sont la condition prochaine de la mort. C'est une entérite diarrhéique, une pneumonie profonde, une pleurésie ou tout autre affection qui termine l'existence.

Sur le porc, l'extrème maigreur, conséquence de l'hydropisie ascite ou de maladies chroniques, est caractérisée par la disparition totale du lard et de la graisse intérieure appelée panne. Cette consomption s'observe principalement chez les truies âgées. Par suite de la malpropreté, les verrats tombent également dans le marasme ; il y a alors fonte de la chair et du lard.

On observe les mêmes signes sur les moutons que la phtisie vermineuse conduit lentement à la mort ; les apophyses transverses des vertèbres lombaires percent la peau, les os font saillie de tous côtés, les muscles s'atrophient et l'animal dépouillé devient complètement diaphane.

Le muguet, la gale, peuvent amener l'amaigrissement extrême des moutons et occasionner ainsi le rejet de la viande.

Le veau, dans le cas d'étisie [1] complète, n'a plus de viande ni de graisse, les aponévroses seules existent avec les os et le tissu cellulaire ; les rognons

---

[1] *L'étisie* serait, d'après Robin, la désignation non médicale de l'amaigrissement dû à quelque maladie de longue durée.

L'amaigrissement est l'état d'un corps dans lequel la désassimilation l'emporte sur l'assimilation, soit par l'âge, soit par la maladie : il précède *l'émaciation.*

sont recouverts d'une membrane un peu jaunâtre, transparente, disséquant chaque lobule ; la moelle des os est comme une boue semi-fluide.

Chez le cheval, l'extrême maigreur, cause également de saisie, se traduit par des caractères dont la signification ne peut tromper personne. C'est aussi une humeur jaunâtre sans consistance qui vient remplacer la graisse des os longs et des interstices épineux des vertèbres.

Dans la nouvelle classification que nous avons adoptée pour peindre la maigreur dans ses différentes manifestations, les affections cachectiques ou hydrohémiques s'y trouvant incorporées, la maigreur pourrait être définie, à notre point de vue, un état de l'organisme caractérisé par l'émaciation du tissu musculaire avec ou sans infiltration, l'absence de graisse ou son état diffluent, et la fluidité de la moelle des os.

Voici cette nouvelle classification avec notre manière d'opérer dans chaque cas.

MAIGREUR PHYSIOLOGIQUE.	Disparition de la graisse ; Volume normal des muscles ; S'observe surtout sur les animaux non émasculés et beaucoup d'animaux jeunes. (On ne saisit pas).
ATROPHIE MUSCULAIRE SIMPLE OU ATROPHIE MUSCULAIRE SÉNILE.	Émaciation musculaire très accusée : néanmoins, les muscles sont d'un beau rouge et la graisse lobée, ferme et onctueuse. (On ne saisit pas).
ATROPHIE CACHECTIQUE OU HYDROHÉMIE.	Émaciation, décoloration et infiltration des muscles. La graisse est diffluente ou sans caractère onctueux. Elle peut même faire défaut. (On saisit toujours).
MAIGREUR EXTRÊME. ÉTISIE, MARASME. CONSOMPTION.	Disparition complète de la graisse avec atrophie musculaire. (Autophagie). La moelle des os est fluide. (On dit vulgairement que ces animaux *n'ont pas de moelle*). (On saisit toujours).

B. — **Viandes hydrohémiques**. — L'hydrohémie est fréquente sur les animaux de l'espèce bovine dont l'alimentation laisse à désirer, surtout au point de vue de la qualité.

Nous nous rappelons avoir saisi aux halles, un jour de décembre 1888, plus de dix bêtes expédiées d'un grand centre d'élevage et qui présentaient au plus haut degré cet état pathologique ; le propriétaire, nous l'apprîmes ensuite, avait, par suite de gêne commerciale, abandonné ces animaux dans des terrains vaseux.

L'hydrohémie est un état particulier du sang où les globules sont en moins grande quantité. Le sérum renferme aussi moins de substance en dissolution. La quantité d'eau retrouvée, non seulement dans le sang, mais encore dans toute l'économie, est énorme ; le sang est pâle, il tache à peine les doigts.

La graisse, assez abondante, est humide, blanche, et comme fondue en eau. Le tissu cellulaire est rempli de sérosité claire et conserve, malgré les linges secs dont on le recouvre, une certaine humidité.

Les muscles sont émaciés, pâles et lavés. L'hydrohémie prédispose aux hydropisies, accompagne souvent l'anémie, la leucocythémie et diverses affections chroniques.

Chez le porc nourri avec des soupes, des détritus de toutes sortes en décomposition ou des poissons avariés, on constate que le tissu cellulaire est gorgé d'eau. Les muscles incisés sont pâles et infiltrés ; le lard est mou, peu abondant.

C. — **Cachexie aqueuse.** — La maladie frappe les ruminants et en particulier le mouton, chez lequel elle revêt à certains moments un, caractère exceptionnel de gravité.

On peut examiner, en automne et en hiver surtout, toutes les catégories de moutons cachectiques ; le nombre en est assez grand, principalement dans les années pluvieuses.

Au début, tout en conservant un état de graisse satisfaisant et une viande assez ferme, les animaux sont, une fois dépouillés, humides et froids au toucher. La main, passée à la surface du panicule charnu, reste imprégnée d'une certaine quantité de liquide qui dénote un état cachectique commençant.

Le rognon de graisse est encore volumineux et d'assez belle apparence.

La viande, à cette première période, est toujours consommée.

Plus tard, elle s'imbibe entièrement d'eau, le tissu cellulaire se remplit de liquide, surtout là où il devrait y avoir des amas de graisse, le gigot s'atrophie et s'écrase facilement à la pression du doigt, la graisse qui enveloppe les rognons est presque fluide, enfin l'économie sue l'eau de toutes parts.

Le sang est très aqueux et a perdu une partie de ses éléments constitutifs.

Les globules diminuent de volume et de nombre, en même temps que l'albumine perd de sa qualité.

Arrivés à cette période, les moutons atteints de *pourriture* se pénètrent d'eau comme le fait une éponge plongée dans un liquide, et ne peuvent en aucune manière être livrés à la consommation.

La cachexie est pour quelques-uns la maladie de la douve, tandis que d'autres admettent que cette affection est concomitante avec les distômes.

En ce qui nous concerne, nous avons trouvé bien des fois des moutons cachectiques à l'excès, transformés, à cause de leur diaphanéité, en véritables lanternes, et dont les foies ne possédaient pas une seule douve.

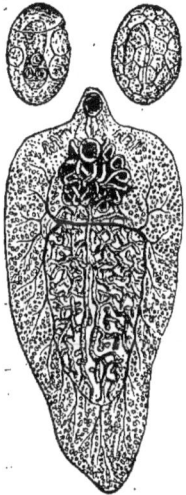

Par contre, sur des sujets très gras, il nous a été permis de constater des douves en grand nombre, qui obstruaient les canaux biliaires indurés et même incrustés de sels calcaires.

Dans l'espèce bovine, la même observation a été faite.

Puisque c'est toujours après les années humides qu'on observe la cachexie et que les tissus sont entièrement mouillés, on a fait jouer un rôle important à l'eau qui sature les pâturages. Mais ces mêmes causes peuvent produire l'hydrohémie sans pourriture et sans ictère.

Il y a deux espèces de vers dans le foie des moutons

Fig. 42. — Distome hépatique. Œufs.

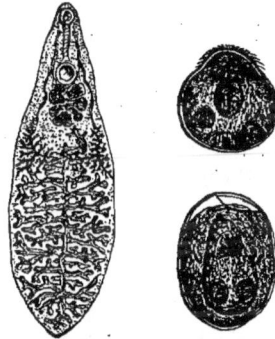

Fig. 43. — Distome lancéolé. Œufs.

atteints de cette affection : le distome hépatique (fig. 42), qui a 3 à 4 centimètres de longueur, et le distome lancéolé, qui a 8 à 9 millimètres (fig. 43). Le premier a le tégument couvert d'épines et occasionne par sa présence des désordres assez graves dans les canaux biliaires. Chaque distome peut fournir de 4 à 5,000 œufs qui, s'ils tombent dans des endroits humides, donnent naissances à des embryons ciliés dont l'existence est vagabonde. Il se forme ensuite dans cet embryon un sac qui laisse échapper des centaines de cercaires, ou larves du distome. Cette larve demande un hôte pour s'enkyster, « car, dit M. Zundel, pour devenir distome, il faut que le cercaire enkysté passe avec son hôte, limace ou insecte, dans le tube digestif d'un vertébré ; alors, tandis que le premier hôte est lui-même digéré, les cercaires résistent à l'action dissolvante du suc gastrique et deviennent de véritables distomes en passant dans les canaux biliaires. »

Il est facile de comprendre que, dans les pâturages fangeux et submergés, de même que dans les foins récoltés sur les lieux humides, on doit trouver des limaces et des insectes infectés de cercaires. Il est plausible d'admettre également que ces fourrages, donnés en aliment aux moutons, soient cause du développement de cette affection.

Les moutons atteints de bronchite et de pneumonie vermineuse (*strongylus filaria et rufescens*) tombent dans le marasme et dans un état cachectique manifeste qu'il est difficile de différencier de la cachexie aqueuse proprement dite — en matière d'inspection des viandes. Il nous est arrivé de saisir de ce chef plus de 350 moutons, sur un troupeau de 500 têtes. Les poumons étaient pleins de strongles et les foies remplis de douves.

- A Florence, Giuseppe Modena a observé, sur plus de 750 porcs sacrifiés dans l'abattoir de cette ville, le *strongylus paradoxus*. Ces animaux, en très mauvais état, provenaient de localités marécageuses.

D. **Anémie.** — Nous rencontrons souvent l'anémie chez les animaux de boucherie, notamment chez le veau, l'agneau et le chevreau, assez souvent chez le mouton, et plus rarement chez le porc et le bœuf.

Chez tous ces animaux, l'anémie se traduit par la blancheur du tissu cellulaire, qui a un aspect lavé, et la pâleur de tous les tissus en général. Chez le veau, le mouton, le chevreau et le porc, elle s'accuse plus particulièrement par la décoloration des muscles qui sont d'un blanc légèrement verdâtre.

Certains muscles du porc, comme l'ilio-spinal, par exemple, sont normalement décolorés. Dans l'anémie, au contraire, la décoloration s'étend à tous les muscles sans exception.

Enfin, ce qui différencie le tissu musculaire des animaux anémiques du tissu musculaire des animaux saignés *post mortem*, c'est que, dans les premiers, la couleur de la coupe ne change pas, tandis que dans les seconds, tout en restant décolorée, elle se couvre d'un exsudat visqueux, gluant.

Le sang des animaux anémiques est pâle. Examiné au microscope, il n'offre rien d'anormal; c'est donc l'élément aqueux qui prédomine, qui est en trop grande abondance par rapport au nombre des globules sanguins.

Lorsque l'anémie existe seule, qu'elle se voit sur un animal bien musclé, nous ne saisissons pas.

Nous observons très souvent chez le mouton une anémie qui est désignée sous le nom de *cachexie sèche*. Elle est caractérisée par la blancheur des tissus qui les fait ressembler à ceux des moutons cachectiques, l'hydrohémie en moins.

Les moutons atteints de cachexie sèche, ou mieux d'anémie, ont en outre un aspect marbré ; on dirait qu'on a parsemé leur corps, tant extérieurement qu'intérieurement, de petits pains à cacheter blancs. Le suif intérieur est abondant, d'un blanc d'albâtre, et se réduit en farine, si on l'écrase entre les doigts : l'oléine semble faire complètement défaut. Enfin, le caractère le plus important est fourni par le tissu musculaire qui généralement est atrophié.

Le sang de ces moutons est décoloré, très aqueux ; la proportion des globules blancs et des globules rouges est normale.

Ces moutons ont des douves dans le foie.

La distomatose, sur des moutons ayant passé la dernière période de leur existence dans un pays très sec, peut expliquer, selon nous, cet état particulier.

Il est inutile de dire que les moutons atteints d'anémie, dite cachexie sèche, sont retirés de la consommation quand l'émaciation musculaire a atteint un certain degré.

L'anémie se voit également sur les veaux qui ont subi des saignées successives dans le but d'augmenter la blancheur du tissu musculaire.

E. **Hématurie.** — Tous les engraisseurs savent fort bien que certains pâturages sont plus susceptibles les uns que les autres de provoquer l'hématurie chez le bœuf, aussi s'efforcent-ils de prévenir cette affection grave qui fait dépérir notablement les animaux.

Notre rôle est ici fort limité, car, laissant de côté les causes et les différentes formes d'hématurie, nous devons nous borner à décrire simplement les viandes qui proviennent des sujets atteints du *pissement de sang*, comme disent les gens du métier.

Le signe objectif qui frappe de suite la vue, c'est l'aspect décoloré de toute la viande, dépourvue de graisse de couverture. La graisse, en effet, est alors rare, d'un blanc terne, et sans caractère onctueux.

Les muscles incisés sont émaciés, flasques, d'une pâleur particulière qu'on reconnaît à distance. Il n'y a pas à proprement parler d'infiltration du tissu cellulaire. Le peu de sang qu'on trouve encore dans les veines après le sacrifice, est très pâle, il colore à peine le papier, et les globules rouges sont en moins grande quantité.

En incisant les reins, qui sont presque toujours adhérents aux quartiers de derrière, on fait écouler une urine sanguinolente.

Ces viandes sont classées dans la catégorie des viandes étiques et ne sont retirées de la consommation qu'autant que la maigreur est extrême et qu'il y a émaciation prononcée.

§ 5. — LEUCOCYTHÉMIE

Le 14 août 1884, nous avons observé un cas très remarquable de leucocythémie sur un bœuf en très bon état de graisse et de chair, expédié en morceaux à la criée des halles. La graisse de couverture avait deux centimètres d'épaisseur sur l'aloyau ; elle était jaune, molle, huileuse. La viande était abondante, les muscles très épais et complètement blancs, plus blancs même que ceux du veau de première qualité, car, quelque blanche que soit la viande de ce dernier, elle a toujours une nuance légèrement rosée.

L'examen miscroscopique du tissu musculaire, fait comparativement avec celui d'un animal sain, ne présente pas de différence : la striation est aussi nette d'un côté que de l'autre, et on n'observe rien de particulier sur la couleur des fibres dissociées.

En pressant sur la veine sous-scapulaire après avoir enlevé l'épaule , nous avons recueilli dans un verre de montre un caillot mou, à peine formé, et un sang très aqueux, pâle, de couleur chocolat. Examiné au microscope, nous avons trouvé que la proportion des globules blancs et des globules rouges était à peu près égale, alors que, normalement, elle doit être de 1 globule blanc pour 360, 400 ou 500 globules rouges.

M. Baillet, l'auteur du premier ouvrage sur l'inspection des viandes, a eu l'occasion d'observer un cas semblable qu'il a classé dans l'anémie.

Nous n'avons rien constaté d'anormal du côté des ganglions lymphatiques. Le foie et la rate n'ont pas été envoyés.

Cette viande a la réputation d'être sèche et sans goût. C'est ce qu'a constaté M. Baillet et c'est ce que nous a dit bien souvent M. Blin, le doyen des facteurs à la criée des viandes.

Nous en avons fait préparer un morceau en escalope, et il a été trouvé excellent par tous ceux qui en ont goûté, aussi bon que le veau de première qualité.

La viande de veau quelle qu'elle soit, qu'on nous permette cette digression, est assez insipide par elle-même. Les appréciations contradictoires émises jusqu'à ce jour sur les viandes de bœufs leucocythémiques ne seraient-elles pas dues précisément aux divers modes culinaires employés?

M. Cartier, inspecteur du service, à rencontré, sur un marché de Paris, une partie de ce bœuf coupé en morceaux pour la vente. L'aspect qu'ils

présentaient n'était pas flatteur à la vue, car les ménagères s'en éloi-
gnaient en manifestant tout haut la répugnance que ces morceaux leur
inspiraient.

Cela tenait uniquement à ce que la couche épaisse de graisse jaune formant la couverture ne s'harmonisait pas avec la blancheur du tissu musculaire.

La viande de bœuf blanche subit une dépréciation considérable à
la vente.

La leucocythémie ne se présente pas toujours avec les caractères de décoloration du tissu musculaire dont nous venons de parler.

Dans le courant de l'année 1884, il nous a été donné d'en voir deux
autres cas sur l'espèce bovine, caractérisés tous les deux par un état cachectique, hydrohémique, et par l'hypertrophie des ganglions lymphatiques. Nous comparions les ganglions à des cerveaux qui auraient été disséminés dans l'économie, tant leur volume était considérable.

Ces deux animaux ont été saisis.

Avec les cas analogues qu'a publiés M. Baillet, les travaux de MM. Nocard,
Leblanc, P. Bouley, Forestier et Lafargue, nous nous dispenserons d'entrer
dans de plus amples détails sur cette affection qui est très bien connue
aujourd'hui.

§ 6. — Hydropisies. — Anasarque

Ces états pathologiques figurent également dans les motifs de nos saisies
annuelles.

C'est surtout sur le porc que le fait mérite d'être signalé.

Indépendamment des maladies chroniques dues à la mauvaise nourriture,
et que nous avons étudiées plus haut, le porc est atteint d'affections des
reins qui occasionnent une hydropisie générale.

Il suffit en effet de faire une incision dans toutes les régions où le tissu
cellulaire est lâche et adondant pour mettre à jour une gelée transparente,
comparable absolument à de l'albumine. Sous la panne, il existe parfois
de véritables nappes de liquide incolore. La viande, on le conçoit, participe
de l'état général ; elle est plus pâle, infiltrée de sérosité. Le péritoine est
blanchâtre, d'aspect lavé, et souvent épaissi.

Dans la viande des bovidés expédiée aux halles, nous avons observé des
altérations semblables qui ont motivé de nombreuses saisies.

Une fois, entre autres, l'infiltration existait partout, depuis l'extrémité
des membres jusque sur la ligne du dos. En examinant l'intérieur de la poi-

trine, on remarquait les fractures anciennes des 4e, 5e, 6e côtes du côté gauche, fractures ayant dû amener une maladie de cœur et produire par la suite cette hydropisie, ou mieux cette anasarque, cause de saisie.

Chez le cheval, à cause de l'examen sur pied, on ne trouve pas, dans les abattoirs hippophagiques, de cas d'anarsaque. La présentation d'un animal atteint de cette affection devient en effet difficile, sinon impossible.

§ 7. — Arthrite des jeunes animaux

Nous observons assez souvent l'arthrite des jeunes animaux sur des jeunes porcs et des veaux expédiés au halles centrales.

Très bien décrite par plusieurs praticiens, cette affection entraîne des lésions locales, principalement autour des articulations où il y a de nombreux abcès, comme aussi dans diverses régions du corps.

Suivant l'acuité des symptômes du vivant des sujets, les complications peuvent être : l'atrophie des muscles, la pneumonie, la pleurésie, la péricardite, l'infection septique même, qui rend surtout la consommation de la viande très dangereuse.

Les altérations profondes qu'on constate dans les articulations sont celles de l'arthrite : périoste enflammé, décollement des surfaces diarthrodiales, cartilage mou et injecté, etc.

Les jeunes animaux que nous saisissons à Paris ont en général des articulations volumineuses et sont très maigres. Les muscles des membres notamment sont frappés d'atrophie musculaire manifeste.

§ 8. — Diarrhée des jeunes animaux

La diarrhée des veaux apparaît ordinairement à la fin de la première semaine ; lorsqu'elle prend un mauvais caractère, on se hâte d'envoyer les malades à la boucherie, avant qu'ils ne tombent complètement dans le marasme.

Quand les sujets sont saisis de ce chef, leur viande est flasque et terne ; les séreuses sont blafardes et les ganglions mésentériques hypertrophiés.

§ 9. — Viandes urineuses.

La néphrite parenchymateuse, l'hydronéphrose, très commune chez le porc, la cystite calculeuse, en un mot toutes les affections ayant pour but de s'opposer au cours normal de l'urine, provoquent un empoisonnement général, l'urémie, qui communique aux tissus une teinte spéciale pâle, blafarde, et une odeur *sui generis* perçue à une incision légère des fibres musculaires.

Dans ce cas la saisie est indiquée.

S'il y a rupture de la vessie, l'urine se répand dans la cavité abdominale et, par imbibition, donne une odeur d'urine à la viande.

Dans un cas semblable, tout dépend du temps qui s'écoule entre la rupture de l'organe et le sacrifice du sujet. Si la déchirure de la vessie remonte à vingt-quatre heures, non seulement le phénomène d'imbibition précitée a eu le temps de se produire, mais, en outre, il y a eu coliques, fièvre, et quelquefois traitement. Ce n'est souvent qu'en désespoir de cause qu'on se décide à envoyer l'animal à la boucherie, au moment même où il choit sur la litière.

On comprend alors que l'inspecteur ne doit pas hésiter et que la saisie d'une pareille viande est pleinement justifiée.

Si la rupture de la vessie a lieu au moment de l'assommement de l'animal, un nettoyage de la cavité abdominale suffit à rendre la viande salubre.

§ 10. — Ictère

On constate assez souvent l'ictère sur nos animaux de boucherie, principalement sur le mouton et sur le veau où cette maladie se présente avec des nuances très variables.

Les mérinos allemands sont très sujets à cette affection ; il n'est pas rare, en effet, dans un lot de quatre-vingts têtes, d'en voir une dizaine dont la graisse est d'un jaune safrané uniforme.

Sur pied, ces moutons, toujours en parfait état de graisse, ne paraissent nullement malades et n'offrent à distance aucun signe qui puisse faire supposer un commencement d'état pathologique.

Il faut examiner la muqueuse de l'œil pour se faire une idée, sur le vivant, du degré de cette affection.

A l'autopsie, le foie participe de la coloration générale, sans qu'on ait observé des changements constants dans son volume. Parfois, cependant, il est hypertrophié et de couleur ocre (hépatite) sur la surface de la coupe. On sait, du reste, que le changement de nourriture apporté par leur déplacement améliore l'état de ces animaux.

Les bouchers attribuent cette coloration à la nourriture et probablement à l'usage du tourteau.

Sur les veaux, la jaunisse s'observe assez rarement et présente les mêmes caractères.

Autrefois, les animaux atteints d'ictère produisaient une viande peu marchande, et le service allait même jusqu'à rejeter de la consommation ceux qui avaient la graisse trop jaune. Depuis, les inspecteurs ont voulu s'assurer de la qualité de la viande des sujets ictériques ; ils ont fait cuire à cet effet plusieurs morceaux de veau et de mouton, dont la coloration jaune était très intense, et ont pu ensuite les manger sans y trouver aucun goût mauvais. Néanmoins, il reste acquis que ces viandes sont notablement dépréciées du commerce et du public.

L'ictère peut quelquefois arriver à envahir, dans ces deux espèces, tous les tissus : les aponévroses, les muscles et la substance spongieuse des os, qui prennent, dans ces conditions, une teinte d'un jaune verdâtre. Des lésions existent alors, dénotant un état pathologique que traduisent les séreuses splanchniques.

La viande est ici désagréable au goût et doit être refusée.

L'espèce bovine est celle qui présente assurément la plus grande diversité de colorations du tissu adipeux. La graisse est blanche chez le taureau, rosée sur le bœuf nourri en stabulation permanente, et de couleur jaune foncé sur les espèces élevées dans les pâturages. Ces nuances diverses se modifient encore suivant les races, les herbages, et la nourriture à l'étable, pour arriver quelquefois à présenter, sur certains types nourris de pulpes et de tourteaux, une teinte safranée qui, nous l'avons dit, entraîne immédiatement une dépréciation sensible de la viande.

Le commerce de la boucherie dit, dans ce cas, que les animaux *tombent* jaunes.

Nous nous rappelons à ce sujet que la vache, prix d'honneur du concours de 1883, a présenté une graisse d'un jaune vert si prononcé qu'elle ne put servir à faire étalage. Ces faits sont cependant rares.

Les vaches arrivées à un certain âge offrent souvent une coloration foncée de la graisse qu'on ne peut confondre avec la teinte ictérique peu observée du reste chez les bovidés ; cette couleur de la graisse ne nuit pas à la viande.

Chez le porc, l'ictère se voit aussi coïncidant alors avec un amaigrissement considérable et provoquant une maladie justiciable de l'inspection.

La chèvre, dont la graisse blanche est si caractéristique, offre quelquefois aussi une ictère peu grave.

CHAPITRE V

VIANDES GÉLATINEUSES

ANIMAUX TROP JEUNES (VEAUX, AGNEAUX ET CHEVREAUX). VEAUX MORT-NÉS. DÉTERMINATION DE L'AGE DU VEAU

§ 1. — ANIMAUX TROP JEUNES

Veaux. — La viande de veau est un aliment très recherché des populations des grands centres; aussi est-elle toujours vendue très cher.

A l'âge de trois mois, le veau fournit une viande qu'on peut appeler faite; au-dessus de cet âge, sa chair devient foncée en couleur et tend à se rapprocher de celle de l'animal adulte. Plus on s'approche ensuite de l'époque de la naissance, plus les tissus deviennent mous et gélatineux.

Dans certains pays où le lait est consommé en nature, on a intérêt à se débarrasser du jeune sujet le plus tôt possible. A peine le veau a-t-il quinze jours et souvent moins, qu'on s'empresse de le vendre pour la boucherie, sans songer si la viande, à cette époque, est susceptible de nuire à la santé publique. On comprend donc l'utilité qu'il y a d'avoir des signes permettant d'apprécier et de juger la viande des veaux exposés en vente.

Sans être aussi rigoriste que semblent le prescrire les lettres patentes de 1782, où le veau doit, pour être consommé, avoir six semaines et n'être pas nourri de son et d'eau blanche, il est indiqué cependant d'avoir une ligne de conduite que nous allons essayer de tracer.

Lorsque l'inspecteur, en touchant un veau, constate, à la main, que *les tissus sont flasques, gélatineux; s'il voit la chair de couleur pâle, la graisse peu abondante, grisâtre ou même bistrée, grenue et nullement onctueuse, le rognon toujours foncé en couleur, d'un brun verdâtre ou encore violacé, à peine recouvert de graisse, les articulations volumineuses, les cartilages des côtes sternales flexibles et s'infléchissant à une simple pression de la main, la moelle des os sans aucune consistance, boueuse et d'un rouge intense, semblable à la moelle fœtale, le défaut d'adhérence des épiphyses,* l'inspecteur a le droit de saisir ce veau comme trop jeune.

La taille ne peut dans cette espèce être prise en considération, car certaines races, telle que la Bretonne, fournissent des veaux très petits et, néanmoins, très estimés.

Chevreaux et agneaux. — Chaque année, pendant les mois de mars, avril et mai, les chevreaux, au nombre de plus de cent mille, sont expédiés à Paris des départements du Loiret, de Loir-et-Cher, d'Indre-et-Loire, de la Vienne ; ils se divisent en deux classes : *les têtards*, qui sont tués à la mamelle dans le but d'obtenir une peau très fine, et les *broutards*, sacrifiés après une nourriture herbacée. Ces derniers offrent une peau moins estimée dans le commerce de la ganterie, à cause des sels calcaires qu'elle renferme et de ses bulbes pileux déjà trop développés.

Sans entrer dans de longs détails à leur sujet, nous dirons que les chevreaux n'ont d'abord été tués que pour la peau de gant, et qu'un débouché ayant ensuite été trouvé sur Paris, la viande, même des plus jeunes, y fut conduite pour être livrée à la consommation.

La viande des chevreaux trop jeunes est laxative ; néanmoins, comme elle est mangée ordinairement avec des légumes, petits pois ou autres, le conseil d'hygiène déclara en 1858, d'après le rapport de M. Huzard, qu'elle n'était pas insalubre, et qu'il n'y avait pas lieu de l'interdire sur nos marchés ; mais qu'on devait, comme pour les autres viandes de boucherie, exercer la surveillance active accoutumée.

Au début des arrivages, les saisies sont toujours nombreuses. En effet, ces premiers envois, que sollicite souvent le commerce, renferment des sujets n'ayant pas trois jours d'existence et on prétend les offrir, comme primeur, aux acheteurs ; mais ce fruit n'est pas mûr.

La viande de ces chevreaux est très blanche et complètement gélatineuse ; la graisse grise ou même rougeâtre, granuleuse, sans aucun caractère onctueux, enveloppe à peine le rognon de couleur violacée. Souvent cet organe est complètement à nu sous la séreuse péritonéale, dépourvue de dépôt de graisse. Les épiphyses se détachent facilement du corps de l'os et les cartilages de prolongement des côtes plient au moindre contact. C'est le tableau que tous les ans, malgré nos saisies réitérées, nous retrouvons au pavillon de la volaille, et cela à cause de la plus grande valeur qu'ont les peaux des animaux trop jeunes, n'ayant pas encore brouté.

Les caractères des agneaux trop jeunes sont les mêmes que ceux que nous venons d'indiquer pour les chevreaux.

§ 2. — VEAUX MORT-NÉS

Dans nos abattoirs, la saisie des veaux mort-nés est considérable. Ceci est facile à comprendre, car, la gestation favorisant l'engraissement, les éleveurs ne manquent pas de livrer au mâle les vaches qu'ils destinent à la boucherie.

Parmi les veaux mort-nés, il n'y a que ceux qui sont arrivés à la dernière période de la gestation qui peuvent avoir un aspect trompeur. On les reconnaîtra aux caractères suivants.

Outre la présence d'un fragment du cordon ombilical ou la section fraîchement faite de cet organe, on constate, chez le veau à terme, que la peau est garnie de poils, que les ongles sont jaunâtres inférieurement, qu'il existe, le plus souvent, quatre incisives à la mâchoire inférieure, à moitié recouvertes par la gencive, et que les articulations sont volumineuses.

L'animal étant dépouillé, on voit que le tissu cellulaire sous-cutané est légèrement rosé, humide, collant, — on peut dire que le veau mort-né ne sèche jamais, — que les surfaces articulaires sont d'un blanc rosé, la graisse d'un blanc mat et grenue, le tissu musculaire mou, gélatineux, que la moelle des os longs a l'aspect d'une boue d'un rouge noirâtre, que les reins sont d'un noir violacé, enfin que le poumon est compact et va au fond du vase, si on en place un fragment dans l'eau.

§ 3. — DÉTERMINATION DE L'AGE DU VEAU

En 1879, à la suite d'observations personnelles nombreuses faites au marché aux bestiaux de la Villette et à l'abattoir du même nom, nous sommes arrivé à établir l'âge du veau, depuis la naissance jusqu'à six semaines, avec toute la précision désirable.

Du vivant de l'animal, nous avons pris pour guide les progrès de la dentition et les différences de coloration qui se succèdent sur la muqueuse buccale ; et, après l'abatage, les caractères offerts par la graisse, les chairs, les reins et les os.

A. — *Age du veau par l'examen de la bouche*

En naissant, le veau a la bouche violette et sa mâchoire inférieure, connue sous le nom vulgaire de ganache, possède quatre incisives à demi voilées par la gencive (Voir pl. XI, fig. A).

A huit jours, une incisive est sortie de chaque côté des quatre premières. L'animal a six dents apparentes et la bouche se décolore légèrement(fig. B).

A quinze jours, le jeune sujet possède huit incisives échelonnées en forme d'escalier, par suite de leur inégalité en hauteur. La bouche cesse d'être violacée et devient rougeâtre (Fig. C).

A trois semaines, les huit incisives sont nivelées, ce que l'on traduit en disant que la mâchoire est au rond, mais les dents restent mobiles dans leurs alvéoles ; la bouche est devenue rouge clair (Fig. D).

A un mois, les incisives sont consolidées par la gencive. La bouche s'éclaircit et devient rose vif (Fig. E).

A cinq semaines, la bouche est rose tendre, mais, entre chaque incisive, un reste de coloration rouge persiste encore (Fig. F).

A six semaines, le palais, la langue et les gencives ont acquis une coloration blanche, en un mot la bouche est faite (Fig. G).

B. — *Age du veau après l'abatage*

Le veau abattu le jour de la naissance a un aspect séduisant ; néanmoins, le gras des reins et du bassin est d'un blanc mat et sous forme de granulations agglomérées comparables au lait tourné.

Les reins sont noir bleuâtre. A la coupe, les muscles sont aqueux, flasques, violacés et d'un goût aigrelet. Les articulations sont volumineuses et, par suite de la mollesse des os et des cartilages articulaires, les attaches des membres manquent de fixité (Voir pl. XII, fig. A).

Au début de l'allaitement, le lait de la mère a des propriétés purgatives. On ne sera donc pas surpris de trouver un sujet de huit jours en plus mauvais état qu'au moment de la naissance. La graisse est en effet devenue bistrée, poisseuse, la chair nuancée de blanc et de violet, saigneuse, et d'une odeur fade ; les reins sont d'un rouge violacé (Fig. B).

A quinze jours une amélioration sensible se manifeste. La chair offre moins de flaccidité, les articulations sont plus résistantes, la fibre musculaire est plus nette, la graisse se révèle sous forme de tissu adipeux d'un gris rosé, le rein est devenu jaune verdâtre, couleur intermédiaire entre la teinte noir bleuâtre de la naissance et le rouge jaunâtre de la semaine qui va suivre (Fig. C).

Trois semaines se sont écoulées : le jeune animal, sous l'influence de l'allaitement, a repris son état primitif séduisant et acquis de la qualité. On peut en juger par la viande dont le grain s'est formé, rendant ainsi la coupe du muscle légèrement rugueuse, et par la graisse d'un jaune blanchâtre, un peu ferme et disposée à l'onctuosité. Les reins ont à peu près la couleur du tissu musculaire, les articulations sont moins volumineuses et leurs tissus plus denses (Fig. D).

Cet ensemble de progrès accomplis justifierait assez l'usage établi dans certaines localités qui sacrifient les veaux à l'âge de trois semaines ; nous savons, en outre, que les croisements, les améliorations apportées dans le régime et les conditions hygiéniques des animaux, ont eu pour résultat de rendre nos races de boucherie plus précoces.

Sans nous étendre sur la marche lente mais progressive qui se poursuit dans les quatrième et cinquième semaines, nous dirons que ce n'est réellement qu'à six semaines que l'animal a obtenu la qualité, la saveur, le degré d'ossification et la blancheur de la graisse qui est devenue consistante et onctueuse. Ce n'est qu'à partir de cet âge également qu'on trouvera le volume et la fermeté des muscles, l'éclat de la chair et la couleur des reins concordant avec celle de la fibre musculaire, toutes choses enfin qui constituent un veau arrivé à maturité [1] .

CHAPITRE VI

ALTÉRATION DES VIANDES ET DES ABATS PAR LES INFLUENCES ATMOSPHÉRIQUES, LES MOUCHES

La viande du jour résiste plus à la dent que celle de vingt-quatre ou de trente-six heures. Quelques auteurs appellent *mortification* le phénomène qui modifie ainsi la viande : ils l'attribuent à la formation d'acide lactique qui dissout la chaux des fibres musculaires. C'est en réalité le début de la putréfaction.

[1] Le paragraphe *Détermination de l'âge du veau* est dû à la plume de M. A Méraux.

On sait qu'au contact de l'air sec, la coupe d'une viande se ternit et se fonce de plus en plus ; si le vent est humide, la viande poisse et commence à répandre l'odeur de *relan*, qui n'est à vraiment parler que le premier état de l'avarie. A ce moment, la viande peut encore être consommée, lorsqu'on a soin de rafraîchir par des coupes légères les surfaces en contact avec l'air ambiant. Mais si le mauvais temps continue, s'il devient surtout orageux, l'avarie apparaît rapidement.

Elle se traduit par des tons verdâtres en certains endroits, principalement sur la graisse et les aponévroses ; la fibre musculaire semble macérée et dégage l'odeur de la putréfaction ; des gaz s'accumulent dans le tissu cellulaire, enfin il y a fermentation.

Si on recueille ces gaz pendant la première période de décomposition, ils ne sont pas inflammables ; ils le deviennent pendant la seconde période et brûlent avec la flamme pâle qui caractérise l'hydrogène. L'inflammabilité disparaît à la période ultime de la putréfaction.

Il nous est arrivé souvent, aux halles, de plonger une allumette enflammée dans une ouverture faite à une viande corrompue et d'obtenir, sur le champ, l'ignition d'un gaz particulier.

Cette avarie est toujours indépendante de la maladie, elle peut naître, comme nous l'avons déjà dit, sur les viandes les plus saines.

La mise en panier de la viande encore chaude peut également produire cette décomposition ; les abats, que certains expéditeurs ont la mauvaise habitude de placer dans la cavité thoracique, deviennent aussi cause du développement de la fermentation ; des morceaux de viande entassés pêle-mêle, sans être enveloppés de linges propres, s'altèrent encore assez souvent. La fatigue extrême, les maladies, l'imperfection de la saignée et le séjour des viscères dans l'abdomen sont des causes qui favorisent la corruption de la viande.

Le 8 octobre 1886, dix moutons en parfait état de graisse, sans caractères morbides, furent retirés de la consommation à cause d'une odeur infecte d'humidité qui se dégageait non seulement de l'extérieur, mais encore d'une incision pratiquée dans la viande.

Ces moutons, une fois sacrifiés, avaient dû être placés, encore chauds, dans une cuve ou un endroit très humide, sans courant d'air. Restés là 24 heures, ils en sortirent avec une assez belle apparence, mais en répandant une odeur tellement repoussante qu'on fut obligé de les retirer de la consommation.

On avait, en passant la main sur le panicule charnu, la sensation d'une matière un peu visqueuse qui, examinée au microscope, était constituée par des microcoques en quantités innombrables.

Si ces viandes restent davantage dans un lieu humide, elles se recouvrent par place de fines moisissures, de couleurs diverses.

D'après M. Pasteur, la putréfaction est une fermentation putride analogue dans sa nature aux autres fermentations, c'est-à-dire qu'elle est corrélative au développement, dans les substances putrescibles, d'organismes vivants, microscopiques, dont les uns, *vibrions*, développés dans la profondeur, décomposent les matières albuminoïdes dont ils s'assimilent une partie et mettent l'autre en liberté sous forme de gaz putrides, tandis que les autres (*mucédinées et bactéries*), développés à la surface, s'emparent de l'oxygène et achèvent la putréfaction.

Les émanations putrides sont représentées par de l'acide carbonique, de l'azote, de l'hydrogène carboné, sulfuré, phosphoré, de l'ammoniaque, des ammoniaques composés et leurs sels volatils, de l'eau, de l'acide acétique, des acides gras volatils et leurs sels. Ces corps sont des composés définis, volatils, agissant à la manière des poisons et pouvant causer des accidents chez les personnes qui les respirent pendant longtemps. Nous avons remarqué en effet que la plupart des inspecteurs du service ont eu, à la criée des halles, lors de saisies considérables de viandes avariées, de véritables empoisonnements caractérisés par des diarrhées fétides et des malaises très graves.

Dans les matières animales en état de putréfaction, il se développe des *ptomaïnes*, alcaloïdes extrêmement toxiques, encore peu connus; signalées par Arm. Gautier et Selmi, étudiées par Boutmy et Brouardel, les *ptomaïnes* ont une action pernicieuse manifeste sur l'organisme humain.

De toutes les viandes de boucherie, celle de veau est certainement la plus prompte à entrer en décomposition, surtout par les temps humides et chauds. C'est au bassin, près du pubis, autour des rognons, que l'avarie se manifeste en premier lieu.

Pour le mouton, c'est également dans le gigot et sur la graisse des rognons que la teinte verte caractéristique apparaît au début. La viande de bœuf résiste davantage à cette décomposition. Néanmoins, dans les grandes chaleurs, le service d'inspection pratique des saisies considérables sur cette espèce.

Nous citerons exceptionnellement les saisies pour avarie des 14 et 15 juillet de l'année 1884, qui s'élevèrent à 25,000 kilogs. En vue de la fête républicaine, il y avait eu des arrivages considérables de viande, mais les besoins furent moindres et l'encombrement survint au milieu d'une chaleur torride, très favorable à la fermentation ; ainsi s'explique cette perte importante de viandes de toutes sortes.

La fermentation, dans les chaleurs, s'empare aussi des foies qui déviennent très friables et s'écrasent facilement au contact du doigt, en faisant entendre un léger crépitement. Mais, pour s'assurer de l'état de fraîcheur de cet organe, la pression du doigt ne suffit pas, il est nécessaire en outre de faire une incision légère près du lobule de *Spigel :* dans l'avarie, cette coupe revêt une teinte de couleur ocre jaune ou feuille morte, en même temps qu'on constate la couleur verdâtre de l'intérieur des canaux biliaires. On dit alors que le foie est *tourné.*

A l'état frais, la teinte de la coupe est brillante et de couleur brune.

Les rognons avariés, outre qu'ils ont la graisse du hile terne et nauséabonde, offrent, dans leur intérieur, une teinte terreuse allant même jusque dans la partie médullaire. Ceux qui nous arrivaient de la Hollande et de la Belgique avaient, par suite du contact prolongé de la glace, un aspect extérieur peu agréable ; néanmoins, ils étaient bons et n'étaient refusés que lorsque, pressés les uns contre les autres, ils avaient pris une teinte uniforme d'un vert foncé allant jusque dans la profondeur de l'organe.

Les cervelles, par suite de l'avarie, se réduisent en marmelade et dégagent une odeur infecte.

Les poumons décomposés sont nauséabonds, ils poissent à la main et leur couleur est modifiée : ils sont sales en un mot.

La tête de veau, les pieds de veau et de mouton, les tripes, bien qu'ayant subi une cuisson préalable, s'altèrent encore pendant la période des chaleurs et présentent des signes très caractéristiques que, sans rappeler à nouveau, on reconnaît : pour la tête de veau, à l'examen de la langue en la tirant à soi, ou bien en faisant une incision entre les deux branches du maxillaire inférieur, points où l'avarie commence. On peut également introduire le doigt dans la cavité orbitaire et constater que l'œil est gluant et dégage une odeur putride ; pour les tripes, en dépliant les divers feuillets qui composent un rouleau et à l'odeur qui s'en dégage ; pour les pieds de veau, à l'aspect sale des onglons, toujours roses à l'état sain, et à l'odeur qui se manifeste à l'incision pratiquée entre les deux doigts; pour les pieds de mouton vendus en bottes ficelées, on s'assure de leur état par l'odeur, en les touchant du doigt ou en faisant usage de la sonde.

Mouches. — Pendant les fortes chaleurs de l'été, les viandes sont sujettes à être altérées par les mouches qui viennent déposer leurs œufs dans les interstices musculaires ou même à l'entrée des vaisseaux sanguins.

L'éclosion a lieu quelques heures après et les larves rampantes qui en proviennent s'emparent bientôt de la substance animale pour la détruire par places ou dans son entier.

Nous citerons : *la mouche domestique* qui vit dans les appartements, au thorax gris cendré avec quatre raies noires ; la mouche dorée, *musca cæsar*, de couleur vert doré et qui dépose ses œufs dans les charognes ; sa larve est connue sous le nom d'asticot ; la mouche bleue ou la mouche à viande, *musca vomitoria*, qui dégorge sur la viande un liquide accélérant la putréfaction pour y déposer ensuite ses œufs ; la mouche carnassière, *sarcophaga carnaria*, aux yeux rouges et au corps cendré, avec des raies sur le thorax et des taches carrées noires sur l'abdomen. Cette mouche, qui est douée d'une prodigieuse fécondité, peut, d'après Zurn, donner, en l'espace de six mois, cinq cents millions de larves.

Les larves de ces mouches peuvent quelquefois être introduites dans le corps de l'homme et donner naissance à une affection spéciale encore peu étudiée et qu'on nomme *myiasis* (Van Beneden et Paul Gervais).

CHAPITRE VII

ALTÉRATIONS DU TISSU MUSCULAIRE

ABCÈS. — MYOSITE, NÉCROBIOSE, DÉGÉNÉRESCENCE GRAISSEUSE, SCLÉROSE, TRAUMATISMES, ATROPHIE, DÉGÉNÉRESCENCE GRANULEUSE. PARALYSIE, MÉLANOSE, FOYERS PURULENTS MULTIPLES, FOYERS HÉMORRHAGIQUES.

La maladie, on vient de le voir dans les chapitres précédents, modifie notablement la viande ou mieux tous les tissus au point de les rendre souvent insalubres ; mais ces altérations ne sont pas les seules : il en existe en effet un bon nombre d'autres qu'il nous a été donné d'observer, et que nous allons décrire aussi succinctement que possible.

A. **Abcès.** — Chez le porc, les abcès sont fréquents, principalement dans les cuisses et les articulations ; le pus qui s'en écoule est sale, terreux, souvent liquide, d'une odeur repoussante ; quelquefois il est épais et verdâtre dans le cas de scrofulose : la saisie est ici de règle.

Chez le bœuf, c'est l'abcès froid qu'on observe ; le pus est alors épais, assez crémeux, sans odeur appréciable. On peut rencontrer néanmoins des abcès à pus liquide.

Sur le mouton, on voit aussi des petits abcès froids à pus verdâtre, occupant principalement le centre d'un ganglion. Le ganglion poplité en est souvent le siège.

Les abcès sont rares sur le veau.

B. **Myosite**．— Lorsqu'on fait des incisions dans les gros muscles de la cuisse et aussi dans l'*ilio-spinal* des bœufs fatigués ou ayant fait des glissades, on voit, le long des fibres, des traînées sanguines de couleur brunâtre qui occupent le tissu cellulaire périphérique.

Au microscope, on constate qu'après l'extravasation, il y a, à l'intérieur du sarcolemme, formations d'éléments nouveaux qui, avec le temps, compriment la fibre musculaire, pour, finalement, l'atrophier et la détruire.

C. **Nécrobiose.** — Les obstructions vasculaires si bien connues en médecine humaine, depuis les travaux admirables de Virchow, sont assez rares chez nos animaux. Il nous a été permis d'en observer plusieurs cas sur des viandes expédiées à la criée des halles centrales.

L'affection siégeait dans les membres postérieurs.

Notre attention fut attirée par les lésions qui caractérisent les viandes fiévreuses et qui, dans l'espèce, étaient suffisantes pour entraîner la saisie.

En pratiquant une coupe des muscles adducteurs de la cuisse, ce qu'en terme de boucherie on désigne sous le nom de tende de tranche, on remarque que les muscles sont colorés, noirâtres et très friables. Ils sont séparés des tissus environnants par un sillon disjoncteur très apparent et semblent subir *la nécrobiose*.

En examinant la surface de section, on trouve que les artères sont fortement dilatées et entièrement obstruées par un caillot noir, mollasse, non adhérent ; les veines sont également le siège de caillots consistants, fibrineux, jaune grisâtre, très apparents.

Le tissu conjonctif intermusculaire est le siège d'hémorrhagies capillaires que l'on retrouve encore en dissociant quelques faisceaux musculaires.

Il n'a pas été permis de voir l'état des gros vaisseaux tels que la veine cave ou l'aorte, les bouchers les ayant enlevés lors de l'habillage de l'animal.

On peut se demander si on se trouvait en présence d'une thrombose artérielle ou veineuse. Il ressort en effet de notre observation que les artères aussi bien que les veines étaient le siège de la thrombose. Cependant, d'après l'état des caillots, il n'est pas téméraire, pensons-nous, d'attribuer la cause de l'affection à une embolie veineuse qui aurait pris naissance dans un vaisseau de premier ordre.

D. Dégénérescence graisseuse. — On l'observe fréquemment sur nos animaux de boucherie. Au début, l'incision des muscles permet de voir des points blancs onctueux comme de la graisse et jouissant des mêmes propriétés. Souvent plusieurs muscles et même tout un membre sont frappés de dégénérescence ; alors, la teinte blanche est uniforme et la viande ainsi transformée se coupe comme de la graisse. Le microscope montre qu'il y a des gouttelettes de graisse dans les fibres musculaires et que, comprimées de tous côtés, elles ont perdu leur striation (Fig. 44).

Nous avons observé assez souvent sur le veau cette dégénérescence, qui a été dénommée par les bouchers « *blanc de cire* », à cause de la grande blancheur du tissu musculaire.

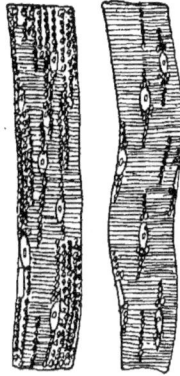

E. Sclérose. — Dans cette affection, les muscles sont durs, lardacés, criant sous l'instrument tranchant, leur coloration possède plusieurs tons où le gris domine. Le tissu cellulaire hypertrophié s'indure

Fig. 44. — Dégénérescence graisseuse des fibres musculaires.

ensuite et produit cette altération commune sur les foies de bœuf et de mouton.

Les vieux verrats ont souvent sur les épaules, le dos et les fesses, une induration marquée du lard qui porte, dans la pratique, le nom de *roulé*, vieux mot que nous ne pouvons expliquer.

Spéciale à l'espèce porcine, cette affection, bien que connue depuis longtemps des gens du métier, n'a été étudiée en médecine vétérinaire que dans ces dernières années. M. Bénion omet cette maladie dans son *Traité des affections du porc;* toutefois, il cite, d'après Roll, de Vienne, la dégénérescence graisseuse des porcelets, qui consiste en une infiltration anormale de la graisse dans le tissu musculaire, et en une disparition presque complète du tissu adipeux.

M. Nocard, qui a étudié cette dermatose au point de vue histologique, a, le premier, proposé de lui donner le nom de *sclérodermie.* Enfin, M. Gabarret, vétérinaire à Lasserade, dans l'*Écho* (numéro de juin 1881), l'a étudiée au triple point de vue des symptômes, de l'étiologie et du traitement.

Rare chez la femelle et chez le jeune porcelet, châtré dès l'enfance, on l'observe fréquemment, nous dirons presque exclusivement, sur les verrats vieux, amaigris, épuisés par la monte et les privations.

Bien que grave et entraînant fatalement la mort par une sorte de

cachexie lente, la sclérodermie, tant qu'elle reste localisée en quelques
points du corps, est généralement compatible avec un état de santé relativement bon; mais elle reste rarement locale. Bientôt elle se généralise,
s'étend en profondeur pour envahir toute l'étendue du derme, depuis les
premières vertèbres cervicales jusqu'au sacrum. Parfois même elle rayonne
le long de la poitrine et jusque sous le ventre [1].

Arrivé à ce point, le derme a perdu ses caractères habituels; onctueux,
gras à l'état de santé, il donne au toucher la sensation d'un corps dur,
résistant à l'instrument tranchant.

Cette transformation du derme est tellement accusée sur certains animaux, qu'on ne peut livrer à la consommation le lard de ces régions : il
est plus dur que la corne et résiste à la cuisson.

Nous avons saisi, en mars 1884, un veau femelle de quatre à cinq mois
environ qui présentait dans tous les os une altération particulière, encore
peu décrite jusqu'à ce jour. Sur le rachis, les côtes, les os des membres,
la substance spongieuse est transformée en une bouillie noirâtre ; la partie
compacte des os longs est également noire. A l'incision du cuisseau, on
voit qu'il y a sclérose du muscle.

F. Traumatismes. — Les glissades, les chutes qui occasionnent quelquefois des déchirures musculaires, les contusions, les chocs en chemin de
fer, les morsures faites par les chiens, les fractures, sont autant de causes
qui entraînent la saisie partielle des animaux de boucherie.

Tous ces traumatismes se traduisent extérieurement par de larges ecchymoses à la peau ou sur le tissu cellulaire sous-cutané. Au-dessous des
taches ecchymotiques, les muscles sont déchirés, écrasés ou en bouillie, et
infiltrés de sang.

Les bouchers désignent sous le nom de *guiche* toutes les lésions des
muscles où il y a infiltration séreuse ou séro sanguinolente.

Les parties meurtries sont retirées de la consommation sous la rubrique :
infiltrations et ecchymoses.

G. Atrophie. — Dans l'atrophie, qu'on rencontre assez souvent sur
la vache, les muscles sont souvent pâles, décolorés, émaciés. Si on se sert
du microscope, on constate que la strie s'efface en même temps que le
tissu cellulaire s'indure ou s'infiltre de graisse.

[1] Lecuyer, *Journal de méd. vét. et de Zootechnie*, juin 1882.

H. Dégénérescence granuleuse. — Nous relaterons ici une observation, recueillie aux halles, sur un bœuf saisi.

Le tissu musculaire était extrêmement mou, de la consistance d'une gelée, et fortement infiltré de sérosité ; le grain de la viande était à peine appréciable ; la couleur des muscles était d'un beau rouge ; enfin, l'épaisseur de ces derniers n'était pas en rapport avec l'abondance du tissu graisseux : il y avait donc un léger degré d'atrophie musculaire. A l'examen microscopique, nous avons constaté que beaucoup de fibres avaient diminué de volume et que la striation avait disparu dans la plupart d'entre elles, pour faire place à une matière ayant l'aspect d'une fine poussière, ce qui constitue la dégénérescence granuleuse.

I. Paralysie. — Dans la fièvre vitulaire, la paralysie chez les bovidés et le cheval, le tissu musculaire incisé a une teinte pâle, ocreuse, caractéristique ; il est macéré et infiltré de sérosité. Dans ces affections la décomposition est prompte à se faire.

J. Mélanose. — Nous ne parlerons pas ici du sarcome mélanique du cheval, traité dans le chapitre hippophagique ; nous savons que cette tumeur noire n'occasionne aucune inflammation périphérique et qu'elle n'entraîne la saisie de la viande de cheval que par sa généralisation.

Nous avons rencontré plusieurs fois, sur des veaux saisis, des taches noires disséminées dans toute la viande. Ces taches pigmentaires, qui coloraient les doigts en noir de fumée n'étaient pas, comme chez le cheval, constituées par des tumeurs mélaniques, mais bien par une simple teinture ; ce pigment avait principalement pour siège le tissu cellulaire.

Les poumons, le cœur, le foie, la rate, les reins, les os de ces animaux étaient criblés, dans toute leur épaisseur, de mouchetures noires assez peu circonscrites, variant de la grosseur d'une lentille à celle d'une pièce de cinquante centimes. Une fois cependant les organes internes étaient totalement noirs, comme s'ils avaient été plongés dans l'encre ; il y avait, en un mot, infiltration générale de mélanine.

Au microscope, on trouve seulement un pigment noir.

Nous devons signaler, comme fait intéressant entrant dans cet ordre d'affections, deux cas d'infiltration mélanique du squelette du porc.

Tous les os avaient à l'état frais une coloration d'un noir d'ébène, véritable teinte qui, après macération, devenait de couleur palissandre. La moelle des os longs, sous forme d'une bouillie brunâtre, ressemblait à du chocolat liquéfié par la chaleur. L'examen microscopique des os montrait que la substance colorante, due sans doute à une hémorrhagie de la moelle, avait pénétré dans leur trame et s'était déposée autour des ostéoplastes [1].

K. **Foyers purulents multiples.** — Ce cas, au point de vue macroscopique, dit M. Moulé, préparateur au laboratoire de notre service, était caractérisé par la présence, dans les muscles de la cuisse d'un bœuf, d'une quantité considérable de petits abcès miliaires de la grosseur d'un grain de mil à celle d'une lentille. Ces abcès, tantôt isolés, tantôt réunis deux à deux, formaient des dépôts d'un jaune verdâtre plus ou moins durs, suivant la plus ou moins grande quantité de sels calcaires déposés dans leur intérieur.

Au microscope, on constate que ces dépôts sont constitués par des globules de pus, des sels calcaires, mais on ne voit aucune trace de parasites.

En examinant des coupes parallèles du tissu ainsi altéré, on s'aperçoit que ces foyers purulents ont écarté, dissocié les faisceaux primitifs, qui ont cependant conservé leur striation normale. A la périphérie, ils ont fusé dans les interstices inter-fasciculaires, formant de longues traînées purulentes dans le tissu conjonctif, dont les mailles sont remplies de globules blancs, de quelques globules rouges et de débris de faisceaux primitifs.

Ces foyers purulents sont-ils provoqués par la présence d'un parasite faisant l'office d'épine irritante ?

L. **Foyers hémorrhagiques.** — Nous avons vu plusieurs fois, chez le veau, le tissu musculaire rempli de suffusions sanguines formant çà et là de petites taches noires, isolées, de la grosseur d'une tête d'épingle à celle d'une pièce de 50 cent. à 1 franc.

En examinant au microscope des coupes transversales du tissu musculaire, il est facile de voir, dit M. Moulé, que le tissu conjonctif inter-musculaire est plus abondant et contient de nombreux globules sanguins en voie de dégénérescence, ainsi que des cellules embryonnaires qu'on trouve également dans la membrane endothéliale des vaisseaux. Au siège même de la lésion, les faisceaux musculaires paraissent tantôt en parfait état d'intégrité, tantôt plus ou moins altérés. Certains ont conservé leur striation normale, tandis que d'autres ont subi une dégénérescence vitreuse très accentuée. A côté des faisceaux normaux, on voit des fibres musculaires hypertrophiées et des faisceaux rupturés, sans trace de striation.

[1] *Compte rendu du service d'inspection de la boucherie* en 1886.

CHAPITRE VIII

DU SOUFFLAGE DES VIANDES

Le soufflage des viandes est une opération qui consiste à introduire de l'air dans les tissus de l'animal que l'on vient d'abattre, dans le but de faciliter l'enlèvement de sa peau, de gonfler ses tissus et de leur donner par suite une plus belle apparence.

Cette opération comprend le soufflage proprement dit, et le soufflage dénommé la *musique*.

A. — *Soufflage proprement dit*

Le commerce de la boucherie a de tout temps usé du soufflet, sous prétexte de faciliter le travail du dépouillement des animaux sacrifiés pour l'alimentation. A une époque peu éloignée, tous les sujets indistinctement étaient soufflés ; peu à peu on a abandonné cette pratique à l'égard des bœufs et des moutons de première qualité: il est évident qu'on a fini par reconnaître qu'il était complètement inutile de donner un surcroît d'apparence à des viandes qui en avaient suffisamment par elles-mêmes. Du reste, nous verrons que, lorsqu'une région des animaux non soufflés est défectueuse, manque d'épaisseur, les bouchers savent y remédier par des procédés que nous aurons soin d'indiquer.

Aujourd'hui, dans les abattoirs de Paris, tous les animaux, à l'exception de ceux de première qualité, sont soufflés. Sont soufflés également tous les veaux sans distinction de qualité. Le maintien du soufflage chez les veaux les plus beaux ne peut guère s'expliquer que par le besoin de leur donner un aspect extérieur d'un blanc éclatant, et surtout de suppléer à l'incomplet développement de leurs masses musculaires, notamment dans la région dorso-lombaire.

C'est principalement sur les bêtes étiques que l'on peut se rendre un compte exact des effets surprenants produits par le soufflage. Quand on a vu un animal sur pied atteint de maigreur extrême, autrement dit n'ayant que les os et la peau, et qu'on le voit ensuite, sur les pentes, dépouillé après avoir reçu une grande quantité de vent, on éprouve un réel étonnement, car il est devenu, à première vue, méconnaissable : le tissu cellulaire sous-cutané, boursouflé à l'excès, donne l'illusion de la graisse de couverture, les muscles atrophiés, gonflés outre mesure, ont maintenant de l'épaisseur. Telle bête qui, sans être soufflée, aurait supporté difficilement la vue et à plus forte raison l'examen, flatte jusqu'à un certain point l'œil de l'observateur. On voit néanmoins que la graisse, tant extérieurement qu'intérieurement, fait complètement défaut ou est réduite, dans le bassin, à quelques parcelles diffluentes, et qu'à la pression exercée sur le tissu musculaire ce dernier est sans consistance et n'existe pour ainsi dire plus.

Par ce simple exposé, il est facile de voir que les effets du soufflage sont profonds et s'exercent en un mot dans tous les tissus.

Il ne peut en être autrement. L'air introduit par le soufflet dans le tissu cellulaire sous-cutané pénètre partout, car ce tissu, éminemment aréolaire, est continu à lui même, enveloppe tous les organes, sert de charpente à leurs éléments constitutifs : aussi l'a-t-on fort justement comparé à une éponge dans les pores de laquelle seraient logés les tissus. Rien d'étonnant donc à ce que les effets du soufflage aient lieu dans les parties éloignées de la peau, loin par conséquent des points où l'air est introduit directement par le soufflet.

Le manuel opératoire du soufflage des viandes est fort simple. La saignée terminée, l'animal est placé sur le dos et assujetti dans cette position ; une boutonnière est faite à la peau dans la région du périnée, la canule du soufflet est introduite à travers l'incision, il ne reste qu'à mettre le soufflet en mouvement. Quand l'animal est très volumineux, c'est-à-dire appartient aux grosses espèces, une deuxième ouverture est faite à la peau dans la région sternale, au besoin une troisième dans l'auge, auxquelles on adapte plusieurs soufflets qui fonctionnent simultanément.

L'air introduit pénètre dans tout le tissu cellulaire, en grande quantité dans les endroits où ce dernier est lâche et abondant comme sous la peau, les épaules ; en petite quantité, dans tous les cas plus difficilement, entre les faisceaux musculaires.

Pour faciliter cette pénétration de l'air dans l'économie, un aide frappe fortement sur la peau avec un bâton pendant tout le temps que dure la manœuvre du soufflet. Ces coups répétés ont pour but, en rompant les adhérences de la peau avec le tissu conjonctif, de permettre une plus grande distension du cuir. La peau ainsi tendue fait office de ressort et contribue puissamment à faire cheminer l'air dans les tissus profonds.

Quelquefois, avant d'introduire l'extrémité du soufflet dans l'incision faite à la peau, on y fait pénétrer une longue tige en fer courbée en arc, appelée broche en terme du métier. Cette broche, l'affiloir (fusil) en fait aussi très souvent l'office, est glissée sous la peau dans plusieurs directions, pour former de véritables conduits destinés à la distribution, dans tous les sens, de l'air du soufflet.

L'opération du soufflage terminée, l'animal ressemble à ces ballons grotesques qu'on lance dans les fêtes publiques ; c'est en un mot un véritable monstre qui n'a plus de l'animal que le nom.

Dépouillé, il pert un peu de cette bouffissure, mais il en conserve assez pour paraître à la vente sous un aspect favorable et rebondi.

Puisque nous en sommes au manuel opératoire du soufflage, disons tout de suite que les poumons de bœuf et de cheval sont soufflés au moyen du soufflet, ceux de veau avec la bouche. Inutile d'ajouter que c'est par la trachée que l'air est introduit.

Les têtes de veau, bien qu'échaudées, sont soufflées à nouveau au moyen du soufflet.

On insuffle de l'air par la trachée aux pigeons maigres. L'air, on le sait, circule partout, jusque dans les os ; il s'ensuit que ce soufflage, qui est pratiqué avec la bouche, gonfle ces volatiles à la façon de petits ballons. La trachée est ensuite nouée avec un bout de fil pour empêcher la sortie de l'air. Au poids, à l'élasticité des tissus, à l'inspection de la trachée, il est facile de s'assurer si cette opération a été ou non pratiquée.

B. — *Du soufflage dénommé « la musique »*

Les animaux qui ne sont pas soufflés, si bien améliorés qu'ils soient, quel que soit leur état de graisse, ont des régions défectueuses que le boucher acheteur ne manque pas de signaler au vendeur dans le but de déprécier la marchandise et d'en faire baisser le prix.

Pour obvier à ces critiques, le commerçant en gros a introduit de l'air dans les parties laissant à désirer au point de vue de la conformation.

Le manuel opératoire de ce soufflage d'un nouveau genre est fort simple : le soufflet repose sur le sol, sa douille est munie d'un long tube en caoutchouc, terminé lui-même par un tuyau métallique à extrémité effilée. Pendant qu'un aide fait fonctionner le soufflet, l'opérateur pique les régions déprimées, l'air y pénètre et les gonfle.

Tantôt l'instrument est enfoncé dans la cuisse, à travers le trou ovale, de manière à augmenter son volume ; ou bien c'est dans les trains de côtes, les aloyaux, que l'air est emprisonné, si les sujets ont ces régions trop en creux ; enfin, le maître garçon s'ingénie à faire de la bête qu'il va exposer en vente un animal à peu près parfait.

Chaque ouvrier se sert en outre d'une canule métallique pointue à l'aide de laquelle il gonfle, avec la bouche, les amas adipeux qni entourent les reins de tous les animaux de boucherie. Par ce moyen, cette région, qui est écrasée par la masse intestinale, lors du dépouillement, devient très saillante.

Le soufflage dit « la musique » est pratiqué indistinctement sur tous les sujets, qu'ils aient été soufflés ou non avant l'enlèvement de la peau.

Pendant le cours de l'habillage, le monstre, auquel nous comparions, il y a un instant, l'animal soufflé, a, par les pressions diverses qu'il a subies, perdu du vent dans certains points. Les deux moitiés de ce ballon en partie dégonflé, une fois en place sur les pentes, reçoivent de la musique, au même titre que celles qui n'ont pas été préalablement soufflées. Le second soufflage est donc le complément du premier, avec cette différence cependant que, dans ce dernier, l'air se distribue dans tout l'organisme par la voie du tissu cellulaire sous-cutané, et que, dans l'autre cas, il est porté directement au centre d'une région par une plaie faite à cette région par la canule métallique.

Toute la différence des deux modes de soufflage réside là.

L'article 20 de l'ordonnance sur les abattoirs, de 1879, défend le soufflage spécial qui a nom « la musique ».

Nous avons dit qu'avant d'introduire le soufflet dans l'incision faite à la peau, l'ouvrier, armé d'une tige en fer contournée en arc, traçait des sillons sous-cutanés servant de conduite à l'air dans toutes les directions. Si, après cette opération, le garçon boucher fait pénétrer cette tige en fer, ou l'affiloir, dans l'épaisseur des muscles de la cuisse, l'air circulera plus facilement et on obtiendra ainsi avec moins de peine le gonflement des parties profondes. Si encore, l'habillage terminé, on injecte de l'air dans la viande par le procédé appelé « la musique », ces deux modes opératoires, quoique différents, produisent les mêmes effets. On dit, dans l'un et l'autre cas, qu'il y a eu *coup de broche*.

A l'examen des parties, il est difficile de reconnaître ces diverses manœuvres pratiquées journellement par le commerce de la boucherie. En effet, les trajets faits *post mortem* dans les muscles ne sont généralement pas apparents et l'avarie qui paraît en résulter ne diffère pas de celle produite par les influences atmosphériques.

Chaque année, à l'époque des chaleurs, la pratique du soufflage ne manque pas d'être incriminée, et c'est elle qui, pour quelques-uns, est cause de la corruption prompte qui envahit certaines viandes de boucherie. Les grandes chaleurs disparues, on n'en parle plus. Dans tous les cas, si le soufflage des viandes a ses détracteurs, il a aussi ses partisans.

Les avantages du soufflage sont dans tous les cas bien peu nombreux ; ils semblent se réduire à deux : enlèvement plus facile de la peau, aspect extérieur plus blanc des animaux dépouillés.

Il n'y a pas de doute, le tissu cellulaire sous-cutané fortement distendu, rupturé même en certains points, facilite le travail de séparation de la peau.

Sur une grande étendue de l'animal, parois abdominales, épaules, encolure, la peau est détachée par un mode spécial : le couteau est manœuvré de façon que la peau se trouve dédoublée, une partie du derme restant sur la bête sous forme de traînées blanches et parallèles que le commerce de la boucherie désigne sous le nom de *fleurs*. De l'avis des garçons bouchers, le couteau glisse bien mieux, les raies sont bien plus régulières quand on a mis beaucoup de vent sous la peau.

Il est vrai que l'on pourrait ajouter que les bandelettes du derme de la peau sont d'un bel effet, surtout sur les animaux maigres, et qu'à ce titre elles sont pratiquées dans un même ordre d'idées que le soufflage : donner à l'animal sacrifié le plus d'apparence possible.

Quoi qu'il en soit, les cuirs provenant des animaux soufflés sont de beaucoup préférés aux autres pour la tannerie, car ils ont moins d'entailles.

En second lieu, l'air, en pénétrant avec force dans les tissus, rend la saignée plus parfaite ; il chasse, par la compression qu'il exerce sur les vaisseaux, le peu de sang qu'ils pourraient contenir encore. On constate en effet pendant tout le temps que dure le soufflage qu'un sang spumeux s'échappe par l'orifice béant de la saignée.

Les vaisseaux étant complètement exsangues, rien d'étonnant que les tissus blancs des animaux soufflés paraissent plus blancs encore.

Les partisans du soufflage ne manquent pas d'ajouter que, puisque la saignée est plus complète, les chairs doivent se conserver plus facilement. Nous savons en effet que le sang est un élément prompt à se décomposer.

D'un autre côté, d'après les théories pastoriennes, il semblerait que le soufflage devrait saturer l'individu des germes contenus dans l'air et être cause du développement rapide de la fermentation putride, d'autant plus que l'air des abattoirs est considéré comme éminemment vicié, riche en germes divers, surtout celui en contact avec le sol. Point n'est besoin de connaître la composition exacte de l'air de ces établissements, que nous ne voyons pas figurer dans les nombreuses analyses d'air faites par M. Miquel, de l'observatoire de Montsouris. D'après M. Miquel, l'air de la rue de Rivoli contient 3,480 bactéries par mètre cube. Ce chiffre nous donne une idée de la composition de l'air en général. Ajoutons que le *bacterium termo*, qui joue un rôle prépondérant, plusieurs variétés de bacilles et de cocci, tous agents actifs des fermentations putrides, y sont largement représentés. L'air du soufflet est riche en germes, la chose est indiscutable. Néanmoins, il faut le reconnaître, si, par le soufflage proprement dit, les viandes paraissent se conserver presque autant que celles qui ne sont pas soufflées, cela tient à ce que les germes de l'air sont arrêtés, happés au passage par le tissu cellulaire sous-cutané faisant office de filtre.

Le seul reproche, sur le terrain où nous sommes placés en ce moment, que l'on pourrait faire au soufflage proprement dit, c'est celui de dissocier les tissus, de déplacer les éléments constitutifs des organes, de telle sorte que la rigidité cadavérique (raffermissement de la viande) est sans cesse contrariée par les manipulations diverses que subit une bête dépouillée avant d'être consommée, manipulations qui tendent à faire reprendre aux tissus leur situation première. Les viandes soufflées manquent donc de la cohésion nécessaire pour résister autant que les autres aux agents destructeurs. Cette différence n'est pas très grande, car si nous représentons par 4 la puissance de résistance à la décomposition pour les viandes non soufflées, 3 sera l'équivalent de celles soufflées par la méthode ordinaire.

Ce que nous venons de dire du soufflage proprement dit ne saurait s'appliquer au soufflage appelé « la musique ». Lorsqu'il y a ce que nous avons appelé *coup de broche*, il y a apport direct des germes de l'air dans les muscles pénétrés par la canule métallique. Pour peu que la température soit favorable, le travail de pullulation et de destruction commence immédiatement et, en très peu de temps (quelques heures suffisent), des quartiers énormes sont avariés. L'article 20 de l'ordonnance de 1879 sur les abattoirs, qui défend ce soufflage spécial, semble donc pleinement justifié.

Quant au côté déloyal qui consiste à donner par le soufflage une apparence trompeuse aux animaux de boucherie, nous dirons qu'il entre dans les mille moyens dont font usage les commerçants pour faire valoir leur marchandise et la présenter sous l'aspect le plus favorable à la vente.

LIVRE VIII

DES SAISIES DES VIANDES
ET DE LEUR JUSTIFICATION D'APRÈS LES
DONNÉES ACTUELLES DE LA SCIENCE

SOMMAIRE. Les viandes gélatineuses et celles provenant d'animaux maigres ou cachectiques ne sont pas nourrissantes. Les viandes fiévreuses renferment des produits de désassimilation et des poisons appelés leucomaïnes. Viandes à odeur de médicament et ictère grave. — Les viandes fiévreuses se putréfient promptement. Viandes putréfiées. — Ptomaïnes. La sepsine est une expression qui sert à désigner les alcaloïdes toxiques en bloc. Faisandage. —Empoisonnement par les viandes putréfiées. Ichthyosisme et botulisme. Épidémies de gastro-entérite aiguë après ingestion de viandes d'animaux malades. Les miasmes putrides sont dangereux à respirer. Maladies contagieuses à l'homme: pyémie, charbon, septicémie, morve, farcin, rage, tuberculose. L'ingestion de viandes malades peut-elle faire naître la fièvre typhoïde chez l'homme ? Ladrerie. Trichinose. — Animaux empoisonnés. — Viandes urineuses. Viandes non nuisibles, mais immangeables à cause de leur goût ou de leur odeur anormale.

La saisie des viandes s'impose :

1° Toutes les fois qu'elle sont privées de qualités alibiles;

2° Lorsque leur ingestion pourrait être nuisible à la santé du consommateur ;

3° Lorsque, sous l'influence de causes connues ou inconnues, elles ont acquis, quoique non nuisibles, des propriétés qui les rendent immangeables. Les raisons qui les font rejeter pourraient être appelées d'ordre gustatif.

Dans la première classe, nous avons les viandes provenant d'animaux trop jeunes (viandes gélatineuses) et celles provenant d'animaux maigres, cachectiques ou hydrohémiques.

Dans la seconde, les viandes fiévreuses, putréfiées, d'animaux atteints de pyémie, de septicémie, de charbon, de rage, de morve, de farcin, de tuberculose, celles des porcs atteints de trichinose et de ladrerie, d'animaux empoisonnés par des plantes vénéneuses ou des substances chimiques toxiques.

Dans la troisième classe, les viandes des porcs monorchides, nourris avec des tourteaux oléagineux rances, etc.

PREMIÈRE CLASSE

a. — **Viandes gélatineuses.** — Chez les animaux trop jeunes, la fibre musculaire est incomplètement formée. Les viandes qu'ils fournissent se réduisent presque totalement en gélatine sous l'influence de la cuisson ; les parties fibreuses elles-mêmes se désagrègent et deviennent mucilagineuses.

Qoique n'ayant perdu aucun de leurs éléments sous ce nouvel état, elles ont perdu leur organisation et partant leur faculté nutritive. En effet, la gélatine ingérée se retrouve en grande partie dans les urines ; absorbée, elle n'a donc joué aucun rôle dans la nutrition, car elle n'a fait que traverser l'économie.

On sait en outre que ces viandes jouissent de propriétés laxatives.

b. — **Viandes maigres, cachectiques ou hydrohémiques.** — Relativement aux principes qui entrent dans la composition des animaux de boucherie, nous avons trouvé dans Wagner des renseignements intéressants, fournis par des expériences nombreuses, et dont les résultats ont une grande importance pour juger de la valeur nutritive de la chair des animaux engraissés ou non engraissés.

D'après ces expériences, la richesse en eau pour 100 est représentée par les chiffres suivants :

	Agneau	Mouton	Bœuf	Porc
Viande non engraissée	62	68	»	56
Viande demi-engraissée	»	50	54	»
Viande tout à fait grasse	49	40	46	39
Viande grasse	»	33	»	»

Par conséquent, à mesure que l'engraissement fait des progrès, la richesse en eau de la chair diminue et la substance sèche augmente, une partie de l'eau étant remplacée par de la graisse.

Dans la viande d'un animal gras, le consommateur trouve environ 40 0/0 en plus de substance animale sèche que dans la viande non engraissée, et la différence peut même s'élever jusqu'à 60 0/0, si les animaux sont très gras.

Voici en outre, d'après les expériences de Breunlin, sur 100 parties, la différence qu'il y a, au point de vue de la valeur nutritive, entre la viande des bœufs gras et celle des bœufs maigres :

Eau	37,97	59,68
Cendre	1,51	1,44
Graisse . . . . . . ·	23,87	8,07
Chair musculaire.	36,65	30,81

Ces chiffres comparatifs corroborent ce que nous venons de dire ; à savoir que, dans une viande fournie par un animal maigre, la proportion d'eau augmente, tandis que la quantité de graisse diminue.

Si, au lieu d'une bête maigre, il s'agissait d'une bête cachectique ou hydrohémique, la différence serait plus accusée, comme l'indiquent les 68 0/0 d'eau trouvés à la viande non engraissée de mouton.

Selon nous, il existe une considération plus puissante que celle tirée de l'analyse chimique pour le refus des viandes maigres de l'alimentation : nous voulons parler de la composition de la viande maigre elle-même, c'est-à-dire telle qu'elle serait offerte au public.

Qu'est-ce en effet qu'une viande maigre ? C'est une viande non seulement dépourvue de graisse, mais caractérisée surtout par une atrophie manifeste du système musculaire. Le tissu musculaire est tellement réduit qu'elle ne supporterait pas le désossage pour la vente à l'étal. Dès lors nous verrions que les pesées livrées aux acheteurs seraient composées en grande partie d'os, de ligaments, d'aponévroses qui, eux, ne varient pas, et d'un peu de tissu musculaire fortement gonflé par un soufflage excessif et, de plus, d'une valeur nutritive très diminuée.

DEUXIÈME CLASSE

a. — **Viandes fiévreuses.** — D'après les expériences comparatives de M. Colin, d'Alfort, nous savons que, de deux chevaux soumis à la diète absolue, celui qui était sous l'influence de la fièvre consommait une ration intérieure cinq fois égale à celle de l'autre.

L'état fébrile a donc pour effet de réduire rapidement la masse du corps par un travail de désassimilation dont les émonctoires naturels sont insuffisants à éliminer les produits. Dès lors, la créatine, la créatinine, l'acide urique, la xanthine, l'hypoxanthine, l'inosite se rencontrent en grande quantité dans les muscles. Dans la fièvre de fatigue, la créatine est dix fois plus abondante dans les muscles qu'à l'état normal (Liebig).

A côté de ces produits M. Arm. Gautier a découvert des poisons violents appelés leucomaïnes; ce sont la xantocréatinine, la crusocréatine, la pseudoxanthine.

Que ces alcaloïdes ne soient pas dans les organes en quantité suffisante pour déterminer des empoisonnements mortels chez les animaux auxquels on en fait manger, c'est ce qui paraît admis. En effet, M. A. Gautier, répondant à M. Colin, d'Alfort, qui l'accusait en pleine Académie de Médecine de fabriquer ces poisons avec les réactifs employés, déclara qu'ils étaient promptement éliminés par un organisme sain.

Les leucomaïnes peuvent donc produire des effets toxiques sur un organisme dont les fonctions, notamment celles des reins et du foie, se font mal. Nous venons de voir aussi que les viandes fiévreuses sont saturées des produits de transformation des albuminates qui les rendent éminemment fermentescibles. En effet, si on se rapporte aux caractères présentés par les viandes fiévreuses, on constate qu'elles ont subi des modifications dans leur couleur, leur consistance et leur odeur.

Nous savons, de plus, que bien avant que la décomposition putride soit apparente, des micrococques, doués de mouvements très vifs, s'observent à l'examen microscopique du sang pris même dans des vaisseaux profonds. Nous savons aussi que ces mêmes micrococques ne sont pas les éléments les moins actifs de la putréfaction, et que l'état corrompu commençant, avec les colonies grouillantes de microbes divers qui le provoquent, est loin d'être rare, malgré le peu de temps écoulé depuis la préparation de l'animal jusqu'à sa mise en vente.

Toutes les maladies aiguës sont susceptibles de rendre des animaux fiévreux.

Doivent être rattachées aux viandes fiévreuses les viandes à odeur médicamenteuse et l'ictère grave.

Les animaux auxquels on aura administré de l'assa fœtida, de l'éther, etc. seront retirés de la consommation, non seulement à cause du goût désagréable de leurs chairs, mais parce que, lorsqu'on se décide à les abattre, ils sont à toute extrémité, fiévreux en un mot.

Dans l'ictère grave, la matière colorante et les acides biliaires qui imprègnent les tissus sont toxiques; mais là n'est pas le danger, car les principes de la bile deviennent insolubles au contact des sucs intestinaux. Les seuls facteurs que nous puissions invoquer sont le goût amer qu'auraient les chairs, et surtout l'élément fièvre.

Nous résumant, nous dirons que les viandes fiévreuses doivent être retirées de la consommation à cause des accidents que les leucomaïnes peuvent occasionner et principalement à cause de la putréfaction rapide qui les envahit.

b. — **Viandes putréfiées.** —₃ Nous venons de voir que les viandes fiévreuses nous conduisent sans transition à l'étude des viandes putréfiées. Entrent en outre dans cette catégorie les viandes avariées par les influences atmosphériques, les mouches, etc., et celles provenant d'animaux dont les produits volatils de la putréfaction intestinale ont envahi les chairs, comme dans l'asphyxie à la suite de météorisme.

Gaspard établit en 1822 que les matières putrides sont toxiques. Cette toxicité a été reconnue par Panum, Bergmann, Billroth.

C'est Panum qui le premier, en 1856, a isolé le poison que renferment les matières putrides.

Hemmer en 1866, Sonnenschein et Zülzer en 1869, Selmi en 1871, Gautier en 1872, Brouardel et Boutmy en 1880, se sont consacrés à l'étude de cette question et ont démontré qu'il s'agissait d'alcaloïdes auxquels on a donné le nom de ptomaïnes.

Les ptomaïnes que Brieger est parvenu à caractériser par l'analyse élémentaire et par leurs réactions physiologiques et chimiques sont : la neuridine, la neurine, la muscarine, l'éthylène-diamine, la gadinine, la diméthylamine, la triméthylamine et la triéthylamine.

De ces substances, la neurine, la muscarine et l'éthylène-diamine ont une action toxique extrêmement prononcée.

En dehors de ces alcaloïdes, la putréfaction donne naissance à d'autres produits toxiques : acides acétique, butyrique, valérique, sulfhydrique, ammoniaques et ammoniaques composées, leucine, leucéine, tyrosine, indol, scatol, crésol, phénol et hydrogènes carbonés.

La sepsine est une expression générique qui sert à désigner les alcaloïdes toxiques.

Le faisandage est la putréfaction à son début. Ajoutons pour tranquilliser les amateurs de gibier faisandé que les alcaloïdes violents ne se forment que dans la décomposition très avancée. En effet, la toxicité des matières putrides va en augmentant, s'atténue ensuite et finalement disparaît.

Les principes volatils des viandes corrompues leur donnent une odeur tellement repoussante qu'elles sont rarement consommées.

Cependant M. Albrech, à Sontholfen, rapporte qu'une viande de vache n'ayant subi qu'une heure de cuisson rendit malades sept personnes. Les premiers symptômes n'apparurent que le lendemain, durèrent quatre jours et consistèrent en une chaleur insupportable avec sueurs, en maux de tête et manque d'appétit, en coliques avec nausées et finalement de la diarrhée.

Au moment où l'examen de cette viande eut lieu, elle trempait depuis quelque temps dans de la saumure ; elle avait une odeur putride et le jus exprimé des muscles était riche en micrococques et en bactéries.

Si les faits par ingestion de viandes de boucherie gâtées sont peu nombreux, il n'en est pas de même de ceux occasionnés par certains coquillages et poissons, et surtout par les produits manipulés de charcuterie chez lesquels les condiments ou les aromates, qu'on a soin d'y introduire, masquent l'odeur nauséabonde. Là, les microbes ou leurs ptomaïnes ne sont généralement pas soupçonnés, et c'est dans ces conditions que se produisent les empoisonnements connus sous les noms d'ichthyosisme et de botulisme.

En février et mars 1885, le professeur Anrep a observé à Kharkow une série d'intoxications qui survinrent à la suite de l'ingestion d'esturgeons salés et dans laquelle succombèrent un certain nombre de personnes, en présentant les symptômes suivants :

« Dilatation des pupilles ; sécheresse des muqueuses ; ptosis ; rétention d'urine et de matières fécales ; gêne respiratoire et affaiblissement de l'activité cardiaque ; pâleur considérable des téguments ; hypothermie ; absence de phénomènes convulsifs et d'accidents d'origine encéphalique [1] ».

Les troubles ci-dessous auraient été constatés sur une personne, une heure après l'ingestion d'un plat de moules préparées à la sauce blanche, et dans lequel il s'en trouvait probablement quelques-unes d'avariées, la ménagère en ayant préalablement rejeté plusieurs pour ce motif.

« Congestion de la face et rougeur sur toute la surface cutanée, comme dans la rougeole ; sur les joues et le front, taches congestives beaucoup plus colorées, larges et irrégulières ; sensation très incommode de plénitude et de lourdeur de tête ; vertige ; palpitations cardiaques énergiques ; dyspnée ; adynamie très prononcée ; sueurs abondantes ; vomissements et diarrhée abondante ; sécheresse des cavités buccale et pharyngienne ; démangeaisons aux pieds et aux jambes.

« Ces troubles n'ont duré que six heures [2]. »

Nous savons que les poisons putrides sont multiples et que leur toxicité suit une progression ascendante d'abord, descendante ensuite. Rien d'étonnant donc que les malades, à la suite d'ingestion de viandes gâtées, n'aient pas des symptômes uniformes.

Nous sommes autorisés par M. Dieulafoy, médecin en chef de l'hôpital

---

[1] BRIEGER, *Microbes, ptomaïnes et maladies* (note de MM. Roussy et Winter).
[2] BRIEGER, *loc. cit.*

Saint-Antoine, à reproduire l'observation suivante dont nous ne donnons qu'un résumé.

Il y a environ deux ans, un jeune ébéniste acheta à un marchand ambulant à la foire du Trône un morceau de saucisson d'un goût tellement désagréable que, malgré son appétit, le jeune homme ne put en manger qu'une faible portion.

Trois ou quatre heures après, il fut pris d'une soif inextinguible qui persista toute la soirée et toute la nuit. Le lendemain, abattement, tendance au sommeil, anorexie complète. Ces symptômes s'observèrent encore les jours suivants. La prostration augmentait, le sommeil était presque continu. Bientôt apparut à la peau une éruption formée d'élevures rougeâtres, discrètes en certains points, confluentes dans d'autres. En même temps, il s'établit un écoulement par les deux narines, le malade toussant quelque peu : c'étaient les signes de la morve-farcin. Mais la marche de l'affection, l'amélioration rapide, montrèrent bientôt qu'on avait à faire à une affection qui avait quelque analogie avec l'intoxication produite par les moules avariées, et qu'il était naturel d'attribuer ici au saucisson gâté.

MM. Brouardel et Boutmy ont constaté l'empoisonnement d'une femme morte à la suite d'un repas fait avec de la viande gâtée d'oie conservée.

Ils ont analysé les matières contenues dans l'intestin de cette femme ainsi que ce qui restait de l'oie et en ont retiré un alcaloïde présentant des analogies avec la coniine.

Dans les empoisonnements par les saucisses, le boudin, le fromage de cochon et les pâtés de viande, les faits abondent. Kerner, de 1793 à 1822, cite 135 cas dans le Wurtemberg, dont 84 morts ; Daun, de 1793 à 1817, dans toute l'Allemagne, 234 cas avec un chiffre de morts s'élevant à 140. Jusqu'en 1853, d'après Schlossberger, le Wurtemberg en aurait présenté 400 avec 150 morts ; enfin Muller, en 1869, avait rassemblé 263 observations.

« Krautzer a raconté une histoire d'intoxication par les saucisses. Quatre personnes s'étaient régalées de saucisses de Wurtemberg à peine cuites (car les délicats estiment surtout les saucisses dont la partie superficielle seule a subi l'action du feu). Sur ces quatre personnes, une resta indemne d'accident, les trois autres furent malades et l'une d'elles mourut.

« Pourquoi certains individus n'ont-ils aucun symptôme de maladie bien qu'ayant consommé la même viande que ceux qui ont été malades ou sont morts? C'est probablement qu'ils avaient mangé les parties les plus cuites de la viande gâtée, les parties extérieures, où l'action de la chaleur avait en partie neutralisé le poison.

« Dans le cas que nous venons de relater, la personne qui resta indemne de tout accident fut l'apprenti, à qui les patrons avaient donné la croûte de la saucisse, beaucoup moins prisée par eux que la partie centrale, mais où les microbes et les ptomaïnes avaient dû être détruits par l'action de la chaleur [1]. »

M. Falk donne du botulisme les symptômes ci-après.

« La maladie ne se montre généralement que douze à vingt-quatre heures après l'ingestion de la charcuterie, parfois même plus tard ; alors on constate un fort malaise avec fréquents vomissements, plus tard de la diarrhée ; cependant aussi de la constipation ; le ventre est très sensible et il y a des douleurs d'entrailles, parfois des tranchées. L'appétit manque complètement et l'évacuation est rapide. La peau est sèche, les battements du cœur sont moins fréquents, le pouls petit, opprimé, à peine sensible ; la respiration est à peu près normale, accompagnée d'un peu de toux et surtout d'enrouement.

« Le sujet est très inquiet, a des insomnies, de la céphalalgie, avec bourdonnement d'oreilles, des vertiges ; la pupille est fort dilatée et souvent il y a de la diplopie ou de la photopsie. La mort est rarement rapide, et ne survient ordinairement qu'après quatre ou même huit jours. Le rétablissement de la santé est également lent. L'altération du cadavre n'est nullement rapide comme dans l'infection putride. A l'autopsie, l'on ne trouve aucune lésion constante, mais bien toutes celles qu'on observe après les empoisonnements par les narcotiques. »

En général, dans le botulisme, on constate entre l'ingestion des aliments avariés et le début des accidents toxiques une assez longue période d'incubation. E. Bouchard expliquerait ce fait en disant que les ptomaïnes élaborées par les microbes dans la charcuterie avariée seraient d'abord en trop faible quantité pour causer l'empoisonnement, mais que les microbes, trouvant dans le tube digestif un milieu très favorable à leur multiplication, arrivent en quelques heures à être très nombreux et à élaborer une masse suffisante de poison pour produire l'intoxication.

Dans le *Bulletin médical* du 18 juillet 1888, M. Proust [2] cite un nombre considérable d'épidémies de gastro-entérite aiguë, après ingestion de viande d'animaux malades, observées dans les pays de race allemande et en Hollande, de 1866 à 1886. Il s'agit d'épidémies importantes qui ont atteint quelquefois un chiffre de quatre cents malades. Il est bon de noter que les affections dont avaient souffert les animaux étaient de nature diverse et loin d'avoir un diagnostic précis. De plus, on a remarqué que l'agent infectieux dans la viande était surtout abondant et actif le troisième ou le qua-

---

[1] BOUCHARD, *Leçons sur les auto-intoxications dans les maladies.*
[2] Leçon rédigée par M. Netter.

trième jour après la mort naturelle ou l'abatage : il se multipliait donc dans la viande après la mort de l'animal.

Les conditions qui hâtent la putréfaction favorisaient le développement de cet agent infectieux. Presque toutes ces épidémies ont été observées du mois de mai au mois de septembre, et l'on a noté que le temps était fort chaud. D'après nous, il y a tout lieu de croire que, le plus souvent, il s'agissait de viandes putréfiées.

Il est dangereux de respirer en trop grande quantité les principes volatils des substances animales en putréfaction. Une haute température accentue leur toxicité.

Les inspecteurs de service aux halles, en juillet 1884, éprouvèrent tous des symptômes cholériformes. La saisie des viandes corrompues s'était élevée, en deux jours, à 25,000 kilos.

Aussi est-il recommandé pendant les chaleurs de l'été de manger avant de s'exposer aux émanations des viandes putréfiées. L'ingestion des aliments et des boissons, en amenant un certain degré de tension dans le système circulatoire, s'oppose à l'absorption des gaz putrides par les voies respiratoires.

. c. — *Maladies contagieuses à l'homme.* — Pour la pyémie, le charbon, les septicémies, la rage, la morve, le farcin et la tuberculose, leur contagiosité à l'homme étant un fait acquis scientifiquement, il est presque fastidieux de justifier la saisie des animaux atteints de ces maladies.

Dans la fièvre charbonneuse, le charbon symptomatique, dans certaines gangrènes et septicémies, les microbes empoisonnent l'organisme par les produits toxiques auxquels ils donnent naissance.

Dans la pyémie, la morve, le farcin, la tuberculose, les microbes provoquent dans les tissus la formation de poisons dans une multitude de foyers purulents qui finissent par intoxiquer l'individu.

Pour la rage, on ne connaît rien du principe qui la détermine, mais, d'après les symptômes de cette maladie, le virus agit sur les centres nerveux.

Ces maladies sont infectieuses, générales, fébriles. Dans la pyémie, le charbon, la septicémie, la putréfaction des tissus de l'organisme commence même du vivant de l'animal.

Elles sont inoculables. Par inoculation nous avons, pour la pyémie et la septicémie, les piqûres anatomiques ; pour le charbon, la pustule maligne, l'œdème malin (surtout aux paupières, forme grave du charbon), le charbon malin ou fièvre charbonneuse qui résulterait de la pénétration du virus par la muqueuse digestive ou respiratoire ; pour la rage, la morve, la tuberculose, l'apparition de ces maladies.

Du moment qu'elles sont inoculables, elles sont susceptibles d'être contractées par l'usage des chairs.

Nous ne connaissons pas d'exemples où l'ingestion de la viande d'animaux enragés ou morveux ait fait apparaître ces maladies.

Les sources de la tuberculose humaine paraissent si multiples qu'on ne sait la plupart du temps quelle cause incriminer. Cependant à l'article tuberculose nous avons rapporté une observation du docteur De Lamallerée dans laquelle la contamination d'une femme, pour s'être nourrie de poules phtisiques, est nettement établie.

En ce qui concerne la pyémie, le fait suivant paraît lui être attribué. En août 1867, à Fluntern (Suisse), vingt-sept personnes furent malades pour avoir mangé de la viande d'un veau âgé de cinq jours seulement et atteint d'arthrite purulente. Les symptômes apparurent assez rapidement : vomissements verdâtres, coliques, abattement avec céphalalgie et stupeur, soif atroce avec douleur au gosier. En général, tous les symptômes avaient disparu le quatrième jour, excepté chez un malade qui mourut le onzième jour avec tous les signes d'une altération du sang, hémorrhagies passives, ecchymoses et pétéchies.

Le cas que nous allons citer est dû à l'ingestion d'une viande septicémique. Il a été observé par MM. Huber et Siedamgrotzky, à Wurgen (Saxe), en juillet 1877. Deux cent six personnes tombèrent malades pour avoir mangé de la viande d'une vache tuée clandestinement ; six personnes en moururent ; quarante-trois restèrent longtemps malades ; la plupart de ces dernières personnes avait mangé de la viande presque crue. La bête qui fut cause de cet accident avait vêlé dix jours avant l'abatage et souffrait d'une infection septique consécutive au part ; la viande encore trouvée chez le boucher vers le quatrième jour était de couleur violacée, d'une odeur fade et doucereuse, de consistance molle et visqueuse. Les symptômes morbides survinrent de cinq à trente-six heures, et consistèrent en abattement avec insomnie, maux de tête avec vertige, vomissements et fièvre intense ; dans les cas graves, on constatait un collapsus extrême des forces, et, pour les cas qui durèrent longtemps, il survint de l'œdème de la peau avec éruption pustuleuse et furoncles.

Nous empruntons textuellement aux Leçons de M. Strauss sur le charbon les considérations suivantes, qui peuvent également s'appliquer aux maladies contagieuses dont nous venons de parler.

« M. Boutet, de Chartres, insiste sur ce fait que la viande charbonneuse doit être prohibée parce qu'elle peut inoculer la maladie aux bouchers qui la dépècent, aux forts de la halle qui la chargent et la déchargent, aux cuisinières qui la manient. En concédant que la cuisson parfaite en détruit la virulence, le danger subsiste tout entier pour les personnes, de plus en plus nombreuses, qui ont l'habitude de manger la viande saignante, très imparfaitement cuite. »

M. Boutet pensait que la viande charbonneuse crue ou mal cuite n'était dangereuse pour le consommateur que s'il portait une excoriation de la bouche ou du pharynx, et que les sucs digestifs détruisaient, à coup sûr, la virulence charbonneuse. C'est encore là une manière de voir trop optimiste. Sans doute, dans bon nombre de cas, le suc gastrique détruit les bactéridies ingérées ou les atténue à tel point qu'elles demeurent inoffensives ; mais si la quantité de bacilles ingérée est très grande, ou bien si, pour un motif quelconque, la secrétion du suc gastrique est entravée, la barrière épithéliale des muqueuses digestives est franchie et l'on voit éclater tous les accidents redoutables du charbon interne. Les deux observations suivantes, relatées par Œmler dans un de ses mémoires, en sont des exemples ; je les reproduis ici, car ils sont tout à fait démonstratifs.

OBSERVATION I

« A la fin d'octobre, un journalier trouva sa vache pleine, achetée depuis peu, très malade. Comme il avait déjà, dans ces dernières années, perdu très rapidement quelques vaches et chèvres, il se décida sans hésiter à faire abattre l'animal. La viande fut en grande partie vendue, par petites fractions, à bas prix, à de pauvres gens. Le frère du propriétaire, ouvrier de 45 ans, de constitution assez faible, mangea, presque immédiatement après que l'animal fut abattu, un assez grand morceau de foie, *mal rôti*. Deux jours après, il tomba malade avec de violents vomissements et des douleurs de ventre atroces. Environ 60 heures après, la mort survint, après l'apparition de diarrhée sanglante, de refroidissement et cyanose de la peau, en pleine connaissance. Il fut impossible d'obtenir l'autopsie, ni même de prendre du sang du sujet.

« Immédiatement après le début de la maladie de cet homme, je fus chargé d'examiner la viande qui restait. Outre les autres caractères du charbon tels que l'hyperémie, des hémorrhagies, des infiltrations gélatineuses, j'y constatai la présence de nombreuses bactéridies charbonneuses.

« D'autres cas de charbon ne se produisirent pas, quoique la plus grande partie de la viande ait été mangée par plus de 50 personnes et que, lors de la mise à mort de l'animal, plus de quinze personnes y aient aidé, dont plusieurs avaient même des écorchures aux mains. »

OBSERVATION II

« Chez un fermier, un dimanche matin, un bœuf fut trouvé mourant et à demi-asphyxié à l'écurie : on l'abattit aussitôt et la viande fut répartie entre les ouvriers et les domestiques qui eurent soin d'enfouir aussitôt les viscères, afin d'empêcher le propriétaire de reconnaître la nature de la maladie. Après l'abatage, un valet de 26 ans, très vigoureux, absorba une forte quantité de viande crue, finement hachée, prélevée sur le muscle *longissimus dorsi*. Trente-six heures après, violent frisson, mal de tête et de ventre, malaise et très léger vomissement. Bientôt survinrent de l'anxiété précordiale, une diarrhée sanglante, du collapsus, de la cyanose, et, exactement trois jours après l'ingestion de la viande, la mort.

L'autopsie ne put être faite, mais sur le cadavre, six heures après la mort, on put retirer de la veine médiane du bras gauche du sang de consistance de gelée, riche en globules blancs et renfermant des bactéridies en petit nombre. Ce sang fut injecté, à la dose de 15 gouttes, à deux agneaux d'un an, petits, mais vifs ; ils demeurèrent parfaitement sains en apparence pendant 40 à 45 heures, mais au bout de 46 à 50 heures, ils étaient morts ; l'autopsie révéla les lésions les plus accusées du charbon, notamment une urine fortement sanglante et chargée de bactéridies dans la vessie, et de la bile sanglante ; le sang pris sur les deux cadavres des agneaux contenait de nombreuses bactéridies.

J'examinai également la viande restante du bœuf et j'y constatai de nombreuses bactéridies. D'autres cas de maladie ne furent pas constatés, quoique 10 personnes, ayant des excoriations aux mains, aient pris part à l'abatage de l'animal et que 80 personnes aient mangé la plus grande partie de la viande. »

Enfin l'ingestion de viandes d'animaux malades aurait provoqué des épidémies de fièvre typhoïde.

A cet effet, M. Proust, dans une de ses leçons, a passé en revue les cinq épidémies connues : Andelfingen en 1839, Kloten en 1878, Birmensorf en 1879, Würenlos en 1880 et Spreitenbach en 1881.

Quelques-unes de ces épidémies ont frappé un nombre considérable de personnes, 450 à Andelfingen, 717 à Kloten.

A Kloten, la viande incriminée provenait d'un veau abattu moribond, très probablement atteint de phlébite ombilicale.

A Würenlos, le veau était fort jeune. Il avait le nombril enflammé et les jambes enflées.

A Spreitenbach la vache avait une métrite puerpérale avec péritonite et son utérus renfermait encore un fœtus putréfié.

D'après ces indications sommaires, il n'y a pas à en douter, il s'agissait bien là de viandes septicémiques. Et cependant chez les personnes qui les ont consommées on aurait constaté les symptômes et les lésions de la fièvre typhoïde !

En pathologie vétérinaire, l'affection typhoïde est inconnue chez les animaux de l'espèce bovine. De plus, à l'autopsie des personnes qui ont succombé, il n'est pas fait mention du bacille d'Eberth, qui est considéré comme spécifique de la fièvre typhoïde. Dans ces conditions, il y a lieu d'attendre, pour se prononcer, des faits mieux étudiés.

Quant aux cas secondaires qui ont été signalés, les selles fétides qui surviennent dans le cours de ces intoxications, au point que les malades souillent tout sous eux, linge, drap, lit, etc., expliquent la contagion.

d. — **Ladrerie, Trichinose.** — Tout le monde connaît la filiation qui existe entre les cysticerques ladriques du porc et du bœuf et les tænias qui vivent dans l'intestin de l'homme.

Leuckart a communiqué la ladrerie au porc en mêlant aux aliments des anneaux du *tænia solium* et a fait développer ce dernier chez des condamnés à mort au moyen de la viande du porc ladre. Nicklas et Kuecheinmester ont fait des expériences semblables sur des personnes.

Chez les Arabes nomades de la Syrie, de la Perse et de l'Égypte, le tænia inerme est très fréquent.

M. le Dr Masse rapporte que M. Fouque, médecin de la marine, a observé que le voisinage des campements des Arabes nomades est souillé d'innombrables excréments recouverts d'anneaux de tænia.

Les bœufs qui servent à l'alimentation des Arabes nomades vivent toujours près de leurs campements et contractent la ladrerie en mangeant des herbes souillées par des œufs de tænias.

En 1876, le Dr Masse, en collaboration avec M. Pourquier, a rendu un veau ladre en lui faisant avaler dans du lait des anneaux de tænia inerme arrivés à maturité. MM. Colin d'Alfort et Mauclerc, ont également donné la ladrerie à des veaux en leur faisant prendre dans leur nourriture des anneaux de tænia mediocanellata.

Cette expérience ainsi que celles citées plus haut sont concluantes.

Sans parler du cas unique observé à Crépy-en-Vallois, c'est en Allemagne que les endémies de trichinose abondent.

En 1863, à Hettstadt, sur 135 personnes atteintes en même temps, 31 moururent. En 1865, à Hedersleben, il y eut 163 morts sur 337 malades. En 1873, à Magdebourg, sur 237 malades, l'on compte 17 morts ; à Linden, en 1874, sur 200 malades, 56 morts. En 1878, dans un faubourg de Berlin, sur 102 malades, 8 morts.

Il ne se passe pas d'année en Allemagne où des cas de trichinose ne soient observés.

En 1883, à l'occasion de la grande épidémie signalée à Emersleben, MM. Brouardel et Grancher furent chargés d'aller étudier cette maladie et constatèrent que son évolution se fait en trois périodes : au début, prédominance des accidents gastro-intestinaux, pouvant faire croire à une invasion de choléra *nostras;* puis douleurs musculaires, avec faiblesse et prostration, voisines de l'état typhoïde ; enfin, œdème pouvant faire penser à une affection du cœur ou des reins, si l'auscultation de la région cardiaque et l'examen de l'urine ne venaient lever les doutes : la mort survient par complication pulmonaire (Brouardel et Grancher).

Dans les cas bénins, la trichinose humaine dure au moins cinq semaines ; dans les cas graves, la maladie dure quatre mois et plus, et, si la guérison survient, la convalescence est très longue et très pénible : généralement le malade ne retrouve plus sa force et sa santé premières.

e. — **Animaux empoisonnés**. — Nous ne dirons qu'un mot des viandes provenant d'animaux empoisonnés, soit par l'ingestion de plantes vénéneuses, de peintures à base de sels toxiques, d'erreur de dose ou de médicament, soit, enfin, par la malveillance d'autrui.

Les poisons imprègnent ici les tissus, notamment les viscères, foie, cerveau, etc. des animaux dont ils ont amené la mort.

Ces cas ont en général un tel retentissement qu'on ne cherche pas à faire consommer les chairs des cadavres. Quoi qu'il en soit, en admettant que de pareilles viandes puissent parfois être soumises à notre examen, il sera toujours facile de les éliminer, en dehors de l'analyse chimique, ces genres d'empoisonnements amenant généralement la mort à la suite de symptômes fébriles très accusés.

Pratiquement du moins ces viandes trouvent leur place à côté des viandes fiévreuses dont nous avons parlé.

A la suite des blessures de l'urèthre et de la rupture de la vessie, il se produit des infiltrations d'urine dans les tissus.

Les urines normales sont toxiques ; Feltz et Ritter l'ont démontré en 1880.

D'après le professeur Bouchard, il y aurait au moins sept substances toxiques dans l'urine :

Une substance diurétique (l'urée);

Une substance narcotique ;

Une autre sialogène ;

Une qui contracte la pupille ;

Une substance hypothermisante ; l'une de nature organique, l'autre minérale (la potasse).

En dehors de la toxicité de l'urine, l'odeur et le goût qu'elle communique aux chairs motivent la saisie des viandes urineuses.

TROISIÈME CLASSE

Viandes à odeur désagréable. — Nous avons dit que les viandes qui entrent dans cette classe, quoique non nuisibles, ne peuvent pas être consommées à cause de leur goût désagréable.

Il faut, cela est incontestable, compter avec le palais des consommateurs.

Ainsi Payen rapporte qu'un vivier étant alimenté par un puits dont l'eau sentait l'empyreume, les poissons qui l'habitaient ne purent être mangés.

Cette relation nous rappelle que des animaux ayant bu, à leur débarquement à Paris, dans des baquets contenant de l'eau phéniquée destinée à la désinfection des wagons, leur viande ne put être consommée.

Certains médicaments laissent dans les chairs des odeurs très désagréables, perçues soit au dépeçage du sujet, soit même après cuisson : nous citerons l'assa fœtida et l'éther.

D'après M. Hartenstein, la viande des porcs monorchides ou cryptorchides possède une odeur repoussante qui rappelle en l'exagérant la sueur des pieds.

M. Peuch nous dit qu'une odeur non moins désagréable serait communiquée aux chairs par l'ingestion des graines de fenu-grec.

Nous sommes d'avis de retirer de la consommation toutes les viandes dont l'odeur et la saveur anormales sont susceptibles de provoquer le dégoût chez les consommateurs.

Avant d'abandonner cette question, traitée d'ailleurs avec plus de développements dans un chapitre spécial, nous allons dire quelques mots des viandes à odeur de rance.

Raynaud, vétérinaire à Gaillac, a publié, en novembre 1879, dans la *Revue vétérinaire de Toulouse*, deux observations sur l'influence des tourteaux rances de lin, de colza et de noix, dans l'alimentation des porcs.

Dans le premier cas, les chairs ne répandaient aucune mauvaise odeur, leur aspect n'avait rien d'anormal, si ce n'est un excès d'onctuosité. A l'état cru et cuit, elles avaient un goût amer, répulsif, rappelant celui de vieilles noix. Il n'y avait pas de doute, le porc qui avait fourni ces viandes avait été engraissé avec des tourteaux de noix.

« On appela le vendeur qui, exerçant la profession de charcutier, échangea cette viande sans récriminer. Si cet industriel prit condamnation sans recourir à la voie judiciaire, c'est qu'il s'en rapporta à l'arrêt moral que la conscience du peuple a dicté depuis un temps immémorial. Cet arrêt dit que la vente d'un porc ayant le goût du vieux nougat (tourteau) est nulle alors même qu'on n'aurait reconnu cette fraude qu'après la mise au pot. La coutume locale est donc en harmonie avec le droit commun. »

Dans le second cas, il s'agit d'une truie.

« Les personnes présentes au pétrissage du mélange de sang et de viande destiné à la confection du boudin déclarèrent que cette manipulation provoquait le dégagement d'une odeur nauséabonde et repoussante, rappelant avec exagération les caractères des huiles rances ; elles ont mangé du sang cuit à la poêle, mais elles ont éprouvé un tel dégoût qu'elles ont fini leur repas sans toucher à un autre plat.

Les pétrisseuses, soit du boudin soit du hachis, n'ont pu parvenir à débarrasser leurs mains de cette odeur tenace malgré des lavages maintes fois répétés dans la journée : elle était encore saisissable le lendemain.

L'égorgeur nous rapporte qu'en dépeçant cette truie il avait manifestement reconnu que les divers organes répandaient une odeur spéciale et qu'il avait été très surpris de la constater également dans l'huile (synovie) des articulations de la cuisse et de l'épaule.

A l'examen, Raynaud constate qu'il se dégage du local où sont enfermées les diverses préparations de charcuterie, la viande et la graisse salées, une odeur irritante qui produit une impression des plus désagréables sur la muqueuse des voies respiratoires.

Le boudin répand une odeur repoussante, rappelant celle du rance. A son incision, cette odeur s'accentue. Elle se retrouve dans tous les tissus. Ces derniers laissent en outre transsuder une substance huileuse qui a été réfractaire à l'assimilation.

En mangeant de la viande crue et cuite, on éprouve à la gorge une sensation d'amertume indéfinissable qui dégoûte jusqu'à provoquer des nausées.

La convention tacite qui règne dans mon pays relativement à la nullité de la vente des porcs gras dont la viande rappelle le nougat a indiqué immédiatement au vendeur la détermination qu'il avait à prendre. »

Les deux observations de Raynaud semblent être identiques à celles qui ont été recueillies depuis aux halles sur les animaux d'espèce bovine et porcine saisis comme présentant l'altération désignée sous le nom de viandes à odeur de beurre rance. De part et d'autre, ces viandes sont caractérisées, macroscopiquement du moins, par le manque de fermeté du tissu adipeux, l'onctuosité des chairs, la saveur très amère et l'odeur de rance.

Sur la généralité des cas observés à Paris, on a constaté de plus les lésions des viandes fiévreuses et quelquefois la présence de tumeurs charbonneuses. En outre, l'examen microscopique du suc musculaire et du sang a fourni l'occasion à M. Moulé de signaler, le premier, la présence de bactéries plus longues que celles du charbon, à extrémités plus ou moins arrondies, et contenant deux ou trois points qui, séparés par des espaces clairs, se colorent fortement par le bleu de méthylène.

Dans le *Recueil de médecine vétérinaire* du 28 février 1889, MM. Nocard et Moulé ont publié une première étude sur ce sujet, dont voici les conclusions :

« 1° Que ces viandes (à odeur de beurre rance) proviennent d'animaux qui étaient malades, qui ont été abattus au cours de la maladie et expédiés à Paris ;

2° Que, pour la plupart, ces animaux étaient atteints du charbon symptomatique ;

3° Que quelques-uns de ces animaux étaient sous le coup de la septicémie gangréneuse, maladie jusqu'ici inconnue chez les animaux de l'espèce bovine. »

Ce qui nous a donné la conviction intime que nous avions affaire à des cas semblables à ceux signalés par Raynaud, c'est le suivant, qui venait après bien d'autres observés chez le bœuf, la vache et le taureau.

Le 27 juin 1888, un charcutier de Paris achète un porc aux halles. Ce porc est débité en partie dans la journée et les consommateurs trouvent à la viande un goût amer tellement désagréable que les réclamations affluent chez le charcutier ; des plaintes même sont déposées chez le commissaire de police contre cet industriel. Le lendemain matin, le charcutier vient aux halles, porteur de toute la viande qui lui reste : un morceau est cuit, les poitrines ont séjourné dans la saumure, un jambon est à l'état de viande fraîche. Nous goûtons à la viande cuite qui, froide, a un léger mauvais goût assez difficile à définir. Un morceau de viande fraîche est cuit dans une poêle, comme il en existe le matin aux abords des halles ; le goût alors est tellement amer et nauséabond qu'il persiste dans la bouche une partie de la matinée.

Cette viande fut saisie malgré son bel aspect.

Exposé en vente la veille, ce porc n'avait présenté aucun signe de maladie susceptible d'attirer l'attention des inspecteurs. Au reste, aucune lésion n'est observée sur les parties de cet animal qui nous ont été rapportées. A un examen minutieux, cependant, on remarque que le lard, quoique épais, manque de fermeté, que le tissu musculaire est onctueux et que tous les tissus laissent dégager une odeur de rance. A l'examen microscopique du suc obtenu par grattage des muscles, le bacille de M. Moulé existe.

Nous ne possédons qu'une seule observation de viande à odeur de beurre rance chez le porc. Toutefois le fait de rencontrer chez les charcutiers des saumures ayant cette odeur très accusée semblerait indiquer que ces cas ne sont pas si rares qu'on le pense.

Quoiqu'il en soit, Raynaud attribue cette altération à la nourriture par les tourteaux oléagineux rances. Il y aurait intérêt à vérifier cette assertion par la voie expérimentale.

LIVRE IX

CHARCUTERIE

SOMMAIRE : Établissements où se fabriquent les produits de la charcuterie. — Outillage d'une charcuterie. — Condiments. — Valeur nutritive de la chair de porc et des préparations de charcuterie. — Pièces vendues à l'état frais. — Produits manipulés : saucisses, saucissons, mortadelle, cervelas. — Falsifications et altérations du saucisson. — Fromage d'Italie, pâté de foie, terrines et pâtés de foie gras, andouilles, andouillettes, boudin, fromage de cochon, hure, galantine, pieds de cochon, jambon cuit, veau piqué, petit salé, gélatine ou gelée, rillettes, rillons, axonge ou saindoux, flambart, salaisons, saumure, boucanage ou fumage, salaisons américaines, moisissures.

A l'abattoir, le porc est finalement fendu en deux moitiés, après séparation de la tête du tronc au niveau de l'articulation occipito-atloïdienne, pour son transport dans les établissements où l'on fabrique les produits de la charcuterie.

Les ateliers de salaisons et les étaux de charcuterie sont compris dans la 3e classe des établissements insalubres ou incommodes, et la fabrication en grand des saucissons dans la 2e classe [1].

L'outillage d'une charcuterie comporte une foule d'instruments divers : casseroles, poêles, chaudières ou marmites, hâchoirs, etc, ustensiles en général connus de tous.

CHAPITRE I

DES CONDIMENTS

La distinction entre l'aliment et le condiment n'est pas toujours très nette. D'une manière générale, on peut dire que les condiments interviennent dans l'alimentation pour rehausser la saveur des mets.

[1] Pour la réglementation de ces établissements, voir le chapitre consacré à la législation.

Avec Bouchardat, on peut rapporter à quatre causes principales l'utilité des condiments.

1° Ils excitent l'appétit en flattant l'organe du goût; des aliments fades comme le caséum, des herbes inodores, des parties animales gélatineuses, prennent une saveur agréable, grâce aux condiments. Plusieurs remplissent, comme le sel et le sucre, deux rôles principaux : ils servent à conserver les aliments et leur donnent un goût meilleur;

2° Ils irritent la muqueuse, excitent la sécrétion des sucs digestifs : salive, suc gastrique, suc pancréatique, suc intestinal;

3° Ils dirigent les fermentations digestives et s'opposent aux fermentations secondaires qui pourraient les entraver;

4° Enfin, dans bien des cas, ils complètent l'alimentation.

On peut reconnaître, parmi les condiments employés ou vendus par la charcuterie :

1° **Les condiments acides** : vinaigre, citrons, cornichons, et toutes les conserves au vinaigre.

Ces condiments doivent être convenablement étendus pour être agréables. La condition la plus générale de nos aliments est de présenter une réaction faiblement acide; les condiments acides sont utiles à ce point de vue : ils contribuent à rendre les mets plus appétissants, à favoriser la sécrétion des sucs digestifs, et servent à imprimer une bonne direction aux forces digestives.

2° **Condiments aromatiques** : girofle, muscade, macis (encore appelé fleur de muscade : c'est la seconde écorce du fruit du muscadier), pistache, persil, laurier, canelle, anis, fenouil, coriandre, thym, sauge, romarin, estragon, baies de genièvre, roseau aromatique, gingembre, curaçao, rhum, fleur d'oranger, safran, vanille, truffes, champignons.

Ils doivent leurs propriétés à des essences, à des acides aromatiques, tels que l'acide cinnamique et ses congénères, à des résines. Ils sont appétissants en communiquant aux mets une odeur et une saveur qui plaisent et qui aident, quelques-uns au moins, à la conservation des préparations alimentaires qui les renferment.

3° **Condiments aromatiques âcres** : piment, poivre noir, poivre blanc (celui-ci est du poivre noir décortiqué).

Le poivre s'emploie entier, concassé ou moulu. Il renferme la pipérine, une essence spéciale et des résines. Il rend de grands services, non seulement

pour assaisonner nos mets, mais aussi pour la conservation des viandes
que le charcutier apprête de tant de manières.

4° Condiments âcres sulfurés : ail, oignons, ciboule, moutarde, capu-
cine, câpres, choucroute, raves.

Les quatre rôles principaux des condiments sont remplis par les condiments âcres sulfurés. Ils sont appétissants, parce qu'ils plaisent au goût souvent plus par habitude que par un agrément véritable. A Paris, on ne comprend guère le goût qu'ont les Provençaux pour l'ail ; de même, en Asie,
certains peuples se servent de l'assa fætida comme condiment. Lorsque l'ail
n'a pas atteint sa maturité, il provoque facilement une espèce de fermentation des viandes auxquelles on l'associe ; on doit dans cet état l'employer
modérément, surtout dans les conserves.

Les condiments âcres sulfurés renferment des huiles volatiles sulfurées
contenant de l'hydrogène, du carbone, de l'azote et du soufre.

5° Les condiments gras : axonge, graisse de rôtis. Ces condiments,
ainsi que les condiments amylacés et sucrés et aussi le sel marin, remplissent
un rôle très important dans l'alimentation.

6° Les condiments amylacés et sucrés : le sucre, la chapelure blanche et brune, fabriquées par des spécialistes, la farine, la fécule, les noisettes
et les amandes, qui entrent pilées dans certaines préparations, les navets,
carottes et panais qui peuvent entrer dans les courts bouillons.

Le sucre rend la viande plus tendre ; employé dans la saumure, il concourt avec le salpêtre à lui conserver sa couleur rosée. « Le sucre est
un agent très puissant de conservation, comme l'attestent suffisamment les
sirops et les conserves des pharmaciens et des confiseurs. Il nous donne le
moyen de jouir du parfum des fruits et des fleurs bien au-delà de l'époque
que la nature a fixée pour leur durée. Il est préférable au sel marin pour la
conservation des viandes, parce qu'il n'en change ni l'aspect ni la saveur.
Les poissons dont le corps est vidé et saupoudré de sucre gardent longtemps
leur fraîcheur (Girardin).

7° Les condiments salins : le sel marin, le sel de nitre, le sel de magnésie. — Le sel gemme et le sel marin non raffiné entrent dans la composition des saumures avec le sel raffiné. Le sel marin ou sel gris doit sa
couleur à un peu d'argile qu'il renferme, provenant des bassins dans lesquels s'est faite la concentration de l'eau. La magnésie qu'il contient lui

donne une saveur légèrement amère. Le sel raffiné est employé de préférence pour les produits manipulés de la charcuterie.

Le sel de nitre entre en petite quantité dans la composition de la saumure ; sans son addition les salaisons deviennent grisâtres. Employé à petite dose, il n'est pas dangereux.

Le sel de magnésie, mélangé à la cassonade, entre dans la fabrication des jambons d'York.

Tous les condiments subissent souvent certaines falsifications ou altéra-

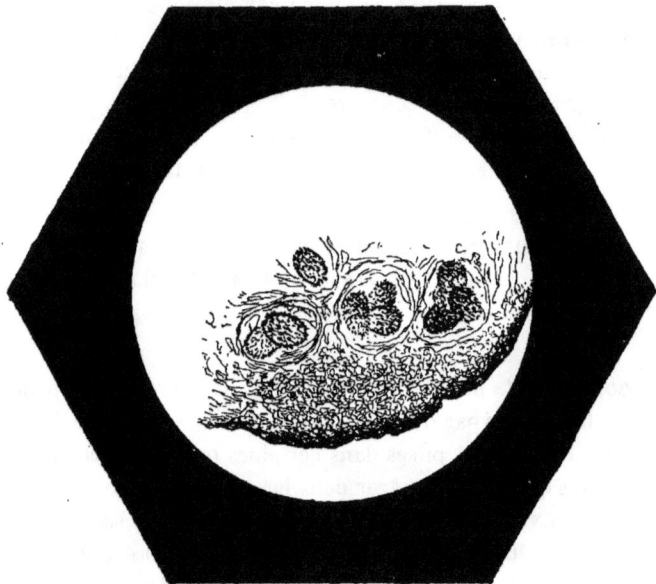

FIG. 45. — Tuber melanosporum, grosst. 170 diam. Vérick.

tions. Le vinaigre est adultéré avec l'acide sulfurique ou l'acide chlorhydrique.

Le poivre pulvérulent est un des condiments qu'on falsifie le plus : fécule, feuilles de laurier pilées, tourteaux de lin, de navette pulvérisés, plâtre, argile, sont des matières qu'on fait souvent entrer frauduleusement dans sa composition.

Pour dévoiler ces fraudes au microscope, on examinera en même temps du poivre pur que l'on réduira en poudre fine.

Le sel marin a quelquefois été falsifié avec de la poudre de plâtre, du sable, des sels de varechs, des sels de salpêtre.

Les moyens de découvrir ces sophistications sont indiqués à l'article *Saumure*.

Les charcutiers emploient les truffes fraîches ou conservées ; on vend même des pelures de truffes.

Les truffes coupées en tranches minces et exposées à l'air ne tardent pas à perdre le parfum qui les caractérise ; elles répandent à la suite une odeur fort désagréable (*sui generis*). Les truffes gelées perdent beaucoup de leurs qualités culinaires : aussi est-on arrivé à rendre aux truffes gelées une belle apparence extérieure en les parant d'un enduit de terre, et cette fraude peut passer inaperçue au premier abord.

La valeur nutritive des truffes est réelle, mais leur digestibilité varie avec les individus ; elles sont indigestes et échauffantes quand on en mange sans modération.

Une coupe fine de truffe, examinée au microscope, sera facilement reconnue à ses asques contenant des spores hérissées ou réticulées (Fig. 45).

Voici d'ailleurs les principaux caractères des espèces qui nous intéressent.

Dans le genre truffe (Tuber) le périthèce renferme des asques sphériques ou obovés contenant d'abord quatre spores. Quelquefois une seule spore se développe, souvent deux et même trois ; mais il est rare que les quatre spores arrivent à maturité. On compte une vingtaine d'espèces, dont quelques-unes seulement intéressent la charcuterie.

Les quatre espèces suivantes ont le réceptacle fructifère plus ou moins rugueux ou verruqueux.

1° **Tuber melanosporum.** — C'est la véritable truffe du Périgord ou truffe violette. Elle se reconnaît à sa chair noire ou violacée, traversée par de nombreuses veines blanchâtres, luisantes et bordées de rouge.

Spores ellipsoïdales noir-brunâtre, garnies de piquants isolés aigus. Odeur forte et aromatique.

On la trouve en automne et en hiver.

Commune dans le Midi ; elle atteint le prix le plus élevé.

2° **Tuber brumale.** — Truffe d'hiver. Sa chair est grise ou bistrée, marquée de veines moins nombreuses et d'un blanc mat. Spores un peu allongées, hérissées, d'un gris cendré. Odeur aromatique, mais légèrement alliacée. Se trouve en France et en Italie, depuis octobre jusqu'en mars. Fait l'objet d'un grand commerce.

Les deux espèces précédentes ont été longtemps confondues sous le nom de *Tuber cibarium*.

3° **Tuber œstivum**. — Truffe d'été. Chair couleur pâle, bistre clair, avec veines brunâtres et blanchâtres, courtes et tordues.

Spores grandes, sphériques-ellipsoïdales, d'un brun-clair, à surface réticulée à fossettes.

4° **Tuber mesentericum**. — Rarement plus grosse qu'une noix. Spores brunes, ellipsoïdales, à surface réticulée à fossettes.

Odeur un peu musquée, goût assez amer. Répandue.

Les deux espèces suivantes ont le réceptacle fructifère lisse ou presque lisse, blanchâtre, plus tard jaunâtre ou brun. Spores réticulées à fossettes.

5° **Tuber magnatum**. — De juillet en automne, en Italie et dans le midi de la France.

6° **Tuber album**. — Réceptacle fructifère blanc avec tache d'un rouge-brun.

CHAPITRE II

VALEUR NUTRITIVE DE LA CHAIR DE PORC ET DES PRÉPARATIONS

DE CHARCUTERIE.

La chair de porc est généralement lourde et indigeste, surtout pour les personnes qui ne font pas beaucoup d'exercice.

Sa digestion est d'autant plus facile que les animaux ont fait usage d'une nourriture exclusivement végétale. Le porc nourri de glands donne une viande bien plus ferme que celui qui est nourri au son. Quant au porc nourri de débris de viandes, il donne une chair dont le goût est fort et dont l'odeur rappelle celle des carnassiers ; nourri de débris de poissons, de soupes, la chair est mouillée, décolorée et sans qualité.

L'âge, le sexe, la race, l'état de santé influent également sur la qualité de cette viande. Comme ordre de digestibilité, la chair de porc ne vient qu'en cinquième rang, et on peut la classer de la manière suivante :

1° Mouton ; — 2° Bœuf ; — 3° Agneau ; — 4° Veau ; — 5° Porc.

Quand elle est de bonne qualité, la chair de porc est tendre, savoureuse ; mais comme elle est en même temps ferme et associée à de la graisse, elle a besoin d'une bonne et patiente mastication pour en assurer la digestion, et d'une bonne coction pour détruire les germes parasitaires.

Depuis les pieds jusqu'à la tête, on peut dire que rien n'est perdu chez le porc, et que presque tout se mange. Mais, en raison des condiments qui entrent dans la plupart des préparations de charcuterie, il faut en user sobrement, car c'est une nourriture très échauffante.

A part les salaisons, la plupart des préparations de charcuterie doivent être mangées fraîches, surtout pendant les grandes chaleurs ; car, dans le cas contraire, elles déterminent facilement des troubles intestinaux.

M. Mène a analysé les morceaux courants que l'on vend aux halles et nous transcrivons ci-après l'analyse :

A. **Viande de porc frais :**

A COMPOSITION IMMÉDIATE	ROGNON	FILET	COTELETTE	JAMBON	JAM- BONNEAU	PLATE-COTE
Eau	74,20	73,15	73,00	69,60	69,32	74,11
Matières grasses	6,69	8,42	8,65	8,28	5,11	7,15
Sels	0,97	1,10	0,95	1,14	1,10	0,90
Matières albumineuses	2,90	2,12	2,08	3,80	3,77	3,00
Nerfs, tendons, fibres, etc.	7,15	6,00	10,46	7,10	7,15	12,80
Matières gélatineuses et pertes.	8,12	9,20	4,85	13,07	13,55	11,93
Acide phosphorique dans les cendres	»	»	»	»	»	»
B COMPOSITION ÉLÉMENTAIRE						
Azote	2,30	2,52	2,16	3,14	3,70	2,85
Carbone	33,15	34,68	32,57	34,10	34,19	32,09
Hydrogène	8,09	8,26	8,00	8,10	8,12	7,99
Oxygène et pertes	55,38	53,54	56,30	53,52	52,90	56,08
Sels	0,97	1,10	0,95	1,14	1,10	0,98

B. Viande de porc salé et charcuterie :

A COMPOSITION IMMÉDIATE	JAMBON SALÉ	JAMBON FUMÉ	LARD	CHAIR A SAUCISSES	LANGUE
Eau	62,58	59,72	9,15	65,37	69,75
Matières grasses	8,68	8,11	75,75	12,18	8,22
Sels	6,42	7,08	5,98	2,17	3,04
Matières albumineuses	8.58	9,16	1,12	2,15	2,09
Nerfs, tendons, fibres, etc.	11,21	12,61	7,28	11,17	4,35
Matières gélatineuses et pertes	2,53	3,30	0,71	6,96	12,55
Acide phosphorique dans les cendres	»	»	»	»	»
B COMPOSITION ÉLÉMENTAIRE					
Azote	4,26	4,31	1,78	2,07	2,57
Carbone	37,37	37,75	61,25	39,95	35,47
Hydrogène	7,22	6,90	10,10	9,35	7,20
Oxygène et pertes	44,92	43,96	20,89	46,46	51,53
Sels	6,42	7,08	5,38	16,28	3,04

Si l'on prenait uniquement la proportion d'azote comme base du pouvoir nutritif, on s'exposerait à des erreurs, car ce ne sont pas toujours les morceaux les plus azotés qui sont les plus nourrissants et les plus digestifs. Témoin le filet de bœuf qui, quoique le moins riche en principes azotés et en substances salines, est un morceau très cher. D'un autre côté, l'albumine et la fibrine, qui ont à peu près la même composition chimique, sont loin d'avoir la même valeur alimentaire. Il y a donc autre chose que la nature chimique des aliments qui influe sur leur digestibilité et leur nutritivité ; leur forme doit jouer un rôle marqué; ainsi que certains matériaux insaisissables qui, par la cuisson, donnent naissance à des matières aromatiques et savoureuses dont l'action, pour être inexpliquée, n'en est pas moins efficace. De tout ceci on peut conclure qu'il y a encore bien des recherches à entreprendre pour élucider la question (Girardin, *Traité de chimie industrielle*).

D'après G. Heuzé, les porcs les plus gros et les plus pesants sont ceux qui fournissent le plus de parties utiles ou comestibles.

Les os représentent 5 à 8 0/0 du poids vivant, suivant les races.

Les soies et les onglons pèsent de 1 kilog. à 1 kilog. 500. Les soies seules ne dépassent guère 500 à 800 grammes.

La graisse n'excède pas ordinairement 5 0/0 du poids vif.

La tête du porc est plus ou moins pesante, selon les races et l'âge des animaux. Les plus fortes pèsent de 20 à 23 kilog. Le poids moyen des plus faibles varie entre 10 et 15 kilog.

Le sang varie dans le rapport moyen de 3 à 5 par 100 kilog. de poids vif.

Le poids des intestins est d'autant plus faible que l'animal abattu est plus jeune. Ces organes contiennent toujours, après l'abatage du porc, de 1 kilog. 500 à 4 kilog. d'excréments.

Les poumons pèsent de 0 kilog. 500 à 1 kilog., suivant le développement des animaux.

Le cœur présente les mêmes variations.

Le poids du foie s'élève jusqu'à 1 kilog. 500 et même 2 kilog.

Les porcs qu'on consomme à Paris donnent à l'abatage les produits moyens suivants :

	KIL. GR.
Lard gras et maigre..........................	30 500
Porc frais...................................	17 000
Jambons désossés (les deux)..................	9 000
Viande pour hachage..........................	14 500
Jambonneaux (quatre).........................	5 000
Petit salé...................................	6 500
Graisse......................................	7 000
Abats et issues..............................	13 000
Déchets......................................	2 000
Total	104 500

Ainsi la charcuterie de Paris utilise 79/100 du poids brut.

CHAPITRE III

PRODUITS DE LA CHARCUTERIE

1° Produits frais.
- Viandes et lard.
- Abats.

2° Porduits manipulés.
- Hachis.
  - Chair à saucisses. — Saucisses. — Crépinettes. — Saucissons. — Pâtés et Terrines.
- Produits divers enrobés.
  - Andouille. — Boudin noir. — Boudin blanc.
- Cuissons.
  - Fromage de cochon. — Hure. — Galantine. — Pieds de cochon. — Jambon cuit. — Jambon de Reims. — Veau piqué. — Petit salé.
- Produits divers.
  - Rillettes et Rillons. — Gelées. — Axonge. — Flambart. — Graisse de rôtis.

3° Salaisons.
- Saumure.
- Viandes salées.
- Viandes fumées.

4° Salaisons Américaines.

§ 1. — PRODUITS FRAIS

La viande de porc est formée de fibres musculaires unies par un tissu cellulaire lâche, très perméable à la graisse. Sa couleur est rouge-pâle, avec un fond jaunâtre ou grisâtre. Bouillie, elle est blanchâtre et quelquefois rosée à l'intérieur.

D'après Baudement, la viande de porc qu'on fait rôtir perd en moyenne de 22 à 24 0/0; lorsqu'on la fait cuire dans l'eau avec des légumes, cette perte est beaucoup moindre et ne dépasse pas un maximum de 6 0/0.

Dans le choix d'un porc, il faut s'attacher avant tout à la qualité de la viande à sa nature juteuse et succulente et à la fermeté du lard. Le lard flasque ne prend pas bien le sel, et il est plus sujet à s'altérer ; le lard ferme, compact et fin, est le plus propre à barder les volailles et les viandes.

En général, la viande et le lard de bonne qualité proviennent de cochons adultes ou ayant plus d'un an.

Les pièces de porc vendues à l'état frais peuvent comprendre tous les morceaux qui figurent dans le détail de la coupe du porc, telle qu'elle est pratiquée à Paris.

En moyenne, le porc frais se conserve 3 jours en été, 6 jours en hiver.

L'échinée, le filet, le carré se vendent surtout pour rôtir; mises deux heures dans le sel avant le rôtissage, ces pièces sont excellentes.

L'épaule est quelquefois salée et fumée. Le plus souvent elle fournit la viande pour saucisses et saucissons.

La panne ou graisse de dessous se trouve dans la région abdominale et sert à faire le saindoux qui entre dans la préparation d'une foule de produits de charcuterie.

Le *Ratis* (mésentère) fournit également un amas de graisse que l'on trouve aussi adhérente à l'épiploon.

Légèrement salée et cuite avec des légumes ou dans du bouillon, la couenne se mange bien. La langue, les oreilles, le groin, les jambonneaux, la queue peuvent être mis quelques jours dans la saumure pour faire du petit salé. — La langue, les oreilles et le groin servent également à faire les hures et les fromages de cochon. La langue peut aussi être convertie en langue fourrée. Les pieds entrent dans la confection des gelées et de différents mets très estimés.

Le lard gras peut être frais ou salé ; on en fait des bardes, des lardons et du lard à piquer, etc.

On vend aussi quelquefois la chair du sanglier : elle est de digestion difficile et a besoin d'être marinée ; les morceaux préférés sont la hure et le filet. Il paraîtrait que la ladrerie est très rare chez le sanglier ; cela tient sans doute à ce que, ne vivant pas autour de nos habitations, cet animal n'a pas l'occasion d'avaler les cucurbitains contenus quelquefois dans les déjections humaines.

Le cœur, le poumon et les rognons sont vendus à l'état frais.

La rate se fait quelquefois cuire dans le pot-au-feu auquel elle peut cependant donner, dans certains cas, un aspect louche. C'est un morceau peu délicat. Elle entre quelquefois dans des saucisses de qualité inférieure. La rate est un organe qui s'altère rapidement.

L'estomac se vend très bien entier ; mis dans la gelée, il se mange chaud ou refroidi. On l'utilise aussi dans les andouilles et les saucisses communes.

Le foie de cochon, en raison de la saveur et de l'odeur plus prononcées qu'il acquiert par la cuisson, et qui plaît à un grand nombre de consommateurs, est employé avec avantage dans plusieurs préparations de charcuterie. La graisse qu'on y ajoute alors lui enlève son amertume. C'est un aliment nutritif, mais d'une digestion plus difficile que la viande. Rappelons qu'en raison de sa richesse en matériaux glycogéniques, les glycosuriques devront s'abstenir de faire usage des préparations de foie.

La cervelle, très riche en matériaux de calorification, phosphates et acide phosphorique, est un aliment nutritif.

Le pancréas contient de la pancréatine, le ferment diastasique le plus énergique que l'on connaisse ; et, en raison de cette composition, il pourrait être utilisé dans certaines maladies de l'estomac.

Cet organe s'altère rapidement.

La *crépine* ou épiploon sert surtout à envelopper les saucisses plates et les pieds de porc truffés.

Parmi les produits frais, citons encore le cochon de lait, qui se vend peu et seulement sur commande.

Enfin, les os soumis à la cuisson contribuent à donner la qualité au bouillon ; ils servent aussi à faire la gélatine.

§ 2. — Produits manipulés

Les produits manipulés comprennent : les hachis crus et cuits, divers articles préparés, les rôtis vendus cuits par le charcutier, les cuissons proprement dites.

Disons quelques mots de ces préparations afin de faire mieux comprendre les falsifications ou altérations qu'elles peuvent subir.

Hachis. — Les hachis ou hachages représentent à peu près la sixième partie du poids net de l'animal. Ils se font généralement au moyen de machines à hacher ; la plupart sont mues à bras au moyen d'une manivelle ; quelques charcutiers, très bien outillés, ont cependant des machines mues par le gaz ; quelques autres se servent encore d'une roue mise en mouvement par un chien.

La chair à saucisses se compose de maigre et de gras en quantités variables, avec assaisonnement convenable. Elle entre aussi dans la composition de beaucoup de pâtés et sert à farcir une foule de mets. On se sert du maigre de n'importe quelle région, mais il faut avoir soin d'enlever les parties aponévrotiques, tendineuses ou cartilagineuses.

Pour mieux lier la pâte, on ajoute quelquefois deux œufs par kilog. de chair hachée.

Saucisses longues. — Se font avec un *menu* (intestin grêle de mouton) ; il en est de même des *chipolatas* qui ne sont autre chose que la saucisse longue sous forme de chapelet.

Les autres saucisses, les saucisses fumées, truffées et autres grosses saucisses sont enrobées d'un *menu* de porc.

Crépinettes. — C'est la chair à saucisses enveloppée de *crépine* (ou au moyen d'une aponévrose), ou encore simplement de mie de pain.

Le charcutier reçoit le plus souvent ses *menus* salés du boyaudier.

Pour fabriquer la saucisse, il souffle le *menu*, afin de s'assurer qu'il n'est pas troué ; puis il y adapte un entonnoir appelé cornet à saucisses et se sert du pouce pour faire pénétrer la chair dans l'intestin qui doit lui servir de robe. Aujourd'hui on se sert beaucoup de machines à pousser appelées *poussoirs*.

Pour les chipolatas, il suffit de tordre le menu de distance en distance quand la chair à saucisses est poussée ; on obtient facilement ainsi la forme voulue.

Saucisse allemande. — S'obtient avec la chair de porc et de bœuf, le tout pétri à l'eau ; elle est ensuite séchée et fumée.

On vend aussi des saucisses fumées de Strasbourg, de Francfort, de Bretagne, de Lorraine. Celle de Strasbourg est une des mieux fabriquées et des plus estimées.

D'après Gorup-Bezanez, voici la richesse des différentes saucisses en principes albuminoïdes, c'est-à-dire en azote :

SUR CENT PARTIES	EAU	MATIÈRES ALBUMINOÏDES	CORPS GRAS	MATIÈRES EXTRACTIVES	MATIÈRES SALINES
Petites saucisses	42,79	11,69	39,61	2,25	3,66
Saucisse 1ʳᵉ qualité	48,70	15,93	26,33	6,38	2,66
— 2ᵉ —	47,58	12,89	25,10	12,22	2,21
— 3ᵉ —	50,12	20,87	14,43	10,71	2,87

Nous avons remarqué que la saucisse fraîche est souvent trop grasse ; les particuliers en font de très bonnes parce qu'ils y mettent plus de maigre dont le charcutier a le débit bien plus facile d'une autre manière. Par la cuisson, ces saucisses trop grasses éprouvent un déchet considérable ; aussi, certains fabricants y ajoutent-ils quelquefois de la fécule ou de la mie de pain trempées dans le sang, afin d'absorber le jus au moment de la cuisson. Nous pensons, que dans ce cas, il y a tromperie sur la nature de la marchandise vendue, car le consommateur, à moins qu'il ne soit prévenu, entend acheter de la viande et non un mélange de viande et de féculents.

En projetant la chair dans l'eau, on distinguera assez facilement la mie de pain du reste du hachis ; on pourra d'ailleurs la colorer en bleu par l'eau iodée.

En examinant la chair au microscope, on arrivera aussi à se rendre compte de ce genre de fraude.

Les restaurants de second ordre vendent aussi des saucisses faites avec de la viande de cheval. Ces saucisses ne sont le plus souvent composées que d'un hachis de maigre et on n'y rencontre guère de gras de porc. D'une teinte plus foncée à l'état cru, leur couleur foncée est encore manifeste après la cuisson.

Saucisson. — La chair pour saucisson est généralement hachée plus grossièrement que pour la saucisse ; voici une composition souvent employée :

> 25 à 28 kilogr. de viande énervée et lard gras,
> 1 kilog. sel.
> Assaisonnement, poivre, ail, etc.

Retirée de la machine à hacher, la chair à saucisson est introduite dans un morceau de côlon de bœuf (*gros* de bœuf), lequel peut varier de dimensions, qu'on a soin de retourner pour que la partie grasse de cet intestin se trouve en dedans. Pour introduire la chair on opère comme pour la saucisse ; c'est-à-dire que pour de petites quantités on emploie un cornet ou entonnoir dit à saucisson, et, pour la fabrication en grand, la machine à pousser.

Le saucisson est ensuite mis à sécher ou à fumer.

Il se vend cru ou cuit dans du bouillon.

Voici une autre formule d'un excellent saucisson :

Hacher chair énervée......................	1 kilogr.
» gras plus grossièrement..............	0 500 grammes.
Sel.................................	0 025 »
Salpêtre	0 001 »
Poivre en grains....................	0 001 »
Ail.................................	0 002 »

Saucisson de Lyon. — On coupe en dés d'un centimètre de côté 200 grammes de lard pour 800 grammes de chair énervée et hachée en une pâte très fine.

On ajoute par kilogr. de chair et lard :

Poivre moulu...........................	5	grammes.
Poivre en grains........................	1	»
Salpêtre...............................	1	»
Sel...................................	25	»
Piment en poudre.......................	2	»

Si l'on veut : muscade, fleur d'oranger, curaçao q. s. On mêle le tout en pétrissant avec les mains et on remplit de cette pâte des intestins salés pendant 1 mois et mis à dessaler 24 heures.

On prend de préférence le rectum retourné (fuseau) du porc ; à ce fuseau on a laissé une couronne de couenne, afin de retenir la ficelle qui suspendra le saucisson pour le faire sécher. Le saucisson est piqué avec soin pour en chasser l'air ; puis on ficelle sur toute la longueur, en laissant 1 1/2 centimètre d'espace entre chaque tour et on conserve dans un endroit sec et froid. Ce qui fait la qualité du saucisson de Lyon, c'est d'abord le choix de la viande qui doit provenir d'un porc adulte (celle d'un porc jeune ne convient pas). Ce saucisson doit fermenter pendant six semaines au moins ; au début de la fabrication, il est immangeable.

On entoure quelquefois les saucissons de papier d'étain ; d'autres ont la robe colorée en rouge au moyen du carmin ; enfin les saucissons de foie gras ont souvent leur enveloppe teinte en jaune au moyen de la gaude ou du safran.

Parmi les autres saucissons renommés, citons :

Les saucissons de Lorraine, de Carpentras ;

Les saucissons d'Arles (doubles boyaux) ou d'Arles ordinaire (boyaux de bœuf). Dans les saucissons d'Arles, on ajoute de la noisette pilée qui leur donne un arôme tout particulier ;

Les saucissons d'Armentières (Nord) ;

Le saucisson suisse, qui doit sa réputation à la qualité de la viande employée ;

Les saucissons de Parme, de Milan, de Bologne, excellents produits ;

La Mortadelle de Bologne, espèce de saucisson composé de viande de porc pilée à laquelle on ajoute, dit-on, de la viande de chèvre ou de mouton, le tout renfermé dans une vessie de porc ou de bœuf, ou encore dans un cœcum de bœuf ; ces enveloppes sont souvent colorées au carmin ;

Le saucisson de foie de Brunswick ;

Les chorizos, petits saucissons Espagnols très pimentés, composés de viande de porc, de veau, et de tomate séchée ;

Le saucisson d'ours, commun, paraît-il, à Saint-Pétersbourg, où on le prépare en hachant la chair de l'ours avec du caviar.

La qualité de beaucoup de ces produits dépend surtout de leur mode de préparation ; ainsi beaucoup d'excellents saucissons de Lorraine sont composés de viande hachée assez grossièrement, tandis que d'autres saucissons, également de bonne qualité, sont au contraire formés d'un hachis très menu.

Comme produits très délicats, citons le saucisson de volaille, de foie gras, de lièvre, de sanglier, d'anguille, de lotte, de lamproie, etc. etc., le tout plus ou moins truffé et aromatisé.

Cervelas. — Dans le cervelas, la chair est moins bien triée que dans le saucisson ; on y rencontre des parties tendineuses et aponévrotiques.

Voici une analyse de cervelas faite par Gorup-Bézanez.

Sur 100 parties :

Eau	37 37
Matières albuminoïdes..........................	17 64
Corps gras......................................	39 76
Matières extractives et pertes...................	» »
Matières salines................................	5 44

Le cervelas est ordinairement sous forme de chapelet. Le *gros* ou enveloppe (côlon de bœuf) est retourné et râclé, puis mis à *refaire* (c'est-à-dire plongé quelques instants dans l'eau presque bouillante), avant de fabriquer le cervelas, pour rétrécir le côlon qui serait trop large.

Les saucissons fabriqués exclusivement avec la viande de porc sont rosés à la coupe.

La viande de bœuf et, à plus forte raison, celle de taureau âgé, fournissent une coloration plus foncée. La teinte est brune, noirâtre lorsque le saucisson est fait exclusivement avec de la viande de cheval.

On fabrique aussi des saucissons composés de farine de pois secs, de graisses et de viandes diverses, le tout enveloppé dans du papier parcheminé à l'acide sulfurique.

Pendant la guerre de 1870, l'armée allemande a essayé un saucisson composé de lard, de pois et de farine ; chaque saucisson pesait 500 gr. et comprenait deux qualités, l'une destinée aux officiers, l'autre aux soldats. Confectionné avec beaucoup de soin, le saucisson de 1re qualité était enveloppé d'une feuille d'étain ; celui destiné aux soldats était revêtu de papier parcheminé et était fabriqué avec des morceaux de lard coupés grossièrement et apparaissant au milieu de la farine de pois. La soupe qu'on en faisait était, dit-on, fort bonne. On peut y associer du pain, du riz ou une pâte alimentaire.

M. Ritter, de Nancy, nous a fait connaître sa valeur alimentaire :

	1re qualité	2e qualité
Matières albuminoïdes	16 315 0/0	15 733 0/0
Amidon	11 626	12 260
Graisse	29 700	29 700
Sels	14 200	12 172

Dans la proportion des sels, il entre 6,789 de chlorure de sodium pour la 1re qualité et 6,540 pour la deuxième.

On racle ce saucisson dans l'eau bouillante que l'on agite pour faciliter la désagrégation; en quelques minutes, on obtient ainsi un potage-purée.

Falsifications et altérations du saucisson. — Un saucisson, pour être bien fait, doit être ferme, lourd, sec au toucher, son odeur et sa saveur rappelant la nature des condiments employés.

Pour bien apprécier sa qualité, il faut le couper ou le briser ; la coupe lui donne souvent un aspect séduisant. Cette coupe doit être nette, brillante, sans cavités et d'une couleur bien franche. En le dissociant, on pourra souvent juger d'une manière satisfaisante de sa composition intime.

La sonde, moins utile ici que le bistouri ou le couteau, ne doit être employée que comme procédé sommaire, que si l'on juge pouvoir se dispenser de faire une coupe, procédé bien plus efficace pour asseoir son jugement.

L'examen microscopique sera quelquefois nécessaire pour déceler certains mélanges.

Le fabricant fait entrer maintenant dans le saucisson bien des sortes de viandes : celle de cheval entre couramment dans la composition de beaucoup de saucissons à bon marché ; quelquefois cette viande les constitue même entièrement. Des fabricants prétendent que le saucisson de cheval (façon Lyon) a plus belle apparence, que sa coupe est plus transparente lorsqu'il est fait avec de la viande provenant d'un cheval maigre, la graisse molle de cheval ayant une tendance à transsuder au dehors.

Que penser du fabricant peu scrupuleux qui ne craint pas de faire entrer dans la chair à saucissons toutes sortes de débris plus ou moins moisis ou avariés ?

Ces débris, s'ils commencent à fermenter, sont soumis à l'ébullition, puis hachés avec quantité d'aromates, et ensuite fumés; ces opérations ont pour but de masquer l'âcreté que prend bientôt un saucisson ainsi composé.

Pour reconnaître la composition de pareils mélanges, il faudra quelquefois avoir recours à la cuisson afin de constater l'odeur, la saveur et les caractères du bouillon.

Il sera bon aussi de prendre des termes de comparaison avec des préparations dont la composition sera connue.

La coupe du saucisson est d'autant plus foncée qu'il est plus ancien ou qu'il contient plus de cheval ou de taureau.

D'après M. Galtier, un morceau de saucisson de porc, traité par l'acide sulfurique, donne un magma presque gris sale, beaucoup moins foncé que celui qu'on obtient avec la viande de cheval ou de taureau.

Les saucissons de mauvaise qualité sont souvent enveloppés de papier d'étain pour leur donner du cachet ; c'est surtout à la foire aux jambons et sur les marchés de quartier qu'il faut se défier de cette marchandise ainsi parée, et qui est quelquefois complètement avariée.

D'autres fois, les matières employées sont bonnes, mais, par suite d'une mauvaise fabrication, le tassement des chairs n'est pas suffisant ; il y a de l'air intercepté dans la masse, et, malgré les condiments et autres agents conservateurs employés, la fermentation ne tarde pas à se produire. On comprend que cette fermentation s'établira encore plus vite si le hachis dont on a fait usage était déjà altéré au moment de la fabrication.

A son premier degré d'avarie, le saucisson est dit *piqué* ou échauffé ; sa coupe est encore d'une certaine netteté, seulement, il a déjà une odeur aigre spéciale, et si l'on en mange un morceau, il prend à la gorge. A un degré plus avancé d'altération, le saucisson n'est plus ferme ; souvent il est humide au toucher ; sa coupe n'est plus uniforme et présente une teinte terne et terreuse, s'accusant surtout vers les bords ; les morceaux de lard, entrant dans sa préparation, jaunissent, verdissent même quelquefois à la périphérie ; sa cassure est filandreuse, son odeur forte et piquante, sa saveur de plus en plus désagréable.

Tout à fait décomposé, le saucisson est mou, recouvert à sa surface d'une humidité visqueuse ; sa coupe est complètement terreuse ou quelquefois verdâtre par places, son odeur ammoniacale repoussante dénote une décomposition complète.

On rencontre quelquefois, à la surface et à l'intérieur des saucissons avariés, des moisissures, des acariens, le *dermeste* du lard ou sa larve ; souvent ce sont des productions ayant une grande analogie avec celles qui croissent sur l'adipocire ou gras de cadavre.

Dans ces divers états, les saucissons seront rejetés de la consommation.

La surface des saucissons conservés à l'humidité se recouvre quelquefois de moisissures ; ces productions s'enlèvent facilement en passant un linge légèrement huilé à la surface ; le saucisson reprend alors son aspect et peut être consommé, si toutefois l'intérieur n'est pas altéré.

De même, le saucisson bien séché présente souvent à sa surface de petites taches blanchâtres dues à des efflorescences des sels employés dans la pâte ; c'est plutôt une qualité qu'une avarie. Ces taches, d'autres fois, se sont formées simplement à la suite de la dessiccation de l'enveloppe. On sait que le saucisson, lorsqu'il vieillit, présente à la surface de sa coupe une certaine humidité ; on dit alors que le saucisson pleure, mais il peut être malgré cela de très bonne qualité.

Les sels conservateurs, sel marin, biborate de soude, mis en trop grande quantité dans le saucisson, peuvent donner lieu à certaines combinaisons chimiques qui lui donnent une odeur d'eau chlorée. Ces saucissons ne doivent pas être consommés.

Les féculents, que l'on ajoute quelquefois pour mieux lier le hachis du saucisson, peuvent le faire surir et le rendre impropre à une saine alimentation.

Le saucisson est dit usé, lorsqu'en vieillissant, il s'est desséché et décoloré ; souvent alors il est léger, creux ; le gras est rance, jaunâtre, à odeur forte spéciale. La saisie est indiquée dans ce cas.

Tout à fait vieux, le saucisson peut devenir très dur, se raccornir ; en se momifiant ainsi, il peut se conserver très longtemps sans fermenter. Sa coupe rappelle alors celle du nougat foncé. Un tel saucisson n'est plus mangeable.

Nous avons quelquefois rencontré, aux halles centrales, des saucissons, des andouilles, etc., conservés dans la graisse et complètement envahis par les larves (asticots) de la mouche carnassière, à tel point que la marchandise a dû être saisie.

Comme tous les produits de la charcuterie, le saucisson peut subir certaines altérations qui ont quelquefois déterminé des empoisonnements. En Allemagne, où ces accidents ont surtout été observés, on en attribue la cause au *Wurstgift* (poison du saucisson). Il faut remarquer que les hachis en saucisses ou en saucissons se mangent souvent crus en Allemagne. De plus, il n'est pas d'espèces de viandes, d'abats, que les Allemands n'emploient dans la confection de certains de ces hachis ; souvent même ils y font entrer des légumes, tels que choux, riz, farines ; on sait d'ailleurs que la charcuterie est d'un usage journalier dans ce pays ; il ne faut pas s'étonner, dès lors, si les accidents y sont plus communs qu'en France.

Ces accidents sont dus à la formation de ptomaïnes.

Hachis cuits. — Les hachis sont aussi préparés sous différentes formes et cuits au four. Nous allons dire un mot des principaux.

Fromage d'Italie. — Le fromage d'Italie s'obtient en hachant du gras avec du foie de porc, des oignons et autres condiments mis dans un moule et cuits au four ; la graisse ajoutée enlève l'amertume du foie. Sortis du four, on les recouvre ordinairement de saindoux fondu. Malheureusement, quelques charcutiers y font entrer des débris qu'il n'ont pu utiliser d'une autre façon ; c'est alors une des plus mauvaises préparations, sujette aux avaries. Les auteurs ont rapporté par l'usage de ce fromage des faits nombreux d'empoisonnement dont la cause était due aux ptomaïnes ; c'est en été que le plus grand nombre de cas a été observé.

Pâté de foie. — On hache du foie, on y ajoute de la chair à saucisse plus ou moins grasse, des œufs et des condiments. On le fait ordinairement cuire en terrine au four. Il est très délicat si on y fait entrer du foie de veau ; on le fait d'ailleurs de plusieurs manières.

Terrines et pâtés de foie gras. — On sait que le foie d'oie gras est jaune, d'une texture unie très grasse ; certains foies pèsent jusqu'à 1 kilo ; ce n'est en somme qu'un état pathologique spécial du foie des oies, obtenu par des procédés assez barbares. Quoi qu'il en soit, les graisses savoureuses qu'il contient donnent de riches matériaux de calorification, « c'est l'alimentation du riche ; il serait mieux indiqué pour le pauvre » (Bouchardat).

On fabrique aussi des pâtés de veau mélangés de viande de porc — des pâtés de gibier et de volailles — des pâtés à la croûte consistant en hachis entourés de pâtes et cuits au four ; — des *friands*, des *rissoles*, dont le volume est plus petit que les pâtés à la croûte.

Les terrines ne sont que des pâtés plus petits ; beaucoup sont confectionnées par des fabricants spéciaux ; aussi, non seulement les charcutiers, mais encore les marchands de comestibles, les épiciers, vendent des terrines de faisan, de poularde, de perdreau, de bécasse, de bécassine, de mauviettes, de canard, de chevreuil, de lièvre, de saumon, de thon, de foie gras, etc.

On estime les pâtés d'alouettes de Pithiviers, de pluviers de Chartres, de canards d'Amiens, les pâtés de foies gras de Strasbourg. Les terrines truffées de Nérac, Ruffec, Périgueux, Toulouse, etc., ont une renommée universelle.

Pour être saines, toutes ces préparations doivent être fermes, leur coupe nette, leur odeur et leur saveur agréables ; elles doivent être conservées dans un lieu sec, sinon elles se couvriraient de moisissures qui les rendraient dangereuses à consommer. — Les foies de volailles engraissées par le sulfure d'antimoine, qui est toujours arsénifère, peuvent produire des empoisonnements.

Andouilles. — On fabrique les andouilles avec le gros intestin du porc. Dans les andouilles communes on fait aussi entrer l'estomac, débarrassé de sa membrane muqueuse.

Après avoir fait bien dégorger ces parties, on les plonge pendant 6 à 12 heures dans une terrine contenant une saumure épicée et aromatisée.

Puis on les retire de la saumure pour les diviser en lanières qu'on entremêle de lardons de gorge de porc. On les plie en deux pour former une anse et l'on ajoute sel, poivre, oignons hachés, quelquefois feuilles de sauge.

Avec une baguette flexible que l'on passe dans l'anse formée on tord les lanières ; l'assaisonnement est ainsi renfermé dans les tours de torsion, et on les introduit dans un côlon de porc que l'on a soin de retourner. De cette façon la partie muqueuse de l'intestin est placée en dehors : ayant été râclée préalablement, elle ne se salit pas comme le ferait la partie externe de l'intestin, dont la séreuse est toujours plus ou moins recouverte de graisse. On ferme les extrémités avec de la ficelle : on doit éviter de trop presser le mélange, sans cela l'enveloppe crèverait à la cuisson. Une fois terminées, les andouilles sont placées dans le saloir pendant trois à quatre semaines. On les retire pour les laisser égoutter et on les essuie avec un linge sec.

Alors on les suspend au fumoir pendant douze à quinze jours, pour ensuite les conserver dans un endroit sec.

L'andouille se mange ordinairement grillée, après l'avoir fait cuire dans un bouillon dans lequel on ajoute des oignons, du persil, du thym, etc.

On confectionne quelquefois l'andouille avec des intestins de bœuf : elle est alors de qualité tout à fait inférieure.

Comme on vient de le voir, l'andouille est composée de muscles lisses et de matériaux gras et gélatineux. Ces matériaux la rapprochent beaucoup de l'aliment complet, comme l'ont du reste prouvé les expériences de Claude Bernard qui a pu parfaitement alimenter des chiens exclusivement avec des morceaux d'intestin.

L'andouille demande beaucoup de soins dans sa préparation. Mal confectionnée, elle entre vite en putréfaction.

Les andouilles de Nice, si appréciées, sont enveloppées dans un cœcum de bœuf (baudruche en terme de métier). Mentionnons encore les andouilles de Bretagne, et, parmi les produits étrangers, les andouilles de Modène, de Genève.

Les **andouillettes** sont plus petites que les andouilles : celles de Troyes, Vire, Cambrai, Paris, sont renommées. Il y entre de la fraise de veau bien fraîche et bien blanche (intestin et mésentère). Avant de les couper en lanières, les parties qui les composent sont mises à refaire dans l'eau chaude, ce qui les raidit et les gonfle.

On traite ensuite comme précédemment, et après l'enrobage, le tout est mis en cuisson. Après refroidissement, on recouvre quelquefois d'un second boyau et l'on fait tremper encore dans l'eau à 80°.

Retirée et refroidie, on glace ordinairement l'andouillette en la plongeant dans un saindoux mélangé de graisse de mouton ou de veau.

Cette andouillette, destinée à être grillée, ne se conserve pas.

Dans les andouillettes de ménage, on ajoute quelquefois de la chair à saucisses.

Pour donner aux andouillettes une forme dont la coupe soit carrée, on les met en presse avant le refroidissement.

Du sang et de ses préparations. — Les Hébreux et les Grecs proscrivaient l'usage du sang.

D'un autre côté, on sait que les Esquimaux utilisent le sang de leurs rennes comme aliment.

Nous utilisons le sang du porc, du gibier et même du poulet, à cause de son arôme ; quant au sang de bœuf et de mouton, il n'est guère entré dans nos usages de le consommer, bien qu'on le recommande quelquefois pour combattre l'anémie.

La composition chimique du sang est assez complexe. Il renferme de la fibrine, de l'albumine, des sels, de l'oxyde de fer, une matière azotée particulière, l'hématosine; mais il manque de matériaux de calorification.

Les carnivores le recherchent avec avidité pour y trouver le sel marin qui leur est indispensable.

On pourrait en préparer un aliment riche pour les poissons, par des associations bien étudiées.

Le sang du porc a un arôme agréable; il se coagule facilement, car il contient beaucoup de fibrine. On en fait des boudins qui sont de digestion assez difficile ; néanmoins ils ont quelquefois été recommandés dans l'anémie, à cause du fer que contient le sang.

D'après Gorup-Bézanez, voici la richesse du boudin en principes albuminoïdes, c'est-à-dire en azote :

Sur 100 parties :

Eau	49,93
Matières albuminoïdes.............................	11,81
Corps gras..	11,48
Matières extractives et pertes......................	25,09
Matières salines..................................	1,69

Fabrication du boudin. — Les *gras* ou débris gras se hachent et se font cuire dans la marmite de fonte, puis sont passés à la *presse à gras*, et servent ensuite à la fabrication du boudin.

> On prend 1/3 sang défibriné.
> 1/3 oignon cuit.
> 1/3 gras cuit peu pressé
> Poivre et sel, q. s.

On chauffe suffisamment en ayant soin de bien mélanger le tout.

La préparation s'entonne ensuite dans un *cornet* à boudin au moyen de la *cuiller à pot*.

La douille du cornet pénètre dans l'extrémité d'un *menu* (l'intestin grêle du porc). Le *menu* est toujours soufflé avant de commencer la préparation, pour s'assurer qu'il ne présente pas de déchirures.

On verse alors le mélange en ayant soin d'agiter la main qui tient le cornet.

Pocher le boudin. — Le boudin ainsi confectionné est jeté dans l'eau bouillante, qui coagule les matières albuminoïdes du sang : le boudin est dit *poché* et peut être mis en vente après avoir été essuyé et frotté avec un morceau de panne pour le rendre brillant.

Pour faire une coupe bien nette du boudin, on a soin de faire chauffer le couteau.

Boudin de table. — Se fait avec de la panne ou du gras cuit dans un bouillon plus ou moins succulent, qu'on délaie ensuite dans l'oignon cuit et le sang chauffé.

Boudin de sang de veau. — Le sang de veau donne un boudin très délicat ; il a l'inconvénient de se déliter sur le gril.

Avec le sang de bœuf, on a un boudin sec et peu sapide ; ce sang ne s'emploie guère qu'aux approches de Noël, au moment où l'on a besoin de grandes quantités de sang.

Dans le nord de la France, on fait entrer des raisins secs dans la confection des boudins qui sont excellents.

En Allemagne, on fait un boudin composé de lard frit et de pieds de veau cuits avec le sang. D'autres fois, on ajoute au sang des couennes, du poumon et du lard.

Quant aux boudins fumés, on ne peut guère les conserver au-delà de quelques mois, malgré les épices qu'ils contiennent.

Le boudin peut s'avarier assez vite ; il se couvre d'humidité et finit bientôt par répandre l'odeur de la décomposition. Il acquiert alors des propriétés délétères.

Boudin blanc. — 1° On prépare un morceau de porc frais bien tendre, dont on a enlevé les parties tendineuses (le tende de tranche convient bien). On pile au mortier et l'on y ajoute un peu de lard pilé, des œufs et de la farine ;

2° Puis on fait bouillir du lait avec oignon cuit et épices ; on passe au tamis et on verse sur le mélange n° 1 ; on mêle jusqu'à consistance voulue.

On ajoute si l'on veut : vanille, fleur d'oranger. On verse le tout dans un menu et on poche le boudin. Il se mange grillé.

Boudin de volailles. — La composition du boudin blanc peut varier, comme toutes les préparations de charcuterie ; ainsi on y met quelquefois du blanc de volaille pilé. Le boudin blanc du Mans est très estimé.

Cuissons. — Les marmites employées pour les cuissons sont en fonte. Les pièces à cuire sont mises dans la marmite avec de l'eau que l'on porte à l'ébullition jusqu'à une certaine réduction du liquide qui devient très salé. Les matières grasses qui surnagent portent le nom de *flambart*.

Fromage de cochon. — On coupe une tête en deux ou en morceaux ; après cuisson, on désosse et on coupe grossièrement les parties désossées que l'on épice avec poivre, échalotte, etc. On met le tout dans un moule et l'on presse un peu au moyen d'une planchette et d'un poids. Plus tard on démoulera pour la vente.

Le fromage de Strasbourg est enveloppé dans une vessie ; on l'aplatit un peu de façon à lui donner une forme ovale.

Hure. — On coupe la tête en deux, on en extrait la cervelle, on fait cuire et on désosse ensuite ; avant de réunir les deux pièces on garnit de langues de porc et de morceaux gras, on assaisonne et on additionne de pistaches, puis le tout est enveloppé d'un linge et mis en presse. On retire pour mettre dans un moule en fer-blanc. On extrait du moule en plongeant le vase pendant quelques minutes dans l'eau bouillante. On couvre ensuite la préparation de saindoux, afin d'y faire adhérer la chapelure qu'on met à la surface.

Galantine. — Pour faire la galantine, on désosse une dinde crue et on étend la partie désossée sur un linge. On larde de lard principalement en dedans et on garnit de volaille avec une farce composée d'œufs et de chair à saucisses. On peut ajouter des lardons de langue de bœuf salée. On truffe si l'on veut. On ficelle le tout dans la peau de la dinde qu'on enveloppe d'un linge maintenu avec du ruban de fil pour obtenir la forme que l'on désire ; on met en cuisson dans un bouillon renfermant des couennes et dans lequel on laisse refroidir la galantine, qu'on peut ensuite placer dans un moule et glacer à la gelée. Au lieu de dinde, on emploie souvent du veau, qui coûte moins cher.

Pieds de cochon (à la Sainte-Menehould). — Les pieds, sciés un peu au-dessous du jarret ou du genou, sont mis dans l'eau presque bouillante. On les retire de l'eau pour les désergoter et les mettre tremper dans l'eau froide, suffisamment, pour qu'on puisse, avec un tranchet, enlever toutes les traces de brûlage. Brossés et égouttés, ils sont ensuite rassemblés deux par deux et maintenus avec un ruban de fil qui les empêche de se rétracter, la face palmaire en dedans, et tête-bêche.

Ils sont ensuite mis dans une marmite avec eau, couennes et sel. La cuisson achevée, les pieds doivent refroidir dans leur bouillon. Retirés, on les débarrasse du cordon qui les unissait et on les dégèle (débarrasser de la gelée). On les essuie avec un linge, après quoi on les graisse avec du saindoux qui permet à la chapelure d'adhérer.

Pied truffé. — Une fois désossé, le pied ou le demi-pied est garni de truffes et entouré de chair truffée, le tout recouvert de crépine. Panné ou non, le pied truffé est mangé après avoir été cuit sur le gril.

Les pieds de cochon s'altèrent assez vite, en raison de leur composition gélatineuse.

Jambon cuit. — C'est également dans la marmite à cuissons que l'on fait cuire les divers jambons, jambons fumés, jambons blancs, c'est-à-dire non fumés.

Jambon de Reims. — Retiré du saloir après quatre ou cinq jours, un jambonneau de devant est désossé ; on y ajoute quelques muscles de l'épaule pour en parfaire le volume. Après cuisson avec des plantes aromatiques, on le met dans un moule qui le rend aussi rond que possible ; puis on y enfonce un os pour servir de manche. Il ne reste plus qu'à le graisser de saindoux et le saupoudrer d'une forte couche de chapelure brune.

Veau piqué. — Le plus souvent, le veau piqué est fait avec du jambon frais mis à saler une nuit après avoir été découenné et lardé, puis cuit en court bouillon et vendu froid.

Il paraîtrait logique de le faire avec du veau, avec une belle épaule par exemple ; cela se fait quelquefois et dépend des prix courants des deux sortes de viandes.

Petit salé chaud. — Ce sont des morceaux de poitrine, le collet, la queue et autres débris de porc frais auxquels on joint souvent des langues de mouton ; le tout est mis à saler une nuit avant de faire cuire. En sortant de la cuisson, le petit salé est recueilli dans un bassin, dans lequel il est mis en vente.

Petit salé de Bretagne. — Ce sont des morceaux de porc maigre, salés et mis en réserve pour être vendus crus.

Gélatine ou gelée. — Beaucoup de préparations de charcuterie sont recouvertes de gelée qui aide à la conservation des pièces pendant quelque temps.

Cette gélatine provient de la cuisson des couennes, oreilles ou pieds. Après tamisage et clarification avec le sang battu ou le blanc d'œuf, on la coule à la surface des pièces, ou bien dans des moules, pour lui donner toutes sortes de formes plus ou moins élégantes.

On emploie aussi quelquefois l'agar-agar ou gélose provenant d'une algue du Japon, pour faire la gelée, surtout pour les pièces décoratives. Clarifiée avec le sang de mouton de préférence, la gelée prend une belle couleur ambrée ; le carmin peut être employé pour lui donner la couleur rouge, le suc de violettes pour le bleu, le suc d'épinards pour le vert, les oignons et le sucre brûlé pour le jaune d'or. Les couleurs suivantes peuvent également être employées pour les produits de la charcuterie qui nécessitent une coloration :

Jaunes : Safran, curcuma, graine d'Avignon, graine de Perse, querci-
tron, fustet, gaude.
Rouges : Cochenille, carmin, bois de Brésil, orseille.
Pourpres : Pourpre, garance, campêche, orseille.
Bleus : Indigo, outremer pur, tournesol, violettes.
Verts : Sucs d'épinards, suc de rhamnus catharticus.
Brun ou dorés : Caramel, oignons brûlés.

Les autres nuances peuvent être obtenues par la combinaison des précédentes.

L'addition de la gélatine aux aliments dérange les fonctions digestives
d'un certain nombre de personnes. C'est un aliment de faible pouvoir nutritif.

Les préparations gélatineuses deviennent acides dès les premiers progrès
de leur fermentation ; elles favorisent ainsi le développement des moisissures
et peuvent rendre plus promptement insalubres les substances alimentaires
qu'elles environnent. Ces altérations leur communiquent des propriétés
toxiques qui donnent lieu à des troubles aigus simulant un empoisonnement
par les sels métalliques.

Les jus de viande à caractères acides sont, comme on le sait, très favorables au développement des moisissures.

La gélatine, en s'altérant, tombe bientôt en deliquium.

Rillettes. — Les rillettes se font avec un morceau de poitrine pris près
du collier.

Les proportions suivantes donnent aussi un bon résultat :

2 kilog. viande maigre
3 kilog. de lard
0 k. 250 de sel.

Après avoir haché le mélange assez menu, on le fait cuire dans une
marmite de fonte en y ajoutant un verre d'eau. On maintient sur le feu
pendant six heures et plus.

La graisse étant fondue, il est facile de la séparer de la viande ; cette
dernière est hachée finement et mise dans des pots en faïence brune.

On y verse la graisse tirée au clair et encore chaude, et on a soin de
remuer le mélange pour qu'il soit bien homogène.

Les rillettes de Tours et du Mans sont très estimées.

Dans certaines rillettes on ajoute de la viande d'oie.

Rillons. — Dans la préparation du saindoux, la graisse se sépare et il reste des résidus appelés rillons, grignons ou cretons, qui sont consommés froids ou frits dans les ménages.

Axonge ou saindoux. — Le saindoux est la graisse de porc fondue. Le meilleur se retire de la panne coupée en morceaux et fondue à une douce chaleur. Au bain-marie, on obtient un produit très blanc. Le produit de la fusion est passé à travers un linge fin. Dans les grands établissements, on coule le saindoux dans des barils après l'avoir tamisé. On soumet alors les cretons à l'action d'une presse et on les transforme en tourteaux qui servent à la nourriture des animaux.

Le saindoux qui arrive aux halles centrales est souvent renfermé dans les vessies. Pour le rendre moins fusible, on y ajoute alors un peu de suif de mouton, quelquefois de la graisse de veau ou même de bœuf.

Le saindoux provenant des parties graisseuses accumulées à la surface des intestins du porc ou de l'épiploon est moins blanc que celui de la panne.

L'axonge est sans odeur, plus ou moins fusible entre 26° et 31°, suivant les espèces de porcs, sans action sur le papier de tournesol. Exposée plus ou moins longtemps à l'air, l'axonge devient jaune et rancit, acquiert une odeur forte et rougit le papier de tournesol ; aussi doit-on la placer dans des pots bien couverts et dans un lieu frais. Quelquefois, la graisse, au lieu d'être blanche, a une couleur rosée, et est associée à quelques grumeaux rougeâtres ; cela provient de la saignée imparfaite de l'animal. Conservée dans des poteries vernissées, l'axonge peut contenir du plomb. Dans les vases de cuivre, il peut se former un oléate ou un stéarate de cuivre. Le moyen le plus pratique pour reconnaître la présence du cuivre dans des graisses soupçonnées consiste à en soumettre une partie à l'ébullition et à plonger dans la préparation une lame de fer décapée qui se recouvrira bientôt de cuivre. On peut encore employer l'ammoniaque qui donne, dans un sel de cuivre soluble, un précipité blanc-bleuâtre, soluble dans un excès de réactif et donnant alors le bleu céleste.

Falsifications. — Les principales fraudes sont le mélange avec des graisses inférieures, de l'huile d'arachides, avec le saindoux d'Amérique qui a perdu son huile sous l'action de la presse hydraulique, et qui peut contenir jusqu'à 10 à 15 parties 0/0 d'eau dissimulée à l'aide de 2 à 3 0/0 d'alun et 1 0/0 de chaux caustique. Il suffit de faire fondre un pareil mélange et de laisser refroidir pour voir, au-dessous de la graisse, un dépôt formé par ces différents corps.

On incorpore aussi de l'eau à l'axonge en se servant de sel, de carbonate de soude, d'alun ou de chaux. A l'aide de la fusion, on peut séparer l'eau de la graisse ; ou bien, en malaxant le saindoux dans un mortier, on voit des gouttelettes de liquide suinter à la surface.

Mêlé avec des graisses de bœuf, de mouton, le saindoux donne une sensation grenue.

Pour dévoiler l'addition d'huiles d'arachides, il suffit d'en étendre une petite quantité sur une feuille de papier ; la tache d'huile rend le papier bien plus transparent que la graisse.

Le mélange avec des graisses inférieures est décelé par la couleur moins blanche de l'axonge et par une saveur différente. Avec le flambart, il a une couleur grisâtre, une consistance plus molle, il offre une légère saveur salée et désagréable, le flambart lui-même étant salé.

Exposée à l'air, l'axonge rancit et se couvre de moisissures.

Flambart. — D'une couleur chocolat, le flambart est le produit résultant des dégraissages et écumages des cuissons.

Pour le purifier, on le met fondre dans la marmite qui le renferme, on écume et on laisse reposer. On plonge dans le flambart, qui sert alors de corps isolant, les jambons et autres produits secs et fumés que l'on veut conserver.

Les graisses de boyaux ou d'andouilles fournissent un flambart de qualité inférieure. Il sert à la fabrication des chandelles et des graisses industrielles.

Graisse de rôtis. — C'est encore un produit vendu par le charcutier.

Des commerçants peu scrupuleux y ont quelquefois mélangé du flambart qu'ils dissimulaient au moyen de plantes aromatiques.

Point de fusion de diverses graisses. — MM. Dubois et Padé ont donné les points de solidification et de fusion de diverses graisses, lesquels pourront servir à en déterminer la nature.

	Point de solidification.	Point de fusion.
Graisse de porc..................	33°	33°,2
— de veau.................	35°,9	37°,2
— de bœuf................	41°,5	42°,2
— de mouton.............	44°	46°,6
Margarine.....................	38°,4	39°,6
Beurre........................	23°,8	26°,4

§ 3. — Salaisons

On sait que les viandes mélangées de sel peuvent se conserver très longtemps ; elles portent le nom de salaisons.

Les viandes qu'on sale le plus communément sont celles du porc et du bœuf. M. Lesens, directeur des salaisons de la marine, a reconnu que la viande de cheval se prête également bien à la meilleure méthode de salaison, tandis que, sous l'action du sel marin, la chair du mouton cède une telle quantité de liquide qu'elle devient fibreuse et peu sapide.

Dans les salaisons qui comportent une grande quantité de viande, celle-ci doit être coupée en morceaux et désossée, afin que la moelle des os, la moelle épinière que le sel ne peut atteindre, ne corrompent pas le reste de la salaison. On remarque en effet que, lorsqu'un jambon par exemple se gâte, c'est toujours autour de l'os que l'avarie commence. Dans les salaisons faites en petites quantités, on aura donc soin de consommer les parties osseuses les premières.

Le sel détruit les ferments et enlève en même temps une portion de l'eau et des sucs contenus dans les viandes ; il pénètre dans les interstices musculaires et resserre les tissus. Du reste, l'action du sel marin est complexe et assez mal définie.

Les aliments conservés par le sel changent de nature ; ils subissent une sorte de coagulation, deviennent durs et indigestes.

Pour se convaincre de l'infériorité des salaisons au point de vue de l'hygiène, il suffit, dit Liebig, d'observer le plaisir avec lequel le matelot retrouve à terre des aliments frais. Ce n'est pas là une simple conséquence du changement dans son alimentation, car la transition inverse le laisse pour le moins indifférent et lui donne plutôt une impression désagréable.

« Les salaisons, dit Fonssagrives, ne sont pas aliments de nécessité. La saumure leur enlève une partie de leurs principes nutritifs, et le sel qui les imprègne abondamment, alcalinisant outre mesure nos humeurs, n'est peut-être pas étranger à cette liquéfaction du sang qui est l'un des traits de la cachexie scorbutique (Fonssagrives, *Traité d'hygiène navale*). »

Le docteur Lebon explique ainsi qu'il suit le peu de qualités alimentaires des chairs conservées au moyen du sel ou de toute autre substance saline dont il repousse l'emploi :

« La partie la plus nutritive de la viande est le jus, dont on retire par expression 30 ou 40 0/0 du poids de la viande. Ce liquide contient diverses substances albuminoïdes solubles, telles que l'hémoglobine et un grand nombre de sels, tels que les phosphates ; quand on plonge la viande dans une solution saline, ou quand on recouvre sa surface d'un sel en poudre, il se fait rapidement, par endosmose, des échanges entre les principes de la viande et ceux de la solution saline. Les seconds se substituent aux premiers et, tout en n'ayant pas sensiblement changé d'aspect, la viande finit par perdre la plus grande partie de ses qualités nutritives. Il suffit de plonger pendant une heure de la viande dans de l'eau salée, pour reconnaître que ce liquide s'est chargé d'une très notable portion des principes alimentaires. »

En France, c'est surtout à Nantes, à Cherbourg, qu'on pratique en grand l'industrie des salaisons.

Pour réussir les salaisons, il faut diverses conditions : l'état de santé de l'animal, un certain temps de jeûne et de repos avant le sacrifice, le refroidissement et un bon état de la viande après l'abatage, une température froide (la cave disposée au nord est préférable).

Pour les porcs qui arrivent à Paris, les longs voyages en chemin de fer, et peut-être aussi le lavage à l'eau froide qui se pratique à la Villette, contribuent à donner des salaisons laissant à désirer au point de vue de la conservation.

Les chairs saigneuses, ladriques, fatiguées, donnent de mauvais résultats.

Celles qui proviennent de cochons très âgés ou de verrats castrés tardivement sont naturellement dures et de qualité inférieure ; elles deviennent plus coriaces encore par la salaison.

Les salaisons faites du 15 août à fin septembre sont très exposées à se piquer ; aussi faut-il se dispenser d'en faire de grandes quantités à cette époque.

Les salaisons mal préparées ne se conservent pas ; la viande reste humide, le muscle prend à l'air une teinte verdâtre et dégage une odeur désagréable et piquante. La sonde est l'instrument indispensable pour apprécier si les salaisons sont avariées.

En vieillissant le lard rancit ; cette altération résulte de la formation d'acides gras volatils au contact de l'air et se caractérise par une coloration jaune et une odeur rance. Dans certaines contrées du Midi, le goût de rance est recherché s'il n'est pas trop avancé.

Dans l'avarie proprement dite, l'odeur est nauséabonde, la teinte d'un jaune sale, avec présence des microbes de la fermentation putride.

Il faut donc que l'altération soit complète pour arriver à pratiquer la saisie.

Saumure. — La saumure est le liquide qui s'écoule des morceaux de viande soumis à l'action du sel.

Formule de bonne saumure :

Eau...	100 litres.
Sel marin..............................	12 kilog. 500 gr.
Salpêtre................................	400 gr.
Sucre....................................	500 gr.

Le salpêtre ajouté a pour but de conserver à la viande sa couleur rosée : sans cette addition, les salaisons ont un aspect grisâtre.

Dans la proportion que nous donnons, le sel de nitre ne paraît pas susceptible de porter préjudice à la santé du consommateur et cette addition est devenue la règle. Si la dose de sel de nitre était trop forte, il communiquerait à la saumure des propriétés vénéneuses.

Le sucre a pour but de donner de la tendreté aux salaisons.

A Paris les saumures sont renfermées dans des baignoires, le plus souvent en pierres de liais, cimentées à la limaille de fer ; on y met à saler les grosses salaisons : jambons, jambonneaux, bandes de lard ou lard gras sous forme de *carons* (c'est le terme technique). Au bout de 10 à 15 jours, les pièces sont suffisamment salées.

La saumure fraîche est un liquide d'abord incolore qui, par son action spéciale sur la viande, prend une teinte roussâtre lavure de chair, d'autant plus foncée que cette saumure est plus ancienne ; elle est limpide, demi-transparente ; de petits fragments de matière blanchâtre, qui semblent être de nature graisseuse surnagent sur ce liquide.

La saumure *rougit le papier de tournesol :* ce caractère est important à noter, car il est un signe certain de la saineté de la saumure. Son odeur rappelle assez celle d'une décoction froide de viande, sa saveur très salée rappelle aussi celle d'une décoction de viande. La saumure de bonne qualité doit marquer de 23 à 25° à l'aréomètre de Baumé. Quelques gouttes de saumure versées dans la main et soumises à un frottement de quelques instants répandent une odeur animale *sui generis* très accusée.

D'après M. Mathieu, la saumure de bonne qualité, abandonnée à elle-même, se divise en trois parties : 1° un léger précipité d'une teinte blanchâtre, gagnant le fond du vase, de consistance sirupeuse, et composé en grande partie de cristaux de chlorure de sodium ; 2° de nombreux corpuscules blanchâtres à forme irrégulière, nageant à la surface, dans lesquels l'examen microscopique dévoile la présence de petits corps très tenus, tels que fragments de duvet, de poussières atmosphériques, de cellules de graisse, ayant perdu leur transparence, de cristaux de margarine et de sel marin ; enfin d'autres petits globules (peut-être des globules d'oléine) ; 3° la saumure proprement dite qui, sous le microscope, ne décèle pas plus sa présence que l'eau la plus pure. Sous l'influence de l'évaporation, cette saumure peut laisser voir de nombreux cristaux de chlorure de sodium.

Les saumures du commerce sont loin de se présenter toujours avec des caractères semblables à ceux de la saumure fraîche. .

Après le séjour de la viande, la saumure se trouble, brunit, perd de sa force. On la lui rend en y ajoutant du sel.

La fabrication d'une saumure fraîche étant une opération coûteuse, le charcutier a quelquefois recours à l'ébullition et au tamisage pour débarrasser la saumure vieille de toutes ses impuretés et l'utiliser de nouveau. L'écume qu'elle donne alors forme une sorte de magma rougeâtre constitué par divers produits organiques de la viande.

La saumure ancienne, dans laquelle la quantité de jus de viande est en proportion trop grande, entre facilement en fermentation tout en salant moins bien la viande.

Cette saumure rougit encore un peu le papier de tournesol. Son odeur et son goût n'ont rien d'anormal et cependant, dit M. Mathieu, le microscope y constate déjà des microbes de la fermentation putride.

Complètement altérée, la saumure est devenue louche, une écume blanchâtre surnage à sa surface, son goût est altéré, son odeur désagréable, des produits ammoniacaux s'y sont développés ; aussi elle ne rougit plus le papier de tournesol ; elle est devenue alcaline. De nombreux microbes y sont dévoilés par le microscope : ce sont les agents de la fermentation dont elle est le siège. Il suffit d'en frotter quelques gouttes sur la paume des mains pour s'assurer de son odeur désagréable. Une pareille saumure doit être rejetée sans pitié, car elle gâterait la viande qu'on y plongerait ; de même une viande avariée gâterait une saumure.

D'après M. Goubaux, les effets toxiques produits quelquefois par la saumure sont dus au sel marin pris en excès, et non aux matières organiques rances qu'elle peut contenir.

L'honorable directeur d'Alfort a pu empoisonner, avec la saumure, divers animaux et notamment des chiens, en liant l'œsophage pour empêcher le vomissement.

M. Reynal attribue les effets toxiques de la saumure à la rancidité des viandes qu'on y met ou à l'ancienneté de la solution saline.

L'explication donnée par M. Goubaux, dit Dechambre, nous paraît la bonne (DECHAMBRE, *Dictionnaire des sciences médicales*).

Ajoutons que les ptomaïnes qui se développent dans les saumures anciennes doivent jouer un rôle important dans les intoxications.

Le sel peut être falsifié avec de la poudre de plâtre cru, avec du sable, des sels de varechs, avec des sels de salpêtre.

100 grammes de sel dissous dans 4 parties d'eau laissent un résidu qui pèse à peine 1 gramme ; le sel mêlé de plâtre laisse des résidus qui pèsent ordinairement de 6 à 11 grammes.

De même le sable se déposera au fond d'une solution salée qui en contiendrait.

Pour connaître la présence des sels de varechs, on prépare une solution d'amidon contenant 1 gramme d'amidon et 50 grammes d'eau ; on fait bouillir, on laisse refroidir et on additionne de 20 gouttes d'eau chlorée.

Si l'on verse de cette solution amidonnée-chlorée sur un sel qui contient des sels de varechs iodurés, on obtient une coloration qui varie du violet au bleu, selon que la quantité de sel de varechs ajoutée au sel est plus ou moins considérable.

Si le sel est mêlé de salpêtre, on remarque que le grain d'une partie du sel est plus fin ; si on en met un peu dans un verre à expérience avec de la limaille de cuivre et qu'on traite par l'acide sulfurique, on obtient assez souvent des vapeurs rutilantes ; ces vapeurs, reçues sur un papier qui a été enduit de teinture de gayac, prennent une teinte bleue.

Autres modes de salaison. — Outre la salaison dans la saumure, on connaît deux autres procédés : la salaison sèche et la salaison à la pompe.
. La salaison sèche consiste à frotter de sel et de salpêtre les morceaux de viande, et ensuite à les comprimer avec des poids ; au bout d'un certain temps, la saumure formée s'écoule dans un vase approprié, nommé jarre s'il est en terre ; saloir, tinette, s'il est en bois.

Le sel employé doit être vieux et bien sec.

Quand les morceaux à saler ont été préparés, on met une couche de sel dans le fond du vase, puis une rangée de morceaux, une seconde couche de sel, une deuxième rangée de viande et ainsi de suite. Il faut que les morceaux soient pressés les uns contre les autres et éviter de laisser des vides à l'intérieur de la masse. Enfin, on met une dernière couche de sel, on couvre le tout d'une toile et d'un couvercle sur lequel on met un corps pesant.

100 kilog. de viande de porc exigent de 30 à 32 kilog. de sel. En général, 20 à 30 jours sont nécessaires pour que le sel disparaisse de la surface des morceaux et pénètre en partie dans la viande et le lard.

Dans la salaison sèche, la viande perd moins de principes nutritifs que dans la salaison humide.

Salaison à la pompe. — Pour gagner du temps, les charcutiers emploient quelquefois des saleurs-injecteurs ou pompes à saler.

Pour saler au moyen de cet appareil, on introduit dans les chairs une sorte de trocart fixé à un tube qui communique lui-même avec la pompe à saler.

Pour les produits à consommer de suite, ce procédé offre plutôt des avantages que des inconvénients.

Dessaler une viande. — Pour dessaler promptement une viande, on la maintient suspendue au milieu de l'eau. La salaison qui serait placée au fond se trouverait bientôt au contact d'une solution trop chargée de sel, et il faudrait beaucoup plus de temps pour la dessaler.

Boucanage ou fumage. — C'est l'opération qu'on exécute dans le but de conserver la viande au moyen de la fumée.

Après avoir été retirée de la saumure, la viande salée est mise à égoutter et à sécher avant de subir l'action de la fumée. A Paris, on brûle ordinairement du bois de chêne écorcé. Un fumoir est disposé au-dessus de presque tous les fourneaux de charcutier.

On comprend que les principes antiputrides qui font partie de la fumée (acide pyroligneux, créosote) viennent, pendant la fumigation, se condenser à la surface des pièces.

Les salaisons qui n'ont pas subi l'action de la fumée présentent une teinte grisâtre ; certains jambons de Lorraine nous arrivent ainsi à l'époque de la foire aux jambons.

Il est toujours bon d'envelopper d'un linge les produits de choix qu'on destine à être fumés : ils ont alors une saveur plus agréable et un aspect plus séduisant.

Un boucanage modéré et continu est supérieur à un fumage abondant et rapide.

Dans les circonstances ordinaires, les grosses pièces, comme les jambons, restent dans le fumoir pendant 6 semaines à deux mois.

On prépare des jambons partout : les jambons français les plus estimés viennent des Basses-Pyrénées, de la Meuse, de la Moselle, des Ardennes et des Vosges.

Les jambons de Bayonne, d'York, de Hambourg, de Mayence, ont une réputation universelle ; on les fume au moyen de plantes aromatiques dans lesquelles on fait entrer des brindilles de genévrier.

De même, dans les saumures, on met souvent pour ces préparations divers aromates tels que sauge, girofle, baies de genévrier. La nature du sel employé tend aussi à donner le goût que l'on recherche.

Ces produits ont une coupe spéciale qu'on n'imite que trop souvent dans une intention frauduleuse ; c'est ainsi que beaucoup de jambons d'Amérique sont travaillés pour leur donner la forme des jambons d'York. Des maisons d'York, nous dit-on, auraient même vendu leur marque à des maisons américaines; nous signalons le fait sans toutefois pouvoir l'affirmer.

Comme produits fumés, mentionnons encore les jambons de Strasbourg, les jambons roulés et fumés, les jambons sénonais, viande fumée et conservée dans une baudruche (cœcum) ou une vessie colorée au carmin, les langues fourrées et fumées, les hures fumées, les poitrines fumées, les petites saucisses, les andouilles, les saucissons fumés, et jusqu'au cochon de lait fumé.

Enfin, citons le bœuf fumé de Hambourg, les poitrines d'oie fumées de Poméranie.

Pour bien se conserver après le fumage, les pièces fumées seront placées dans un endroit sec, à l'abri des mouches. Une bonne méthode, c'est de les stratifier avec des cendres bien sèches. Souvent aussi on plonge dans la graisse les pièces à conserver.

En Italie, on conserve les jambons dans l'huile ; cette pratique maintient également les jambons frais et les préserve de la rancidité et des insectes.

Dans la viande ladre salée et fumée, le liquide du kyste a disparu et le cysticerque est réduit au volume d'un grain de millet, de consistance ferme et de couleur rosée. Sous cette forme, dans laquelle il est aussi dangereux que dans la viande fraîche, il est facile à confondre avec un granule graisseux (Mégnin).

Bien que la fumée soit un précieux antiseptique, les altérations des pièces ainsi préparées peuvent cependant se produire. En pratiquant une incision, on perçoit une odeur désagréable et caractéristique. Si l'on en mâche un peu, aussitôt cela vous prend à la gorge. Il arrive souvent que ce sont des préparations mal faites qui se piquent ainsi ; souvent en plusieurs endroits on trouve des vides reliés par de rares filaments.

Avant de faire l'incision, il est bon de se servir de la sonde en os pour ne pas abîmer inutilement la préparation.

La saveur âcre peut aussi être causée par l'usage de bois résineux employés pour le fumage.

Comme tous ces produits altérés ont quelquefois provoqué de véritables intoxications, il est bon de sonder souvent les préparations afin de s'assurer de leur parfait état de conservation.

§ 4. — SALAISONS AMÉRICAINES

D'après des analyses déjà un peu anciennes, le lard salé d'Amérique contiendrait moins d'azote et d'acide phosphorique que notre lard, et son usage entraînerait une certaine perte pour le consommateur.

Girardin a donné les analyses comparatives suivantes :

	LARD INDIGÈNE GRAS ET MAIGRE		LARD SALÉ D'AMÉRIQUE	
	FRAIS	DESSÉCHÉ à 100°	SORTANT DES TONNEAUX	DESSÉCHÉ à 100°
Eau	69,55	»	44,06	»
Fibrine, tissu cellulaire.............	9,53	31,30	21,28	38,03
Graisse......	11,77	38,65	7,01	12,53
Albumine........................	3,20	10,51	0,40	0,71
Matières extractives................	3,45	11.33	3.91	6,99
Sels solubles.....................	1,64	5.39	22.82	40,78
Perte	0,86	2,82	0,50	0,96
	100,00	100,00	100,00	100,00
Sur 100 parties :				
Acide phosphorique.................	0,551	1,812	0,332	0,594
Azote............................	3,733	12,261	3,200	5,730
Sel marin........................	0,496	1,630	11,605	20,738

Souvent, le lard d'Amérique s'est montré bien inférieur en qualité à notre lard français dont il n'avait ni la succulence, ni la saveur. Sans doute, les Américains ont fait des progrès en agriculture ; mais il n'est pas moins vrai que, chez eux, le porc est souvent atteint de trichinose, et c'est là un véritable danger pour ceux qui consommeraient, à l'état cru, la viande de ces animaux, danger d'autant plus grand que les Américains élèvent de très nombreux porcs, tant pour leur consommation que pour l'exportation. On a eu à constater parfois 8 0/0 de cas de trichinose sur des porcs bien portants en apparence et sacrifiés dans les établissements spéciaux de salaisons; on a été même jusqu'à dire que souvent les malades et les morts étaient vendus et préparés pour l'exportation. D'ailleurs les Américains apprécient, comme ils le méritent, leurs porcs, et quand ils sont obligés de faire usage de leur viande, qu'ils font d'ailleurs bien cuire, ils la soumettent à un contrôle sérieux, ainsi qu'en témoigne l'institution d'un comité d'examen pendant la guerre de sécession. Certains auteurs ont avancé que l'élevage et l'engraissement du porc étaient fort soignés en Amérique ; d'autres auteurs au contraire ont prétendu que l'hygiène y était fort négligée.

Quoi qu'il en soit, il est certain que les marchés les plus importants pour les salaisons du monde entier sont ceux de Chicago, Cincinnati et Saint-Louis.

Voici ce que nous rapporte M. André, inspecteur des abattoirs de Charleroi.

« Les cochons sont enfermés dans une cour et se pressent vers une étroite ouverture ; là, ils glissent sur un plan incliné, ils sont saisis et suspendus par les pieds à une chaîne sans fin qui traverse l'usine ; au passage, l'animal est saigné ; un peu plus loin, il est soumis à un jet de vapeur et à l'action de brosses énergiques qui l'épilent complètement ; plus loin encore, il est ouvert, vidé et fendu, puis nettoyé sous de puissants jets d'eau ; il passe dans des chambres où il est refroidi, de là il est découpé ; les morceaux sont classés suivant leur qualité, et enfin le porc est salé, mis en barils et expédié sur les deux continents. »

D'autre part, M. E. Mérice nous donne les renseignements suivants, dans le journal d'*Agriculture pratique*, année 1880 : « les jambons subissent un traitement à part. On les laisse dix semaines environ dans la saumure pour qu'ils se saturent des éléments qui la composent, c'est-à-dire de sel, de salpêtre et de sucre. Après quoi on les fume à la sciure de bois, puis on leur donne un coup de brosse.

Il ne reste plus qu'à les empiler, de vingt à quarante, dans des caisses de bois qui doivent les emporter.

Les tripes et les rognures servent, après avoir été hachées, à la confection de plusieurs espèces de saucissons qu'on fabrique suivant la convenance des localités qui leur servent de débouchés. Les résidus sont jetés dans des tiroirs chauffés à la vapeur, pour être convertis en produits de choix ; enfin les rognures grasses et coriaces, la cervelle, les yeux et les autres issues, sont également transformés, le plus souvent en huile de lard, en grand usage aujourd'hui pour graisser les machines. »

Dans une discussion importante à l'Académie de médecine, M. Colin, qui a fait de très nombreuses expériences sur les salaisons américaines en se servant surtout de rats, de moineaux, de souris comme trichinoscopes, résume ainsi la question, au point de vue du danger que peuvent présenter les salaisons américaines.

« Il faut tenir grand compte des faits acquis et ne pas trop s'effrayer de quelques trichines demeurées vivantes autour d'un os de jambon ou au centre d'une saucisse. Dans ces préparations, si une armée de trichines est redoutable, quelques soldats, encore debout au milieu des cadavres, ne peuvent être bien dangereux. Si le sel a tué tout ou presque tout, il a donné la première sûreté ; la cuisson donne la seconde et la plus complète.

« Il les faut toutes les deux ».

L'Académie proposa alors les mesures suivantes :

1° Mesures spéciales de garantie au port de départ ;

2° Nécessité de publier largement une instruction prescrivant la cuisson des viandes de porc. — Affichage de cette instruction chez tous les débitants de viande de porc.

Ces mesures présentent sans doute des difficultés d'exécution, car la prohibition subsiste toujours.

Les salaisons américaines dont la salure est profonde (*fully-cured*) offrent des signes particuliers typiques. Elles doivent être grisâtres à l'extérieur, fermes au toucher, semblables à de la viande cuite ; incisées, leur coupe est de couleur rosée, uniforme ; la sonde enfoncée dans les chairs donne une odeur franche, agréable, se rapprochant de celle de la noisette.

Si les salaisons ont été fumées, évidemment la couleur extérieure n'est plus grisâtre, elle est d'un brun foncé comme tous les produits fumés.

Les viandes incomplètement salées peuvent présenter un bel aspect extérieurement, mais la pression du doigt dénote de suite de la mollesse ; la coupe en est humide, d'une couleur rouge, violacée. A un œil peu exercé, cette coupe ferait supposer que cette viande est encore fraîche.

Sur des jambons ouverts par le milieu, le centre non salé tranche singulièrement sur la périphérie de salure complète.

En été, les salaisons qui manquent de sel s'altèrent rapidement et donnent à la sonde une odeur de piqué. De plus, sur une coupe exposée à l'air, elles offrent aussitôt une teinte qui passe du violet à la coloration verdâtre, avec odeur putride.

———

CHAPITRE IV

MOISISSURES

Depuis les travaux de M. Pasteur sur les ferments, l'action des moisissures sur les aliments qu'elles envahissent commence à être mieux connue.

Les moisissures tendent d'abord à détruire, en les absorbant, les principes alibiles des aliments, en même temps qu'elles donnent à ceux-ci une saveur et une odeur désagréables et souvent repoussantes.

M. Pasteur a démontré que toute fermentation vraie est produite par le développement d'un organisme qui se reproduit comme les autres êtres.

Ainsi le *bacillus amylobacter* est l'agent de la fermentation putride des matières organiques qui se trouvent à l'abri de l'air : c'est un ferment anaérobie ; le *bacillus mesentericus*, d'après M. Vignal, se trouve partout dans la nature et agit au contraire comme ferment aérobie.

Ces deux microbes suffiraient à eux seuls pour ramener la plupart des corps organiques à leurs éléments les plus simples, *oxygène, hydrogène, eau, acide carbonique*, et même *azote* dans certains cas.

Mais beaucoup d'agents de fermentation appartiennent aussi à la classe des champignons.

Le fait est absolument démontré pour les moisissures les plus communes : le *penicillium crustaceum*, l'*aspergillus glaucus*, l'*aspergillus niger*, le *mucor à grappes* et même le *mucor mucedo* (l'action de ce dernier est cependant de peu de durée) ; enfin pour des ascomycètes tels que les levûres et pour un certain nombre de basidiomycètes. Certaines circonstances favorisent d'ailleurs ces fermentations.

Des travaux récents ont montré, d'une façon indiscutable, l'action pathogène des spores de certains champignons inférieurs.

M. Lichtheim, de Berne, notamment, a fait des injections intra-veineuses de spores de certaines espèces pouvant vivre à la température qui existe dans nos organes internes ; il a opéré sur des cobayes, des lapins, des chiens.

De tous les mucors essayés, c'est le *mucor ramosus* dont l'action malfaisante est le plus rapide : la mort survient chez le lapin et le cobaye, 36 heures après l'injection des spores. A l'autopsie, on trouve les reins remplis de tubes mycéliens provenant de la germination des spores injectées. La mort paraît due à la seule présence de ces tubes ; on n'a pas constaté d'action toxique par suite de la présence d'une substance qu'on pouvait supposer être secrétée par le champignon.

Si l'on injecte des spores d'*aspergillus fumigatus*, les animaux présentent des vertiges qui rappellent les phénomènes subséquents à des lésions de l'oreille interne. Si la mort survient, on trouve des tubes mycéliens non-seulement dans les reins, mais encore dans les parois intestinales.

On a rencontré ces symptômes de vertige chez un homme dont les parois de l'intestin étaient envahies par des tubes mycéliens de cette nature.

Hâtons-nous d'ajouter que ces faits sont rares, et que si le lapin et le cobaye sont très sensibles à l'injection des spores, le chien semble montrer une immunité parfaite.

Par contre, les oiseaux ont une résistance très faible, non seulement à l'injection, mais à la simple inhalation des spores des espèces pathogènes. En effet, si, par exemple, on expose des moineaux et des poules dans une atmosphère contenant en suspension des spores d'*aspergillus fumigatus*, les poumons et les sacs aériens sont bientôt envahis et la mort ne tarde pas à frapper les animaux.

Frésénius avait déjà signalé la présence de l'*aspergillus fumigatus* dans les sacs aériens de l'oie ; Robin et Virchow ont aussi constaté plusieurs cas de pneumono-mycose chez l'homme.

Dans les organes, l'*aspergillus fumigatus* se présente sous forme d'un mycelium verdâtre qui devient plus sombre en vieillissant.

Parmi les moisissures les plus communes que nous rencontrons sur nos préparations culinaires, il faut citer : le *penicillium crustaceum*, l'*aspergillus glaucus*, le *mucor mucedo*, le *rhizopus nigricans*, toutes espèces qui n'ont pas produit d'action pathogène dans les expériences d'injection intra-veineuse de spores.

Penicillium crustaceum. — Ainsi appelé parce que son thalle, développé à la surface de liquides nutritifs, forme une membrane plissée d'une certaine épaisseur, une sorte de croûte qu'on peut enlever d'une seule pièce.

Les aspergillus, placés dans les mêmes conditions, forment au contraire une membrane mince se déchirant facilement (Fig. 46).

L'orsqu'il se développe sur nos conserves, le thalle du *penicillium crustaceum* forme d'abord de petites taches arrondies de couleur blanche, taches qui s'étendent ensuite pour devenir d'un bleu-grisâtre ou d'un gris-verdâtre sale. Puis le thalle émet des pédicelles cloisonnés en cellules. La cellule extrême, terminée en pointe, produit une première spore, au-dessous de celle-ci une deuxième, puis une troisième,

une quatrième et plus, de sorte que la spore la plus âgée et la plus volumineuse est celle qui s'éloigne le plus de l'extrémité du pédicelle. La cellule
située immédiatement au-dessous de la cellule terminale, pousse à son tour
des branches chargées de spores et ainsi de suite: il se forme ainsi un
pinceau de spores qui arrivent à peu près à la même hauteur; ces spores
sont d'ailleurs recouvertes d'une matière cireuse d'un vert glauque.

Dans certains cas, il se développe sur le thalle un grand nombre de pédicelles accolés et qui forment un pied de un ou deux millimètres d'épais-

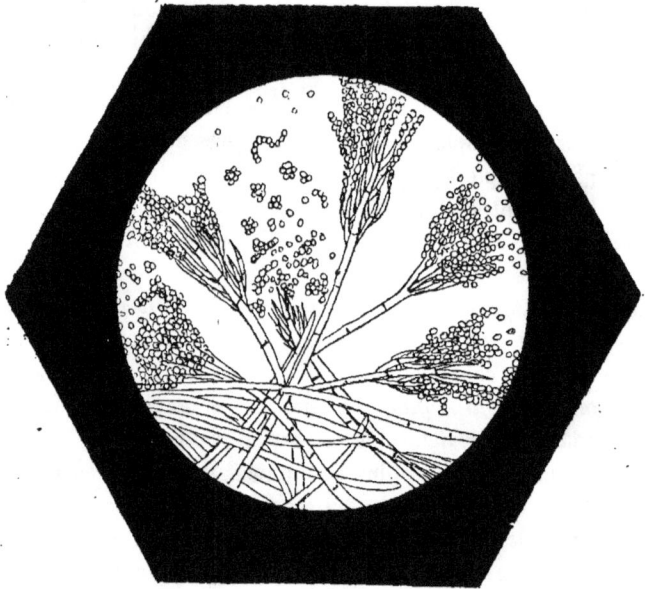

Fig. 46. — Penicillium Crustaceum. (gross¹ 290 diam.)

seur et portant un gros pinceau de spores : c'est cette forme qu'on appelait
autrefois *correnium glaucum*.

Aspergillus glaucus. — C'est aussi une moisissure commune. L'ensemble de la plante se présente sous forme de plaques onduleuses, flocon-
neuses, d'abord blanches, ensuite d'un vert-glauque. Son thalle cloisonné
est formé de filaments assez rares; les pédicelles qu'il émet ne sont pas
cloisonnés. Chaque pédicelle est terminé par une sphère; sur l'hémisphère
supérieur poussent de petits rameaux très serrés, en forme de quilles.
Chacun de ces rameaux produit d'abord une spore, au-dessous de celle-ci
une deuxième, puis une troisième, etc.; comme dans le *penicillium*, les

spores les plus volumineuses sont les plus éloignées de l'extrémité des rameaux. Ces spores se recouvrent également d'une matière cireuse colorée en vert-bleuâtre (Fig. 47).

L'appareil que nous venons de décrire dans le *penicillium* et dans l'*aspergillus* est l'appareil conidifère.

Quand l'aération est moindre, la plante produit un autre appareil : c'est la forme *eurotium*.

L'Eurotium est formé de petites sphères jaune-rougeâtre ou jaune d'or

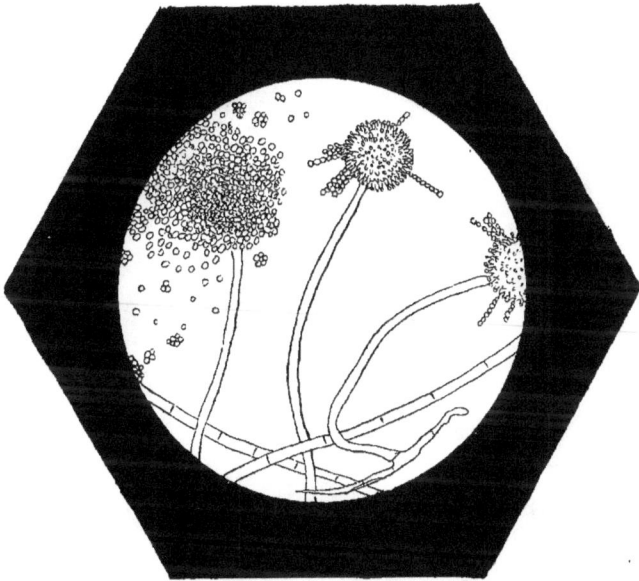

FIG. 47. — Aspergillus glaucus. (170 diam.)

qui forment le périthèce ; à l'intérieur de celui-ci sont des cellules ovales (asques) contenant chacune huit cellules rondes (spores) (Fig. 48).

Nous avons eu occasion d'observer cette forme (*eurotium*) sur des viandes de mouton venues d'Amérique en appareils réfrigérants.

Genre **Mucor**. — Ce genre renferme un grand nombre d'espèces dont beaucoup restent à étudier.

Citons le *mucor mucedo* qu'on trouve sur une foule de substances, surtout sur les substances très azotées. Ses pédicelles fructifères ont de 2 à 10 centimètres; ils sont transparents, et leur ensemble forme

avec leur thalle des houppes blanchâtres. A l'extrémité de chaque pédicelle se forme une sphère appelée sporange, jaune-brunâtre, dont la surface est hérissée de petits cristaux d'oxalate de chaux. C'est dans le sporange que sont renfermées les spores, qui sont incolores (Fig. 49).

Citons encore le *mucor citrin*, de couleur jaune, qui se développe sur les
substances amylacées ; le *mucor doré*, sur le pain humide ; le *mucor fusipède*
que l'on trouve sur les matières grasses ; *le mucor à grappes* qui, dans
certaines conditions, est un véritable ferment alcoolique ; le *mucor épineux*

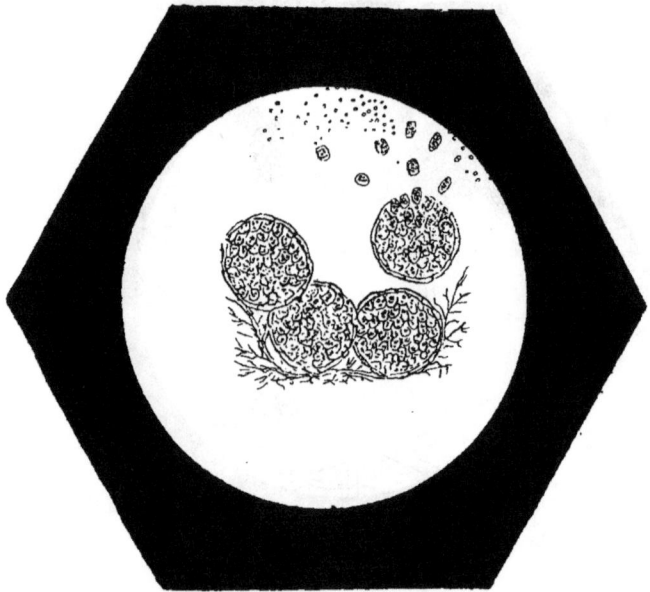

Fig. 48. — Eurotium : Forme de l'aspergillus glaucus. (170 diam.)

et le *mucor circinelloïde* qu'on peut employer à la fabrication d'une bière
ayant un goût agréable de prune ; le *mucor latéral* qui saccharifie l'empois.

Enfin, citons, pour terminer, le *rhizopus nigricans* dont les sporanges sont
d'un noir bleuâtre et dont les pédicelles partent d'un même point, au nombre
de 3 à 6, de façon à donner à l'ensemble l'aspect d'une pelotte d'épingles.
Examinés au microscope, le thalle et les pédicelles présentent, par transparence, une teinte d'un rouge-brun. On trouve ce *rhizopus* sur les fruits et
quelquefois sur les conserves.

Un grand nombre d'autres espèces de moisissures envahissent nos provisions : nous n'avons pu signaler que les plus communes.

Les moisissures ont une action bien plus lente sur les conserves qui présentent une certaine résistance à la pression, comme les jambons fumés par exemple, que sur celles qui sont plus molles, comme les pâtés; dans ce dernier cas, le thalle a vite envoyé des ramifications dans toute la masse, qui se trouve bientôt en partie absorbée, en partie transformée par les agents de la fermentation.

Lorsque les moisissures n'ont envahi que la surface d'une conserve, il suffit d'enlever la partie envahie et l'on peut consommer ce qui reste de sain.

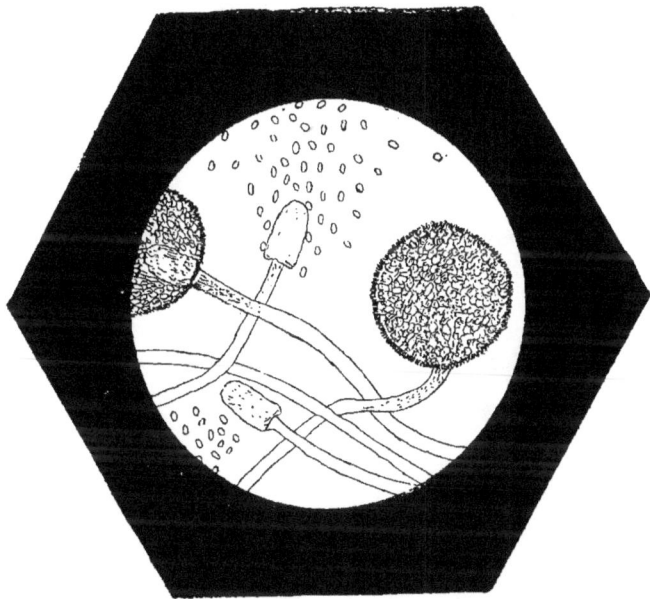

Fig. 49. — Mucor mucedo. (170 diam.)

Il nous est souvent arrivé de constater que des jambons fumés de première marque étaient envahis extérieurement par l'*aspergillus glaucus* : il faut se contenter de faire essuyer avec un linge la partie attaquée et laisser consommer les pièces sans crainte.

De même, si un saucisson présente des moisissures sur son enveloppe seulement, on essuie avec un linge, légèrement humecté d'huile si l'on veut, et on laisse exposer en vente.

Si, au contraire, les moisissures ont envahi toute la partie interne, la préparation doit être rejetée de la consommation; car il faut toujours craindre l'action dangereuse des ferments sur des substances telles que les viandes en général et les viandes de conserve en particulier.

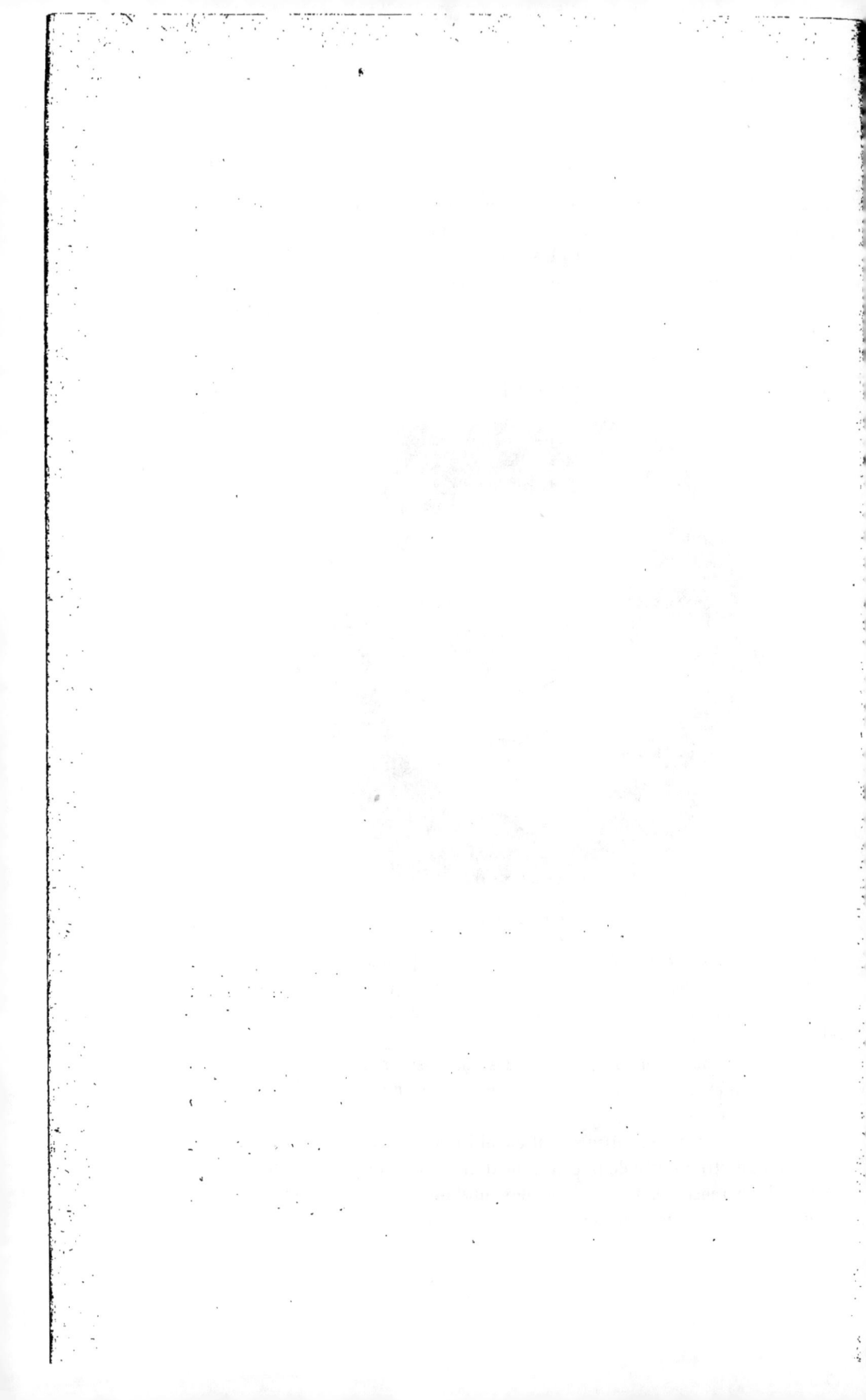

LIVRE X

DE LA VIANDE DE CHEVAL

CHAPITRE I

APERÇU HISTORIQUE

En remontant au berceau des peuples, on trouve le cheval intimement uni aux diverses destinées de l'homme. Ce brillant coursier ne partage pas seulement les fatigues et les périls de son maître, il lui fournit encore une précieuse nourriture. L'origine exacte de l'hippophagie est impossible à déterminer parce que ces époques lointaines sont enveloppées d'un voile très épais. Les auteurs, se fondant sur des témoignages précis, affirment que la plupart des nations de l'antiquité mangeaient la viande de cheval. D'après Hérodote, elle était très recherchée par les Perses, car elle était servie sur les tables du riche et du pauvre, même dans les jours de grande solennité.

Diodore de Sicile et Thucydide rapportent que les Grecs et les Romains en faisaient grand cas. A Rome, du temps de Pline, on engraissait les ânons pour la table. Nous trouvons dans les documents de Jules César que les Gaulois recherchaient beaucoup la viande de cheval. Les différents peuples de l'Asie n'en ont jamais abandonné l'usage et, de nos jours, sa grande renommée s'est conservée parmi les Orientaux. Dans sa *Faune des Médecins*, l'érudit Cloquet mentionne les chasses perpétuelles faites aux chevaux sauvages par les Mongoux, les Mantchéous et les Cosaques du Jaïd, dans le but de consommer leurs chairs. Les habitants de l'Ukraine les recherchent de préférence aux autres et les Kalmouks regardent le cheval comme une bête de boucherie de la plus grande importance.

Foucher d'Alesonville nous révèle leur goût bizarre pour quelques régions du corps dont ils confectionnent des mets aphrodisiaques [1].

Les Iakoutes mangent les chevaux qui sont victimes d'un accident ou qui succombent à la mort naturelle. Ils honorent la mémoire de leurs morts en faisant servir ces viandes aux personnes qui ont assisté aux funérailles. Il n'existe pas de cadeaux de noces sans la présence de têtes de chevaux luxueusement préparées. Le nègre de Guinée est ravi de se nourrir des chairs du cheval ou de celles du chien. Les mêmes goûts gastronomiques se retrouvent parmi les Tartares, les Africains et les Chinois. La viande de cheval est en grande faveur dans la plupart des contrées de l'Océanie et de l'Amérique. Plusieurs historiens nous donnent la preuve que cet aliment était très répandu. Ainsi Ptolémée donne le nom d'hippophages aux peuples qui en faisaient particulièrement usage.

C'était la nourriture ordinaire des Sarmates. D'après Pelloutier, ils ignoraient l'art de faire rôtir ou bouillir la chair. Les uns la mangeaient crue ; les autres se contentaient de la mortifier, en la tenant pendant quelques heures sous leurs cuisses, sur le dos des chevaux qu'ils montaient. Quand ils étaient pressés par la faim, ils ouvraient la veine du cheval sur lequel ils étaient montés. Un de leurs mets les plus délicieux était le lait et le sang de cavale mêlés ensemble.

Les Germains ayant adopté les coutumes gauloises recherchaient les mêmes aliments. Aussi l'hippophagie était-elle très répandue dans la Germanie et dans la Scandinavie. Les habitants de ces pays sacrifiaient des chevaux blancs à leur dieu Odin et consommaient ensuite les chairs des victimes.

Pour faire disparaître le culte des idoles, les missionnaires chrétiens déclaraient impure la viande de cheval et immondes les hippophages. Après la fondation du christianisme la croisade contre cet aliment fut abandonnée, mais le préjugé traversa les siècles. Il tend aujourd'hui à disparaître grâce aux puissants efforts des médecins et des vétérinaires. Parmi ces derniers nous devons citer Renault, Huzard, Lavocat, Leblanc, Richard (du Cantal),

[1] *Essais philosophiques*, Paris, 1788.

Decroix et Goubaux, comme les plus ardents défenseurs de l'hippophagie.

De temps immémorial, la viande de cheval était introduite clandestinement dans Paris et vendue aux classes indigentes. La police a toujours réprimé ces abus, mais le commerce trouvait le moyen de se soustraire aux règlements administratifs.

L'ordonnance du 11 septembre 1739 avait pour but de prévenir les maladies que la consommation de cette chair, non soumise à une inspection sanitaire, pouvait occasionner. La vente en fut de nouveau interdite par ordonnances des 17 mars 1762, 31 mars 1780 et par l'arrêt du Conseil d'État du roi du 16 juillet 1784.

Le Conseil de salubrité de la Seine s'est occupé de la question à différentes reprises.

Plusieurs membres ont demandé la réglementation sévère des clos d'équarrissage et l'établissement de locaux spéciaux pour l'abatage des chevaux et le débit de la viande.

L'hippophagie fut encouragée par plusieurs sociétés savantes.

Le Comité de la viande de cheval, créé par MM. Decroix et Goubaux, organisa une propagande très active. Leurs efforts ont été couronnés de succès car une ordonnance de police, rendue le 9 juin 1866, autorise et règlemente les tueries, boucheries et charcuteries hippophagiques.

CHAPITRE II

L'HIPPOPHAGIE EN EUROPE

Dans la plus grande partie de l'Europe la consommation de la viande des solipèdes a rencontré moins d'entraves que chez nous.

Depuis nombre d'années, elle est adoptée en Suisse et elle a rendu d'immenses services à différentes époques où le manque de vivres se faisait vivement sentir. Des famines terribles ont ravagé ce pays et les habitants ont été heureux d'y remédier en mangeant du cheval. En 1770 et 1816 les savants ont fait une active propagande pour démontrer son utilité. Durant la disette de 1838, Mayor usa de sa haute influence afin de bien mettre en relief les avantages de cette ressource alimentaire. Elle faisait cesser les longs jours de souffrances, fournissait des potages savoureux, des mets excellents et une alimentation à bon marché.

Après avoir longtemps hésité, les pouvoirs publics ont enfin autorisé le débit régulier de la viande de cheval.

Les habitants du Nord en ont toujours été friands, ce qui explique le goût particulier des Danois qui préfèrent le rôti de cheval à celui de bœuf. Aussi des boucheries spéciales sont depuis longtemps ouvertes au public, et leur réglementation ne laisse rien à désirer. A Copenhague, les vétérinaires sont chargés de l'examen des animaux ; toute bête reconnue bonne est marquée au fer rouge sur les quatre sabots, qui doivent toujours adhérer aux quartiers. L'inspection des boucheries et des charcuteries est permanente et les industriels sont astreints à des prescriptions qui sauvegardent l'hygiène et la santé publiques.

En Suède, l'alimentation par la viande de cheval a reçu les encouragements des sociétés scientifiques et elle a toujours rendu de grands services aux populations.

De temps immémorial, les Belges mangent la chair des solipèdes et ils se font remarquer par leur robuste constitution.

Il y a plus d'un demi-siècle, le cheval se vendait publiquement à Vilvorde au prix de quatorze centimes la livre. Cette viande a toujours été avantageuse pour les consommateurs.

Autrefois les chevaux destinés à l'alimentation étaient abattus par des équarrisseurs établis aux environs de Bruxelles. Ils faisaient une déclaration à l'autorité qui déléguait un vétérinaire. L'autorisation d'abatage n'était accordée que sur le rapport favorable de l'inspecteur sanitaire.

Actuellement l'hippophagie est en plein succès et des bouchers ont ouvert des établissements parfaitement conditionnés.

En Allemagne, le préjugé qui s'opposait à la consommation de la viande de cheval a disparu depuis bien longtemps. Aussi est-elle répandue dans toutes les classes de la société.

La surveillance des abattoirs, boucheries et charcuteries est confiée aux vétérinaires, qui se montrent justement rigoureux et sévères.

Les docteurs Gumprecht, de Hambourg, et Perner, de Munich, ont rivalisé de zèle pour convaincre leurs compatriotes des avantages fournis par cet aliment. Le succès obtenu est la preuve éclatante de sa grande utilité.

En Bohème, l'hippophagie est généralisée. Elle a pris également en Autriche une extension considérable. Dès 1850, on sacrifiait annuellement à Vienne plus de dix mille chevaux. Actuellement ce chiffre est largement dépassé.

Les Anglais semblent plus réfractaires aux progrès de l'hippophagie.

Ces puissants mangeurs de viande dédaignent encore cet aliment et le ré-
servent pour leurs chats et leurs chiens. Les efforts des Bicknell, des Decroix ont échoué devant une résistance opiniâtre.

CHAPITRE III

ABATAGE DES SOLIPÈDES. — INSPECTION VÉTÉRINAIRE. —

ORDONNANCE DE POLICE

La condition essentielle pour déraciner les préjugés qui s'opposaient à la
consommation de la viande de cheval était d'accorder à l'abatage des animaux les mêmes soins que ceux réservés à toutes les espèces de la boucherie. Ces résultats ont été obtenus par la création des tueries spéciales. A cet
effet une section de l'abattoir Villejuif a été mise à la disposition des bouchers hippophagiques [1].

A Pantin, un établissement privé destiné à l'abatage des chevaux de
boucherie a également été autorisé.

Il répugnait en effet au consommateur de voir la viande sortir des clos
d'équarrissage.

En outre, les mesures sanitaires dont elle est entourée contribuent beaucoup à en faciliter la vente.

Avant qu'ils tombent sous la masse du sacrificateur, l'inspecteur-vété-
rinaire refuse ou permet l'abatage des animaux. Dans ce dernier cas, on
procède immédiatement à la toilette du sujet, c'est-à-dire que les crins de
la queue et de l'encolure sont coupés avec des forces. L'assommage, mode
d'abatage le plus recommandable, est en usage parmi les bouchers parisiens.
La victime, solidement tenue à la main, a les yeux bandés à l'aide d'un
linge. Un violent coup de masse apppliqué sur la région frontale la
couche à terre foudroyée. On pratique ensuite une large saignée au poitrail
avec un couteau aigu, long et tranchant.

---

[1] En 1887, il a été sacrifié à Paris 16.459 chevaux, 204 ânes, 39 mulets. Sur ce nombre,
256 chevaux ont été saisis.

Le cheval ainsi sacrifié est suspendu, pendant quelques instants, par une jambe de derrière, au moyen de la corde du treuil de l'échaudoir, jusqu'à ce que la saignée soit aussi complète que possible (Fig. 50).

Ce mode d'opérer supprime les longues agonies et les mouvements désordonnés.

Lorsque l'écoulement du sang a cessé, il ne reste plus qu'à dépouiller, habiller, parer et fendre l'animal comme cela se pratique pour le bœuf.

Avant de sortir de l'abattoir, la viande est soumise à l'examen du vétérinaire et celle reconnue livrable à la consommation est marquée avec une estampille spéciale. Il est ensuite délivré un laisser-passer indiquant le nombre et l'espèce des animaux et les noms des bouchers auxquels ils appartiennent. Après ces formalités, les moitiés de cheval, ayant les sabots adhérents aux membres postérieurs, sont chargées dans des voitures couvertes et dirigées sur les boucheries de détail. Ces établissements, dont le nombre pour la Seine dépasse cent vingt, sont tenus dans une grande propreté et parfois décorés avec goût. Une enseigne lisible et très en vue indique la nature des marchandises exposées en vente.

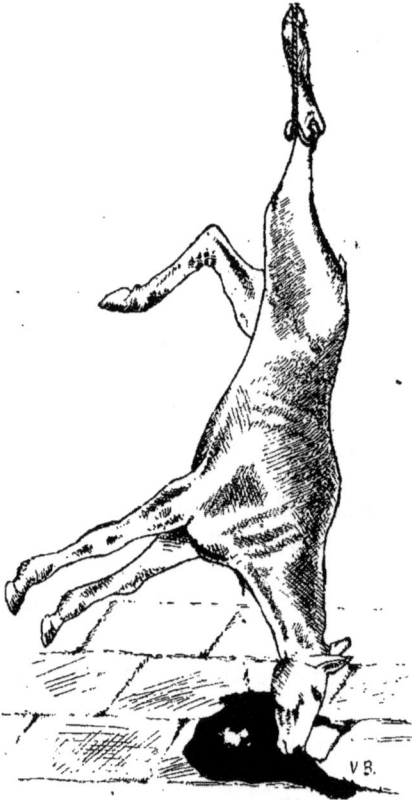

Fig. 50. — Cheval saigné, dépouillé de ses crins et suspendu dans l'échaudoir.

Ces boucheries se font encore remarquer par une tête de cheval en métal fixée en haut de la porte d'entrée.

Le débit de la viande de cheval est régi par l'ordonnance de police du 9 juin 1866 (Voir législation).

CHAPITRE IV

MANIEMENTS. — RENDEMENT DES SOLIPÈDES

Les chevaux sont généralement abattus pour l'alimentation quand l'âge, des tares ou des accidents graves les rendent impropres au travail.

Le boucher examine l'état de l'animal afin d'apprécier le rendement en viande qu'il est susceptible de donner. Ses investigations portent donc sur l'âge, l'embonpoint, la musculature générale, sans négliger aucun caractère de nature à le renseigner.

Les bêtes usées par la vieillesse, les travaux excessifs, les mauvais traitements, les privations de tout genre, sont délaissées, comme impropres à la boucherie. Celles affectées d'exostoses, d'engorgement des membres ou de tares diverses, non accompagnées de fièvre et d'extrême amaigrissement, sont jugées plus favorablement. Les cheveaux à robe claire ont une valeur marchande inférieure aux autres, en prévision de la mélanose, dont ils se montrent souvent atteints.

Quelques bouchers exigent même la garantie contre cette affection. Les transactions sont également conditionnelles pour les jetages ou autres lésions des cavités nasales. Les blessures, les plaies, quelle que soit la région malade, déprécient toujours le cheval, le mulet et l'âne qu'on destine à la boucherie, à cause des nombreux aléas qu'ils font courir au boucher hippophagique : refus d'abatage, saisie partielle ou totale.

Le sexe est pris en considération, car il est constaté que les juments et les animaux castrés offrent un état de chair et de graisse plus avantageux que les chevaux entiers. La provenance rend aussi l'acheteur circonspect. Il sait que le cheval du petit cultivateur, soumis au régime du vert, ne vaut pas celui qui a consommé de fortes proportions d'avoine. Son examen porte sur l'ampleur des formes au point de vue de la qualité et du poids.

Les chevaux de race fine, convenablement engraissés, sont à juste titre les plus estimés pour la boucherie.

Les régions favorables pour reconnaître l'embonpoint du cheval sont :

1° L'encolure et l'épaule ;

2° Les côtes et les flancs ;

3° L'avant du fourreau et des mamelles ;

4° Les fesses ;

5° Les salières.

L'encolure, comprenant toute la région du cou, offre une importance considérable. On apprécie sa consistance et son épaisseur en fixant les mains sur le bord supérieur et en l'explorant dans toute sa longueur.

Après cette région, il faut examiner l'épaule. La fermeté et la densité de son bord supérieur sont les conditions favorables à l'animal : on dit alors qu'il est *moelleux*. L'épaisseur du pli du flanc est aussi considérée comme un maniement de premier ordre. La région des côtes peut donner d'excellents indices sur la quantité de tissu adipeux qui recouvre les muscles sus-costaux.

L'avant-lait est un maniement particulier à la femelle ; dans le mâle, il est constitué par la partie antérieure du fourreau.

Chez les bêtes grasses, la graisse est accessible à l'exploration, tandis qu'elle manque dans ces régions sur les animaux maigres.

La région des fesses, encore appelée croupe, est constituée par les muscles ilio-trochantériens et par les prolongements des ischio-tibiaux. On recherche la largeur et l'épaisseur de ces masses musculaires.

Les salières ou cavités situées au-dessus de l'apophyse orbitaire présentent une grande importance du vivant de l'animal.

Elles offrent une excavation plus ou moins sensible, en rapport avec l'âge, la maigreur ou l'embonpoint du sujet.

Enfin, la peau souple, non adhérente aux côtés, et les poils brillants et lisses indiquent un état de santé satisfaisant.

RENDEMENT

Plusieurs recherches ont été faites pour établir la quantité de viande nette fournie par un cheval de boucherie.

M. Goubaux, directeur honoraire de l'école vétérinaire d'Alfort, a expérimenté sur trois chevaux qui avaient été pesés très exactement.

Le premier cheval pesait, vivant, sans licol ni fers.........	422^k 652
La peau, l'estomac, les pieds, abats et issues ont fourni....	176^k 217
La viande et les os................................	231^k 850

En faisant la somme de ces deux derniers chiffres, on constate une différence de 14 k. 585 pour retrouver le poids de l'animal vivant. Cette différence est due à des pertes diverses.

Le rapport de ces différentes parties, relativement à 100 parties de poids vivant, a donc été :

Abats, issues................................... 41,598 }
Viande nette des quatre quartiers avec les os....... 54,872 }
Viande nette complètement distincte des os........ 44,268 } 0/0
Os frais des quatre quartiers.................... 10,413 }

Le deuxième animal pesait vivant................ 234^k 508
Viande nette et os............................. 120^k 550
Abats, issues................................. 109^k 993
Pertes par évaporation......................... 3^k 965

Le rapport des diverses pesées pour 100 de poids vivant donne donc les résultats suivants :

Abats, issues................................... 46^k 946 }
Viande nette avec les os......................... 51^k 405 }
Os frais des quatre quartiers.................... 10^k 855 } 0/0
Viande nette sans les os........................ 40^k 544 }

Le poids du 3e cheval était.................... 453^k 340
Abats, issues................................... 183^k 432
Viande nette et os............................. 258^k 910
Pertes par évaporation......................... 10^k 998

Voici les résultats des calculs faits pour savoir le rapport de ces diverses pesées relativement à 100 de poids vivant :

Abats, issues................................... 40^k 462 }
Viande nette avec les os......................... 59^k 885 }
Os frais des quatre quartiers.................... 10^k 789 } 0/0
Viande nette sans les os........................ 49^k 001 }

D'autre part, si on compare ces chiffres de rendement à ceux obtenus par la boucherie ordinaire, on constate que ces chevaux s'écartent peu du rendement moyen des bovidés, dont voici le tableau :

Bœuf en chair.............................. 50 à 55 0/0
Bœuf demi-gras............................ 55 à 60 —
Bœuf gras................................. 60 à 65 —
Bœuf fin gras.............................. 65 à 70 —

Nous ne devons pas oublier que les recherches précédentes ont été faites sur des chevaux destinés à la dissection et qui ne présentaient pas un embonpoint bien élevé.

Dans les solipèdes, le poids moyen des viscères et abats est utile à connaître :

Langue..	2^k 600
Cervelle......................................	0^k 500
Reins, vessie, pancréas.......................	2^k 500
Rate..	1^k 100
Estomac et intestins vidés....................	20^k 000
Poumons et cœur...............................	12^k 000
Foie..	6^k 200
Enfin le cuir est évalué à....................	30^k

Les recherches sur l'espèce asine concernant le rendement permettent de donner les chiffres suivants :

5 Anes ont fourni 25^k de viande, soit 125 kilos.

13 Anes ont fourni 50^k de viande, soit 650 kilos.

12 Anes ont donné 60^k de viande, soit 720 kilos.

On obtient ainsi pour l'âne 49 k. comme poids moyen.

———

CHAPITRE V

QUALITÉS DE LA VIANDE DES SOLIPÈDES

L'expérience a fait justice des préjugés répandus contre la viande de cheval reconnue saine, bonne et nourrissante. Ces résultats étaient prévus par la nature des animaux qui sont herbivores et par la constitution de leurs muscles, absolument semblable à celle des autres bêtes de boucherie. Le cheval fait même un choix très minutieux de sa nourriture, car il refuse le plus souvent les fourrages moisis ou avariés. L'analyse des fibres musculaires a prouvé la présence de l'azote en quantité considérable. D'après les recherches de Liebig et de Moleschot, les muscles contiennent plus de matières albuminoïdes que ceux des bovidés. Parmentier a reconnu que la viande des chevaux abattus à Montfaucon pouvait figurer avec honneur dans un étal de boucher. Il la trouvait appétissante et agréable au goût. « Tout porte à croire, dit l'éminent hygiéniste, qu'une portion considérable de cette viande choisie sert dans Paris à la nourriture de la classe indigente; l'intérêt particulier, pour arriver à ce but, n'a pas même à lutter contre des préventions, puisque cette viande est vendue aux consommateurs sous un faux nom. »

Les soupes au cheval distribuées par Larrey sont célèbres dans les annales militaires. L'illustre chirurgien a nourri de cette manière plus de six mille blessés renfermés dans l'île de Lobeau après la bataille d'Esseling. Il a toujours recommandé l'usage alimentaire de la viande de cheval dont il vante le bon goût et la valeur nutritive.

Suivant le témoignage de Baudens, les militaires qui s'en étaient nourris avaient été épargnés par le typhus et le choléra : or, nous savons le grand nombre de personnes qui ont succombé à ces deux fléaux pendant la guerre de Crimée. Dans un mémoire présenté en 1858 à l'Académie des sciences, Bellat donne la recette pour préparer un excellent bouillon de cheval. L'extrait de viande est spécialement indiqué parce qu'il fournit un liquide délicieux, parfois supérieur à celui de bœuf.

Beaucoup de personnes déclarent cette viande malsaine en raison de la faible quantité de graisse renfermée dans les muscles. C'est une prévention injuste et une erreur grossière. On sacrifie tous les jours pour la boucherie des animaux d'un embonpoint médiocre et qui sont cependant livrables à la consommation. Disons aussi que les chevaux à chair persillée par la graisse sont loin d'être rares. Les viandes maigres conviennent particulièrement pour la confection des saucissons ; le tissu adipeux leur enlève la cohésion nécessaire pour s'opposer à l'absorption de l'air et à une décomposition rapide. Ce n'est pas toujours la grande masse de tissu adipeux qui est recherchée, car plusieurs gibiers en manquent plus ou moins, et malgré cela leurs chairs sont très estimées. En outre, la graisse est un agent hydrocarburé producteur de la chaleur animale, mais qui ne renferme pas de principes azotés et se digère difficilement.

La viande des solipèdes, saine et de bonne qualité, est un aliment excellent pour soutenir et réparer les forces du corps. « Il me semble, dit M. Goubaux, qui a beaucoup étudié cette question, qu'un préjugé seulement s'oppose à sa consommation. Cependant il pourrait bien se faire qu'il y eût aussi une tradition religieuse. Ces deux motifs ne sont pas fondés, et ils ne me paraissent pas insurmontables. Elle est bonne, succulente, très substantielle. Il est facile de s'en convaincre, et dès qu'on le voudra le préjugé disparaîtra [1]. » Tout le monde peut se pénétrer de ces vérités en ayant recours à la gastronomie. La quantité d'osmazome que cette viande contient la rend fine, délicate et savoureuse. Comme elle est produite lentement, elle possède des propriétés toniques et nutritives élevées. Nous connaissons plusieurs personnes qui ont rétabli leur santé, profondément altérée, par l'usage de cet aliment.

L'expérience pratique a encore prouvé que, toutes conditions égales d'ailleurs, la viande d'un vieux cheval est supérieure à celle du bœuf âgé. M. Leblanc, le savant membre de l'Académie de médecine, a formulé son opinion par ces mots :

« Vieux bœuf, mauvaise viande; vieux cheval, bonne viande. » Maintes et maintes fois nous avons reconnu la justesse de cet adage.

Du reste, il ne viendra à personne la pensée de croire qu'une vache de 15 à 16 ans, ayant mis au monde plusieurs veaux et fourni des milliers de litres de lait, puisse fournir un aliment bien fameux.

La viande de cheval convenablement préparée lui sera certainement supérieure. Malheureusement, il est difficile d'avoir raison d'un préjugé aussi injuste que ridicule.

Un auteur du VIIIe siècle, Keysler, s'élève contre la prohibition dont elle est l'objet au grand détriment des hommes.

Liebig assure qu'elle renferme, sous un poids donné, plus de matière assimilable que la chair des bovidés.

D'après le baron Larrey, cet aliment convient parfaitement à l'homme malade, et ses écrits rapportent les guérisons obtenues par son usage. Parent-Duchâtelet, Huzard et d'autre savants en reconnaissent les avantages et les qualités. Sa haute valeur a été démontrée par les professeurs les plus éminents. Des gastronomes appelés à se prononcer l'ont déclarée digne de figurer sur les meilleures tables.

En effet, le bouillon de cheval est plus savoureux et plus aromatique que celui de bœuf ; il convient mieux aux estomacs délicats et se montre plus digestif. Les mets confectionnés avec ces viandes sont sapides, tendres et succulents ; leur délicatesse est inhérente à la santé et à l'embonpoint de l'animal. Lorsqu'il est abattu dans des conditions satisfaisantes, la viande est ferme, appétissante et riche en principes nutritifs.

Les sujets épuisés par le travail, usés par les privations, minés par la fièvre, donnent toujours des chairs maigres, étiques et malsaines.

D'autre part, toutes les régions du corps n'offrent pas les mêmes avantages au point de vue alimentaire. Les muscles de la cuisse, par exemple,

[1] *Études sur le cheval considéré comme bête de boucherie*, page 36. Paris, 1872.

sont bien préférables à ceux plus fournis en os, en tendons ou en aponévroses.

La chair du mulet semble obtenir la préférence de la part du consommateur parisien. Et cependant, le nombre de mulets sacrifiés chaque année à Paris est insignifiant : à peine 30 par an. La viande de l'âne, surtout quand il est jeune, est justement estimée. Sa grande délicatesse était bien connue des Romains, qui se faisaient gloire d'engraisser les ânons pour la table. Ces goûts gastronomiques se sont conservés en France et dans d'autres contrées. Autrefois, les Espagnols considéraient la viande de l'âne comme un mets de luxe. Au xive siècle, il était d'usage en France de la servir avec apparat sur les tables les plus somptueuses.

CHAPITRE VI

AVANTAGES DE L'HIPPOPHAGIE

L'usage alimentaire de la viande de cheval est la source de nombreux bienfaits que nous allons brièvement énumérer.

Et d'abord, elle procure aux classes pauvres une nourriture saine et économique.

Il n'est pas rare de voir des familles entières, peu aisées, manquer de viande. Cette privation exerce une influence désastreuse sur la santé, elle peut même compromettre la vie.

L'hippophagie remédie à cette situation en donnant des plats excellents, substantiels et réparateurs. Elle constitue une mine de nutrition précieuse où chacun peut puiser suivant ses besoins. Au lieu d'être sans profit pour personne ou livrée à l'industrie, cette viande s'ajoute aux autres denrées alimentaires dont elle modère le prix excessif. A ces différents titres, elle rend encore plus utiles nos solipèdes domestiques. Après l'amélioration des classes indigentes, nous constatons les avantages des propriétaires. Lorsque ceux-ci reconnaissent que le cheval est encore, à la fin de sa carrière, l'objet de profits sérieux, ils le ménagent, le traitent mieux, le nourrissent avec moins de parcimonie et arrivent à lui éviter le chemin du chantier d'équarrissage. Dans les disettes de fourrages, ils se débarrassent des bêtes inutiles au grand avantage des autres. Les animaux soumis à des soins convenables ne connaissent plus les misères de la vieillesse, les angoisses de la faim, les souffrances et les cruautés des derniers jours.

Bien nourris et reposés, on les dirige sur l'abattoir où le coup de masse les prive instantanément de tout mouvement. Les étangs à sangsues, les voitures des bohémiens, les tristes véhicules des chiffonniers voient moins souvent ces malheureuses haridelles boiteuses, borgnes, aveugles et décharnées.

Disons aussi qu'il n'est pas rare de voir des chevaux vicieux, rétifs, prendre le chemin de l'abattoir hippophagique. Ainsi, se trouvent supprimés les dangers permanents que ces animaux faisaient courir aux personnes chargées de les approcher ou de les utiliser.

L'hippophagie est donc à plus d'un titre un bienfait pour l'humanité et pour les animaux. Ceux qui sont devenus impropres au travail par des causes diverses ne dépensent plus les médicaments, la nourriture et les soins si souvent complètement perdus. Leur abatage supprime le triste spectacle d'une bête succombant sous des traitements indignes.

On améliore aussi la race chevaline par la bonne sélection des animaux ; les poulains défectueux, d'une mauvaise venue, sont sacrifiés : on évite de cette façon des frais élevés pour la production de chevaux médiocres.

L'hippophagie augmente encore la richesse publique et conséquemment la fortune nationale.

En effet, si on estime, même à très bas prix, la valeur représentée par les solipèdes que nous possédons en France et dans les colonies, on arrive à des chiffres élevés.

En 1864, M. Decroix les évaluait à quatre millions pour la France et l'Algérie. « Et, ajoute le vétérinaire philanthrope, en fixant à 150 kilos le poids moyen des animaux, on trouve que les quatre millions représentent six cent millions de kilogrammes de viande ; en estimant le kilo 0 fr. 40 c., c'est-à-dire un quart environ du prix du bœuf, on voit que la fortune publique serait augmentée de deux cent quarante millions de francs.

Aujourd'hui, cette somme serait au-dessous de la vérité, car la viande de cheval a une plus grande valeur.

L'État aurait avantage à distribuer ces viandes à nos troupes. L'extrait procure des soupes excellentes qui seraient appréciées par les armées en campagne. Les chair fumées, les saucissons bien préparés, constitueraient le régal de nos soldats.

La propagation de la viande de cheval est donc appelée à rendre de nombreux et variés services.

CHAPITRE VII

CATÉGORIES DE LA VIANDE DE CHEVAL. — PRÉPARATIONS CULINAIRES

ET MÉDICINALES. — FABRICATION DES SAUCISSONS. —

UTILISATION DE LA VIANDE DE CHEVAL POUR LES ANIMAUX.

Dans la boucherie chevaline, on distingue trois catégories de viande, désignées par les noms de première, deuxième et troisième catégories, comme pour les morceaux de bœuf.

Ces viandes sont vendues à un prix relativement peu élevé. Le filet vaut deux francs le kilogr. Les morceaux de 1re et 2e catégories sont livrés à moitié prix de leurs similaires de l'espèce bovine.

La côte, le col, le gîte et tous les bas morceaux sont estimés 20, 30 et 40 centimes la livre.

La chair des solipèdes demande une cuisson plus longue que celle des autres espèces animales, d'abord parce que le cheval est sacrifié à un âge assez avancé, mais encore parce que ses muscles ont un grain plus serré et des fibres plus compactes. On dit fort judicieusement que le cheval est au bœuf ce que la perdrix, dont la chair se fait remarquer par la densité, est au poulet qui donne une viande lâche et molle.

Les préparations culinaires dans lesquelles entre la viande des solipèdes sont très nombreuses et les principales méritent d'être connues.

Le pot-au-feu se distingue par son bouillon, qui ressemble beaucoup à celui de poule; il est plus nourrissant que celui obtenu avec la même quantité de bœuf; mais la viande de cheval bouillie se réduit considérablement et sa sapidité diminue en raison directe de l'ébullition.

La culotte donne le morceau le plus avantageux pour le confectionner; l'ébullition doit être modérée, et deux heures après on ajoute les légumes.

La meilleure préparation culinaire est d'accommoder le cheval en daube, à l'instar du bœuf.

Le rôti de cheval se fait comme celui de bœuf, quelques gourmets font mariner la viande. Un morceau de choix tel que le filet rivalise avec celui de chevreuil.

Le bifteck de cheval se prépare aussi avec du filet ou faux-filet; trois jours de marinade lui assurent des qualités remarquables. Le cheval se mange encore en civet, absolument comme le lièvre.

Nous avons également le haricot de cheval, mets exquis quand il est fait avec un morceau du plat de côtes flanqué de bons légumes.

Les poumons et la rate sont réservés à la nourriture des animaux. Les autres abats jouissent d'une grande délicatesse et on peut les comparer avantageusement à ceux de l'espèce bovine.

Ainsi, le foie, qui augmente le goût du bouillon, est un plat d'une grande finesse quand il est bien piqué de lard, convenablement assaisonné et cuit à feu doux.

La langue est délicieuse et les palais délicats ne manquent pas de la rechercher.

On extrait des pieds des solipèdes une huile excellente possédant les mêmes qualités que les huiles comestibles.

La graisse, également très bonne, trouve de nombreux usages. On en prépare des légumes, des fritures et des ragoûts réellement exquis.

L'huile obtenue par la fusion des graisses au bain-marie est très recherchée des amateurs, ils l'estiment tout autant que l'huile d'olive.

La viande de cheval entre particulièrement dans la fabrication des saucisses et des saucissons. On utilise à cet effet les boyaux de bœuf et de mouton. Leur préparation ne diffère pas de celle des pièces de chacuterie connues (voir le chapitre spécial).

La pharmacie tire un grand parti de l'hippophagie.

Avec la chair fraîche des solipèdes, on prépare des bouillons réservés spécialement aux estomacs faibles et malades.

Ces bouillons, qui doivent surtout leurs propriétés toniques aux matières albuminoïdes, s'obtiennent par des procédés divers.

On prend 250 grammes de viande fraîche qu'on coupe par morceaux et qu'on délaye dans 250 grammes d'eau accidulée avec 4 à 5 gouttes d'acide chlorhydrique, et contenant 150 grammes de sel marin. La macération dure deux heures. On passe sur un tamis de crin et on recommence plusieurs fois, jusqu'à ce que le liquide soit clair et limpide.

On ajoute encore 25 grammes d'eau et on obtient une substance liquide rouge, d'une saveur douce et agréable. Ces manipulations s'opèrent à froid pour éviter la coagulation de l'albumine.

Depuis quelque temps, l'extrait de viande de cheval est entré dans la consommation de différents pays. Les Allemands en font grand usage et ils le préconisent dans les digestions difficiles. Pour conserver l'extrait, il est indispensable qu'il ne renferme ni corps gras, ni gélatine.

On le prépare en faisant digérer, pendant une heure, la viande désossée, hachée, débarrassée des tendons ou aponévroses et mélangée à huit fois son poids d'eau ; la digestion, minutieusement privée de graisse et de gélatine, est évaporée au bain-marie en consistance sirupeuse, dans des vases de porcelaine.

Les pharmaciens obtiennent encore avec les chairs du cheval une substance soluble et dialisable appelée peptone ou albuminose. On l'administre à la dose de trois à six cuillerées à café par jour, mélangée à de l'alcool faible aromatisé.

Les estomacs fatigués par des digestions pénibles retrouvent ainsi leurs propriétés assimilatrices.

L'emploi de la viande des solipèdes pour la nourriture des porcs offre quelques avantages. Les animaux carnassiers digèrent sans inconvénient les viandes malades et même putréfiées ; celles qui proviennent des sujets étiques, maigres ou autres, trouveront donc ici leur emploi utile. Autrefois, l'élevage en grand des porcs se pratiquait aux portes de Paris avec les viandes de cheval.

Certains industriels, comme les dompteurs, les propriétaires de ménageries, nourrissent leurs fauves de cette manière pour des raisons économiques.

CHAPITRE VIII

CARACTÈRES DISTINCTIFS DE LA CHAIR DES SOLIPÈDES D'AVEC

CELLE DE L'ESPÈCE BOVINE

La viande de cheval présente des signes objectifs qui permettent de la reconnaître assez facilement. En examinant le squelette des solipèdes on constate que les os ont une épaisseur moins considérable que ceux du bœuf. La coupe transversale du tissu osseux fait voir une diminution relative dans l'épaisseur du canal médullaire, la moelle qu'il renferme possède un aspect et une consistance tout à fait caractéristiques. L'ostéologie donne également des différences sensibles dans chaque espèce. Les solipèdes ont les surfaces articulaires de couleur rose ou légèrement blanc nacré. Les muscles offrent, immédiatement après l'abatage, une teinte rouge brun plus ou moins accentuée suivant la région du corps. Cet aspect augmente par le contact de l'air et il se rapproche de l'ocre ou de la terre de Sienne. Les animaux qui ont consommé de fortes proportions d'avoine donnent des tissus plus sombres en couleur que les autres ; les fourrages secs et particulièrement le régime du vert fournissent des viandes plus claires.

Les muscles barbouillés avec du sang frais offrent une coloration rouillée d'autant plus évidente que leur teinte primitive était sombre. Une coupe fraîche révèle une fibre luisante, oléagineuse, produite par l'épanchement de l'oléine renfermée dans les corpuscules graisseux. Quand on dépose du papier joseph sur les parties nouvellement incisées, il est maculé de nombreuses taches huileuses.

Les chairs du bœuf ne donnent pas les mêmes résultats, car cette expérience devient alors négative.

Dans les solipèdes étiques, très maigres ou qui sont consumés par la fièvre et la maladie, la viande a une couleur rouge toute particulière qui fait dire qu'elle est *animée*.

En malaxant lentement un menu morceau de chair fraîche, on est frappé de sa faible tenacité ; la fibre musculaire se dissocie avec une facilité surprenante, elle se montre molle, très friable, adhère fortement aux doigts et se réduit presque en bouillie.

Le bœuf ne possède pas ces caractères importants. Nous trouvons aussi des différences dans la constitution anatomique du muscle. Celui du cheval est tenu et fin ; il est formé par des fibres longues et réunies entre elles par un tissu cellulaire très condensé. A la vue, elles donnent un grain moins grossier et leur toucher indique qu'elles jouissent d'une certaine élasticité.

La viande des solipèdes exige une longue cuisson, elle diminue beaucoup de volume par l'ébullition qui la rend ferme et compacte ; enfin, soumise à la salaison ou au fumage, elle acquiert une dureté et une densité extraordinaires.

Quelques personnes accordent une saveur désagréable à cette viande. Il faut n'en avoir point mangé pour ajouter foi à une pareille croyance. Non seulement elle n'a pas un goût douteux, mais elle est fine et délicate. Cependant les chevaux non castrés fournissent une qualité plus inférieure. Quelques auteurs prétendent que la chair des solipèdes décèle une odeur *sui generis* rappelant l'écurie, l'étable ou le crottin. Nos expériences démontrent, d'une façon péremptoire, la non valeur de ces affirmations.

Nos solipèdes, n'étant pas engraissés en vue de la boucherie, n'ont pas en général ces masses de graisse qui remplissent certaines régions dans les autres espèces. On les trouve néanmoins dans le bassin, sur le bord supérieur de l'encolure et sur les parois abdominales internes en quantité suffisante.

Son aspect huileux, jaunâtre, et sa grande fluidité permettent de la distinguer entre toutes les autres graisses.

L'âne se fait remarquer par des amas adipeux considérables de chaque côté du dos et, dans l'intérieur de l'abdomen, sous le péritoine pariétal ainsi que sur le bord supérieur du cou.

CHAPITRE IX

MOTIFS DES SAISIES

Il est utile d'indiquer les cas qui motivent la saisie complète de l'animal et ceux qui permettent d'en livrer quelques parties à la consommation.

La première classe comprend la morve, le farcin, le charbon, la septicémie, le tétanos, l'anasarque, la fièvre typhoïde, la gourme maligne, et toutes les affections aigües ou chroniques accompagnées d'infection purulente, de maigreur, de cachexie, ou qui rendent la viande fiévreuse, saigneuse, etc.

La saisie est partielle pour la mélanose non généralisée, les fractures, ecchymoses, affections du pied, du garrot et traumatismes non accompagnés d'étisie ou d'infections septiques, ou d'un état fébrile susceptible de produire des altérations graves dans l'organisme.

Du reste, le vétérinaire doit baser ses appréciations sur la nature de la maladie, la gravité des lésions et l'état général du sujet.

Disons d'abord quelques mots de la maigreur chez le cheval.

MAIGREUR

La maigreur est occasionnée par les travaux excessifs, le défaut de nourriture, l'âge et les maladies.

On la reconnaît, sur le vivant, à la diminution et à l'affaissement des formes rondes, au retroussement des flancs et à la saillie des parties osseuses. La peau semble collée aux os, surtout dans certaines régions comme les hanches et le dos, qui offrent parfois des plaies nombreuses. Dans le marasme, la peau laisse suinter une espèce de liquide huileux qui provient des endroits blessés. A l'abatage, nous constatons l'atrophie considérable des muscles et de différents organes. Le plus souvent la partie atrophiée est ramollie, son tissu est flasque, moins coloré qu'à l'état normal, car il a reçu une faible quantité de sang ; il peut même faire place à du tissu cellulaire ou fibreux.

Les muscles sont décolorés, friables et laissent sourdre à leur surface une sérosité gluante et visqueuse qui rend la viande humide.

D'autres fois, l'étisie est sèche, le tissu fibreux du muscle le rend plus ferme et comme parcheminé. La graisse du bassin, des interstices épineux, des vertèbres et de la cavité orbitaire a complètement disparu. Elle est remplacée par des amas fluides, visqueux, de teinte synoviale ; au tissu adipeux du bassin succèdent de simples stalactites de matière liquide, diffluente et gélatineuse. Quand l'animal a un certain degré de qualité (la moelle en terme de métier), nous trouvons une petite quantité de matière jaunâtre, semi-fluide, étalée dans la fente et remplissant la cavité orbitaire. Au contraire, si le sujet est maigre et étique, nous apercevons une sorte de gelée livide qui occupe ces parties. Dans ce cas, la viande, ne possédant aucune valeur nutritive, doit être rejetée de l'alimentation.

DIATHÈSE MORVO-FARCINEUSE

Lorsque le solipède présente un ou plusieurs des symptômes classiques de la morve, l'abatage immédiat s'impose ainsi que la livraison à l'équarrissage.

Trois symptômes caractérisent d'une manière exacte la diathèse morvo-farcineuse:

Le chancre, le jetage et la glande.

Chancres. — Examinés à leur début, les chancres forment des petits reliefs, arrondis comme un grain de millet, enchatonnés dans le derme de la muqueuse et pourvus à la périphérie d'une légère infiltration séreuse qui disparaît peu à peu.

Ce petit bouton, que Dupuy a appelé le tubercule des muqueuses, se sent très bien avec la pulpe des doigts. Si on l'incise, on trouve une zone périphérique dure, résistante, d'une coloration rose, qui renferme dans son intérieur une goutte de pus.

C'est par l'augmentation incessante de cette suppuration à l'intérieur que la coque finit par être détruite du côté de la muqueuse et donne naissance à l'ulcération. Dans les tubercules qui se développent dans le poumon, la résistance donnée par le tissu induré étant égale de tous côtés, le pus reste amassé et subit bientôt les modifications variées que nous connaissons.

Les chancres peuvent être plus ou moins nombreux et présenter des dimensions variables, suivant qu'ils sont réunis ou qu'ils sont isolés. Dans la morve aiguë, le chancre est constitué par une plaie légèrement déchiquetée dont les bords s'entourent de bourgeons charnus friables. Le fond de l'ulcère devient aussi bourgeonneux et offre même des points de gangrène.

Les chancres s'étendent rapidement en surface, de même qu'ils peuvent gagner en profondeur pour détruire la muqueuse pituitaire et finalement entraîner la nécrose de la cloison cartilagineuse.

Dans la morve chronique, le bord du chancre forme une sorte de bourrelet un peu en saillie sur les parties environnantes, constitué par un épaississement du derme de la muqueuse.

Quelquefois des chancres ont pu se cicatriser et laisser à leur place une petite tache en saillie, rayonnée; mais, en général, ils grandissent toujours pendant que le centre subit, comme le dit M. Trasbot dans son cours, la gangrène moléculaire progressive des Allemands. C'est-à-dire qu'on ne trouve pas, comme dans l'inflammation franche, des bourgeons charnus de bonne nature avec des éléments embryonnaires ronds à noyaux et nucléoles vivants et actifs, mais bien des globules purulents à noyaux divisés et à contenu granuleux. On dirait que le blastème qui les entoure, nutritif dans d'autres circonstances, devient toxique pour eux.

Le bouton de farcin qu'on rencontre sur l'encolure, les joues, le flanc, les épaules et les membres forme d'abord un relief qui devient fluctuant vers le centre, se ramollit ensuite et s'ulcère par la formation d'une eschare superficielle.

Jetage. — Le jetage de la morve est unilatéral et formé par un liquide poisseux, s'attachant aux ailes du nez pour former des croûtes. Il devient roussâtre ou strié de sang dans la morve aiguë.

Le pus qui s'écoule des boutons ulcérés est également strié de sang et contient des grumeaux ; il est, dans son ensemble, couleur lie de vin, filant, visqueux, s'agglutinant aux poils. Une fois ouverts, les chancres du farcin aigu s'étendent périphériquement et peuvent, dans quelques cas, éliminer une large partie de la peau.

Glande. — La glande de l'auge s'indure de plus en plus, forme une tumeur irrégulière, bosselée, située d'autant plus profondément entre les branches du maxillaire que la maladie est plus ancienne.

Si on l'incise, on voit que le ganglion lymphatique est devenu le siège de la suppuration et que le tissu conjonctif forme une coque résistante autour du pus. La cavité, au lieu de s'étendre, se resserre de plus en plus et il ne reste alors qu'une masse caséeuse qui va bientôt s'infiltrer de sels de chaux.

Les lésions du poumon sont identiques, aussi peut-on considérer la glande de morve comme une agglomération de tubercules qui éprouvent, par suite de la résistance des tissus fibreux périphériques, l'atrophie et la dégénérescence.

Corde. — Enfin, il y a, dans le farcin et même dans la morve, la lymphangite qui accompagne le bouton et qui se traduit sur l'animal vivant par des reliefs variables avec le degré de la maladie. Il y a encore des tumeurs ganglionnaires, des engorgements, pouvant occuper un ou plusieurs membres ou se placer sur l'encolure ou sous le ventre. Toutes ces tumeurs sont pâteuses, très sensibles à la pression; ponctionnées, elles donnent un liquide visqueux, filant, caractéristique (*huile de farcin*).

Dans le début de la morve aiguë, quand l'éruption est très confluante et que des chancres se trouvent sur la muqueuse du larynx et de la trachée, on observe un mouvement fébrile accentué et même quelquefois un bruit de cornage perceptible sur les chevaux au repos, ou bien il survient, tout d'un coup, une synovite très douloureuse, qui fait boiter les animaux, ou bien encore une épistaxis. D'autres fois, c'est un engorgement des testicules qui prélude à l'affection.

Tubercule du poumon. — A l'autopsie des animaux, le poumon offre, par transparence des plèvres, des taches rouges, violettes, de la grandeur d'une lentille; on sent très bien, en passant la main à leur surface, que ces petits points hyperémiés sont déjà résistants et qu'ils donnent une sensation granuleuse. A un degré plus avancé de la maladie, on voit, après une incision du point congestionné, l'enveloppe du tissu fibreux, l'auréole inflammatoire et le point central mou formé d'une matière grisâtre [1].

Ces lésions essentielles sont les mêmes que celles de la morve chronique; il n'y a que des différences d'âge.

L'examen microscopique permet de constater que la coque fibreuse du tubercule est en continuité directe avec le tissu conjonctif et qu'il n'y a aucune trace d'enkystement.

D'après M. Trasbot, le tubercule se formerait dans l'angle de bifurcation d'une petite bronche ou d'un petit vaisseau.

---

[1] L. Villain, *Les animaux de boucherie du marché de Paris et les viandes insalubres.*

Pour M. Galtier, ce nodule morveux est d'abord un îlot de pneumonie lobulaire qui est enveloppé par des zones hémorrhagiques; autrement dit, le nodule morveux s'entoure d'hémorrhagies qui se caséifient du centre à la périphérie du bouton, sans passer par la suppuration.

Nous venons de passer en revue les symptômes qui suffisent amplement pour diagnostiquer à coup sûr cette diathèse; dans les cas cependant où il y aurait doute, on devra rechercher le bacille morveux. Il est bon de savoir que, dans les lésions aiguës et chroniques du cheval, il n'existe que très rarement à l'état bacillaire. Aussi les cultures dans du bouillon, sur pomme de terre, les inoculations à l'âne, au chien, au cobaye deviennent nécessaires. C'est dans le pus du chancre local du chien, les abcès des ganglions lymphatiques du cobaye et les lésions pulmonaires de l'âne qu'on trouvera abondamment de fins bâtonnets un peu plus gros que ceux de tuberculose (Fig. 51).

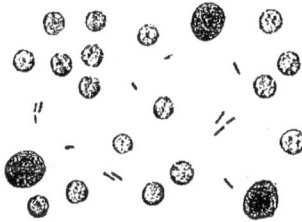

Fig. 51. — Bacille de la morve, obj. Zeiss, 1/12, à immersion homogène dans l'huile.

Pour les mettre en évidence, on emploie la méthode de Loeffler qui consiste à colorer les lamelles ou les coupes avec une solution alcoolique concentrée de bleu de méthylène, additionnée d'une faible solution aqueuse de potasse, pendant au moins un quart d'heure. On les décolore dans un bain d'eau distillée contenant quelques gouttes d'acide acétique, on les déshydrate avec l'alcool absolu, on les éclaircit dans l'essence de girofle ou de bergamote, on laisse égoutter l'excès d'essence et on monte dans le baume du Canada dissous dans le xylol.

MORVE LATENTE

Quelquefois, il y a bien un jetage léger à mucosités adhérentes, sans glandes; d'autres fois, on ne voit rien d'apparent; les sujets paraissent même en bon état.

A l'autopsie, on trouve des tubercules classiques de morve chronique et souvent aussi les lésions pulmonaires de la morve aiguë.

Un confrère nous a demandé un avis au sujet de lésions rencontrées sur des chevaux sacrifiés pour la consommation.

« Ces lésions, qui consistent dans quelques grains de la grosseur de petits pois ronds, quelquefois même moins gros, se rencontrent assez fréquemment dans le poumon du cheval.

Or toutes ces lésions sont anciennes et enkystées dans une coque calcaire ; elles sont formées de substance frappée de dégénérescence granulo-graisseuse et calcaire. Le tissu qui les environne est formé par une zone de tissu fibreux plus ou moins sclérosé.

J'ajouterai, dit-il, pour plus amples renseignements, que les sujets chez lesquels on rencontre ces lésions sont généralement bien portants, l'embonpoint est même satisfaisant.

On ne constate aucun jetage ni glande.

La nature du tubercule, d'après étude faite, ne présente aucun des caractères typiques de la morve ou de la phtisie.

Que faites-vous en pareil cas ? Faut-il rejeter la viande ? »

Voici notre réponse.

Autrefois, on déclarait morveux tout cheval à l'autopsie duquel les poumons présentaient de petites masses dures, arrondies, que l'on constatait vivement par l'appui seul des doigts.

Depuis lors, un revirement s'est opéré ; on a vu, en effet, qu'on pouvait aussi rencontrer dans le poumon du cheval la péribronchite noduleuse, signalée par M. Nocard, et qui peut induire en erreur un œil peu exercé, la tuberculose, enfin *des masses calcaires sans aucune organisation, toutes au même stade de développement, difficilement incisables, sans zone inflammatoire, sans point central ramolli*.

Ces tubercules crétacés, le service d'inspection de Paris les rencontre tous les jours sur des sujets vieux, souvent en bon état de viande. Nous laissons consommer ces chevaux, car ce n'est pas la morve.

Dans la morve pulmonaire classique, même sans symptômes extérieurs visibles du vivant de l'animal, les tubercules sont formés d'une coque fibreuse en continuité avec le tissu du poumon, ils sont pourvus d'une auréole inflammatoire. Dans leur centre, on trouve un point caséeux qu'on peut enlever avec la pointe d'un bistouri.

De plus, on constate toujours dans le poumon du cheval morveux des tubercules à différents âges.

Dans la tuberculose, le diagnostic n'est bien établi que par la présence du bacille.

Dans la péribronchite noduleuse, le pseudo-tubercule incisé montre que le pus provient de l'intérieur d'une petite bronche[1].

TÉTANOS

Cette affection, dont l'origine a été dans ces derniers temps l'objet de discussions intéressantes, se déclare assez fréquemment chez les solipèdes.

Sa nature microbienne ne peut être contestée puisque le bacille découvert par Nicolaïer reproduit la maladie par inoculation. Les plaies anciennes paraissent plus favorables à l'éclosion du tétanos. Il attaque primitivement certaines régions pour envahir l'organisme tout entier. Une fièvre intense se déclare; les muscles malades sont tendus, rigides, et les articulations perdent leur flexibilité ordinaire. La décoloration du tissu musculaire et l'inoculabilité de la maladie motivent la saisie de la viande.

ANASARQUE

L'anasarque est une hydropisie générale due à une infiltration séreuse sous-cutanée.

Les signes qui la caractérisent sont des engorgements qui envahissent d'abord les extrémités pour s'étendre au poitrail, aux cuisses, à la croupe et aux organes génitaux.

A l'autopsie, le tissu cellulaire est gorgé d'une sérosité abondante. Le péritoine, les plèvres sont infiltrés, et les lobules pulmonaires distendus par un liquide citrin. Le cœur, ramolli, friable, présente des ecchymoses à sa surface extérieure.

Les muscles décolorés, jaunâtres, faciles à déchirer, laissent échapper, par l'incision, une certaine quantité de sérosité.

Ces altérations diverses justifient la saisie des viandes.

FIÈVRE TYPHOÏDE

L'animal atteint de cette maladie montre de la tristesse, de la faiblesse musculaire, de la fièvre et des pétéchies qui apparaissent sur

---

[1] L. Villain, *Rapport sur les opérations du service d'inspection de la boucherie*. Paris, 1886.

la conjonctive. A l'abatage, les lésions se révèlent par la présence de taches rougeâtres, d'ulcères irréguliers ou dentelés qui siègent sur la muqueuse intestinale. On rencontre dans le tube digestif des plaques elliptiques, indurées, en quantité variable. Les ganglions mésentériques tuméfiés renferment des petits foyers purulents de substance jaunâtre.

Les muscles, gorgés de sérosité, mous, jaunâtres, sont faciles à déchirer. Tous les tissus se montrent infiltrés par un liquide renfermé dans les intervalles musculaires.

GOURME MALIGNE

La gourme est une affection spécifique, virulente, dont l'origine contagieuse est bien connue. Quand elle revêt la forme maligne, elle imprime aux viandes des altérations nombreuses.

L'inflammation du tissu cellulaire, l'engorgement des ganglions, les abcès de plusieurs organes, la gangrène des viscères et l'altération du tissu musculaire sont les caractères qui, réunis ou isolés, rendent la viande insalubre.

MÉLANOSE

On appelle ainsi les tumeurs pathologiques qui renferment une substance noire appelée *mélanine*. La mélanose a l'aspect d'une masse homogène sans nerfs ni vaisseaux, divisée en lobules ou en lamelles par un tissu cellulaire qui la parcourt sans lui appartenir.

Ses lieux d'élection sont la base de la queue, l'anus, le fourreau, les mamelles, la vulve, etc.

Son volume varie depuis la grosseur d'une noisette jusqu'à celui du poing de l'homme.

En se réunissant, ces tumeurs forment des masses énormes intimement soudées aux parties environnantes.

A l'extérieur, elles offrent une couleur gris-ardoisé foncé ; leur section révèle une teinte noire très prononcée. La pression des doigts fait sourdre un liquide épais de même nuance.

La consistance en est variable ; tantôt elles offrent une certaine résistance, tantôt elles se montrent friables et s'écrasent en bouillie.

Les tumeurs mélaniques s'observent dans les diverses parties du corps pourvues de tissu cellulaire, mais particulièrement dans le bassin.

Nous avons constaté plusieurs cas où les os étaient tellement imprégnés de substance mélanique qu'ils semblaient carbonisés. Sur le cheval blanc vivant, il n'est pas rare d'observer que des tumeurs mélaniques volumineuses apparentes, c'est-à-dire placées extérieurement, coïncident avec l'absence de ces mêmes tumeurs dans les tissus ou les organes splanchniques. De même qu'avec peu ou pas de tumeurs extérieures, il peut y avoir des masses mélaniques considérables sous les épaules, dans le bassin, les organes de la cavité abdominale, etc.

BLESSURES, ECCHYMOSES, FRACTURES

Les blessures légères, les ecchymoses, les plaies superficielles ne motivent pas le rejet complet de l'animal, à moins que la fièvre de réaction n'ait produit l'étisie ou des altérations graves de l'organisme. Les mêmes considérations s'appliquent aux solipèdes atteints de fractures des membres. Le plus grand nombre de ces victimes sont, à Paris, dirigées sur les abattoirs dans des voitures spéciales très bien agencées. De cette manière, on diminue considérablement l'intensité de la fièvre et, après les épluchages nécessaires, les viandes saines sont livrées à la consommation.

Nous renvoyons, comme nous l'avons déjà fait remarquer, aux chapitres antérieurs pour les cas qui sont communs à la plupart des animaux de boucherie, tels que les lésions produites par les affections aiguës de nature non spécifique, l'indigestion avec météorisme, l'ictère grave, le charbon, la septicémie sous toutes ses formes : gangrène pulmonaire, métastase, etc.

Voici du reste les principaux motifs de saisie dans les abattoirs hippophagiques de Paris : maigreur, fièvre, pneumonie gangréneuse, métastases à la suite de plaies suppurantes, notamment du pied et du garrot, morve et farcin, anasarque, mélanose généralisée, paraplégie, fractures, infiltrations et ecchymoses.

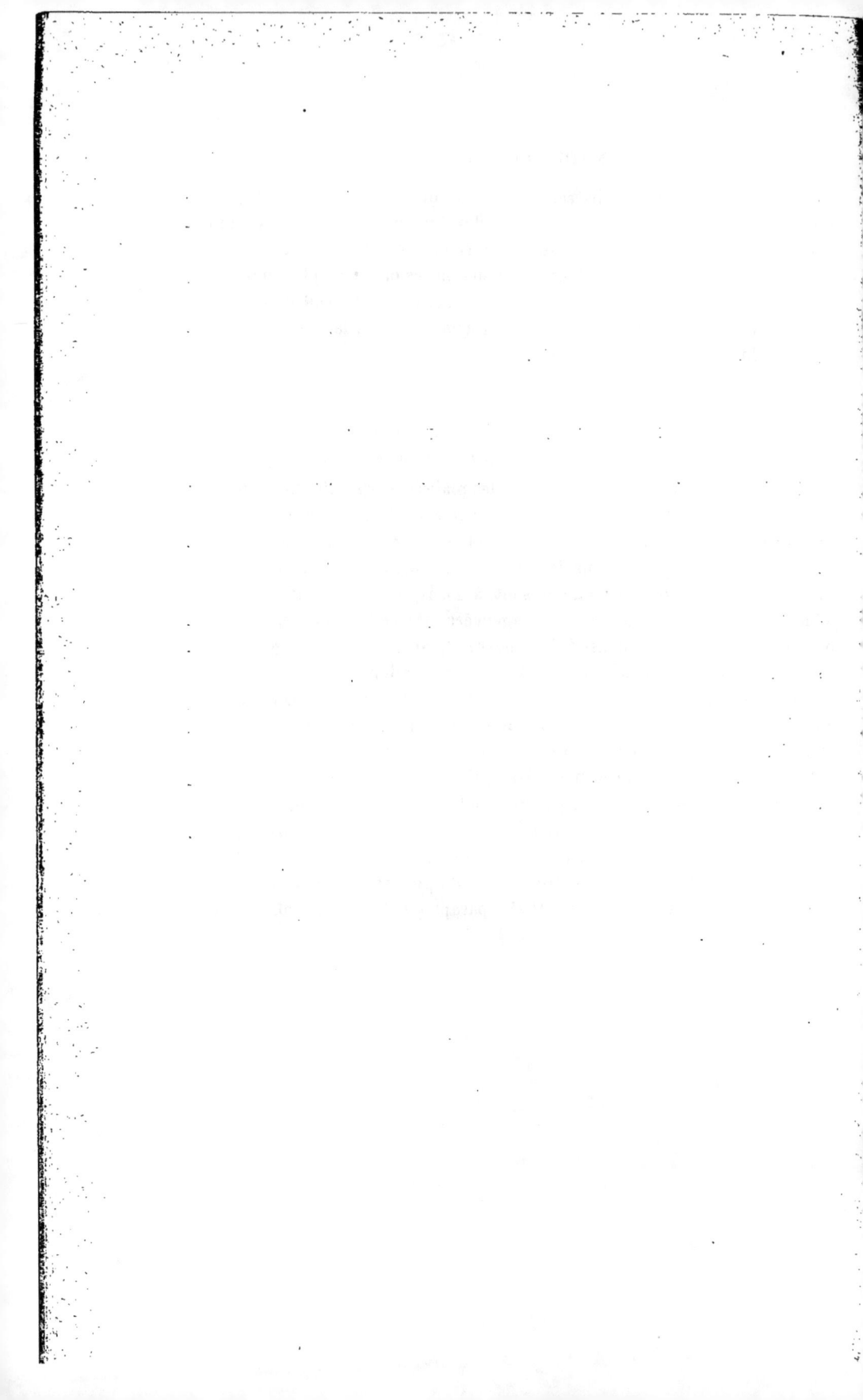

LIVRE XI

VOLAILLES, GIBIER, POISSONS, CRUSTACÉS, MOLLUSQUES.

SOMMAIRE. *Volailles* : Poulets, Poulardes, Chapons. Age des volailles.— Apprêt de la volaille pour la vente. — Altérations des œufs. — Appareil digestif des volailles. — Dindon, Canard, Oie, Pintade, Pigeon, Corbeau, Pie. — Altérations des volailles.

    Gibier : Gibier à poil. — Lapin et Chat. — Lièvre, Sanglier, Chevreuil, Cerf, Ours, Renne. — Gibier à plumes : Perdrix, Faisan, Lagopède, Coq de bruyère, Bécasse, Râle, Courlis, Sarcèle, Macreuse, Poule d'eau, Canard sauvage, Caille, Ortolan, Alouette, Rouge-gorge, Bec-figue, Grive. —Pigeon sauvage, Oie sauvage. — Altérations du gibier.

    Poissons : Poissons à chair blanche et tendre, poissons à chair teintée et ferme, poissons à chair grasse et compacte.

    Poissons de mer : Bar, Saumon, Truite saumonée, Ombre-chevalier, Esturgeon, Thon, Congre, Colin, Mulet, Rouget-barbet, Dorade, Maquereau, Merlan, Éperlan, Sardine, Anchois, Hareng, Germon, Espadon, Eglefin, Cabillaud, Merluche, Morue, Alose, Rouget-grondin, Vive, Turbot, Barbue, Raie, Sole, Limande, Plie, Carrelet.

    Poissons d'eau douce : Brochet, Carpe, Perche, Brème, Tanche, Barbeau, Goujon, Vairon, Loche, Ablette, Chevaisne, Gardon, Hottus, Anguille.

    Crustacés : Homard, Langouste, Ecrevisse, Crevette, Crangon, Crabe.

    Mollusques : Huître, Bucarde, Bigorneau, Patelle, Ormiers, Moule, Escargot, Grenouille, Tortue. Altérations des poissons, des Crustacés et des Mollusques.

CHAPITRE I

VOLAILLES

§ 1. — POULETS, POULARDES ET CHAPONS

Les volailles entrent, avec la viande, pour une très grande part dans notre alimentation ; aussi arrivent-elles sur nos marchés un peu de tous les points du territoire. Malgré la richesse de notre pays dans ce genre de production, il ne peut suffire seul à la consommation, et l'étranger vient parfaire le contingent nécessaire à notre approvisionnement.

Les volailles sont estimées d'après leur provenance. Les meilleures, les plus recherchées pour leur finesse, sont celles de la Bresse ; puis viennent celles du pays de Caux, du Mans. Les poulardes de Houdan, de Crèvecœur ont aussi une juste renommée. Pour quelques-uns, les poulets nantais, facilement reconnaissables aux plumes noires laissées au bout des ailes, à la queue et à la tête, sont très appréciés parce qu'ils sont plus en chair et moins en graisse.

Le poulet, le chapon, la poularde, le dindonneau, l'oie, la dinde, convenablement engraissés, figurent sur nos tables au rang des mets les plus sains et les plus appréciés. Chaque année, au Concours agricole installé au Palais de l'Industrie pendant la semaine qui précède le carnaval, sont exposés de forts beaux spécimens de volailles grasses mortes, qui excitent à juste titre l'admiration par leur état de graisse poussé à l'extrême. Citons, comme exemples, les poulardes de la Flèche, du Mans, les oies de Tours, les canards de Normandie, les dindes de la Champagne.

Les volailles se présentent à la vente sous deux aspects : avec plumes ou sans plumes. C'est le plus généralement dépourvues de plumes qu'elles sont offertes à l'acheteur. Toutes les fois donc qu'il sera mis en vente des lots de volailles avec plumes, les justes défiances des Inspecteurs devront être mises en éveil ; il y aura là, dans la majorité des cas, une fraude destinée à déjouer leur surveillance.

Les volailles ainsi présentées devront être l'objet d'un examen spécial: il sera facile de se rendre compte de leur état de salubrité par le simple écartement des plumes sur le dos et sur le ventre, en évitant de souffler dessus, les marchands étant intimement convaincus que leurs volailles se putréfient (verdissent, suivant leur expression) sous l'influence de cette chaude haleine.

En 1884, nous avons eu à examiner un lot de poules provenant d'un envoi considérable de volailles non déplumées arrivées mortes. Nous avons fait les constatations suivantes.

1° A l'extérieur, les plumes étaient ternes, salies ; la crête était cyanosée ; l'œil était creux. En écartant les plumes, la peau apparaissait avec une couleur brune très foncée ; en l'incisant, elle laissait voir une chair violacée ;

2° A l'intérieur, tous les organes, foie, poumons, reins, etc., étaient congestionnés ; l'odeur qui se dégageait du corps était celle de la putréfaction ; les intestins étaient gorgés de matières jaunâtres, boueuses ; le sang était noir, incoagulé, ne s'oxydant pas à l'air. En portant sous le champ du microscope une gouttelette de ce sang, prise avec toutes les précautions exigées en pareille circonstance, nous avons pu voir, avec un grossissement de 575 diamètres, des microcoques, des diplocoques caractéristiques de l'affection dite « choléra des poules ». La saisie générale fut ordonnée.

Le genre de nourriture influe également sur la qualité de la chair. Les volailles élevées et nourries en liberté sont de beaucoup préférables à celles élevées et nourries au poulailler ou à la gaveuse, mode d'engraissement qui a été adopté depuis quelques années et dont les résultats considérables permettent d'engraisser en quelques semaines toutes espèces de volailles.

Celles qui se nourrissent de débris d'animaux en décomposition, au voisinage des clos d'équarrissage, ont une chair d'un goût désagréable. D'après les observations de Combe, du Gard, les poules qui mangent les débris provenant des chrysalides des vers à soie pondent des œufs qu'on ne peut consommer à cause du mauvais goût qu'ils ont acquis.

L'influence de la nourriture herbacée sur la volaille est bien connue de tous les fermiers ; cette nourriture est rafraîchissante et limite les fonctions du foie.

Les poulets élevés en liberté avec des graines ont la chair plus blanche, plus tendre, plus savoureuse. On les désigne plus communément sous le nom de « poulets de grains ». Passé un an, ils deviennent coriaces et ne sont plus bons qu'à faire du bouillon ou la traditionnelle poule au riz. M. Cornevin a fait une étude très curieuse sur l'âge des oiseaux de basse-cour [1]. Le bec, les plumes, les griffes, les écailles du tarse et surtout l'éperon ou ergot fournissent d'excellentes indications. Les caractères ci-dessous sont aussi très bons, et ils ont cela de particulier qu'ils ne peuvent pas être modifiés par les personnes qui ont intérêt à rajeunir les volailles qu'elles mettent en vente.

La jeunesse des volailles se reconnaît au plus ou moins de développement de la crête lorsqu'elle n'a pas été coupée (les crêtes de coq et les testicules se vendent généralement à part pour entrer dans la confection des vol-au-vent) ; à leurs pattes lisses, non recouvertes encore d'un épiderme écailleux ; à l'ergot qui, peu apparent sur le jeune sujet, se développe de plus en plus à mesure que le poulet vieillit ; à la flexibilité du sternum à son bord postérieur incomplètement ossifié ; et à l'écartement, sous la pression des doigts, des deux os du pubis non encore soudés.

Le coq, privé de bonne heure de ses testicules, devient chapon ; il s'engraisse alors très facilement. Sacrifié, sa chair est très estimée, très succulente et très digestive.

Pour donner plus de valeur commerciale aux volailles et surtout aux

[1] *Recueil de Méd. vétérinaire* du 15 avril 1889.

pigeons, les marchands, soit à l'aide d'un soufflet, soit avec la bouche munie d'un tube, leur insufflent dans la trachée de l'air, qui pénètre dans les cellules aérifères et de là se communique à toutes les parties celluleuses du corps, voire même dans les os longs.

Le gonflement qui en résulte donne une belle apparence aux espèces qui y sont soumises. Cette ruse peut être décelée facilement en appuyant les doigts sur les volailles suspectes ; on perçoit de la crépitation.

Pour empêcher le cloaque de revenir sur lui-même les vendeurs ont l'habitude d'y introduire une boule de papier, ce qui lui conserve une rondeur pour ainsi dire commerciale.

Les marchands ont également l'habitude d'aplatir le bréchet des volailles, afin de supprimer l'arête saillante qui pourrait faire croire à de la maigreur. C'est surtout sur le canard que se pratique cette opération.

§ 2. — ALTÉRATION DES ŒUFS

Il ne sera peut-être pas tout à fait déplacé ici de donner un aperçu de l'inspection des œufs à Paris, et de faire connaître les altérations dont ils sont susceptibles. Ce sujet très intéressant a été l'objet d'observations attentives et patientes de la part de notre regretté collègue, M. Lécuyer. Des inspecteurs spéciaux, placés sous la surveillance d'un chef-compteur, sont chargés de compter et de mirer les œufs, soit aux halles centrales, soit au domicile des acheteurs.

Après le mirage, on divise les œufs en plusieurs catégories : 1° ceux reconnus bons ; 2° les œufs cassés qui ne coulent pas, également bons ; ils sont vendus moins cher ; 3° les œufs cassés qui coulent, désignés sous le nom de perdus ; 4° les œufs gelés ; 5° les œufs sanguins ; 6° les œufs couvés, échauffés ; 7° les œufs tachés ; 8° les œufs pourris.

L'opération du mirage est simple et très facile. Elle consiste à regarder les œufs en les interposant, dans un endroit très sombre, entre la flamme d'une bougie et l'œil de l'observateur.

Quand les œufs sont bons, on voit très bien que la lumière traverse uniformément le blanc, et que le jaune ou vitellus apparaît d'une seule teinte, mobile et roulant au centre de l'albumine. On aperçoit aussi la chambre à air, qui augmente de grandeur à mesure que l'œuf vieillit. Les œufs sont déclarés *gelés* lorsqu'on voit, au mirage, une fente longitudinale de la membrane testacée.

Ils sont dits *sanguins* lorsque des filets rougeâtres forment une couronne autour du jaune ; *couvés*, si le vitellus offre un trouble général dans sa masse.

Lorsqu'ils se sont trouvés longtemps exposés au soleil, ils peuvent présenter une altération analogue.

Quand l'œuf vieillit, le vitellus se déplace, vient adhérer à la coquille et former à ce point une tache d'abord jaunâtre, puis finalement noirâtre : c'est l'œuf taché. Si l'on vient à casser la coquille, le jaune se répand aussitôt et se mélange à l'albumine. Les œufs les plus frais peuvent encore être tachés pour cause d'humidité. En brisant l'œuf ainsi altéré, on voit qu'au point d'attache il y a de légères moisissures.

Enfin, il y a les œufs pourris dont la caractéristique se traduit au mirage par une opacité générale. Si on les casse, ils dégagent une odeur d'acide sulfhydrique très prononcée.

Les œufs reconnus tachés sont mis à part et vendus à bas prix pour des usages industriels. Les uns en retirent l'albumine, d'autres les achètent pour la peausserie, mais on s'en sert surtout pour les colifichets des oiseaux, les pâtisseries communes et les biscuits.

Nous signalerons encore une altération fréquente, impossible à prévoir au mirage le plus complet, c'est le goût de paille qu'ont souvent les œufs conservés et qui les rend inutilisables.

§ 3. — Appareil digestif des volailles

Une question non moins importante à connaître, c'est l'étude de l'appareil digestif des volailles.

La bouche est caractérisée par l'absence de dents et de lèvres, et remplacée par une production cornée constituant le bec ; chez les gallinacés, il est court, pointu, épais et fort ; la valve supérieure se recourbe sur l'inférieure. Chez les palmipèdes, il est plus long, moins fort, déprimé de dessus en dessous, élargi à son extrémité libre, et garni en dedans, sur les bords de chaque valve, d'une série de petites lames transversales, minces et tranchantes.

La langue est généralement recouverte d'un épithélium corné et pourvue à sa base de papilles dirigées en arrière. Elle affecte le plus ordinairement la forme de la valve inférieure du bec : elle est lancéolée chez le coq, le pigeon, large et aplatie chez le canard.

Les glandes salivaires sont très peu développées. L'arrière-bouche ne forme pas une cavité distincte de la bouche ; le voile du palais manque totalement.

A la paroi supérieure de la bouche, on trouve une double fente longitudinale qui est l'orifice guttural des cavités nasales ; en bas existe une autre fente qui est l'entrée du larynx ; il n'y a pas d'opercule épiglottique. Le pourtour des ouvertures gutturales et le bord postérieur laryngien sont garnis de papilles cornées facilitant la déglutition des aliments liquides ou solides.

L'œsophage a un fort calibre et est très dilatable. Ses parois sont minces et renferment dans leur épaisseur des glandules lenticulaires, facilement visibles dans un œsophage insufflé.

Le canal œsophagien, à son origine, n'est pas séparé du pharynx par un rétrécissement ; il est accolé dans son trajet au muscle long du cou et à la trachée. Il se termine sur le premier compartiment de l'estomac appelé ventricule succenturié. Chez les palmipèdes, l'œsophage est renflé en forme de fuseau dans sa partie cervicale. Chez les gallinacés, l'œsophage, avant son entrée dans la cavité thoracique, présente une poche membraneuse ovoïde, désignée sous le nom de jabot, sorte de réservoir temporaire pour les aliments, qui s'y imprègnent de fluide; ils sont *charriés* ensuite dans le ventricule succenturié. Chez le pigeon, le jabot est divisé en deux poches latérales et garni à son extrémité inférieure d'une sorte de bourrelet.

L'estomac présente d'abord un compartiment spécial riche en glandules, appelé ventricule succenturié ; les aliments n'y séjournent pas, ils s'y imprègnent simplement d'un suc devant concourir à la dissolution de leurs principes actifs. Il est formé par une tunique externe ou péritoine, une tunique moyenne ou musculeuse, à fibres blanches, faisant suite à celle de l'œsophage, et une tunique muqueuse criblée par les orifices des glandules. Le gésier ou estomac proprement dit est très volumineux, de forme ovoïde, déprimé d'un côté à l'autre, placé en arrière du foie qui le recouvre en partie. En haut et à droite se trouve l'insertion du ventricule succenturié et à côté l'origine du duodenum. Le gésier renferme toujours à son intérieur un amas de petits cailloux qui servent à broyer les grains avalés. La muqueuse du gésier est très épaisse, très dure ; son épithélium est corné et se détache facilement du chorion muqueux. Sur la face adhérente de ce chorion sont appliqués deux puissants muscles rouges, dont les fibres s'insèrent sur une forte aponévrose nacrée, placée contre les faces latérales du viscère. L'intestin varie de longueur suivant le mode d'alimentation ; il est plus allongé chez les omnivores et les granivores que chez les oiseaux de proie. Son diamètre est à peu près le même dans toute son étendue. Il commence par une anse, représentant le duodenum, dont les deux branches accolées l'une à l'autre marchent parallèlement. Le pancréas s'étend entre ces deux branches. La courbure flotte librement. Au duodenum succèdent, suspendues à la voûte sous-lombaire par un long mésentère, les circonvolutions intestinales pelotonnées en une seule masse allongée d'avant en arrière, logée entre les sacs aériens de la cavité abdominale. La portion terminale de cette masse flottante est adossée à l'anse duodénale, et se trouve munie de chaque côté de deux appendices disposés en cœcums ; ce sont deux étroits culs de sac, longs de 15 à 25 centim., légèrement renflés en masse à leur extrémité fermée, qui est libre et dirigée vers l'intestin, tandis que l'extrémité ouverte s'abouche dans l'intestin très près de l'anus. Le rectum continue le canal digestif immédiatement après l'embouchure des cœcums ; il se termine par une dilatation commune aux voies digestives et génito-urinaires, sous le nom de cloaque, et s'ouvre au dehors par l'anus. Il loge la verge, et sert de confluent aux uretères, à l'oviducte, à la bourse de Fabricius et aux canaux déférents.

Le foie est partagé en deux lobes, l'un à droite et l'autre à gauche ; le premier est toujours le plus volumineux. Il est pourvu chez le pigeon d'une vésicule biliaire fixée au lobe droit. L'appareil excréteur du foie est formé de deux canaux distincts venant isolément s'ouvrir dans la seconde branche de l'anse duodénale. L'un est appelé cholédoque ou hépatique et vient des deux lobes du foie, l'autre, nommé conduit cystique, sert de déversoir à la bile accumulée dans la vésicule.

Le pancréas, très long, très étroit, offre, près du gésier, deux conduits excréteurs qui pénètrent dans l'intestin en avant du canal hépatique. Il est logé entre les deux branches de l'anse duodénale.

La rate est un petit corps rouge de forme discoïde, placé à droite des estomacs, entre le gésier et le ventricule succenturié.

§ 4. — DINDON, OIE, PINTADE, PIGEON, CORBEAU, PIE

Parmi les nombreuses espèces de volailles répandues sur nos marchés, autres que la poule et le poulet, nous citerons encore les suivantes.

Le **dindon**, au plumage noir, à reflets bleuâtres ou jaspés ; il donne une viande blanche comme celle du poulet, très ferme, très délicate, très fine, ayant parfois un arrière-goût amer. Lorsqu'il vieillit, sa chair devient extrêmement dure, surtout celle du mâle. Le jeune sujet, ou dindonneau, s'engraisse bien et donne un mets exquis, à plus forte raison s'il est truffé.

L'**oie** se distingue en oie cendrée, oie sauvage, oie domestique. L'oie cendrée paraît être la souche de l'oie domestique, qui est toute blanche, tandis que la première revêt un plumage gris brunâtre sur le dos, cendré sur la poitrine, à la base des ailes et de la queue, blanc sous le ventre. Les plumes des ailes et de la queue sont noires, à tiges blanches ; les pattes sont rouge-pâle.

L'oie donne un aliment de bon goût ; la chair est tendre, huileuse, d'une digestion difficile ; elle devient dure avec l'âge. Sa graisse est très recherchée pour les usages culinaires. Quant à son duvet, il est utilisé dans le commerce de la literie. Ses plumes sont également employées à divers usages : celles des ailes ou rémiges servent pour écrire.

L'Italie nous expédie chaque année des oies complètement dépouillées, d'un aspect huileux qui n'a rien d'engageant ; elles se vendent cependant assez bien et sont utilisées principalement pour la confection des pâtés. Dans quelques localités, les oies sont soumises à un engraissement forcé ; leur foie acquiert des dimensions énormes, et sert à la confection de terrines et de pâtés délicieux jouissant d'une juste renommée.

Le **canard**, et surtout le jeune canard ou caneton, fournit une chair assez bonne, bien grasse, qu'on a soin de servir sur nos tables avec des petits pois ou des navets. On lui fait subir également le régime de l'engraissement forcé. Le canard dit de Barbarie, au plumage brun noirâtre, lustré de vert et moucheté de blanc, aux joues et à la base du bec garnies de verrucosités rouges, aux pattes rouges, est élevé dans beaucoup de fermes plutôt comme animal de luxe qu'en vue de la consommation ; sa chair a une odeur musquée désagréable.

La **pintade**, d'un gris foncé, parsemé de nombreuses petites taches blanches, à tête presque nue, portant sur son sommet un tubercule calleux et deux caroncules pendantes sous la mâchoire inférieure, fournit également à l'alimentation une chair très délicate vers huit ou dix mois.

Le **pigeon** est élevé en grand en vue de la consommation. Très abondant sur nos marchés, il possède une chair très délicate et est bon à manger au bout de trois semaines à un mois, alors qu'il est encore incapable de voler. Les espèces de pigeons sont très nombreuses et très variées ; les unes ont la peau blanche, les autres l'ont noire, surtout celles qui viennent du Nord ou de l'Italie.

Le **corbeau** et la **pie** sont quelquefois utilisés aussi dans l'alimentation. Comme généralement leur chair est très dure, on les met dans le pot-au-feu, auquel ils communiquent un arôme et un fumet particuliers. A l'état de bouilli, ils sont mangés par quelques personnes, et, plus souvent, ils sont jetés avec les déchets.

§ 5. — ALTÉRATION DES VOLAILLES

La volaille s'altère très facilement ; la décomposition est très rapide l'été quand le temps est orageux, surtout si l'on n'a pas pris le soin de la vider.

Les altérations que l'on observe portent principalement sur les points suivants : au croupion, sur le dos, sous le ventre, à la face interne des cuisses et des ailes, parties qui revêtent successivement une teinte verdâtre plus ou moins prononcée.

L'œil est enfoncé dans l'orbite, terne et opaque. Les plumes, s'il en existe, s'arrachent avec la plus grande facilité. Un moyen facile d'ailleurs de constater l'état de décomposition plus ou moins avancé de la volaille, c'est de pratiquer une légère incision soit à la peau du ventre, soit à la face interne des ailes ou des cuisses ; l'odeur que l'on perçoit alors indique la ligne de conduite à suivre.

Lorsque les volailles commencent à s'altérer visiblement, les marchands, pour éviter la perte de leur marchandise, ont l'habitude d'enlever les abatis, de flamber le corps, de ficeler les membres, en un mot de mettre la volaille en état d'être embrochée ; les animaux ainsi préparés doivent être tenus en défiance et être l'objet d'un examen minutieux.

Il ne faudrait cependant pas regarder comme un commencement de putréfaction les ecchymoses produites sur le corps à la suite de coups ou provenant de ce que les volailles ont été trop pressées les unes contre les autres dans les cageaux où on les range pour les expédier. Il arrive parfois qu'une aile ou une cuisse présente une teinte verte très accusée, sans que pour cela la volaille soit avariée ; c'est là souvent le résultat d'une contusion ou d'une fracture, et il suffit d'enlever les parties lésées.

Enfin, il est indiqué d'examiner au cou l'endroit de la saignée.

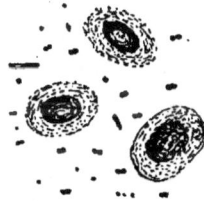

FIG. 52. — Choléra des poules, obj. 12, à immers.

Il ne faut pas non plus prendre pour de l'avarie la teinte rouge brique que présentent quelques volailles sacrifiées par étouffement et qui ne portent pas au cou de traces de saignée.

On s'assurera encore que les poules ne proviennent pas de sujets ayant succombé à l'affection dite « choléra des poules » et dont les lésions sont connues : crête cyanosée (quand elle n'a pas été coupée), œil recouvert par le corps clignotant, taché lui-même de pétéchies, ecchymoses, cyanoses sur la peau, aspect livide de la plaie de la saignée, teinte violacée de l'ouverture anale et de la membrane interne du cloaque qui vient faire hernie au dehors, et finalement, au microscope, microcoques accolés deux à deux dans le sang (fig. 52).

Depuis quelques années, les marchands de volailles ont pris l'habitude de placer sur le croupion et sur la saignée du cou un sel de conserve à base de biborate de soude, dans le but d'empêcher la décomposition si rapide en ces endroits pendant les chaleurs de l'été. Ce sel, mis en petite quantité du reste, ne nuit en rien à la qualité de la viande et donne d'excellents résultats.

CHAPITRE II

GIBIER

§ 1. — CONSIDÉRATIONS GÉNÉRALES

Brillat-Savarin donne du gibier la définition suivante : « Les animaux bons à manger qui vivent dans les bois et les campagnes dans l'état de liberté naturelle. » Cet état de liberté donne à la chair des animaux des caractères alimentaires tout particuliers. Il est de toute évidence que les conditions diverses dans lesquelles le gibier se trouve placé pour vivre, vie en plein air, exercice forcé, recherche souvent difficile de la nourriture, exposition continuelle à toutes les variations atmosphériques et météoriques, établissent forcément des modalités de nutrition spéciales. Aussi n'est-il pas surprenant que sa chair soit plus ferme, plus chaude, plus sèche, plus dure, moins persillée de graisse que celle de nos animaux domestiques; qu'elle donne un aliment de haut goût, ayant un fumet varié qui fait sa réputation, de digestion parfois difficile, très échauffant surtout pour les personnes dont la vie est sédentaire ou dont l'estomac est débilité.

Pour être mangé et digéré plus facilement, le gibier a le plus souvent besoin d'avoir subi un commencement de décomposition appelé faisandage; certaines espèces sont meilleures lorsqu'on les a fait mariner pendant quelques jours. Bien des personnes enfin ne le mangent que lorsqu'il est complètement en putréfaction.

Au point de vue hygiénique, on doit faire un usage modéré des viandes noires. Par leur nature même et par les préparations culinaires qu'on leur fait subir, elles stimulent à un très haut degré les fonctions digestives; aussi tous les estomacs ne peuvent-ils pas s'accorder de ces viandes, très riches en matières assimilables, et déterminent-elles souvent des gastrites lorsqu'on en fait abus.

La viande des animaux forcés est, en général, mauvaise au goût et malsaine. Le surmenage tue souvent l'animal avant qu'il soit atteint par le coup de fusil du chasseur : il tombe épuisé de fatigue. Il se produit dans tout son être des troubles profonds; la chair noircit, imprégnée qu'elle est par les produits de désassimilation, et, comme ces agents sont en même temps des éléments fermentescibles par excellence, elle entre rapidement en décomposition, surtout si la température est élevée, et exhale une odeur *sui generis*, une odeur de viande échauffée. Dans le commerce de la boucherie, ces particularités sont bien connues; aussi, ne tue-t-on généralement les animaux qui arrivent sur les marchés qu'après les avoir laissé reposer au moins vingt-quatre heures.

Il se consomme annuellement des quantités considérables de gibier dans la production desquelles la France n'entre guère que pour un vingtième. L'Allemagne, la Russie, la Corse, l'Italie, la Hollande, l'Écosse nous en envoient suffisamment pour compléter l'appoint nécessaire à la consommation.

§ 2. — GIBIER A POILS

Le gibier se distingue en gibier à poils et en gibier à plumes.

Gibier à poils. — Dans cette catégorie nous aurons de nombreuses espèces à étudier, en commençant par le lapin domestique.

Le lapin domestique se vend toute l'année. Il constitue une bonne nourriture pour les amateurs de gibelottes. Sa chair est blanche, rosée, très digestive, et en grand honneur sur la table de toutes les classes de la société.

Dans le foie des lapins on rencontre quelquefois des coccidies, qui déterminent une affection connue sous le nom de psorospermose hépatique : les animaux atteints maigrissent rapidement et finissent par succomber. Sur le mésentère du lapin, du lièvre, ou sur tout autre point du péritoine, on trouve quelquefois de petites ampoules remplies d'un liquide clair transparent dans lequel nage un point blanchâtre, désignées sous le nom de *cysticercus pisiformis.*

Le pouvoir prolifique du lapin domestique est si considérable qu'un seul couple, dans la même année, peut produire jusqu'à deux cents petits. En Australie, il y pullule tellement qu'il est un désastre pour l'agriculture, et c'est en vain que l'on cherche à le faire disparaître. On a proposé de le détruire en lui faisant manger des aliments imprégnés du virus du choléra des poules, mais ces essais n'ont pu être faits.

Le lapin est expédié des départements, dépouillé, vidé, sans pattes et quelquefois sans tête ; dans ce dernier cas il pourrait être introduit frauduleusement des chats dans les envois, de même que dans certaines circonstances il peut se faire que le chat soit livré à la consommation. Il est arrivé parfois aussi que des commissaires de police ont fait parvenir à notre laboratoire des halles centrales des morceaux de lapin, crus ou cuits, dans le but de savoir s'il y avait eu tromperie sur la nature de la chose vendue, d'affirmer, en un mot, si on avait bien affaire à du lapin ou à du chat.

Les caractères distinctifs qui nous permettront de reconnaître cette supercherie sur l'animal privé de la tête et des doigts seront donc ici à leur place.

La tête du chat, large et courte, aux orbites saillantes, est suffisamment

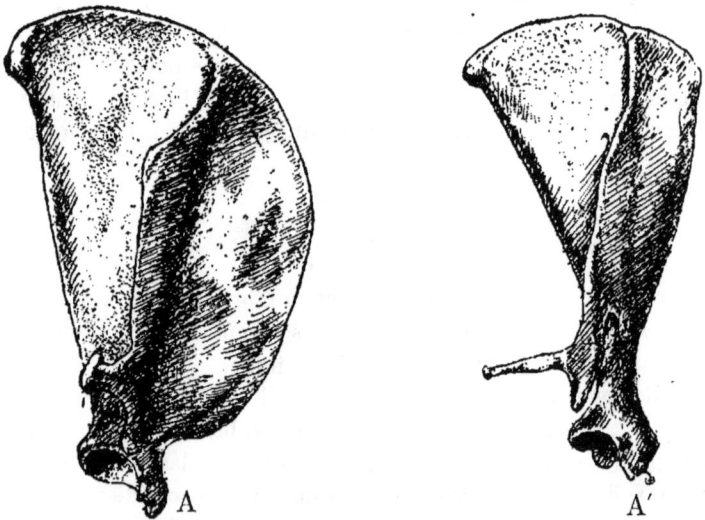

Fig. 53. — A, omoplate de chat ; A', omoplate de lapin.

caractéristique pour qu'on évite de la mettre en vente ou de la servir à table.

Il n'en est pas de même des autres régions osseuses où les caractères anatomiques sont nécessaires pour préciser l'espèce.

Chez le chat, le *scapulum* (A) a la forme d'une demi-lune ; chez le lapin l'omoplate (A') est nettement triangulaire et pourvue d'une épine très développée, souvent longue de plusieurs centimètres, et rejetée en arrière (Fig. 53).

L'*humérus* du chat (C), plus long et plus gros que celui du lapin (C'), possède à sa partie inférieure et interne une bride osseuse formant arcade

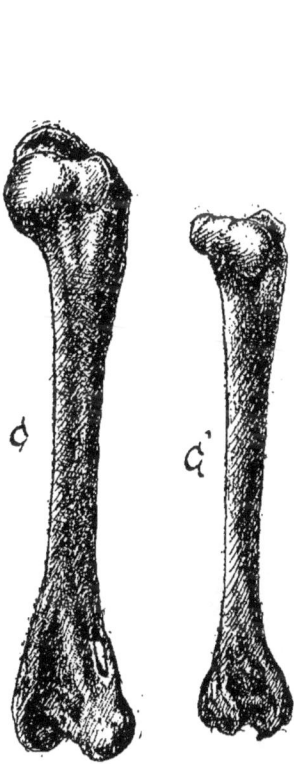

Fig. 54. — C Humérus du chat.
C' — du lapin.

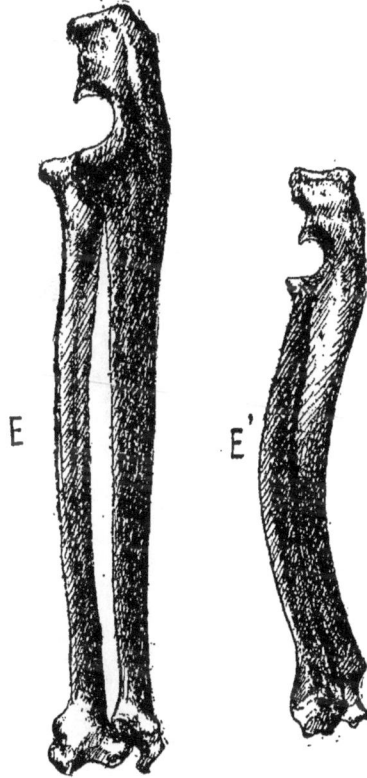

Fig. 55. — E Radius et cubitus du chat.
E' — du lapin.

qui n'existe pas sur celui du lapin ; il n'a qu'une seule trochlée tandis qu'il y en a deux chez le lapin (Fig. 54).

Le *radius* et le *cubitus* du chat (E) sont droits et distincts entre eux, de façon à pouvoir pivoter l'un sur l'autre ; chez le lapin ces deux os (E') sont moins longs, fortement incurvés, et restent le plus souvent soudés l'un à l'autre (Fig. 55).

Dans le *coxal* du lapin (B') on rencontre une tubérosité saillante au-dessus et en avant de la cavité cotyléoïde, tubérosité qui manque chez le chat (B) (Fig. 56).

Le *fémur* du chat (D) est droit ; celui du lapin (D') est incurvé et possède une tubérosité saillante sous-trochantérienne ; de plus celle qui existe sous la tête du fémur est fortement développée (Fig. 57).

Le *tibia* et le *péroné* (F) du chat sont toujours séparés l'un de l'autre dans toute leur étendue.

Le *péroné* du lapin (F') est soudé intimement dans sa moitié inférieure au *tibia* avec lequel il ne forme plus qu'un seul os (Fig. 58).

Les *côtes* du lapin, au nombre de douze, sont aplaties ; elles ont presque

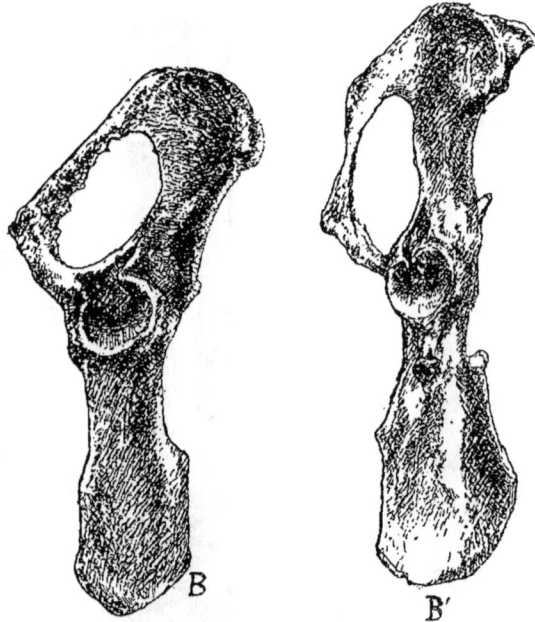

Fig. 56. — B Coxal du chat ; B' Coxal du lapin.

toutes une tubérosité très marquée près de leur point d'attache aux vertèbres ; celles du chat, au contraire, sont arrondies, au nombre de treize, et ont une tubérosité complètement effacée.

Le *sacrum* du chat a trois vertèbres courtes ; celui du lapin en possède quatre allongées.

La chair du chat a un fumet particulier ; elle est beaucoup plus rouge que celle du lapin ; chez le chat la graisse est très blanche, très abondante partout autour des organes abdominaux, surtout aux reins qu'elle englobe presqu'entièrement.

Le **lapin de garenne** se rencontre toute l'année sur les marchés ; sa chair est aromatisée ; c'est un fléau pour l'agriculture ; il détruit les récoltes aux environs des forêts où il abonde ordinairement.

Le **lièvre,** répandu sur toute la surface du globe, fournit une viande très estimée des amateurs et des chasseurs surtout, elle est échauffante et devient

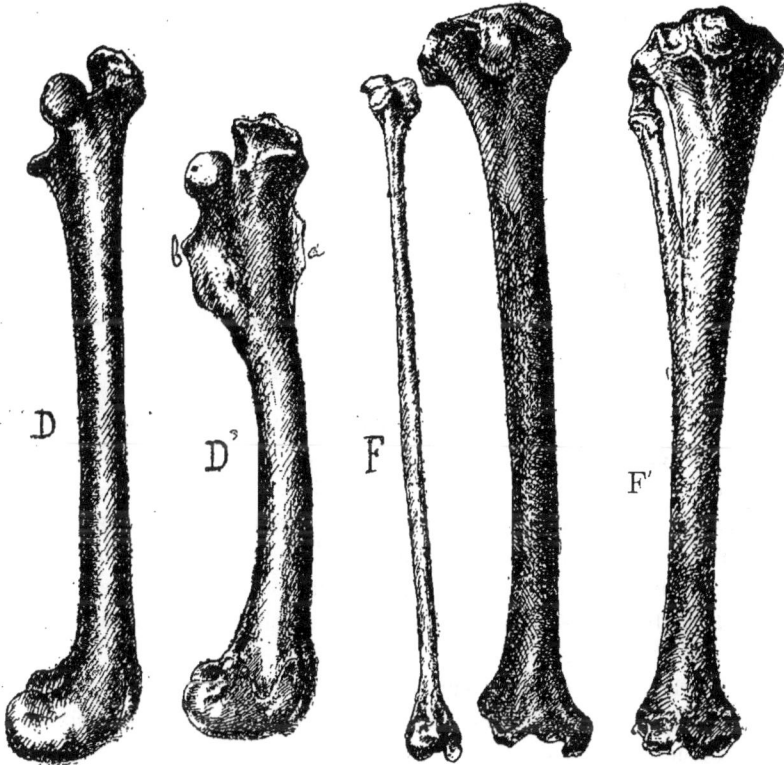

FIG. 57. — D Femur du chat.
    D'   —   du lapin.

FIG. 58. — F Tibia et peroné du chat.
        F'   —   du lapin.

coriace avec l'âge. Ses qualités sont en rapport avec les lieux de provenance. Il est excellent dans les collines, les montagnes ; sa chair se parfume de l'odeur des plantes aromatiques dont il fait sa principale nourriture ; il est au contraire fade s'il provient de lieux marécageux. Le levraut des vignes possède un râble épais et succulent qui donne d'excellents rôtis.

Les levrauts ou jeunes lièvres se reconnaissent à leurs oreilles très fragiles, se déchirant facilement, à une petite tubérosité osseuse, grosse comme une lentille, située en dehors et au-dessous de l'articulation métatarsienne, qui disparaît avec l'âge.

L'Allemagne nous envoie des quantités considérables de lièvres ; on les expédie enfilés par douze ou quatorze sur des perches passées entre les pattes de derrière liées ensemble. Ces perches sont superposées les unes aux autres dans les wagons, et, au pavillon de vente, elles reposent par leurs extrémités sur des tréteaux, en attendant les clients. Comme qualité, les lièvres allemands sont très inférieurs à ceux de nos pays ; ils se vendent moins cher ; ils servent surtout à l'alimentation des restaurants et à la confection des pâtés. Ils sont facilement reconnaissables à leur pelage fauve et à leurs pattes très longues. La Russie nous envoie aussi quelques lièvres blancs assez estimés.

Le **sanglier,** qui est le porc à l'état sauvage, fournit, quand il est encore jeune (marcassin), un aliment agréable et sain. A l'époque du rut sa chair exhale une odeur détestable. A l'âge adulte sa viande est sèche, dure, peu mangeable : il est nécessaire alors de lui faire subir une longue mortification et une longue cuisson.

Le **chevreuil** offre des qualités comestibles qui varient suivant ses habitudes d'existence et les localités où il vit. Jusqu'à dix-huit mois environ (faon), il est bon, facile à digérer, surtout son filet et ses côtelettes. Lorsqu'il atteint deux ans, sa viande n'est mangeable qu'autant qu'elle a subi une marinade de quelques jours ; elle perd alors de son goût. Cette particularité est mise à profit par certains industriels peu scrupuleux qui servent hardiment à leur clientèle, sous le nom de « filets de chevreuil marinés », des filets marinés de cheval.

Le cerf, la biche, le daim et leurs faons sont également livrés à la consommation. Comme le précédent, leur chair a besoin de subir une marinade prolongée pour acquérir de la tendreté.

Citons encore pour mémoire : l'ours, dont la chair est assez bonne, fine, graisseuse ; le renne, qui constitue la nourriture principale des peuplades des pays froids et concourt à leur existence par l'utilisation de toutes les parties de son corps ; le hérisson, qui est mangé dans quelques localités ; l'écureuil, à pelage fauve et brillant, à la queue touffue, qui fournit à certains amateurs de bons salmis.

§ 3. — Gibier a plumes

Le gibier à plumes fournit aussi à l'alimentation un grand nombre d'espèces. C'est surtout à l'automne qu'elles apparaissent sur nos tables. A cette époque, elles sont bonnes, succulentes, savoureuses, bien grasses; au printemps, époque à laquelle elles se reproduisent, elles sont maigres et ont un goût désagréable.

Les espèces que l'on rencontre sur nos marchés sont nombreuses et variées, aussi les indiquerons nous très rapidement.

La **perdrix** vient un peu de partout : la Russie nous en envoie beaucoup. On distingue la perdrix rouge et la perdrix grise. La première a le bec et les pattes rouges, son plumage présente un reflet rougeâtre ; elle est très estimée. La seconde a les pattes et le bec tirant sur le noir.

Les jeunes perdrix ou perdreaux sont très tendres et très fins : on reconnaît leur jeunesse à l'aile dont les plumes sont pointues, aux tendres et courtes plumes qu'ils ont sous les ailes, à la flexibilité du bec ; dans le type rouge, à quelques points blancs sur le plumage, qui disparaissent avec l'âge.

Il existe aussi une autre espèce de perdrix désignée sous le nom de *bartavelle*, assez peu commune en France, plus grosse et plus délicate que la perdrix rouge.

La Russie nous envoie une espèce de perdrix désignée sous le nom de lagopède, à cause de ses pattes garnies de plumes jusqu'à leur extrémité, particularité qui leur donne beaucoup de ressemblance avec les pattes de lièvre ; ces oiseaux ont un plumage d'un blanc argenté magnifique ; leur chair est bonne ; comme tous les envois de gibier venant de Russie, on les expédie dans des réfrigérants. La perdrix n'est réellement bonne à manger, au dire des plus fins gourmets, qu'autant qu'elle a subi quelques jours de mortification, sans toutefois pousser les choses à l'extrême, comme le font certains amateurs qui attendent qu'elles soient couvertes d'asticots, ou bien que, suspendues, elles tombent toutes seules par suite de leur état de décomposition avancée. Ces personnes s'exposent à des désordres graves du tube digestif par suite de cette alimentation putride devenue en quelque sorte toxique.

Le **faisan** est une autre espèce dont le mâle se distingue par son plumage varié, éclatant ; on connaît le faisan doré, le faisan argenté, le faisan vénéré, le faisan versicolor, etc., types conservés dans les parqués plutôt à titre de curiosité et d'ornement des volières qu'en vue de la consommation. La femelle est de couleur gris roussâtre. Le faisan fournit une bonne viande ; lorsqu'elle est faisandée, bien relevée par les soins d'un bon maître-queux, elle est très appréciée des chasseurs.

Le **coq de bruyère** à queue fourchue, et sa poule, la gélinotte des bois, espèce de poule sauvage, le pluvier doré, hardant certaines pièces choisies de son nom élégant, le guignard, espèce de pluvier, le vanneau, à l'antique renommée, fournissent à l'alimentation des produits assez délicats.

La **bécasse**, qui fait son apparition d'octobre à février, donne une chair ferme et noire, très estimée sur la fin de l'hiver ; faisandée, elle acquiert un fumet qui met en liesse l'odorat des gourmets; elle est de digestion difficile et ne convient pas à tous les estomacs. En passant, nous dirons que certains restaurateurs peu scrupuleux, heureusement fort peu nombreux, ne craignent pas de servir à leur clientèle de passage de magnifiques salmis de... corbeaux décorés du nom pompeux de salmis de bécasses! Il n'y a que la foi qui sauve. La bécassine passe de mars à octobre ; son plumage offre beaucoup de ressemblance avec celui de la bécasse ; elle est moins grande que cette dernière, et son bec est aussi beaucoup moins long.

Le **râle des genêts** est fin, délicat; le râle d'eau, dont l'aspect varie peu du précédent, habite les marais, et fournit une viande bonne, légère à l'estomac.

Le **courlis**, la **sarcelle**, la **macreuse**, la **poule d'eau**, habitent les endroits marécageux, le bord des rivières, au milieu des plantes aquatiques où ils se cachent aux regards du chasseur ; ces espèces fournissent une chair noirâtre, spongieuse, à odeur particulière, à saveur huileuse. Ces viandes sont généralement très indigestes, lourdes à l'estomac.

Le **canard sauvage** est remarquable par son plumage varié: le mâle a la tête et le haut du cou garnis de plumes vertes, brillantes, au-dessous un collier de plumes blanches; le dos est d'un brun cendré avec des rayures grisâtres ; son ventre et ses flancs sont d'un gris-blanc nuancé de noir ; ses ailes présentent une belle rayure bleue, bordée d'une double bande noire et blanche ; ses pattes sont orangées. La chair est fine, parfumée, d'un aspect noirâtre, sèche.

La **caille** et l'**ortolan** ont une grande tendance à l'engraissement ; ils donnent un mets délicieux, très nourrissant, surtout à la fin de l'été.

L'**alouette** ou **mauviette,** le rouge-gorge, le bec-figue sont, malgré leur petitesse, assez recherchés.

La **grive,** très friande de fruits, gloutonne par excellence, s'engraisse d'olives, de figues, de genièvre, de raisin ; il s'en consomme des quantités considérables venant surtout de la Corse, de l'Italie, de l'Espagne. Elle est exquise et très bien digérée par les estomacs les plus délicats.

Le **merle** est assez bon lorsqu'il est gras.

Le **pigeon sauvage** ou ramier est moins fade que le pigeon domestique ; sa viande est noire, souvent coriace.

L'**oie sauvage,** que Monselet a gratifiée du nom de faisan des cordonniers, et la dinde sauvage, ont un goût aromatique, sont dures et de digestion difficile, surtout si elles sont vieilles.

§ 4. — ALTÉRATIONS DU GIBIER

Les altérations du gibier sont celles propres aux viandes surmenées, fatiguées ; l'état de l'atmosphère joue également un grand rôle ; tous les chasseurs savent en effet que par les temps d'orage le gibier entre rapidement en décomposition et s'altère promptement si on ne le vide aussitôt.

Il est assez facile de se rendre compte de l'état plus ou moins avancé du gibier.

Pour le gibier à plumes, il suffit d'écarter les plumes sous le ventre et sous les ailes. Si le gibier est frais, sa couleur est normale. Si au contraire la coloration est verte, c'est que la décomposition commence. Pour le gibier à poils, lièvre, lapin de garenne, on écarte les membres de derrière et l'on examine la peau entre les cuisses. Quand ce gibier est faisandé, les poils s'arrachent avec la plus grande facilité et laissent à nu la peau, qui se présente avec une teinte verte caractéristique. Il n'est pas rare de rencontrer dans cette région des asticots, principalement sur les lièvres qui nous arrivent de l'étranger. L'œil est le critérium de l'état de fraîcheur non seulement des animaux qui ont été abattus, mais aussi pour le gibier à plumes et le gibier à poils. Immédiatement après la mort, l'œil est encore brillant, plein ; deux ou trois jours après, suivant le temps, il devient terne, vitreux et s'affaisse.

En raison du peu de temps que le gibier paraît sur nos marchés, il sera plus sage et plus prudent de se montrer très réservé dans la saisie de ces viandes et de s'en rapporter entièrement au goût des consommateurs ; notre intervention ne sera réellement utile qu'autant qu'il se produira des réclamations de la part des acheteurs, auxquels on aurait vendu du gibier faisandé pour du gibier frais.

CHAPITRE III

POISSONS

§ 1. — CONSIDÉRATIONS GÉNÉRALES

Le poisson, dont certaines peuplades (ichthyophages) font leur nourriture exclusive, comprend d'innombrables espèces : les unes habitent les eaux salées, les autres vivent dans les eaux douces, quelques unes passent périodiquement de l'eau salée dans l'eau douce.

Le poisson de mer est le plus nourrissant; on doit surtout rechercher ceux qui ont été pêchés ou pris loin des rivages, dans la haute mer.

Le poisson d'eau douce est d'autant plus agréable au goût qu'il a vécu dans une eau pure et courante. Le mâle est plus prisé à cause de sa laitance, substance oléo-posphorée de haut goût ; la chair du poisson femelle est plus délicate.

Le poisson, d'une manière générale, constitue un aliment riche en albumine et en gélatine, bon pour les convalescents et les vieillards; il flatte l'appétit, il se digère bien en toute saison, il varie le régime de l'habitant des villes et repose l'estomac fatigué de la forte nourriture de l'hiver. Moins nourrissant que la viande, il est plus digestif que cette dernière, à quelques exceptions près.

Le poisson exige pour être consommé une fraîcheur absolue, que les pêcheurs parviendraient peut-être à lui conserver plus longtemps si, au lieu de le laisser mourir lentement, ils le tuaient sitôt hors de l'eau, à l'exemple des pêcheurs hollandais.

Le poisson se mange bouilli, cuit dans son jus, dans le vin (poisson au bleu), rôti ou grillé, frit à l'huile ou au beurre, etc. Quant aux poissons salés, marinés, saurés ou fumés, ils sont par cela même plus difficilement digérés, et leur abus entraîne des irritations de la peau et de l'appareil digestif. Le poisson exige une cuisson complète car il renferme souvent des larves de tænia (truites des grands lacs), quelques parasites, de petits crustacés, des cryptogames, etc.

Le poisson peut être placé à juste titre parmi les aliments cérébraux à cause de son pouvoir assimilable moyen qui s'adapte à tous les estomacs même les plus délicats, et aussi parce qu'il contient une sorte de matière graisseuse phosphorée, comparable à la cérébrine et que l'on retrouve dans le tissu nerveux. Il renferme également du phosphore, ce qui probablement l'a fait considérer comme un aphrodisiaque.

Suivant une vieille remarque faite par les pêcheurs de profession, les poissons sans écailles sont indigestes. Au point de vue de leur digestibilité, on peut établir les grandes lignes suivantes :

1° Les poissons à chair blanche et tendre, faciles à digérer, mais peu nourrissants (merlans, etc.);

2° Ceux à chair teintée et ferme, comme le saumon, très nourrissants, mais demandant plus de temps pour être digérés;

3° Enfin, les poissons à chair grasse, compacte, comme l'anguille, etc., très lourds à l'estomac, difficiles à digérer, et déterminant souvent des indigestions.

Les poissons appartiennent zoologiquement à l'embranchement des vertébrés à sang froid; la peau est généralement écailleuse. Le cœur est presque toujours simple et veineux, la respiration est branchiale persistante; rarement elle est branchiale et pulmonaire.

Les poissons sont ovipares ou ovovivipares, les embryons sont dépourvus d'amnios et d'allantoïde.

Le corps est de forme variable, le plus souvent aplati d'un côté à l'autre; la tête se confond avec le tronc.

La peau, toujours revêtue d'un épiderme visqueux, est recouverte de nombreuses écailles pouvant affecter elles-mêmes diverses formes : parfois elles sont cachées sous la peau, comme dans l'anguille, d'autrefois elles font complètement défaut, par exemple chez la lamproie. On appelle cténoïdes les écailles cornées, minces et flexibles, imbriquées les unes sur les autres, à bord libre garni de petites pointes; cycloïdes, celles en forme de plaques osseuses, recouvertes d'émail, non imbriquées (ex. : esturgeon); placoïdes,

celles en forme de nodules osseux rendant la peau chagrinée (squales), ou
de plaques surmontées d'épines (raie bouclée).

Le squelette des poissons est osseux ou cartilagineux. L'appareil de locomotion des poissons est formé par des nageoires paires et impaires. Les
nageoires impaires sont la *dorsale*, l'*anale*, qui se subdivisent quelquefois
de manière à former chacune plusieurs nageoires, et la *caudale*, dite homo-
cerque lorsque les deux lobes sont égaux et symétriques, et hétérocerque
dans le cas contraire.

Les nageoires paires sont désignées par les noms de *pectorales*, *ventrales*,
suivant leur position.

Le système nerveux est formé d'une double série de tubercules à la suite
les uns des autres.

Les organes des sens sont peu développés. Le tact s'exerce par les lèvres,
les barbillons ou les nageoires.

L'appareil olfactif est formé d'une ou deux fossettes céphaliques en cul-
de-sac. Les yeux sont grands, dépourvus de paupières. Le goût est peu
développé.

L'appareil auditif ne présente ni oreille externe, ni moyenne, ni limaçon;
il est formé par un vestibule et trois canaux semi-circulaires, ou deux,
quelquefois un seul. L'appareil digestif est assez complexe. La circulation
est simple ; le cœur n'a qu'un ventricule et une oreillette. La respiration
se fait par les branchies ; l'eau nécessaire à cet acte est absorbée par la
bouche, puis chassée entre les arcs branchiaux, baignant les branchies, et
s'échappant par l'orifice sous-operculaire. Les branchies sont des expansions
membraneuses excessivement divisées, à travers lesquelles circule le sang ;
elles absorbent l'oxygène dissous dans l'eau.

Dans la cavité viscérale, au-dessous de la colonne vertébrale, on trouve
dans les poissons une poche remplie d'air, dénommée vessie aérienne ou
natatoire, et dont le rôle semble plutôt être de servir à la respiration.

Les sexes sont généralement séparés : les poissons sont ovipares ou ovovivipares ; la fécondation a toujours lieu à l'extérieur, le mâle arrose du
fluide séminal les œufs pondus par la femelle à l'époque du frai. La fécondité des femelles est prodigieuse : ainsi le brochet femelle pond 150 mille
œufs; la perche, la tanche 800 mille ; la carpe, 600 mille ; le maquereau,
500 mille ; le saumon, 27 mille ; la morue, 9 millions. On peut expliquer
ainsi cette fécondité : au moment de la ponte, les œufs sont déposés par la
femelle à la surface des eaux, dans une sorte de matière agglutinative, et
sont ensuite fécondés par le mâle. Par suite du mouvement des eaux sous
l'influence des perturbations atmosphériques journalières, ces œufs sont
disjoints, jetés de côté et d'autre, les uns se trouvent fécondés et produisent,

les autres sont perdus. Si la nature, toujours prévoyante, n'avait pas donné aux femelles ces qualités prolifiques étonnantes, le poisson disparaîtrait rapidement de nos fleuves, de nos étangs, etc.

§ 2. — POISSONS DE MER

Nous citerons les principales espèces que l'on rencontre le plus souvent.

Le **bar,** ou loup, est un poisson fin, toujours très cher ; il est facilement reconnaissable à une barre longitudinale latérale qui s'étend de la tête à la queue et semble partager le corps en deux parties, l'une supérieure, l'autre inférieure ; on lui donne le nom de loup ou loubine, à cause de sa voracité. Il remonte les rivières.

Le **saumon,** dont le corps est court et rond, a la chair ferme, de teinte rougeâtre ; il est très estimé ; il habite les mers arctiques et à chaque printemps pénètre en grande troupe dans les fleuves jusque près de leur source pour aller chercher, dans les petits ruisseaux et les endroits tranquilles, un fond de sable et de gravier afin d'y déposer ses œufs. En automne, il habite l'embouchure des fleuves, et la mer en hiver.

L'Allemagne nous envoie aussi des saumons dont la chair est rosée, moins délicate et partant moins estimée. Le mâle porte à la mâchoire inférieure un prolongement en pointe. Le saumon est de couleur gros bleu sur le dos, blanc sur les côtés, avec des points noirs sur la tête et sur les flancs. Le jeune saumon porte livrée, il est d'abord rayé de noir, et à un an il est bleu acier nuancé de rouge.

La **truite saumonée** vit alternativement dans les eaux salées et dans les eaux douces ; sa chair est rosée ; elle se distingue du saumon par un reflet argenté, des écailles plus grandes et de nombreuses taches noires répandues sur toute la surface du corps. On en trouve de taille moyenne et de petite taille dans les lacs et les rivières d'Allemagne et partout où il y a de petites rivières à eau vive et limpide. La truite saumonée venant d'Écosse est la meilleure de toutes.

L'**ombre-chevalier** est sédentaire des lacs de l'Europe. C'est une espèce de saumon dont le corps est ponctué de petits points blancs et rouges.

L'**esturgeon** est très gros ; sa chair est délicate, ferme, ce qui permet de le faire cuire à la broche ; elle est peu digestible. Dans quelques parties, sa chair ressemble à la viande de bœuf, dans d'autres, à celle du veau. Il n'a ni écailles, ni arêtes ; son corps est cuirassé de grandes plaques osseuses disposées par rangées ; sa bouche est dépourvue de dents. Il est plus gros et plus délicat lorsqu'il vit dans les fleuves. On le pêche dans la mer, dans les lacs et les grands fleuves qui s'y déversent. De ses œufs, aussi nombreux que les grains de sable de la mer, on fait le caviar, fort estimé des peuplades du Nord et de la Turquie. Lorsque le caviar est encore entouré de la membrane qui contient les œufs, il est vendu sous forme de saucisson et constitue la poutargue de la Méditerranée. La vésicule aérienne de l'esturgeon préparée fournit un produit gélatineux désigné sous le nom de colle de poisson, très employé pour la clarification des liquides. C'est une substance blanchâtre, inodore, insipide, soluble dans l'eau bouillante ; elle sert aussi à la préparation du taffetas d'Angleterre.

Le **thon** a le corps gros, arrondi, variant de longueur ; sa coloration est ardoisée, et sa queue fourchue ; sa chair est d'un blanc sale, compacte, huileuse ; on en fait des conserves.

Le **congre**, appelé aussi anguille de mer, a une chair ferme, blanche ; c'est un poisson qui a un goût de marée très prononcé qu'on lui enlève en partie en le faisant cuire au court bouillon, coupé en tranches. Il a la peau très lisse, d'une coloration blonde.

Le **colin** est un autre poisson très gros à peau lisse, tigrée comme celle de la truite. Sa chair est ferme et peu estimée.

Le **mulet**, ou encore barbet, surmulet, muge, est moins gros que le bar, dont il se distingue par ses écailles plus grosses, et par plusieurs barres longitudinales de chaque côté du corps ; sa chair est excellente et varie de qualité selon les côtes où il est pêché.

Le **rouget-barbet**, encore appelé barbarin, mule, mule-barbet, est un excellent poisson à chair blanche, fine, de bon goût ; sa bouche est munie de petits barbillons. Il s'altère très rapidement. On lui donne aussi le nom de bécasse de mer parce qu'il y a des personnes qui le mangent sans le vider. Celui qui vient de la Méditerranée est préféré. On en rencontre deux espèces : l'une de couleur rouge rosé ; l'autre de couleur grise.

La **dorade** est un poisson fin, délicat, jouissant d'une bonne réputation sur les tables ; il est aplati d'un côté à l'autre verticalement ; il a une tête assez grosse, monstrueuse. Il a une couleur légèrement rosée; suivant une expression imagée, il est brocardé d'or et d'argent. Il y en a de toutes les grosseurs. Ce poisson meurt sitôt qu'il est hors de l'eau et s'avarie rapidement, aussi l'expédie-t-on le plus ordinairement dans la glace; il se présente alors avec un aspect terne, sale, pouvant faire croire qu'il est altéré.

Le **maquereau**, aux reflets azurés et argentés, avec des taches gris foncé, donne une chair ferme, agréable au goût, nourrissante, de digestion assez facile, lorsqu'elle n'est pas trop grasse. Ce poisson essentiellement migrateur est préféré quand il vient de Calais ou de Boulogne.

Le **merlan**, au dos blond et au ventre argenté, est une espèce à chair blanche, tendre, très fine, très délicate, se digérant facilement, convenant très bien aux estomacs délicats et aux convalescents.

L'**éperlan** a une odeur de concombre; il est petit; son corps est diaphane, d'un éclat de perle; il habite l'Océan et l'embouchure des grands fleuves. Il s'altère avec rapidité.

La **sardine** est connue de tous: on en fait un très grand trafic pour les conserves à l'huile; elle est expédiée fraîche ou conservée au sel; on la trouve encore dans le commerce fumée et vendue en petits botillons. On distingue la grosse, la moyenne, la petite.

L'**anchois** est petit, long, effilé; il est conservé généralement en saumure, et quelquefois à l'huile.

. Le **hareng** commun est pourvu de grandes écailles, touchant à la nageoire dorsale unique. La livrée est magnifique, dit Louis Figuier, et il nous suffira de faire remarquer que son dos, qui est bleu d'indigo après la mort, est vert pendant la vie. Il est offert à la consommation sous trois états: frais, salé, fumé. Le hareng salé est conservé dans des barils et désigné sous le nom de hareng blanc ou pec, le hareng fumé constitue le hareng saur. On en conserve également en marinade et à l'huile. Le hareng se reproduit d'une manière prodigieuse: une femelle de moyenne grandeur pond jusqu'à 600,000 œufs. Le hareng habite les mers du Nord; il est très migrateur, voyage en bandes de plusieurs lieues d'étendue et de plusieurs centaines de pieds de profondeur. On le pêche en septembre et en octobre sur les côtes d'Angleterre et d'Écosse, d'octobre à janvier sur les côtes de France. Après le frai, il est maigre, vide, peu estimé et désigné par les pêcheurs sous le nom de gai.

Le **germon** est un grand poisson qui abonde dans le golfe de Gascogne.

L'**espadon**, que l'on rencontre le long des côtes de la Méditerranée, se distingue par sa bouche munie d'une lance redoutable.

L'**églefin,** qui ressemble au cabillaud par ses qualités, a la tête pointue; l'œil est plus grand, les écailles sont petites; sa couleur est légèrement nuancée de bleu ardoisé; il porte une raie sur le côté.

Le **cabillaud** a une couleur blonde; il n'a pas d'écailles; il porte également une raie blanche longitudinale de chaque côté du corps. Séché, aplati et salé, il se confond avec la morue.

La **merluche** a la chair blanche, assez bonne; elle est souvent confondue avec le précédent.

La **morue** a tous les caractères de la merluche, sauf la tête qui est allongée; la peau est d'une teinte olivâtre avec des taches brunes, jaunes sur le dos. Ce poisson, qui est l'objet d'un commerce considérable pour toutes les puissances, vit principalement en bande sur les bancs de sable de Terre-Neuve et sur les côtes d'Islande. Sitôt pêché, on le sèche à l'air après l'avoir dessalé dans l'eau de chaux. Du foie on extrait l'huile si employée en médecine comme fortifiant et reconstituant. La morue que l'on pêche sur les côtes d'Islande est la plus estimée.

La morue fumée ou boucanée peut être atteinte d'un parasite qui lui donne une teinte rouge vermillonné et une légère odeur putride; extérieurement, la peau est parsemée de taches plus ou moins rouges. Cette coloration est due à la présence d'un cryptogame appelé *Coniothecium Bertherandi*; son introduction dans les voies digestives peut donner lieu à des symptômes d'empoisonnement. De nombreuses recherches ont été faites sur cette altération; MM. Layet, Artigala et Ferré, de Bordeaux, s'en sont occupés. A Paris et à Marseille, les études faites sur ce sujet ont confirmé les conclusions des premiers. La morue rouge, d'après M. Heckel, de Marseille, existe de tout temps, et dans certains départements, tels que les Hautes et Basses-Alpes, l'Ardèche, l'Auvergne, il s'en fait même une grande consommation. Longtemps on a cru que cette morue était le produit du croisement supposé du saumon et de la morue, ce qui la faisait rechercher. A part quelques cas isolés il ne paraît pas prouvé que la consommation de cette morue doive toujours être suivie d'intoxication. D'après des recherches expérimentales récentes, la morue devient souvent rouge sans être toxique, et elle peut être altérée et toxique sans avoir cette coloration rouge. Heckel a reconnu aussi que cette coloration était due à la présence d'un champignon parasite, le *Sarcina morrhus*, qui se formerait dans le sel employé pour la salaison. Ce parasite vit de la chair du poisson à la manière des ferments ; sous l'action de la chaleur et de l'humidité, la fermentation putride se développe et donne naissance à des ptomaïnes toxiques. Pour faire disparaître le rouge de la morue et arrêter la fermentation, Heckel conseille de badigeonner les parties rouges avec une solution à $10/_{000}$ de chlorobenzoate de soude ou de chlorocinnamate de soude. Un litre de solution contenant 10 grammes suffirait au traitement de 200 kilog. de morue. Pour prévenir le développement du rouge sur la morue saine, il conseille de mêler au sel destiné à la salaison de l'hyposulfite de soude, dans la proportion de 5 0/0.

L'**alose** est un poisson assez gros, de la forme de la carpe ; il se pêche dans les fleuves où il entre au printemps et où il prend de la qualité.

Le **rouget-grondin,** ou grondin, ou triple-grondin, est un poisson de couleur rougeâtre, à chair blanche, bonne, s'altérant assez vite ; il atteint des proportions énormes. Sa tête est monstrueuse, garnie de piquants dont la blessure peut parfois être dangereuse. On le rencontre aussi sous une coloration grise.

La **vive** a une tête courte, une bouche fendue obliquement, des yeux placés assez haut et latéralement : sa chair est dure. Il faut écailler ce poisson avec beaucoup de précaution ; les piqûres faites par les arêtes des nageoires dorsales et surtout par l'épine operculaire déterminent des accidents tétaniformes. D'après MM. Grenin et Bottard, il existe à la base et de chaque côté des épines operculaires des culs-de-sacs membraneux au fond desquels repose une glande à venin, pyriforme, double. En pénétrant dans un corps quelconque la base de l'épine presse sur la glande et fait couler un liquide bleuâtre irritant. Les symptômes auxquels donne lieu l'inoculation de ce venin chez l'homme sont : une douleur immédiate et extrêmement vive au niveau du point piqué, pouvant entraîner la syncope, puis un fourmillement douloureux, de la tuméfaction, une inflammation de nature phlegmoneuse de la région avec accompagnement de symptômes généraux plus ou moins graves : fièvre, élévation de température, vomissements bilieux ; les symptômes disparaissent lentement, ils ont une durée de deux, trois et même plusieurs jours. Les expériences faites sur les petits animaux sont venues confirmer ces observations : à l'aide de la seringue de Pravaz on a inoculé ce liquide virulent à des batraciens, à des poissons, à des oiseaux, à de petits mammifères ; ils ont tous succombé après avoir présenté les symptômes suivants : douleur très vive immédiate, contractions musculaires, convulsions, etc. Il est probable que les piqûres faites par la vive sont, comme cela se rencontre chez beaucoup d'autres animaux, plus dangereuses à certaines époques qu'à d'autres, au moment de la reproduction par exemple.

Le **turbot** est un poisson plat, de forme triangulaire, ayant comme les espèces suivantes les yeux logés du même côté du coccyx, monstruosité coïncidant avec un défaut de symétrie dans d'autres parties du corps. Sa chair est blanche et assez recherchée.

La **barbue** est un autre poisson plat, plus estimé que le précédent par sa qualité ; sa forme est ovale ; elle atteint de grandes dimensions.

La **raie,** autre poisson plat, a le corps déprimé, discoïde, terminé par une queue longue et mince. Elle est d'une couleur généralement cendrée, grise : on distingue la raie blanche, d'un gris très clair, la raie cendrée, d'un gris foncé, la raie bouclée, d'un gris foncé également mais parsemée de taches blanchâtres du centre desquelles émerge une petite pointe recourbée : c'est la plus appréciée du commerce. La chair de la raie est blanche et conserve toujours, même cuite, une odeur *sui generis*. On la mange généralement fraîche, bien que des amateurs la préfèrent un peu avancée ; les piqûres de la raie bouclée peuvent également à certaines époques déterminer des accidents dangereux. Du foie des raies on extrait une huile qui peut jusqu'à un certain point remplacer l'huile de foie de morue ; elle est jaune clair, de saveur douce, contient moins d'iode et de soufre mais plus de phosphore.

La **raie-turbot** est très grosse ; elle est intermédiaire entre les deux espèces précédentes ; sa chair est très blanche.

La **sole** est un poisson plat, de forme allongée ; lorsqu'elle est grosse on la désigne encore sous le nom de perdrix de mer. On distingue la sole blonde et la sole brune : la première est de qualité supérieure.

La **limande** est un poisson plat, fin, délicat, plus petit que le précédent ; il conserve une odeur de vase très prononcée ; il est très abondant sur nos marchés.

La **sole-limande** tient des deux espèces précédentes ; elle s'en distingue par ses nageoires qui sont toujours relevées et comme hérissées.

La **plie,** de forme ovale, est plus épaisse, plus grosse que la limande. Elle remonte les rivières. Sa chair est assez estimée.

Le **carrelet** est facilement reconnaissable aux nombreuses taches rouge vermillon parsemées sur son corps et sur ses nageoires ; il atteint une assez grande taille ; il a une odeur très prononcée que ne lui fait pas perdre la cuisson. Sa chair est grossière, peu délicate, et par suite peu estimée.

§ 3. — Poissons d'eau douce.

Parmi les poissons d'eau douce nous mentionnerons les espèces suivantes comme étant les plus répandues.

Le **brochet,** ou requin des eaux douces, est un poisson pouvant atteindre des dimensions et un poids énormes. Il a une gueule très large, aplatie, de forme triangulaire, munie de dents extrêmement pointues ; la langue affecte la forme d'un fer de lance. On distingue le brochet à dos vert et à ventre argenté, qui habite les rivières, et le brochet à dos gris, qui habite les étangs et les eaux dormantes. C'est un poisson extrêmement vorace, se nourrissant de petits poissons, et dépeuplant les endroits où on le rencontre. On ne doit consommer ni les œufs, ni la laitance, qui excitent souvent des nausées, déterminent une superpurgation, une sorte d'empoisonnement.

La **carpe** est un autre poisson des rivières, ayant une belle couleur dorée, de larges écailles ; lorsqu'elle a été pêchée dans les marais ou étangs, elle a un reflet gris bleuâtre foncé, et possède un goût de vase très prononcé que l'on fait disparaître assez facilement en faisant avaler à la carpe qui vient d'être pêchée et encore vivante un verre de fort vinaigre. Il se produit au bout de quelques minutes, à la surface du corps, une sorte d'exsudation gluante facile à enlever par le grattage et le lavage ; en outre, par ce procédé, sa chair gagne en qualité. Lorsqu'on ne doit pas la consommer de suite, quelques jours dans une eau courante suffisent pour lui faire perdre son goût de vase. La carpe a la vie très dure, elle respire longtemps encore après qu'elle a été retirée de l'eau. Elle atteint des dimensions monstres ; elle vit de longues années. La carpe des marais est sujette à une maladie de nature parasitaire, qui en fait mourir beaucoup.

La **perche** varie de grandeur et de grosseur ; c'est un poisson à chair bonne, fine, ayant beaucoup d'arêtes ; il est extrêmement vorace. Ses nageoires sont garnies de pointes très acérées, dont la piqûre peut être dangereuse. Il a une coloration gris doré, avec des raies transversales de teinte plus claire.

La **brême** est un poisson très aplati, argenté, se rapprochant de la carpe par sa forme. Il acquiert des proportions assez grandes. Sa chair est blanche, fade.

La **tanche** se tient toujours au fond des étangs, des rivières, dans les endroits les plus vaseux. Son corps est toujours recouvert d'un enduit visqueux. Sa chair est fine et a toujours l'odeur du milieu où elle vit. Ce poisson a une couleur gris foncé, presque noire, avec des reflets bleuâtres.

Le **barbeau** est un autre poisson qui atteint des dimensions et un poids considérables ; lorsqu'il est petit, il porte le nom de barbillon. Comme la carpe, il est gris doré ; il s'en distingue par son corps plus rond et par la présence de deux barbillons de chaque côté de la mâchoire supérieure. Sa chair devient ferme et de meilleur goût avec l'âge. Ses œufs ne doivent pas être non plus consommés, ils déterminent des crampes d'estomac et une purgation violente.

Le **goujon** est un petit poisson arrondi ; son corps est blond tigré ; il porte un barbillon de chaque côté de la mâchoire supérieure ; il est très estimé en friture.

Le **vairon** a la chair amère. Ses écailles sont d'une extrême finesse.

La **loche** a beaucoup de ressemblance avec le précédent ; sa chair est grasse, et sa peau est couverte de taches irrégulières.

L'**ablette** est mince, effilée, argentée ; ses écailles servent à la fabrication de l'essence d'Orient pour les fausses perles.

Le **chevaisne** ou **chevasme** est un poisson dont les nageoires et la teinte générale du corps sont rougeâtres ; il donne une chair assez bonne.

Le **gardon**, appelé aussi rousse, rousset, se tient à la sortie des égouts ; il caractérise la voracité ; il varie de grosseur. Ses nageoires sont rouges, sa chair est bonne, pleine d'arêtes.

Le **hottus** est un poisson très abondant dans la Seine. Il est gris avec reflets dorés, ses nageoires sont rouges, son corps est rond, sa lèvre supérieure est formée par un gros bourrelet semi-circulaire, sa lèvre inférieure est au contraire rectiligne, mince, tranchante. Sa chair est assez bonne.

L'anguille, ou serpent d'eau, a la chair tendre, nourrissante, huileuse, indigeste ; les estomacs maladifs la digèrent péniblement. Elle a le ventre argenté et le dos gris ou vert très foncé suivant qu'elle vient d'une eau courante ou d'une eau dormante. Son corps est recouvert d'un enduit gluant.

CHAPITRE IV

CRUSTACÉS

§ 1. — CONSIDÉRATIONS GÉNÉRALES

Les crustacés appartiennent, d'après la classification zoologique, à l'ordre des arthropodes. Ce sont des animaux à symétrie bilatérale, à corps formé d'articles dissemblables, munis de membres articulés. La respiration est aquatique, branchiale ou cutanée. La tête est généralement soudée au thorax et munie de deux paires d'antennes. Ils sont pourvus de plusieurs paires de pattes au thorax, et quelquefois à l'abdomen. Le corps est enfermé dans un tégument crétacé, pouvant acquérir une très grande dureté, et formé de segments chitineux ou somites annulaires, réunis entre eux par des portions plus souples du tégument. Chez la femelle seulement, il existe sous chaque anneau une membrane formant cloison et sur laquelle sont déposés les œufs lors de la ponte.

Le système nerveux se compose d'un cerveau et d'une chaine ganglionnaire ventrale pour la vie de relation ; la vie organique est représentée par un système nerveux viscéral comprenant un groupe antérieur au système stomato-gastrique, et un groupe postérieur distribuant les plexus à l'intestin et aux organes génitaux. Les yeux sont ou sessiles ou pédonculés, très mobiles. La tête est aussi mobile, porte les deux yeux et deux paires d'antennes : les antérieures ou internes sont appelées antennules, les autres antennes.

Les appendices placés autour de la bouche et destinés à la préhension et au broiement des aliments sont formés d'une paire de mandibules, de deux paires de pattes-mâchoires, puis viennent, attachées au thorax, les premières pattes appelées pattes-mâchoires, au nombre de trois paires, servant à la préhension des aliments ; et enfin, attachés à l'abdomen, les organes locomoteurs ou pattes-ambulatoires.

Le tube digestif est rectiligne, se termine par un rectum large et court qui s'ouvre sur le dernier segment abdominal.

L'appareil circulatoire comprend un cœur artériel et des artères.

La respiration s'effectue par les branchies placées différemment suivant les espèces.

Les sexes sont séparés : les organes sexuels, ordinairement pairs, débouchent à la partie postérieure du thorax, ou à la partie antérieure de l'abdomen, soit sur le somite lui-même, soit sur l'article basilaire. Les femelles sont ovipares, et portent souvent leurs œufs fixés aux appendices abdominaux.

§ 2. — CRUSTACÉS COMESTIBLES

Les Crustacés comestibles dont nous avons à nous occuper appartiennent à l'ordre des *décapodes*. Ils ont les yeux pédonculés plus ou moins longuement et mobiles, ont cinq paires de pattes thoraciques ambulatoires, une grande carapace céphalo-thoracique ; les branchies sont thoraciques et internes. Les pattes de la première paire sont ordinairement terminées par une pince didactyle, pouvant acquérir une longueur excessive, comme dans le homard.

Nous parlerons des espèces que nous pouvons voir tous les jours.

Le **homard** a des reflets bleuâtres, une chair très nourrissante, très indigeste.

La **langouste** a la chair blanche, fine. Sa coloration est généralement brunâtre. La femelle se distingue du mâle par la dernière paire de pattes dont l'extrémité est bifide.

Les **écrevisses** sont toutes fluviales ; elles nous viennent en partie de l'Allemagne. Elles forment un aliment léger et agréable. Malheureusement elles sont, depuis quelques années, ravagées par une affection spéciale, encore peu connue, qui paraît être de nature parasitaire, et en fait périr beaucoup.

La **crevette** de table, encore appelée chevrette, salicoque, bouquet, fleur de rose, est pourvue de dents en scie sur la tête ; c'est une espèce très estimée, de coloration rose, et qui n'a que le seul défaut de coûter cher.

Le **crangon** commun est plus connu sous le nom de crevette grise ; quoique bonne, cette espèce est moins délicate que la précédente. On en consomme de grandes quantités.

Les crustacés doivent leur couleur normale à deux matières pigmentaires, l'une rouge, insoluble, et l'autre bleuâtre, soluble dans l'eau chaude, l'alcool, les acides. C'est ce qui explique la coloration rouge que prennent les crustacés lorsqu'on les fait cuire, ou lorsqu'on les frotte avec des acides.

Le **crabe** a le corps ramassé, l'abdomen court, replié en avant et dépourvu de nageoire caudale. La chair est blanche et, suivant quelques-uns, aphrodisiaque ; on le connaît aussi sous le nom d'araignée de mer, de poupart, de cranque, etc., suivant les espèces et les pays.

CHAPITRE V

MOLLUSQUES

§ 1. — CONSIDÉRATIONS GÉNÉRALES

Les mollusques sont des animaux à symétrie bilatérale, à corps mou, inarticulé, dépourvu de squelette locomoteur et de membres articulés ; le système nerveux est central et se compose de trois groupes ganglionnaires. La tête est quelquefois distincte, le plus ordinairement elle ne se distingue pas du reste du corps. Le corps est ou aplati ou cylindrique, quelquefois se termine dans sa partie postérieure en spirale. Le tégument est mou, visqueux ; vers le milieu de la face dorsale il forme un repli destiné à recouvrir le corps en tout ou en partie, et que l'on désigne sous le nom de *manteau*.

La surface et les bords de ce manteau secrètent une enveloppe formée de matière organique (conchyoline) et de calcaire ; cette enveloppe constitue la coquille dont le but est de protéger le corps de l'animal. Cette coquille affecte des formes variables. Entre le corps et la surface interne du manteau se trouve un espace libre appelé chambre palléale, où se développent les organes respiratoires. Les muscles sont intimement unis à la face profonde du tégument, formant ainsi une enveloppe musculo-cutanée ; au niveau de la face ventrale, ils forment une expansion plus ou moins saillante, entière ou divisée, servant à la locomotion, et appelée le pied.

Le système nerveux est formé de trois groupes de ganglions : 1° un groupe de ganglions sus-œsophagiens ou cérébroïdes, réunis les uns aux autres par des cordons nerveux ; 2° un groupe de ganglions pédieux ou moteurs ; 3° un groupe de ganglions pariéto-splanchniques, destinés au manteau, aux branchies, aux organes génitaux.

Les organes des sens comprennent : 1° des yeux ; 2° des otocystes ou vésicules auditives closes, ciliées, contenant des concrétions solides ou otolithes ; 3° des fossettes olfactives ciliées ; 4° des organes tactiles divers.

Le canal digestif existe toujours avec des parois qui lui sont propres.

L'appareil circulatoire est formé par un organe central ou cœur, divisé en une oreillette et un ventricule.

La respiration s'effectue par des branchies munies de cils vibratiles.

La reproduction est toujours sexuelle, à sexes séparés chez le plus grand nombre.

§ 2. — MOLLUSQUES COMESTIBLES

Ces caractères généraux établis, passons en revue les principaux mollusques qui servent à l'alimentation.

L'huître est un mollusque à coquilles inégales, écailleuses, à branchies lamellaires. Au centre du corps se trouve un gros muscle fibreux. Les huîtres se fixent aux fonds marins, aux rochers, par la valve la plus excavée, l'autre servant de couvercle. On en distingue un grand nombre d'espèces donnant naissance à un grand nombre de variétés dont les caractères sont difficiles à donner et varient suivant l'habitat et le mode de culture. Parmi celles que l'on consomme le plus, nous citerons : la cancale, le pied de cheval, l'ostende, l'anglaise, la fleur de mer, la marenne blanche ou verte, la tremblade, l'arcachon, l'armoricaine, la Sainte-Anne, la portugaise, la plus commune, la plus consommée à cause de son bas prix, la plus facile à reconnaître à sa coquille rugueuse et de forme bizarre. L'huître habite toutes les mers ; elle se fixe aux rochers, elle se rencontre à une faible profondeur en amas considérables, appelés bancs, attachée l'une à l'autre. Elle vit des myriades d'animalcules qui peuplent les mers. Pour suffire à l'énorme quantité d'huîtres nécessaires à la consommation, il a fallu chercher le moyen d'empêcher leur destruction inévitable au milieu des mers. C'est alors qu'on a songé à créer des parcs où on les élève en même temps qu'elles y grossissent et acquièrent les qualités qui les font rechercher. Ces parcs sont d'immenses bassins naturels dans lesquels pénètrent les eaux des grandes marées. Les jeunes huîtres, ou le naissain, sont recueillies dans la mer, puis transportées dans les parcs, où elles se développent. Ces parcs sont de trois sortes : dans un premier est placé le naissain, où il grandit et se forme. A la fin de la première année, on transporte les huîtres de ce premier parc dans un second, en même temps qu'on repeuple le premier avec du naissain. A la fin de la seconde année, on transporte les huîtres du second parc dans un troisième et dernier, où elles finissent d'acquérir leur développement : ce n'est donc qu'à la fin de la troisième année qu'elles sont livrées à la consommation. L'huître est consommée en tout temps, sauf pendant les mois qui n'ont pas la lettre R.

L'époque du frai a lieu de juin à août, la vente est prohibée de juin à septembre pour favoriser le repeuplement des parcs.

L'huître est mangée vivante. Elle est digérée très rapidement ; elle convient donc bien aux estomacs délicats, aux convalescents.

« Leur assimilation immédiate, quand elles sont à l'état cru, provient de « ce que la partie interne de l'huître, le foie, composé essentiellement de « glycogène, constitue le ferment digestif (*diastase hépatique*); pendant la « vie de l'animal le glycogène n'est jamais en contact avec la chair muscu- « laire, mais au moment où l'on broie le foie avec les dents, le contact a « lieu et l'huître se digère par sa propre diastase. » (*Documents sur les falsifications des matières alimentaires et sur les travaux du Laboratoire municipal*).

Le **peigne** ou **coquille de Saint-Jacques** est très large, à coquille supérieure plate, en éventail, de coloration rougeâtre. Ce mollusque, bien apprêté, constitue un mets recherché et très nourrissant.

La **bucarde**, ou coque, est un petit mollusque à coquille bivalve, symétrique, cannelée. Très abondante sur nos marchés, elle est assez estimée de bien des personnes.

Le **bigorneau,** encore appelé escargot de mer, est petit, à coquille unique, en spirale ; il est assez délicat.

Les **patelles,** les **haliotides** ou ormiers, oreilles de mer, de Saint-Pierre, sont des mollusques à coquilles univalves, à pied charnu très épais, sur lequel ils voyagent.

La **moule** est un mollusque dont on fait une très grande consommation ; on la mange toujours cuite, bien que quelques personnes la préfèrent crue. La moule, pour être bonne, doit être de moyenne grosseur, lourde. On la trouve dans le commerce sous trois couleurs : noire, gris verdâtre, bleuâtre. On doit rejeter de la consommation celles qui sont ouvertes, on ne doit les consommer qu'après les avoir bien lavées à plusieurs eaux et bien ratissées à leur surface ; en les laissant dégorger quelques heures dans l'eau salée, elles acquièrent plus de saveur en même temps qu'elles se débarrassent des propriétés nocives qu'on leur attribue à tort ou à raison.

Virchow a fait à la Société de Médecine berlinoise une communication sur une épidémie d'empoisonnements par les moules, survenue à Wilhemshaven. Deux navires non blindés en cuivre apportèrent dans le bassin de radoub de cette localité une grande quantité de moules attachées à leurs flancs. Les ouvriers chargés des réparations s'en nourrirent ainsi que leurs familles. Il y eut dix-neuf malades, dont quatre moururent, l'un en moins de trois-quarts d'heure, les trois autres un peu plus tard. Les symptômes observés furent les suivants : dents agacées, fourmillements et démangeaisons dans les mains et les pieds, sentiment d'oppression, excitations rappelant l'ébriété, pouls 80-90, dilatation des pupilles, sans trouble de la vue, mouvements convulsifs dans les mains, grande faiblesse dans les membres inférieurs, refroidissement général, angoisse, oppression. Ceux qui succombèrent conservèrent leur connaissance jusqu'à la mort. A l'autopsie l'on constata les lésions suivantes : stase sanguine dans tous les vaisseaux de l'épiploon, inflammation intestinale, cœur ramolli, enfoncement du ventricule droit sur lui-même, rate volumineuse, sur la coupe, follicules saillants, entourés d'une auréole rouge, foie tacheté, vaisseaux et corpuscules du rein gorgés de sang, cerveau congestionné (Brieger, *Microbes, ptomaïnes et maladie*).

D'après M. Schmidtmann, cette toxicité serait la caractéristique d'une maladie des moules de l'espèce ordinaire, ou d'un empoisonnement accidentel de la moule elle-même. Cet observateur aurait remarqué que les moules de la rade de Wilhemshaven ne sont point toxiques, qu'elles le deviennent si on les transporte dans le bassin de radoub, et qu'enfin elles perdent leur toxicité si on les remet dans la rade.

D'après M. Wolff, c'est dans le foie de la moule que se trouverait le poison.

M. Brieger est parvenu à isoler le principe toxique en broyant les parties molles des moules, et en les traitant par des procédés chimiques très compliqués.

Il a ainsi obtenu : 1° une substance non toxique ; 2° un corps, isolé au moyen du chlorure de platine, qui produit une salivation abondante et des diarrhées ; 3° le virus spécifique de la moule : il cristallise en tétraèdres, et au contact de l'air il se transforme facilement en résine, et jouit des propriétés caractéristiques du curare ; 4° un corps analogue qui ne se présente que sous la forme résineuse et qui est toujours un poison énergique : son action se traduit par des frissons. Il a été isolé sous forme d'un sirop brun ; il est peut-être le résultat d'une décomposition.

Les corps 3 et 4 doivent être classés parmi les ptomaïnes. Il a donné à ces ptomaïnes, excessivement toxiques et qu'on ne rencontre pas dans d'autres mollusques, même en état de putréfaction, le nom de mytilotoxine. Ce virus spécifique a une odeur désagréable qui apparaît si on y ajoute de la potasse. Deux gouttes de ce virus, injectées à un cobaye, le tuèrent en quatre minutes : il y eut accélération de la respiration, inquiétude, crampes.

M. Lustig a trouvé dans le foie des mollusques qu'il a recueillis dans l'eau stagnante des ports de Gênes et de Trieste, et qui présentaient tous les caractères des espèces vénéneuses — leur ingestion causait la mort, en 12 à 24 heures, des animaux d'expériences, — deux micro-organismes différents, l'un inoffensif, l'autre pathogène. Ce sont deux bacilles assez comparables et qui se cultivent dans les milieux habituels ; mais le bacille pathogène donne seul aux cultures une odeur nauséabonde.

Ce bacille, inoculé par la voie sous-cutanée ou injecté dans les veines, se montre absolument inoffensif ; par contre, introduit par les voies digestives chez des lapins ou des cobayes, il détermine une diarrhée abondante et la mort en 12 à 36 heures ; à l'autopsie, on retrouve le bacille dans le sang du cœur et dans les matières intestinales.

Ces micro-organismes perdent rapidement leur virulence, et les cultures sont presque inoffensives au bout de six jours.

Dans les moules saines recueillies dans les eaux pures et non stagnantes, l'auteur n'a jamais rencontré le microorganisme pathogène. De ses recherches il conclut que les moules vénéneuses possèdent régulièrement un microbe dangereux qui produit chez les animaux auxquels on l'inocule tous les symptômes d'une entérite suraiguë, mais il réserve la question de savoir si c'est ce même bacille qui détermine l'empoisonnement observé sur les individus qui ont ingéré les moules malades. C'est un point qui ne pourra être éclairci que lorsqu'on aura l'occasion de soumettre à un examen bactériologique le sang et les vomissements des personnes atteintes. D'un autre côté, comme les moules sont généralement consommées cuites, il y a lieu de croire que les accidents qui surviennent quelquefois ne sont pas déterminés par le développement des microbes vivants, mais seulement par l'absorption des produits toxiques élaborés dans les moules par les parasites. Il est donc à peu près certain que les troubles causés par les moules malades consistent en un véritable empoisonnement par des ptomaïnes d'origine microbienne, plutôt qu'en une maladie infectieuse proprement dite.

L'escargot, ou hélice, est un mollusque terrestre, à coquille en spirale contenant la masse intestinale, à pied charnu, très épais. A l'approche de l'hiver, il se renferme dans sa coquille et secrète une pellicule calcaire qui l'obture complètement. L'escargot est plus estimé quand il est recueilli dans les vignes que dans les haies ; il est meilleur après l'hiver, quand il est encore bouché, que lorsqu'il a mangé, au commencement du printemps. Après les pluies, en été, il se promène dans les haies, les vignes ; on le recueille, on le met dans de grandes caisses, on le laisse jeûner ; il se vide petit à petit, et finit par se boucher : c'est par ce moyen qu'on peut avoir des escargots pendant toute l'année, pour la consommation. Dans quelques localités, on a créé des parcs d'escargots. Ce sont de vastes enclos garnis de murs assez hauts, où on les retient en leur donnant à profusion les plantes qu'ils préfèrent. La chair de l'escargot est coriace, de digestion difficile et sans goût ; aussi la prépare-t-on avec des assaisonnements très relevés. Il faut se défier des escargots que l'on vend tout préparés ; il arrive parfois que les coquilles qui ont déjà servi sont remplies d'un mélange fait avec des lanières de poumon, de sel, de farine, de moutarde, etc.

§ 3. — GRENOUILLE. — TORTUE

A mentionner encore ici comme comestibles, quoique n'appartenant pas aux mollusques :

1° La **grenouille,** qui appartient à l'embranchement des vertébrés, ordre des batraciens ; le corps est ramassé, muni de deux paires de membres ; absence de queue ; peau nue ; doigts pointus et palmés.

On distingue la grenouille verte et la grenouille rousse.

Les cuisses seules sont livrées à la consommation ; on les offre au public dépouillées, enfilées par dix ou douze sur des petites brochettes de bois. La grenouille a une chair blanche, délicate, savoureuse, peu nutritive ; elle donne un bouillon fade contenant beaucoup de gélatine, meilleur que celui du poulet et très rafraîchissant.

2° La **tortue** est également vendue sur nos marchés. Cette espèce appartient aux vertébrés, ordre des chéloniens, dont les caractères zoologiques sont les suivants : reptiles à fente cloacale longitudinale, à pénis simple ; ils sont munis d'un appareil osseux sur le dos et sous le ventre ; la bouche est cornée, sans dents. La boîte supérieure porte le nom de carapace ; elle est formée d'un amas de plaques épidermiques d'où l'on retire l'écaille ; la portion inférieure ou sous-abdominale porte le nom de plastron. Ces animaux ont quatre pattes extérieures. Les tortues sont distinguées en terrestres, en marines, en fluviales. La chair ressemble, dit-on, à celle du veau ; elle est insipide ; on en fait des potages spéciaux ; on la trouve aussi dans le commerce complètement desséchée. Les œufs de tortue sont très estimés.

§ 4. — ALTÉRATIONS DES POISSONS, DES CRUSTACÉS ET DES MOLLUSQUES

Le poisson, en général, lorsqu'il est frais, se présente sous un aspect brillant qui flatte la vue ; les ouïes sont d'un beau rouge franc ; l'œil est clair ; l'ouverture anale est hermétiquement fermée.

Si l'on prend le poisson dans la main, il est ferme dans toutes ses parties ; il répand une odeur de marée.

En été, le poisson s'altère très rapidement ; quelques espèces même ne peuvent se conserver du jour au lendemain ; aussi es met-on dans des barils avec de la glace, et profite-t-on de la fraîcheur des nuits pour les expédier.

Lorsque le poisson a passé une journée exposé à l'air sur les tables de vente, il s'avarie malgré toutes les précautions prises par les vendeurs. On remarque alors les signes objectifs suivants : la surface du corps paraît sale, le brillant a disparu, malgré le soin que prennent les commerçants d'asperger le poisson d'eau fraîche ou de le recouvrir de linges mouillés. Si l'on soulève l'opercule des ouïes, on voit que les branchies prennent une teinte plombée, grisâtre, verdâtre même ; on cherche parfois à masquer cette coloration en appliquant du sang frais sur les branchies. Cette fraude se reconnaît facilement en passant sur les ouïes le doigt, qui reste teint de sang.

L'œil devient terne, opaque; il s'enfonce dans l'orbite.

Le poisson pris dans la main est flasque, mou, il n'a plus de fermeté, il conserve l'empreinte du doigt, il répand une odeur forte, nauséabonde, l'ouverture anale est béante, le rectum fait hernie au dehors.

Si on incise transversalement les tissus, la décomposition devient plus apparente: la chair n'a plus son brillant nacré, et, tout autour de l'arête médiane, elle présente des tons noirâtres s'irradiant, provenant de l'altération du sang des gros vaisseaux.

Dans les poissons plats, sole, limande, turbot, etc., outre les altérations ci-dessus, l'aspect extérieur de la cavité abdominale présente une teinte verdâtre très prononcée, s'étendant jusque dans la chair. Enfin la peau se détache facilement sur les bords.

Quant aux crustacés, il est plus difficile de se prononcer. Généralement expédiés vivants, les marchands les livrent à la cuisson lorsqu'ils sont près de mourir; conservés trop longtemps vivants, ils se nourrissent de leur propre substance et perdent beaucoup de leur poids; ils se vident, suivant l'expression consacrée. On peut cependant s'assurer de leur état de conservation à l'odeur perçue à l'ouverture buccale. La membrane qui unit le premier anneau au thorax présente également, en cas d'avarie, une teinte verdâtre.

Les crevettes fraîches sont brillantes, elles glissent dans la main; lorsqu'elles sont altérées, elles sont ternes, deviennent gluantes; le corps s'affaisse sur lui-même, il n'a plus de fermeté; en outre, elles dégagent une forte odeur ammoniacale.

Les écrevisses doivent toujours être achetées vivantes, les marchands ayant l'habitude de faire cuire celles qui sont mortes afin de les vendre aux clients peu connaisseurs ou pas difficiles: dans cet état, elles sont généralement très molles et se décomposent très rapidement.

Pour les mollusques, on doit les rejeter de la consommation toutes les fois que les coquilles sont ouvertes, baillent, comme on dit vulgairement, à moins cependant qu'elles ne se referment au contact du doigt qui les touche.

Les huîtres fraîches sont, quand on les ouvre, baignées dans un liquide moins salé et plus riche en matière azotée que l'eau de mer; lorsqu'elles commencent à s'altérer, le liquide disparaît, la chair noircit et se recroqueville, elles exhalent en même temps une odeur repoussante. On doit les rejeter de la consommation, car dans cet état elles pourraient déterminer des accidents dangereux.

LIVRE XII

DE LA MICROGRAPHIE

CHAPITRE I

OBJETS DE MICROGRAPHIE

L'inspecteur des viandes doit connaître l'histologie normale et pathologique ainsi que la microbiologie.

L'histologie pathologique, pour pouvoir interpréter les nombreuses lésions qu'il est appelé à rencontrer, et la microbiologie, pour découvrir la
présence des microbes au sein des liquides et des solides de l'organisme.

Parmi les microbes, on sait qu'il y en a d'inoffensifs et que d'autres sont
l'indice de maladies graves se communiquant à l'homme ou aux animaux.

Il importe de savoir les différencier, soit qu'il s'agisse de retirer des
viandes de la consommation, soit qu'il y ait lieu d'appeler l'attention de

l'autorité pour faire appliquer les mesures prescrites par les lois sanitaires.

Disons-le tout de suite, le microscope est en général impuissant pour la distinction des microbes entre eux, car beaucoup d'espèces différentes ont des caractères morphologiques identiques. Le praticien aura donc intérêt à connaître comment les microbes se comportent dans les milieux de culture appropriés et, surtout, quels résultats ils donnent à l'inoculation chez les petits animaux, cobaye, lapin, etc. Ces contre-épreuves sont d'autant plus nécessaires que le plus souvent l'examen porte sur des viandes qui ont été abattues depuis un temps plus ou moins long et que des microorganismes, étrangers du vivant du sujet, ont pu s'y introduire à partir de l'abatage.

En dehors des attaches solides qui lient l'anatomiste et le physiologiste à l'étude de l'histologie normale, cette science n'est pas sans intérêt pour l'inspecteur des viandes. En effet, les produits manipulés sont faits d'après des règles fixes, car on sait d'avance quels sont les tissus qui doivent entrer dans leur composition. Certains industriels ont profit à substituer aux substances, dont l'emploi est consacré par l'usage, des matériaux d'un moindre prix ou même sans valeur. Il est incontestable que le microscope sera l'unique moyen dont on pourra disposer pour reconnaître ce genre de fraude.

Comme on le voit par ce simple exposé, des connaissances microscopiques variées sont ici indispensables.

Microscope. — Les recherches bactériologiques comportent de forts grossissements ; on choisira donc un microscope qui, avec les objectifs ordinaires, comprendra un objectif à immersion homogène dans l'huile.

L'huile dont on se sert, huile de ricin mélangée d'essence de cèdre ou de fenouil, est fournie par les fabricants d'instruments.

Pour faire usage de l'appareil à immersion, on dépose une goutte d'huile sur la lamelle couvre-objet de la préparation et, par la mise au point, l'huile se met en contact avec l'objectif.

Un bon microscope doit se composer d'un pied lourd, d'une colonne à articulation supportant une table dite platine, percée à son centre, pourvue de volets et destinée à recevoir les préparations à examiner. Au-dessous de la platine il y a un diaphragme, un condensateur ou mieux l'éclairage Abbé, et enfin un miroir faisant office de réflecteur et se mouvant en tous sens.

De la platine s'élève une colonne munie d'une potence avec douille, dans laquelle glisse un cylindre qui reçoit à son extrémité supérieure les oculaires et à son extrémité inférieure les objectifs.

Pour éviter le dévissage incessant des objectifs et la perte de temps qu'il entraîne quand on veut faire usage de divers grossissements, le revolver pièce métallique pouvant recevoir deux ou trois objectifs, rend de très grands services.

La vis micrométrique placée au sommet de la colonne intervient pour la mise au point et pour examiner les divers plans d'une préparation.

La mise au point approximative, appelée le mouvement rapide, est obtenue à l'aide de la main seule ou par l'intermédiaire d'une ou deux vis à crémaillère.

Le corps du microscope, étant formé de deux tubes rentrant l'un dans l'autre, est susceptible d'être allongé ou rapetissé ; on a ainsi l'avantage d'augmenter ou de diminuer le grossissement.

En principe, il est préférable d'obtenir les forts grossissements par les objectifs, l'élongation du corps du microscope et les forts oculaires assombrissant les préparations.

Les grossissements que l'on obtient par l'accouplement des divers oculaires et des divers objectifs, ainsi que par la longueur donnée au corps du microscope, se trouvent inscrits sur des tables dressées par les fabricants eux-mêmes.

Chambre claire et photographie. — La chambre claire est un instrument composé d'un prisme ayant la forme d'un parallélipipède que l'on place sur le tube du microscope, au-dessus de l'oculaire, et qui permet de dessiner par un procédé mécanique l'image aperçue dans le microscope.

D'après M. Malassez, pour faire d'emblée un dessin d'un grossissement voulu, on procède de la façon suivante. « On commence par mesurer micrométriquement la longueur d'une partie quelconque de la préparation à dessiner ; on multiplie cette longueur par le grossissement voulu, puis on marque sur le papier à dessin deux points distants l'un de l'autre de la longueur trouvée. Regardant alors le papier à dessin à l'aide de la chambre claire, on baisse ou on monte, soit le tube rentrant du microscope, soit le papier à dessin, jusqu'à ce que l'image de la partie mesurée se trouve exactement comprise entre les deux points ci-dessus. Le dessin fait dans cette position aura évidemment le grossissement voulu. »

On peut se servir aussi de la photographie.

Dans ce cas, l'opérateur devra connaître la photographie en général, ainsi que les procédés spéciaux à la photographie microscopique.

Cette question est traitée avec de grands développements dans le Manuel pratique de bactériologie de M. Crookshank, traduit de l'anglais par M. Bergeaud, inspecteur du service d'inspection de la boucherie de Paris.

Micromètres. — Il y en a deux : le micromètre objectif et le micromètre oculaire.

Le micromètre objectif est une petite lame de verre divisée en milli-mètres et chaque millimètre en 100 parties égales.

Le micromètre oculaire, indispensable, contient une plaque de verre dont les divisions sont plus grandes que les précédentes, mais égales entre elles.

Si on met le micromètre objectif sur la platine et le micromètre oculaire dans le tube du microscope, l'objectif 5 étant en place, et que l'on regarde, on constate que trois divisions du micromètre oculaire correspondent à une division du micromètre objectif. Donc une division du micromètre oculaire égale 3 millièmes de millimètre.

Si on répète cette opération avec les autres objectifs, on a la série des grossissements du micromètre oculaire avec tous les systèmes.

Pour connaître les dimensions d'un cheveu, par exemple, ou de tout autre élément, on regarde combien de divisions de l'oculaire micromé-trique il faut pour le recouvrir ; s'il en exige 22, il aura pour diamètre 3 millièmes de millimètre multipliés par 22, ou $0^{mm}066$.

Procédé de mensuration par la chambre claire, d'après M. Lat-teux. — « On place le micromètre objectif sous le microscope et on met au point. Remplaçant alors l'oculaire par la chambre claire, on dessine sur le papier l'image de quelques-unes des divisions. Si l'espace qui sépare cha-cune d'elles est un centimètre, par exemple, il est clair que l'on aura affaire à un grossissement de 100 diamètres.

Enlevant le micromètre objectif et y substituant l'objet dont on veut connaître le diamètre, on le dessine également à la chambre claire. Mesu-rant les dimensions de l'image obtenue, on divise le chiffre par 100 et on a le diamètre exact de l'objet : l'image d'un cheveu présente un diamètre de 7 centimètres, la dimension réelle sera 7 centimètres divisés par 100, ou 7 centièmes de millimètre. »

Injections histologiques. — Quand on veut étudier le mode de distri-bution des vaisseaux dans les tissus, leurs rapports avec les éléments qui les constituent, on a recours aux injections de matières colorantes dans ces canaux, à l'aide de la seringue ordinaire.

Les préparations qu'on emploie sont à base de gélatine et on les colore soit par le carmin, soit par le bleu de Prusse soluble. Au moment de s'en servir on porte ces mélanges à une température de 45° qui les liquéfie. La solidification s'opère ensuite dans les vaisseaux par le refroidissement.

Objets de micrographie. — La table de travail doit être à l'abri de toute oscillation, recouverte en tout ou en partie d'une glace reposant sur un papier divisé en carrés de diverses couleurs. Elle sera placée de façon à recevoir le plus de lumière possible. Si le jour n'est pas convenable, ou si l'on doit travailler la nuit, on fera usage de la lampe à pétrole de préférence à l'éclairage au gaz.

Il existe même des lampes spéciales où la lumière sort à travers un verre bleu.

On aura une forte provision de lames de verre et de lamelles. Quelques-unes de ces lames seront creuses dans leur centre, afin de ne pas gêner les mouvements de certains microbes, vibrions septiques ou autres, ou de pouvoir suivre les diverses phases de leur développement dans un milieu de culture qu'on y a déposé. Un nécessaire de Ranvier est indispensable pour les réactifs les plus communément employés, ainsi que des chambres humides, sortes d'échelles disposées par quatre, recouvertes d'une cloche, dans lesquelles on place les préparations dans des buts très divers.

Le microtome est un instrument destiné à faire des coupes minces des tissus que l'on veut examiner. Celui de Nachet, le plus élémentaire de tous, a la forme d'un chandelier renversé, dans l'intérieur duquel glisse à frottement doux un cylindre plein mis en mouvement par une vis.

Pour les études d'histologie ordinaire, le microtome de Nachet et un bon rasoir, dont la lame sera légèrement excavée en dessous, suffisent.

Si l'on veut faire immédiatement des coupes de tissus frais ou de tissus renfermant des microbes très petits, comme ceux de la tuberculose par exemple, les microtomes perfectionnés à rabot, qui sont en même temps à congélation, sont préférables.

Ces microtomes perfectionnés, ainsi que l'objectif à immersion homogène dans l'huile, dont il a été question au début de ce chapitre, ont l'inconvénient de coûter fort cher ; aussi ne les voit-on généralement que dans les laboratoires.

Les aiguilles sont en acier ; mais, en platine et en verre, elles ne sont pas attaquées par certains réactifs que l'on peut employer.

Viennent ensuite des scalpels, des ciseaux fins, des pinces à pointes fines, une petite scie pour faire des sections d'os, des baguettes en verre, des pinceaux, de la moelle de sureau, une lampe à alcool, des entonnoirs en verre, du papier à filtrer, des godets se recouvrant les uns les autres, des verres de montre, des pipettes, des bocaux à large ouverture, dits pots-bancs, des flacons à bouchon prolongé, des cristallisoirs, des étiquettes gommées de dimensions diverses, des éprouvettes graduées et enfin une petite spatule en nikel ou en platine pour déplacer les coupes d'un milieu dans un autre sans les briser ou les plisser.

Réactifs. — L'eau est le liquide que l'on emploie le plus souvent. Elle doit être distillée et filtrée, bouillie même si elle doit servir aux études bactéridiennes.

Pour étudier un tissu à l'état frais, il est recommandé d'employer un liquide indifférent afin que les cellules ne soient pas déformées. Le sérum sanguin pour les globules rouges, le liquide amniotique, l'humeur aqueuse de l'œil pour tous les tissus frais, constituent des liquides indifférents naturels. A leur défaut, on peut faire usage du sérum artificiel de Kronecker :

Eau distillée	1000 gr.
Soude caustique	0, 06
Sel marin	6

La glycérine donne aux objets de la transparence ; on s'en sert aussi pour monter et conserver les préparations.

Le liquide de Flemming, modifié par Fol, est un excellent fixatif pour l'étude des tissus délicats.

Voici sa composition :

Eau distillée	68 cc
Acide osmique à 1 0/0	2
Acide acétique à 2 0/0	5
Acide chromique à 1 0/0	25

Les pièces, traitées par ce réactif, sont lavées avec soin et colorées à l'hématoxyline.

L'alcool est le liquide le plus communément employé pour fixer et conserver les pièces à étudier : il faut en avoir de 36° à 100°.

Le sérum iodé, utile pour l'étude des organismes ciliés, est fait avec du liquide amniotique additionné d'iode en excès.

Le bichromate de potasse est le durcissant par excellence des centres nerveux et des embryons.

Pendant les premiers jours, on se sert d'une solution à 2 0/0, puis d'une solution à 4 0/0. Il faut un séjour de deux à trois mois pour un cerveau et de trois à six semaines pour une moelle épinière. La macération doit s'opérer à l'abri de la lumière.

Le bichromate de potasse sert de base au liquide de Müller ci-dessous:

Eau	100 parties
Bichromate de potasse........................	2
Sulfate de soude.............................	1

L'acide acétique en solution de 2 0/0 possède une action isolante ; en solution de 5 0/0, il constitue un liquide dissociant. Il est aussi un décalcifiant.

Le camphre sert à empêcher la formation des moisissures dans les milieux conservateurs ou colorants.

L'acide azotique est un bon décalcifiant. Les os sont plongés dans une solution de 1 à 10 0/0. On les retire quand ils sont devenus flexibles et on les plonge dans l'eau pendant deux heures, en ayant la précaution de la renouveler plusieurs fois.

La potasse et la soude sont utilisées pour ramollir les tissus cornés.

L'acide osmique s'emploie en solution à 1 0/0 pour colorer en noir la graisse et le cylindre axe des tubes nerveux.

Les essences de girofle, de bergamote, et l'huile de cèdre sont indispensables pour éclaircir et déshydrater les préparations. L'essence de girofle est celle qui est le plus en usage.

La solution de nitrate d'argent à 1 0/0 sert à mettre en évidence les épithéliums et les endothéliums.

Pour l'étude des terminaisons nerveuses on emploie l'imprégnation par le chlorure d'or. A cet effet, on fait bouillir 4 parties de solution de chlorure d'or à 1 0/0 et 1 partie d'acide formique, on laisse refroidir et on y plonge les tissus jusqu'à ce qu'ils soient devenus jaunes. On les expose ensuite à la lumière dans un bocal contenant de l'eau acidulée par l'acide formique.

On fait des coupes après durcissement préalable.

Le baume du Canada dissous dans le xylol est un excellent milieu pour le montage et la conservation des préparations microscopiques.

Le picro-carmin est le colorant le plus souvent employé en histologie normale et pathologique.

Pour le préparer, triturer 5 grammes de carmin dans un mortier et ajouter de l'ammoniaque goutte à goutte jusqu'à dissolution complète ; étendre cette solution d'un demi-litre d'eau distillée et agiter fortement ; verser ensuite goutte à goutte une solution concentrée d'acide picrique dans l'eau distillée, jusqu'à ce que le mélange ait pris une coloration sang de bœuf.

On laisse évaporer dans un bocal à l'air libre. Quand l'odeur ammoniacale s'est dissipée, on filtre le liquide et on l'enferme dans des flacons auxquels on a ajouté un petit morceau de camphre.

L'hématoxyline colore en violet les parties épithéliales et les noyaux. Elle est employée pour la coloration des objets fixés aux sels de chrome qui s'opposent à la coloration par le carmin.

Pour la préparation de la solution aqueuse, on fait dissoudre 4 grammes d'hématoxyline dans 25 cc. d'alcool à 90°, et l'on ajoute 400 cc. d'une solution saturée d'alun ammoniacal dans l'eau distillée.

Ce mélange est abandonné à l'air et à la lumière pendant 3 jours; on filtre ensuite et l'on ajoute 100 cc. de glycérine et 100 cc. d'alcool méthylique.

On colore les coupes en les laissant pendant 12 heures dans une solution très étendue de cette teinture.

Les couleurs d'aniline, en solution aqueuse d'huile d'aniline ou d'eau distillée, donnent les meilleurs résultats pour la coloration des microbes. Tels sont : le violet de méthyle B, le violet de gentiane, la fuchsine, le chlorhydrate de rosaniline cristallisé, le bleu de méthylène, le brun de Bismarck, la vésuvine, la safranine, l'éosine, la coccinine, etc.

Coupes. — Pour faire des coupes, certains tissus comme les cartilages, par exemple, n'ont pas besoin d'être durcis préalablement. Pour les os, les dents, au contraire, il est parfois nécessaire d'enlever la partie calcaire. On y arrive en mettant des lames de ces tissus dans le liquide de Kleinenberh, modifié par Mayer :

Solution saturée d'acide picrique...............	100 gr.
Acide nitrique.............................	5

Filtrez et ajoutez :

Eau...	300

Ce liquide a en outre la propriété de durcir les tissus.

On peut encore faire une préparation d'os en en détachant une lamelle avec la scie et en l'usant ensuite sur la pierre ponce.

En dehors des liquides durcissants dont nous avons parlé, on emploie très souvent, pour les tissus mous, un sirop de gomme arabique et puis de l'alcool; souvent même l'alcool absolu suffit.

Pour cela, on coupe le tissu en petits cubes que l'on tient plongés dans les milieux choisis pendant un temps suffisant, un ou plusieurs jours.

Certains tissus délicats, comme l'œil, par exemple, après avoir été durcis par le liquide de Müller, doivent être englobés dans une substance élastique et transparente qui maintiendra les éléments dans leur forme et dans leur situation. A cet effet, on emploie généralement la celloïdine que l'on dissout dans l'éther et l'alcool absolu, parties égales. On fait deux solutions, l'une plus épaisse que l'autre, et c'est dans des boîtes en papier que se fait l'évaporation de l'alcool et de l'éther.

La coupe obtenue est placée sur la lame de verre; si on veut enlever la celloïdine, on la dissout avec l'éther.

Comme milieu englobant, on peut se servir aussi d'un mélange de paraffine et de vaseline.

Pour se servir du microtome de Nachet, on place le petit cube de tissu préalablement durci dans la cavité du microtome. On remplit les vides avec des baguettes de sureau obtenues avec la scie et que l'on a fortement comprimées. En plongeant la platine du microtome dans l'alcool, la moelle du sureau se gonfle et fixe très solidement la pièce. On enlève avec le rasoir tout ce qui dépasse; on n'a plus qu'à faire des coupes en manœuvrant la vis et en ayant soin, chaque fois, de mouiller avec de l'alcool la surface à couper et la lame du rasoir. Par l'habitude on arrive à obtenir de très bonnes coupes.

Si on emploie le microtome à congélation, on prend un morceau de tissu frais de 3 millimètres d'épaisseur que l'on plonge dans un mélange de sirop de sucre et de sirop de gomme arabique. On le tient un instant dans l'eau, s'il a séjourné préalablement dans l'alcool, avant de le mettre dans le milieu sirupeux. La pièce est alors en état d'être congelée par les vapeurs d'éther, opération qui la fixe à son support et qui la durcit en même temps.

Pour le microtome à rabot, on met le fragment durci sur une rondelle de liège, après interposition d'une couche de gomme. Le fragment, uni au bouchon, est placé dans un flacon d'alcool à large goulot. Quelques heures après, la gomme se trouve solidifiée et le tissu et le liège sont collés ensemble. Il ne reste qu'à fixer le liège à la pince du microtome.

Les coupes se font ici par un mouvement automatique de l'opérateur; on les place dans un bocal contenant de l'alcool.

Pour conserver les préparations montées dans la glycérine, on lute les bords de la lamelle avec le maskenlack qu'on vend tout préparé.

Le baume de Canada sert en même temps de milieu conservateur et de lut.

CHAPITRE II

ÉLÉMENTS D'HISTOLOGIE NORMALE

§ 1. — Cellule

La cellule est l'élément fondamental, la vraie unité anatomique et physiologique de l'économie.

Toute cellule se compose d'un protoplasma et d'un noyau.

Le protoplasma est une substance d'aspect finement granuleux ; elle se condense parfois sur les bords et constitue alors la membrane propre.

Accidentellement le protoplasma peut contenir des gouttelettes graisseuses, des pigments, ou être creusé de vacuoles.

Le noyau semble affecter une forme vésiculeuse et posséder un ou plusieurs nucléoles.

Quelques cellules perdent leur noyau en vieillissant ; les cellules épidermiques sont dans ce cas.

Il y a des cellules qui ont deux noyaux et même davantage.

Les cellules géantes, les myéloplaxes, renferment un plus ou moins grand nombre de noyaux, en même temps qu'elles acquièrent un volume considérable.

La forme de la cellule est plus ou moins celle d'une sphère. Mais, par suite de l'adaptation, de la spécialisation, elle peut être cylindrique, aplatie, fusiforme, étoilée, etc.

La cellule possède une vie propre, et la preuve de cette vitalité est fournie par les variations incessantes du protoplasma et les migrations que l'on observe chez l'amibe et la cellule lymphatique.

Les phénomènes vitaux sont aussi très évidents dans les cellules à cils vibratiles, très faciles à observer sur le produit de grattage de la muqueuse pharyngienne de la grenouille.

C'est la cellule qui produit la mélanine, c'est la cellule hépatique qui élabore les sels biliaires, car, dans les deux cas, ces produits n'existent pas dans le sang.

On ignore combien de temps vivent les cellules. Quoi qu'il en soit, il est facile d'observer que celles de la surface du corps tombent sans cesse sous forme de squames.

La cellule procède d'une cellule. Pour étudier la cellule et sa division, prendre un embryon de têtard et le mettre dans le liquide de Flemming pendant deux ou trois jours, le laver ensuite, le faire durcir dans l'alcool et traiter les coupes par l'hématoxyline.

Le sang, la lymphe, le chyle sont des liquides qui tiennent en suspension un grand nombre de cellules.

Par leurs transformations successives, les cellules donnent naissance aux éléments les plus variés pour la formation de tous les organes.

§ 2. — Sang.

Le sang est le liquide nourricier qui circule dans les artères et les veines.

De couleur rouge chez les animaux supérieurs, il est blanc chez les animaux inférieurs.

Pour l'examiner, prendre une goutte de sang, la déposer sur une lame de verre, la recouvrir d'une lamelle et border avec de la paraffine pour empêcher l'évaporation du sérum, et, par suite, la déformation des globules. — Au microscope, on voit des globules rouges et des globules blancs ; ces derniers, un peu plus volumineux que les premiers, ont l'aspect de petites sphères blanchâtres framboisées, très transparentes. Les globules rouges apparaissent sous la forme de corps ronds de couleur jaunâtre ; ceux qui se présentent vus de champ ont la forme d'une lentille biconcave.

La forme et surtout les dimensions des globules sanguins varient avec les espèces animales.

Ils sont ronds chez les mammifères, à l'exception de quelques ruminants (chameau) chez lesquels ils sont elliptiques. — Ils ont cette dernière forme chez les oiseaux, les reptiles, les batraciens et les poissons.

Méthode de Pacini. — Pour préparer et conserver les globules sanguins d'apèès la méthode de Pacini, on verse 20 gouttes de sang dans 20 cc. du liquide suivant :

Bichlorure de mercure......................	1
Chlorure de sodium.........................	4
Eau distillée...............................	200

en ayant soin de toujours remuer. On laisse déposer, on décante, on remet du liquide, on agite, et ainsi de suite pendant trois ou quatre fois dans la journée. La dernière décantation opérée, on prend une goutte du liquide

que l'on place sur une lame de verre, on couvre d'une lamelle et on borde
avec du maskenlack.

Pour les préparations de sang des vertébrés à sang froid, employer deux
parties au lieu de quatre de chlorure de sodium.

Par la méthode de la dessiccation, on prend une goutte de sang que l'on
dépose sur une lame de verre et que l'on chasse vigoureusement avec une
baguette de verre; on agite un instant la lame au-dessus de la flamme
d'une lampe à alcool; on traite par l'essence de cèdre, on laisse égoutter et
on monte dans le baume du Canada. Après avoir fixé les globules sanguins
comme il vient d'être dit, si on veut que les noyaux soient colorés en bleu
verdâtre et les globules en rouge, on colore d'abord avec une solution d'éosine et ensuite avec une solution de vert de méthyle, en ayant soin de laver
à l'eau après chaque coloration ; — on laisse sécher et l'on monte dans le
baume.

La numération des globules constitue une opération très difficile qui a été
traitée par MM. Hayem, Malassez et Grancher.

§ 3. — LYMPHE. — CHYLE

La lymphe est un liquide dans lequel sont dissous tous les tissus de l'organisme.

On s'en procure en faisant une incision entre les yeux d'une grenouille et
en introduisant une pipette dans le sac lymphatique que l'on vient d'ouvrir;
on aspire légèrement au besoin.

Sur une préparation bordée à la paraffine que l'on place sous le champ
du microscope, on aperçoit les globules lymphatiques ou leucocytes qui ont
l'aspect de petites sphères blanchâtres, très transparentes, semblables aux
globules blancs du sang. D'abord immobiles, les leucocytes ne tardent pas
à se mettre en mouvement et à prendre des formes variées (mouvements
amœboïdes).

Au bout de quelques heures, les mouvements cessent; les globules lymphatiques sont redevenus ronds et le noyau, refoulé par le protoplasma, est
visible et présente des formes variées.

Sous l'influence du picro-carmin, le protoplasma devient jaunâtre et le
noyau se colore en rose.

Les globules blancs ont la propriété d'absorber les poussières et les granulations. Pour s'en convaincre, on ajoute à la lymphe fraîchement extraite
une solution de vermillon dans l'eau salée. Au microscope, on voit les cellules envoyer des prolongements aux granulations et les englober.

Dans le chyle on trouve des leucocytes et des granulations graisseuses pourvues d'une membrane albumineuse.

§ 4. — TISSU ÉPITHÉLIAL

Le tissu épithélial recouvre la surface du corps, tapisse la face interne de l'appareil digestif, respiratoire, etc.

Les épithéliums sont cornés ou muqueux. La forme cornée donne lieu aux poils et à la corne; la forme muqueuse présente des cils vibratiles, des plateaux cellulaires, etc.

L'épithélium des cavités closes porte le nom d'endothélium : endothélium des vaisseaux, etc.

Au point de vue histologique, le tissu épithélial est formé de cellules réunies par une substance fondamentale; au point de vue physiologique, il joue le rôle de protection, de sécrétion et d'absorption.

Si les cellules sont placées sur une couche unique, l'épithélium est simple ; s'il y a plusieurs rangs superposés, l'épithélium est stratifié. Enfin, d'après la forme des cellules, l'épithélium est dit lamellaire, polyédrique, cylindrique ou conique, vibratile et irrégulier.

Pour l'étude des épithéliums, on prend un fragment de muqueuse ou de peau dans différentes régions, que l'on fait séjourner dans l'alcool au 1/3 pendant un ou deux jours. On détache ensuite une petite portion du revêtement épithélial que l'on place sur une lame de verre; on l'humecte avec une goutte d'eau alcoolisée et on recouvre d'une lamelle. A l'examen microscopique, on voit des cellules qui ont conservé leur groupement primitif et d'autres qui sont isolées. Pour les détails, on colore avec le picro-carmin.

Pour l'examen des endothéliums, on traite un fragment de péritoine par la solution au nitrate d'argent qui délimite les cellules et, pour les noyaux, on fait intervenir le picro-carmin.

Les épithéliums pigmentés seront étudiés dans les endroits où la peau ou les muqueuses sont noires, ce qui est fréquent chez nos animaux domestiques.

Pour les épithéliums glandulaires, il est recommandé d'étudier d'abord le produit de raclage frais de grosses glandes : le foie, les reins, les glandes salivaires.

On passe ensuite à l'observation de coupes d'organes durcis, les mêmes que ci-dessus, auxquels on ajoute les testicules, les ovaires, la rate, le pancréas, etc., et des fragments de peau et de muqueuse pris dans des points variés, afin de pouvoir examiner les glandes sudoripares, sébacées, muqueuses, en tube de l'intestin grêle, à pepsine de l'estomac, etc. etc.

§ 5. — TISSU CONJONCTIF

C'est le plus répandu de l'économie, car il sert de charpente à tous les organes.

Le tissu conjonctif débute par une agglomération de cellules embryonnaires qui ne tardent pas à s'entourer d'une substance fondamentale. La disposition de cette dernière est cause des différentes variétés sous lesquelles on le rencontre.

1° Tissu embryonnaire. Faire une coupe dans un jeune embryon et on verra des cellules arrondies ou légèrement fusiformes, placées les unes à côté des autres, sans substance fondamentale visible.

Par la macération dans l'alcool au tiers ou dans le liquide de Müller, quelques-uns des éléments se sépareront et pourront être mieux étudiés ;

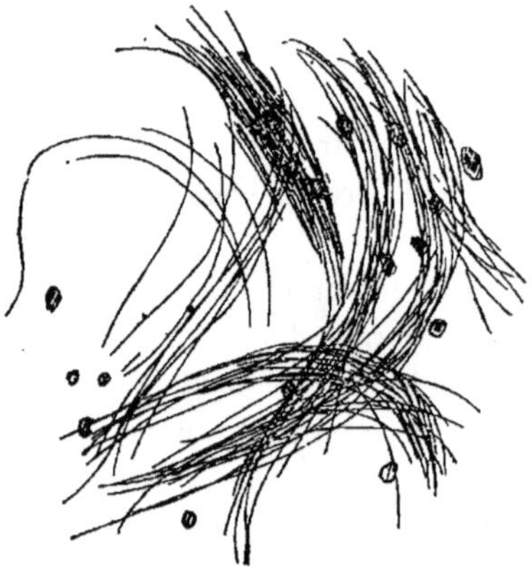

2° Tissu myxomateux ou muqueux. Prendre ce tissu dans le cordon ombilical d'un fœtus non arrivé à terme, auquel on aura pratiqué une injection intersticielle d'acide osmique faible ou de sérum iodé. On verra des faisceaux conjonctifs très fins en voie de formation et des cellules rondes ou étoilées avec des prolongements ramifiés et anastomosés ;

FIG. 59. — Tissu tendineux dissocié.

3° Tissu conjonctif lâche. Injecter le tissu conjonctif sous-cutané du lapin avec de l'acide osmique dilué ou une solution de nitrate d'argent, ou mieux encore avec du picro-carmin, et laisser agir le réactif plusieurs heures. Puis inciser un morceau du tissu ainsi gonflé et le placer dans la glycérine acidifiée pendant 24 heures. Au microscope, on verra les fibres conjonctives se dirigeant dans toutes les directions. On verra également les réseaux élastiques (Fig. 60) et les fibrilles enroulées sur elles-mêmes ainsi que les éléments cellulaires des vaisseaux, des nerfs et des cellules adipeuses.

Si on désire agir rapidement, exciser un peu de tissu conjonctif sous-cutané dans les endroits où il est abondant, l'étaler sur une lame de verre et l'examiner après l'avoir traité successivement par l'eau salée, l'acide acétique et le picro-carmin.

Le tissu conjonctif forme encore le substratum des séreuses : péritoine, plèvres, mésentère (séreuses adossées) ; de la pie-mère et du grand épiploon où il se trouve parsemé de nombreux trous, ainsi que des aponévroses, sous la forme d'un feutrage plus ou moins condensé.

Les tendons sont constitués par des faisceaux de tissu conjonctif parallèles. Les tendons fins de la patte de la grenouille ou de la queue du rat, qui sont des faisceaux tendineux primitifs isolés, conviennent très bien pour commencer leur étude (Fig. 59). Pour les gros tendons, il sera bon d'examiner des coupes pratiquées en long et en travers, et, pour les premières, d'en faire quelques-unes dans les points où les tendons se joignent avec le tissu musculaire.

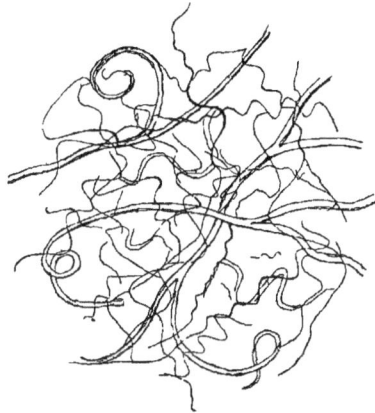

FIG. 60. — Tissu élastique.

§ 6. — TISSU ÉLASTIQUE

Diversement distribué dans un grand nombre de points de l'économie, il est très accentué dans les ligaments jaunes et dans la tunique moyenne des grosses artères. Nous l'avons déjà dit, si l'on traite le tissu conjonctif lâche par l'acide acétique, les fibres élastiques deviennent très apparentes et on les voit ondulées ou enroulées en spirales (Fig. 60). Dans la tunique moyenne des artères, il se présente sous la forme de lamelles, et, dans les ligaments jaunes, sous celle de fines lamelles anastomosées. Comme pour les tendons, il est recommandé de faire des coupes en long et en travers.

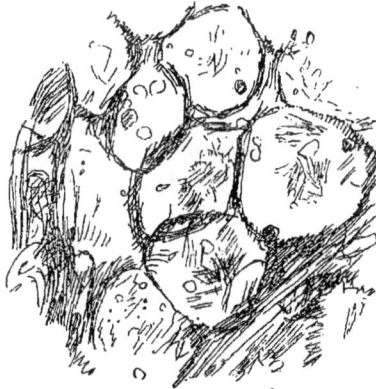

FIG. 61. — Tissu adipeux.

§ 7. — TISSU ADIPEUX

Abondants dans certaines parties du corps, les lobules adipeux sont déposés dans la trame du tissu conjonctif (Fig. 61).

La vésicule graisseuse se distingue par son volume considérable, sa forme sphérique ou polyédrique, et sa puissance de réfraction. Elle renferme de la graisse liquide qui refoule contre son enveloppe le protoplasma et le noyau.

Par la macération dans l'acide osmique pendant 24 heures, suivie d'un lavage et d'un séjour dans le picro-carmin, on colorera les gouttes graisseuses en noir, les noyaux en rose et le protoplasma en gris brunâtre.

§ 8. — TISSU CARTILAGINEUX

Ce tissu est formé par des cellules ayant une physionomie propre, englobées dans une substance fondamentale (Fig. 62).

La cellule cartilagineuse est volumineuse, sphérique ou polyédrique, et à noyau généralement infiltré. Fait important, elle est entourée d'une capsule. Quelquefois la capsule ne renferme qu'une seule cellule, le plus souvent il y en a plusieurs.

La substance fondamentale est amorphe, d'aspect vitreux dans le cartilage hyalin. Dans le cartilage réticulé, la substance fondamentale est également transparente, mais elle est sillonnée de nombreux réseaux de fibres et de fibrilles élastiques. Dans le fibro-cartilage, la substance fondamentale est formée de fibrilles connectives et d'un réseau délicat de substance élastique.

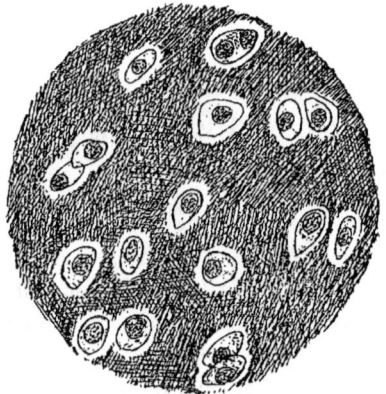

Fig. 62. — Cartilage vrai ou hyalin.

Sans préparation aucune, le tissu cartilagineux se coupe en tranches minces.

La solution iodée est employée pour distinguer la cellule de sa capsule.

L'action de la purpurine alunée pendant 24 heures fixe la forme de la cellule cartilagineuse et colore fortement le noyau. A cet effet, on fait dissoudre 1 gr. d'alun dans 100 gr. d'eau bouillante ; on ajoute de la purpurine, on filtre, et le liquide de filtration est reçu dans un récipient contenant 60 cc. d'alcool à 90°.

On se procure du cartilage hyalin à la cloison nasale ou à la trachée de nos grands animaux ; le tissu réticulé est fourni par le pavillon de l'oreille, l'épiglotte, et le fibro-cartilage par les ménisques intervertébraux.

§ 9. — Tissu osseux

Avec une petite scie on fait deux sections minces d'os, l'une en long, l'autre en travers, et avec la pierre ponce, ou mieux la meule, on les use de façon à les rendre transparentes.

Ces coupes étant placées sous le champ du microscope, on voit, au milieu d'une substance fondamentale, des cellules fusiformes (ostéoplastes) qui laissent échapper de leur pourtour des linéaments qui s'anastomosent entre eux et avec ceux des cellules environnantes.

Sur la coupe pratiquée en travers, ces cellules sont disposées, en séries

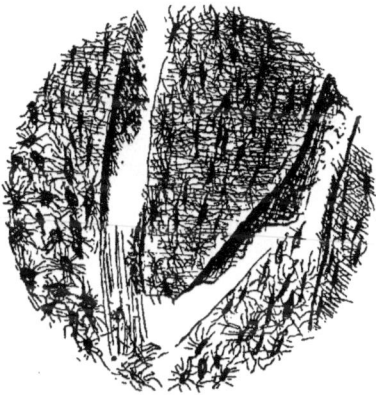

Fig. 63. — Tissu osseux.
Coupe longitudinale.

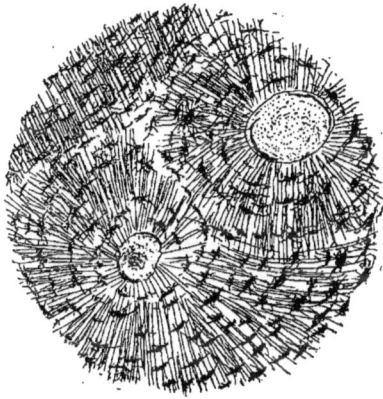

Fig. 64. — Tissu osseux.
Coupe transversale.

linéaires et concentriques, autour d'un ou plusieurs canaux de Havers destinés, eux, au passage des vaisseaux et des nerfs (Fig. 64).

Les canaux de Havers communiquent par des branches transversales très visibles sur la coupe longitudinale; ils sont également en relation avec les cellules par leurs fines ramifications (Fig. 63).

Pour mettre tous ces points bien en évidence, plonger les coupes dans une solution de violet ou de rouge d'aniline chauffée au bain-marie et les y laisser pendant 24 heures. Retirées, on les passe à nouveau sur la pierre ponce, on les plonge dans le xylol et on les monte dans le baume. Les ostéoplastes et les canaux de Havers sont seuls colorés.

§ 10. — Tissu musculaire

L'élément essentiel de ce tissu est la fibre, qui sert à former les muscles striés ou rouges et les muscles lisses.

On trouve les muscles lisses dans les parois de l'intestin, de la vessie, etc.

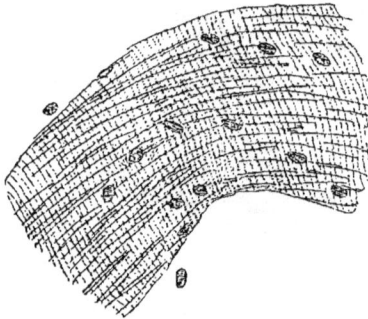

Fig. 65. — Fibre musculaire striée dans le sens longitudinal.

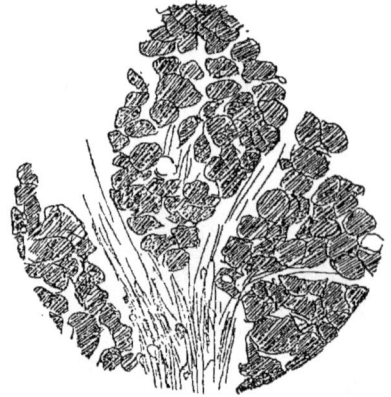

Fig. 66. — Fibres musculaires striées. Coupe transversale.

Leur élément fondamental est la fibre-cellule.

Pour étudier les fibres cellules, on prend un fragment de vessie auquel on enlève la muqueuse et la séreuse et que l'on plonge ensuite dans l'alcool au 1/3 pendant plusieurs heures. Sur un faisceau dissocié et soumis à l'action du picro-carmin, on voit que les fibres isolées sont composées de fuseaux qui possèdent un noyau entouré de protoplasma (Fig 67).

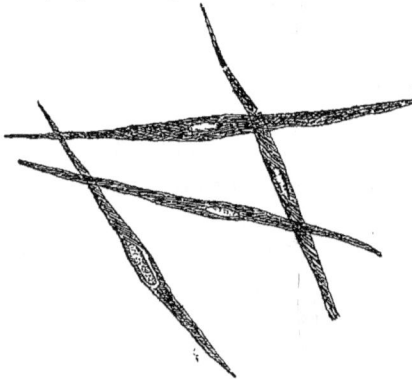

Les muscles striés constituent la musculation des animaux supérieurs et ont pour élément histologique fondamental la fibre musculaire striée.

Pour l'étude, on prend avec des ciseaux un fragment de muscle frais que l'on dissocie dans une goutte d'eau salée. On le porte tel quel sous le champ du microscope, ou après l'avoir coloré par le picro-carmin, et l'on voit que chaque fibre est constituée par un protoplasma qui

Fig. 67. — Fibres musculaires lisses.

présente une striation longitudinale et transversale, des noyaux, et une gaîne appelée sarcolemme (Fig. 65).

La dissociation des fibres fixées préalablement par l'alcool montre la subdivision des fibres en fibrilles dans le sens de la striation longitudinale et l'action de l'acide azotique donne le même résultat dans le sens transversal.

Les petits disques qui forment les fibrilles portent le nom de sarcous éléments de Bowmann.

Si on prend un fragment d'un petit muscle, dont on fixera les éléments par l'alcool absolu d'abord, que l'on durcira ensuite en le plongeant successivement dans la gomme et l'alcool à 90°, et si l'on pratique des coupes en travers des fibres, on voit, après avoir fait agir le picro-carmin, que les fibres musculaires sont réunies les unes aux autres par du tissu conjonctif pour former des faisceaux secondaires, que les faisceaux secondaires forment des faisceaux tertiaires et qu'enfin le muscle lui-même est entouré d'une aponévrose (Fig. 66).

C'est dans l'épaisseur du tissu conjonctif des faisceaux musculaires que cheminent les vaisseaux et les nerfs.

Les fibres musculaires des parois du cœur sont anastomosées.

§ 11. — TISSU NERVEUX

Le tissu nerveux a deux espèces d'éléments : des fibres et des cellules.

Les fibres de Remak sont de minces lanières parsemées de noyaux.

Les fibres à myéline, plus compliquées que les précédentes, présentent, chacune à leur centre, un cylindre-axe, sous forme d'une fibre continue, entouré d'une gaîne médullaire plus molle, de nature albumino-graisseuse (myéline), laquelle se segmente de distance en distance, et les segments sont séparés les uns des autres par un étranglement (étranglement annulaire). Chaque segment possède un noyau qui se trouve placé au centre du segment, près de sa face externe. — Enfin, contre la myéline est appliquée la gaîne de Schwann ; elle est transparente et s'insère avec régularité aux étranglements annulaires.

Entre la fibre de Remak et la fibre nerveuse parfaite il existe des types intermédiaires. Ainsi, il y a des fibres privées de myéline et qui n'ont que le cylindre-axe et la membrane de Schwann ; d'autres sont constituées uniquement par le cylindre-axe et la myéline ; enfin il en est de formées simplement par le cylindre-axe.

Pour l'examen des fibres de Remak et des fibres à myéline, dissocier un fragment du tronc sciatique de la grenouille, qui est un nerf mixte, dans un peu de picro-carmin, et laisser séjourner vingt-quatre heures dans le liquide colorant.

La myéline sera colorée en jaune, le cylindre-axe et les noyaux auront une teinte rose. Quant aux fibres de Remak, elles prendront une coloration orangée, et les noyaux seront rouges.

Avant de dissocier et de traiter par le picro-carmin, on peut faire agir pendant vingt-quatre heures l'acide osmique, pour colorer la myéline en noir.

Les cellules nerveuses se rencontrent dans la substance grise du centre nerveux cérébro-spinal et dans les ganglions des nerfs encéphalo-rachidiens et du grand sympathique.

Elles sont arrondies et sans prolongement (apolaires), avec un prolongement (unipolaires), avec deux prolongements (bipolaires), avec plusieurs prolongements (multipolaires).

Leur volume est très variable.

Pour les mettre en évidence, prendre un fragment de substance grise du cerveau que l'on placera dans l'alcool au 1/3 pendant quarante-huit heures. On dissocie en projetant sur la pièce un filet d'eau distillée qui entraînera des débris de substance grise, au milieu desquels nageront les cellules nerveuses ; les colorer par le picro-carmin.

§ 12. — Parasites

L'inspecteur de la boucherie est, par la nature de ses fonctions, exposé à observer des affections de nature parasitaire.

Le cysticerque ladrique ou autres ayant la tête invaginée dans la vésicule, on le fait sortir par la pression entre la pulpe des doigts. Une fois complètement désinvaginée, on la détache avec la pointe d'un bistouri, on la place sur une lame de verre avec addition d'une goutte d'eau ou de glycérine ; on recouvre d'une lamelle en exerçant une légère pression. La préparation placée sous le champ du microscope permet d'étudier les ventouses et les crochets.

Pour les échinocoques, il faut percer la vésicule et recevoir le liquide qui s'écoule dans un verre de montre. Les scolex détachés de la membrane proliphère se déposent au fond sous la forme d'une poussière blanchâtre. Le liquide décanté, il ne reste qu'à recueillir cette poussière et à en faire l'examen micrographique. Faire usage d'un fort grossissement.

Dans le cœnure cérébral, les scolex se trouvant groupés sous forme de petites grappes à la face interne de la vésicule, on en détachera avec des ciseaux un léger fragment, qu'on aura soin d'étaler sur une lame de verre. Pour rendre la préparation transparente, il est nécessaire ici de presser suffisamment sur la lamelle.

Dans la pneumonie vermineuse du mouton, on rencontre le strongle roussâtre en abondance dans les parties du poumon d'aspect et de consistance lardacée. On fait une incision dans ces points, on râcle légèrement sur la surface de la coupe et, dans la sérosité ainsi obtenue, on trouve des embryons et des œufs en quantité prodigieuse.

Dans les petites tumeurs d'aspect verdâtre ou rougeâtre on observe le *strongylus rufescens* adulte.

Les trichines seront cherchées près des tendons ou des aponévroses, et les coupes faites dans le sens des fibres musculaires.

§ 13. — MICROBES [1]

La propreté est la qualité maîtresse du micrographe. On évitera de rayer les lentilles en se servant, pour leur nettoyage, d'une peau de daim. Les lames et les lamelles seront lavées avec de l'alcool avant de s'en servir. Chaque fois qu'on voudra faire usage d'un liquide colorant, on aura soin de filtrer, etc.

L'examen le plus important, en fait d'inspection de boucherie, est celui du sang. Il doit être recueilli dans un vaisseau situé profondément ou dans les cavités du cœur, et à l'aide d'une pipette stérilisée.

---

[1] Les micro-organismes pathogènes sont des champignons microscopiques appartenant à la classe des schizomycètes ; M. Cornil les range dans six genres :

1° Genre Micrococcus...	Micro-organismes de forme ronde ou légèrement ovalaire ; isolés ou réunis en grappes ou en chaînettes ; Se reproduisent par scission ; n'ont jamais de spores.
2° Genre Bacterium.....	Micro organismes de forme cylindrique ; sont courts, ont l'aspect d'un ovoïde très allongé ; Isolés, en amas ou en zooglées ; Se reproduisent par scission ou par spores.
3° Genre Bacillus.,.....	Micro-organismes cylindriques ; ont l'aspect d'une baguette ; Isolés ou en amas ; Se reproduisent par scission ou par spores.
4° Genre Spirillum.....	Micro-organismes cylindriques ; ont l'aspect d'un tire-bouchon entier ou fragmenté.
5° Genre Leptothrix....	Micro-organismes cylindriques ; Droits, minces et cloisonnés ; Se reproduisent par scissiparité et par spores.
6° Genre Clathrocystis .	Micro-organismes de forme irrégulière ; Ont l'aspect de fausses ramifications suivant l'ordre dichotomique.

Pour ce qui est de certains produits morbides, on prend de préférence la matière caséeuse ou purulente en rapport avec les tissus malades : on prend gros comme une tête d'épingle de ces sécrétions que l'on place entre deux lamelles que l'on comprime et que l'on sépare en les faisant glisser l'une sur l'autre. Ces substances ainsi étalées sont desséchées rapidement, et, pour mieux les fixer sur les lamelles, on passe ces dernières deux ou trois fois à travers la flamme d'une lampe à alcool, la surface enduite en dessus.

Les lamelles ainsi préparées se comportent comme les coupes des tissus.

Les unes et les autres sont colorées avec des liquides appropriés, décolorées ensuite, déshydratées, éclaircies et finalement montées dans un milieu conservateur.

Principales méthodes de coloration des microbes. — Méthode de Weigert. — Elle consiste à verser quelques gouttes d'une solution alcoolique concentrée de violet de gentiane, de fuchsine ou des divers violets de méthyle dans de l'eau distillée et à employer la solution obtenue à la coloration des coupes ou des lamelles.

Après un temps qui varie de quelques minutes à une ou plusieurs heures, on traite les coupes ou les lamelles par l'alcool absolu et on arrête l'opération quand on juge que la décoloration est suffisante. Chaque préparation est ensuite éclaircie par l'essence de girofle, de bergamote ou l'huile de cèdre ; on laisse égoutter et on monte dans le baume du Canada dissous dans le xylol.

Ce procédé est bon pour la septicémie, le charbon, le rouget du porc, la mammite contagieuse des vaches laitières et la plupart des micrococci de la suppuration.

Si l'on veut s'assurer simplement qu'un milieu liquide contient des bactéries, on dépose une goutte de solution aqueuse de violet de gentiane sur le bord de la lamelle. Au fur et à mesure que le liquide pénètre entre les deux lames, les bactéries se colorent fortement, tandis que les autres éléments restent peu colorés.

Méthode de Lœffler. — Faire usage de la solution suivante :

Solution alcoolique concentrée de bleu de méthylène   30 cc
Solution aqueuse de potasse à 1/0 000e...........   100 cc

Cette solution est indispensable pour les microbes de la fièvre typhoïde, de la morve et de la diphtérie ; elle colore aussi ceux de la mammite contagieuse des vaches laitières, de la septicémie et du charbon.

Méthode d'Ehrlich modifiée par Weigert et Koch. — Employée uniquement pour la recherche du bacille de la tuberculose. On colore avec la teinture suivante :

Solution aqueuse saturée et filtrée d'huile d'aniline	50 cc
Solution alcoolique concentrée de violet de gentiane ou de fuchsine......................	5 cc
Alcool absolu................................	5 cc

Agitez et filtrez.

Les lames et les coupes doivent rester en contact avec cette solution pendant 24 heures ; une heure ou deux suffisent si la coloration se fait dans une étuve à 40° ; et enfin, ce travail n'exige que quelques minutes si on a chauffé la solution colorante jusqu'à formation de vapeurs à sa surface.

La décoloration se fait par l'alcool absolu additionné de 2 ou 3 0/0 d'acide chlorhydrique ou par l'acide azotique dilué au $1/3$ ou au $1/4$. Avant de monter dans le baume, on traite successivement par l'eau distillée, l'alcool absolu et l'essence de girofle.

Par cette méthode le microbe de la tuberculose seul reste coloré.

Méthode de Gram. — Il est nécessaire ici que les coupes aient été reçues dans l'alcool. Les coupes et les lamelles sont d'abord colorées pendant deux minutes dans la solution d'Ehrlich au violet de gentiane ci-dessus et pendant deux autres minutes dans la solution suivante dite de Lugol :

Iode	2 gr.
Iodure de potassium.........................	2
Eau distillée............................	300

On décolore par l'alcool absolu.

Méthode excellente pour les bâtonnets du charbon, le pneumococcus, les microbes de la suppuration, du rouget du porc, de l'érysipèle et l'actinomyces. Tous ces organismes se trouvent colorés en bleu intense.

Le bacille de la fièvre typhoïde et celui de la morve sont colorés par la méthode de Gram.

Double coloration. — Les microbes étant colorés par une méthode quelconque, il est facile de donner au fond de la préparation une couleur différente. A cet effet, les coupes ou les lamelles seront plongées quelques instants dans une solution de bleu de méthylène si les microbes ont été colorés en rouge, dans une solution d'éosine ou de carmin si les microbes ont été colorés en violet ou en bleu.

Pour obtenir la double coloration par la méthode de Gram, colorer d'abord par un séjour dans le picro-carmin, jusqu'à ce que la coloration des noyaux se soit produite. On lave ensuite à l'eau distillée et à l'alcool absolu et finalement on traite par la méthode de Gram. Par ce moyen les microbes sont colorés en bleu intense et les noyaux des cellules en rouge.

La double coloration est aussi obtenue par le procédé ci-après.

Préparer d'abord deux solutions.

1° Une solution de 6 centimètres cubes d'huile d'aniline dans 84 centimètres cubes d'eau distillée. On fait dissoudre à chaud et on filtre après refroidissement; on ajoute 2 gr. 50 de violet 6 B surfin en solution dans 10 centimètres cubes d'alcool à 90° et on filtre.

2° Une solution composée de coccinine, 2 gr. 50, eau distillée, 85 centimètres cubes, alcool à 90°, 5 centimètres cubes. On fait dissoudre et on filtre.

On fait un mélange à parties égales de ces deux solutions et on a ainsi une liqueur qui permet d'obtenir rapidement une double coloration. A cet effet, on met les coupes ou les lamelles dans ce liquide pendant un quart d'heure au plus ; on les traite ensuite par une solution, soit de carbonate de soude à 5 0/0, soit d'iodure de potassium iodé à 5 0/0 ; on lave à l'eau et à l'alcool, on les monte dans le baume après avoir déshydraté par l'alcool absolu et éclairci avec l'essence de girofle.

Ce procédé réussit très bien pour les bacilles du charbon, de la diphtérie, et pour les microcoques : rouget du porc, péripneumonie contagieuse, choléra des poules, etc.

Cultures. — Dans les recherches concernant les rapports des microbes avec les maladies, il faut que le microbe ait été trouvé, soit dans le sang, soit dans les tissus de l'animal malade ou mort de la maladie. Ce microbe, cultivé artificiellement dans un milieu approprié, pendant plusieurs générations, afin de l'obtenir absolument pur, est inoculé à un animal qui doit contracter la même maladie que celui qui l'a fourni. Enfin, on doit trouver dans ce dernier animal le même microbe.

Et pour que ces études deviennent utiles à l'hygiène et à la thérapeutique, on doit ensuite chercher à savoir par quelles voies les microbes pénètrent dans l'organisme d'où ils proviennent et quels sont leurs agents stérilisants ou désinfectants.

Ces diverses investigations demandent des connaissances théoriques et pratiques étendues et des installations spéciales. Notre but ayant été de donner une idée de l'ensemble des travaux micrographiques, nous renvoyons ceux qui voudraient s'y livrer aux traités spéciaux [1].

---

[1] Thoinot et Masselin, *Précis de Microbie médicale et vétérinaire.*

LIVRE XIII

MISSION DE L'INSPECTEUR DES VIANDES

———

I

L'inspection de boucherie, telle qu'elle doit être, méthodique, raisonnée, scientifique, ne date guère que de dix ans, c'est-à-dire de l'avènement des vétérinaires. De belles étapes ont été parcourues depuis, et la lecture de ce volume a dû le prouver amplement. Mais, comme cette institution n'a pas donné encore tous les fruits qu'elle promet, comme elle ouvrira plus tard un débouché avantageux à nos jeunes collègues, il est nécessaire d'esquisser ici brièvement la déontologie de l'inspecteur.

Nous parlerons du milieu où il doit agir, nous indiquerons les conseils qu'il peut donner, nous traiterons de ses devoirs envers les municipalités, et du caractère qu'il doit montrer dans toutes ses opérations.

II

L'état actuel de l'inspection de boucherie en France n'a pas la fixité ni la réglementation que la loi semblait lui assigner. Une uniformité désirable lui manque. Il est bien évident que les municipalités n'ont pas assez étudié les avantages de cette création pour adopter de suite les manières d'opérer les meilleures et les plus efficaces : on voit ici quelque sévérité, là on constate une indulgence déplorable.

Il s'en faut encore de beaucoup que toutes les villes dignes de ce nom aient construit des abattoirs. Or, une inspection sérieuse ne peut guère exister sans abattoirs. D'un autre côté la routine ou le laisser faire, l'indifférence d'une certaine classe qui, elle, ne se sert évidemment que chez les bons fournisseurs et n'a presque rien à redouter des viandes malsaines, le budget des villes, déjà très obéré et qui ne veut pas subir des charges nouvelles : autant d'arguments pour ne rien faire ou pour faire petitement les choses. Nous ne manquerons pas d'exemples à citer ; il y en a partout malheureusement, en dépit des hygiénistes. Puisque la loi du 21 juillet 1881 est à peine appliquée, même dans les départements où les vétérinaires s'en occupent avec ferveur, il n'est pas étonnant que l'investiture d'une inspection valable ait été retardée là où les maladies contagieuses fleurissent à l'aise à côté des empiriques. Les marchés, les abattoirs, les tueries, les clos d'équarrissage ne sont l'objet d'aucune surveillance, et l'on s'en tient au précepte des anciens : « C'était bien comme ça autrefois, les choses peuvent rester dans le même état. »

C'est contre des tendances aussi fâcheuses que les vétérinaires doivent réagir par la parole et par la plume; il y va de nos intérêts les plus chers ; car, avec le temps, les hygiénistes, dont nous faisons partie intégrante, seront de plus en plus prisés, et marcheront de pair, dans les grands centres, avec les médecins. Cet appoint n'est pas à dédaigner. Nous croyons fermement que ces situations-là, soit qu'elles complètent la clientèle, soit qu'elles suffisent à l'existence de leurs titulaires, seront notre force réelle contre l'empirisme, surtout en province. Que la loi du 21 juillet soit appliquée partout, et je vois le vétérinaire, moralement au moins, gagner de hauts degrés dans l'estime publique.

III

Les abattoirs, par leur construction, par leur agencement, doivent faciliter la tâche des Inspecteurs, cela est de toute évidence. Consulté par l'architecte, l'inspecteur devra conseiller de l'ampleur en toutes choses, beaucoup de largeur, beaucoup d'ombrage, beaucoup d'eau, des cours bien abritées et bien claires, en un mot, beaucoup d'hygiène et d'aisance. Le brûloir et le pendoir de la Villette pour les porcs devront être imités ; ils sont excellents en leur genre. Inutile d'appuyer. Lésiner sur ces divers points, amoindrir les choses, c'est se préparer des regrets et de nouvelles dépenses. Faire grand, telle sera la devise.

Tel aménagement reconnu suffisant d'abord devient petit par suite de la population croissante des villes. Il va sans dire que l'inspecteur fera soigner son propre bureau, et le munira d'un microscope, et de ses accessoires, qui sont les auxiliaires indispensables d'une inspection sérieuse, capable de se justifier.

IV

Il est des règlements d'abattoirs variables selon les pays, auxquels l'inspecteur doit collaborer. S'il en trouve de mauvais, il doit les abroger d'accord avec les municipalités. L'inspecteur, disons-le hautement, est avant tout un hygiéniste qui doit assurer aux populations de la viande salubre, sans s'occuper des qualités diverses qui regardent uniquement le boucher et le consommateur. On sait d'ailleurs que d'une qualité à une autre la nuance est difficile à saisir et que l'orgueil du commerçant réclamera toujours l'estampille la plus favorable. Il ne devra donc pas accepter cette mission délicate de marquer les viandes à ce point de vue spécial.

S'il visite les animaux sur pied exposés dans le marché, il devra bien se garder de désigner pour l'abattoir et de marquer les vaches douteuses ou suspectes, et voici pourquoi. En les arrêtant ainsi, il les déprécie d'abord, et l'acheteur en profite ; de plus, il peut se faire que ces bêtes ne tombent pas sous la saisie, et n'aient pas la maladie dont elles avaient été soupçonnées. Il est fort prudent d'éviter ces causes d'erreurs. En somme, que faut-il ? du tact, de la mesure, et le ménagement absolu de la réputation.

Avons-nous besoin de recommander à nos collègues la correction et l'impartialité dans tous leurs agissements ? une sévérité toujours égale, des jugements toujours motivés ? Pas d'arbitraire surtout, pas de ces lenteurs et de ces tâtonnements qui font croire à de l'incompétence. Sinon, l'on s'exposerait aux plaintes du commerce qui ne veut pas être gêné. Des rapports courtois s'étant établis entre les inspecteurs, les bouchers et les pouvoirs locaux, le service sera facile. Quand vous aurez bien prouvé à un propriétaire, en dehors même de la contre-expertise, que la viande en litige doit être saisie, qu'il n'en peut être autrement, que c'est votre devoir absolu, ce propriétaire-là ne pourra provoquer de cabale contre vous. Être juste, servir la ville avec dignité, ne pas être un homme de parti, mais un homme d'inspection, voilà les maximes à suivre.

V

La mission des inspecteurs de boucherie ressortit à l'hygiène publique ; comme telle, elle a droit à toutes les sympathies des autorités. Je dis plus, toutes les municipalités devraient, selon l'importance de la ville où elles siègent, proportionner la situation de ces indispensables serviteurs.

Il est certaines villes, nous citerons Bordeaux, Troyes, Lyon, où les meil
leures conditions nous semblent remplies pour le bon fonctionnement du
service. Il n'y a qu'à les imiter. Nous allons développer ces divers points
que nous considérons comme essentiels ; car une municipalité qui les ignore
ou qui les néglige ne fait pas son strict devoir envers ses électeurs, prêts à
tous les sacrifices pour assurer leur hygiène et leur santé.

Une chose banale, à force d'avoir été dite, un axiome, si vous préférez,
est celle-ci : « Pour avoir de bons serviteurs, bien à soi, capables de se
suffire sans chercher ailleurs des suppléments d'honoraires, ayant la compétence voulue, ayant la dignité et la sévérité nécessaires, il faut les payer.
Cela est logique. » L'on comprend fort bien que des vétérinaires, à qui l'on
donne seulement 1,800 à 2,000 francs, ne soient pas obligés de consacrer
à la fonction tout leur temps et tout leur talent, et qu'ils puissent avoir
d'autres intérêts à côté des intérêts de la ville ; mais ceux dont les honoraires dépassent 3,000 francs, en province surtout, et ils sont nombreux,
ont une position exclusive digne d'eux et de leurs commettants. Le Havre,
Troyes, Dijon, Saint-Étienne, Nantes, Lyon, Bordeaux sont dans ce cas.
Plusieurs de nos collègues y voient leurs appointements portés jusqu'à
5,400 francs. A ces conditions, vous aurez le choix et vous aurez des hommes
de haute valeur.

Quel sera le recrutement le plus efficace pour se procurer des inspecteurs
aussi compétents sur la pratique que sur la théorie ? C'est aux municipalités à choisir entre les deux modes suivants : le concours, qui est la sanction suprême, ou le choix dans la pépinière d'inspecteurs formés et instruits
à Paris.

Pour l'instant, le concours ne donne pas, tant s'en faut, toutes les garanties désirables de *compétence pratique*, et je souligne à dessein ce mot. Il ne
suffit pas, en effet, devant le commerce, devant la boucherie appelée à
vous juger et à vous critiquer, de faire parade d'une science hors de pair,
d'être un anatomiste, d'être un zoologiste ; il y a le *métier*, et ce métier que
trois ans passés à Paris apprennent à peine, ne peut être su de prime abord.
Le pathologiste qui n'a pas les organes ne se reconnaît plus devant la
viande seule, parée, travestie, habillée. Les termes vulgaires du métier ne
lui sont pas familiers ; l'autorité lui manque devant les résistances du commerçant qui défendra mordicus sa marchandise. De là des doutes et des
erreurs à conséquences graves. Rappelons un concours fait en province, où
les questions posées furent plutôt de la haute science qu'autre chose. Les
candidats eurent à traiter « de la génération des tænias » et l'épreuve pratique ne montra aucune viande malade, rien de décisif, rien de probant.
Les pièces, les vraies, manquaient. La ville de Nantes vient de donner un

bon exemple à suivre en envoyant son maire et son adjoint choisir à Paris un sujet parmi les cinquante inspecteurs attachés à la ville. Que les autres municipalités imitent Nantes, et elles seront bien servies:

Dans presque tous les cas, nous le répétons, l'examen subi, pour être brillant, est à côté. Les membres du jury ne sont pas toujours pris parmi les praticiens les plus expérimentés. Or, les juges, on le comprend du reste, font passer des examens sur les matières à eux connues. Il serait logique que les concours fussent passés à Paris, avec un jury composé des inspecteurs-chefs de nos grands centres. La partie matérielle des épreuves ne manque jamais dans cet immense entassement de victuailles où les saisies se renouvellent chaque jour. Nous osons conseiller fortement cette solution, si les autorités tiennent absolument à un concours pour se couvrir. Elles obtiendront ainsi, sans méprise, les hommes qu'il leur faut.

Nous ajouterons que des pièces provenant de nos saisies sont, depuis long-temps, envoyées à l'Ecole d'Alfort pour l'instruction des élèves, et au Val-de-Grâce où les futurs médecins militaires sont initiés à la connaissance des viandes. Cela est fort bien, et nous fait espérer que les fournitures de l'armée seront enfin visitées, comme elles auraient toujours dû l'être.

VI

La manière d'opérer en inspection s'appelle la *main*, la main que chacun a. Les praticiens nous ont légué cette bonne expression. Elle désigne le plus ou le moins de sévérité qu'un inspecteur montre devant des cas identiques. Par exemple, je citerai la fièvre qui laisse des traces sur la viande, quand l'animal a été atteint de maladie avant son sacrifice. A quel degré saisira-t-on ou permettra-t-on de consommer? La maladie a fait des ravages plus ou moins visibles.

L'habitude de certaines localités, habitude venue d'une tradition, peut seule légitimer la manière d'agir en ce cas. L'inspecteur estime avec les lésions, avec la couleur du muscle, avec son apparence gommeuse élastique, avec ses fibres disparues, avec sa mollesse, avec son odeur, s'il doit oui ou non saisir. C'est une question de conscience ; en un mot, il devra posséder l'égalité de main.

Mais les circonstances malheureuses, la pénurie, la cherté des vivres, la misère, les nécessités d'un siège changeront du tout au tout la manière d'opérer. Il peut se faire que des municipalités recommandent à leurs agents une grande indulgence. Je sais qu'à Lille, pendant longtemps, les étaliers ont accepté la quatrième qualité envoyée de Douai, et refusée dans cette dernière ville. Je sais pertinemment qu'à Lyon on épluche les porcs ladres, et que l'on rend la viande où ne se trouve plus la vésicule typique ; à Paris, la coutume veut qu'on arrête un porc si peu sursemé qu'il soit, et le règlement très formel indique même de saisir, quand on a trouvé une seule vésicule. ·

Je crois que d'une façon générale la main et la sévérité sont fort variables en France. Il est évident que le même cas, pendable pour Lille, peut être une tolérance pour Perpignan. En bon état de cause, la viande de quatrième qualité — freibanck de l'Allemagne — ne sera jamais admise, même sous le faux prétexte de philanthropie ; car la classe pauvre a surtout besoin d'être nourrie, et ce n'est pas dans l'anémie et dans la cachexie qu'elle puisera la vigueur nécessaire à ses durs travaux.

Les conseils d'hygiène peuvent imposer, d'accord avec le public, telle ou telle saisie qu'il leur plaira, si la nécessité en est démontrée : les marchands de bestiaux et les bouchers les accepteront et même s'y habitueront dans cette localité. Mais il se pourrait produire des étonnements chez le commerce extérieur, qui verrait, à distance, changer les manières de voir des inspecteurs, et qui saurait que l'on arrête ici ce que l'on tolère ailleurs. Le Congrès international des vétérinaires devra nous faire part de ces différences iniques, les critiquer et les réglementer, s'il y a lieu, dans un sens uniforme.

Certes, nous sommes d'avis que l'on vise, le plus possible, à cette égalité tant désirée. L'on pense bien que, pour en arriver là, il est nécessaire que tous les inspecteurs aient été initiés de la même façon. Cela n'est guère aisé quant à présent. Il est des vétérinaires qui occupent des positions très élevées dans certaines villes, et qui savent à peine les rudiments d'un métier tout spécial dont la haute école, si je puis m'exprimer ainsi, est à Paris, à Bordeaux et à Lyon.

VII

Une question maintenant ? Les inspecteurs, quoique vieux dans le métier, doivent-ils être considérés comme infaillibles ? Il plairait à notre amour-propre de répondre oui. Mais la loi, en toutes choses, établit des expertises, quand l'individu se croit lésé. Cela ne peut s'empêcher. C'est donc aux inspecteurs à ne point se tromper, si c'est possible, et à inspirer l'absolue confiance dans leurs jugements. Quoique l'expertise ait de gros inconvénients, il faudra parfois s'y résoudre. Certes, il est à craindre que le confrère appelé n'ait du plaisir à contrecarrer l'opinion de l'inspecteur ; il aura beau jeu, et il pourra, à la rigueur, faire beaucoup de tort à son collègue. L'ennui est que l'expert, dix fois sur douze, n'est pas un connaisseur. Si la municipalité de Bordeaux a décrété que les décisions du très honorable M. Baillet sont sans appel, il n'en est pas moins vrai que Paris a conservé ses experts, en cas de protestation. Or on peut, il semble, concilier les intérêts de tous, en ne donnant ce titre qu'à des anciens inspecteurs, ayant pratiqué, ou à des inspecteurs en activité, opérant à peu de distance de l'endroit où la chose doit être jugée. Il conviendrait aussi d'élever le prix de l'expertise, de le porter de 5 fr. à 10 ou 12 fr.

Les plaignants y regarderaient à deux fois, et ne réclameraient l'expertise que pour des bêtes de grande valeur. Ce serait le plus sage moyen à employer, et le principe serait sauvé.

Quant à Paris, les expertises y paraissent d'autant moins nécessaires que plusieurs inspecteurs, en général, se réunissent pour saisir une même pièce, et en discutent la saisie. L'opération a donc mille et mille raisons d'être valable et légitime.

VIII

Il est certain que MM. les inspecteurs, selon l'importance des abattoirs et le nombre des échaudoirs, ne peuvent prétendre tout examiner, depuis l'autopsie des viscères jusqu'à l'habillage complet de l'animal mis sur les pentes. Dans les petites villes, ils pourront tout voir et tout marquer, si la marque est exigée. Encore faudra-t-il que les viandes ne sortent que le jour, et que les abattoirs soient fermés dès neuf heures du soir pour ne rouvrir qu'à quatre ou cinq heures du matin. Sans cette précaution, les fraudes nocturnes seront possibles. Un inspecteur, pour faciliter sa tâche, devra conseiller cette réglementation-là. De plus, comme cela existe dans la plupart des abattoirs — sauf à Paris qui n'a plus ces agents utiles — des surveillants seront adjoints, en plus ou moins grand nombre, à l'inspecteur vétérinaire chef. Ce seront des sortes de *détectives* à qui rien n'échappera, car ils connaissent d'expérience les ruses des bouchers, et de réputation les échaudoirs suspects ; ils n'auront qu'à prévenir leur supérieur dans les cas difficiles et douteux. Nous connaissons des abattoirs importants, où ce préposé, où ce surveillant fait à peu près toute la besogne d'une façon empirique, il est vrai ; le vétérinaire se contente de confirmer les saisies faites par son subordonné au lieu d'agir lui-même et de leur donner la sanction des connaissances supérieures qu'il devrait posséder. Beaucoup de villes sont ainsi servies, et il n'en peut être autrement, puisque l'inspection pratique ne peut s'apprendre en quelques mois, avec la meilleure volonté du monde.

« Dans toutes les grandes villes de France [1], le service de l'inspection des viandes compte à sa tête un vétérinaire nommé au concours, assisté ou non, suivant les cas, d'un ou de plusieurs confrères et de praticiens qui, sous les noms de contrôleurs, vérificateurs, etc., rendent au vétérinaire des services incontestables. — Lyon, Saint-Étienne, Besançon, Lille, Toulouse, Marseille, Bordeaux, sont dans ce cas, et si l'on consulte les documents se rapportant au service d'inspection à l'étranger, on trouve partout cet ordre de fonctionnaires. »

On a donc compris la nécessité de placer des *praticiens* à côté des vétérinaires ayant la haute main et la responsabilité dans le service de l'inspection des viandes.

Il serait bon peut-être de demander aussi l'adjonction d'un ou de plusieurs langueyeurs jurés, très honorablement choisis, et assez payés pour n'être pas tentés de corruption par les marchands. Si le langueyeur trouve un porc ayant des vésicules sous la langue, il en avertira les inspecteurs. Ce porc sera arrêté, tué sur place et saisi. Ce ne serait que justice. Tout le monde sait que les porcs reconnus ladres à la Villette sont vendus vivants, mais un peu moins cher, à des compères qui les font consommer en province. Quarante ou cinquante porcs sont ainsi débités par semaine. Allons ! l'espèce du ver solitaire ne se perdra pas, et les bocaux des pharmaciens ne manqueront pas de tænias !

IX

Pour les grands ruminants, il ne serait pas mauvais qu'un seul mode d'abatage fût partout adopté, en réservant toutefois le procédé israélite ou l'égorgement que nous n'avons pas la puissance d'abroger. Il est équitable de tuer les animaux avec le moins de souffrances possible. La masse ne réussit pas toujours, à cause des sinus frontaux fort épais chez le bœuf. L'énervation au stylet ou au poignard, pratiquée à Nîmes et en Provence, exige beaucoup de sang-froid et d'habileté. Le merlin anglais est préférable à cause de sa pénétration plus sûre jusqu'au cerveau. Mais tout le monde applaudirait, avec la Société protectrice des animaux, si l'on assommait dans toute la France les bœufs au moyen de l'appareil Bruneau, qui doit être connu de nos lecteurs. C'est rapide et sans danger.

---

[1] BAILLET, *Inspection des viandes de boucherie.*

X

Une histoire complète de la boucherie, de ses origines, de ses développements, de son inspection, fort ancienne déjà, serait très intéressante ; il y en a des fragments ; mais il y a encore beaucoup à trouver parmi les richesses des bibliothèques de province. Le hasard des lectures aussi peut mener à des découvertes utiles. Personne n'aurait pu croire que dans Apulée, au second siècle de notre ère, il y eût un passage curieux et détaillé concernant une inspection faite par l'édile Pythéas :

« Je suis édile et, cette année, j'ai l'inspection sur les vivres, si vous avez quel-
« que chose à acheter « je puis vous rendre service. » Mais Pythéas, apercevant
« mon panier et l'ayant secoué pour mieux voir le poisson qui était dedans : —
» Combien, dit-il, avez vous acheté ce fretin ? — A grand'peine vingt deniers, lui
« dis-je. — Qui vous a vendu cette mauvaise drogue ?....
« Je lui montrai un vieillard assis dans un coin. Il le réprimande aussitôt avec
« beaucoup d'aigreur. — Je vais vous apprendre, lui dit-il, comment je traiterai,
« pendant mon édilité, ceux qui agiront mal..... Et renversant mon panier au
« milieu de la place, il commande à l'un de ses huissiers de marcher sur mes
« poissons et de les écraser.

APULÉE, Ane d'or.
C. I. »

Seules les archives de Paris, depuis les premiers rois, et les archives accumulées en province mériteraient un archiviste, et ce ne serait pas une sinécure. Il faudrait connaître la France entière peu à peu, puis l'Europe, à la façon des étrangers qui viennent chez nous s'inspirer des meilleures méthodes et des progrès réalisés en toutes choses. Il est évident qu'avec les congrès d'hygiène internationale, un certain nivellement d'idées, quant aux saisies à pratiquer, se fera dans les abattoirs des villes populeuses. La crainte des maladies contagieuses hâtera ce premier fait. Ne nous étonnons pas si, quelque jour, l'heure sonne d'un grand congrès d'inspection de boucherie. Les journaux scientifiques et autres ne manqueraient pas de faire quelque bruit à cette occasion, et de réveiller les municipalités encore endormies dans l'indifférence. Et qu'on n'aille pas dire : l'inspection est inutile en dehors des villes. Quand il s'est agi de surveiller la banlieue de Paris, les inspecteurs détachés y ont opéré, les premières fois, des saisies étranges : des veaux mort-nés, des viandes <i>crevées</i>, du cheval vendu pour du bœuf, des phtisies encore visibles avec tubercules laissés sur les plèvres, etc... Eh bien! ce devait être une tradition déplorable, et il y a longtemps que de tels abus attendaient leur répression.

XI

Il ne serait pas mauvais que les inspecteurs, s'il leur est loisible, suivissent certains cours de la Faculté professés par des savants hors pair. Les tissus et les liquides organiques bien étudiés rentrent dans le domaine de nos connaissances, et ce que l'on sait de la physiologie de l'homme doit se reporter sur les animaux. Est-ce que le muscle, après tout, n'est pas la *materia prima* du métier? L'an dernier, il nous en souvient, le docteur Mathias Duval, dans le grand amphithéâtre, nous a appris qu'une mensuration des globules du sang serait nécessaire à bien fixer, selon les animaux. Voici des taches de sang : d'où viennent-elles? de l'homme, du bœuf, du mouton, du cheval, d'un oiseau : de même, nous avons su à quoi tenait la moindre coloration de certains muscles de l'animal. Le pectiné, par exemple, une partie du long vaste, et le couturier sont des muscles pâles, opposés aux muscles rouges où il y a une plus grande quantité d'hémoglobine ; cette hémoglobine emmagasine l'oxygène au profit des muscles, dont l'énergie doit être soutenue, et plus il y en a dans la fibre musculaire et plus le coloris en est intense. Nous avons appris également que le sang ne se coagulait jamais dans les veines sus-hépatiques. Or, si on le trouve tel, il ne faudra pas en conclure que c'est un symptôme pathologique. Combien d'autres faits, dont l'explication n'existe pas, ou est empirique, trouveraient leur solution normale dans les derniers progrès de la science! Il est donc urgent que les plus laborieux soient au courant des nouveautés, et j'estime que les municipalités doivent encourager, dans la mesure de leurs moyens, tous ces efforts de leurs inspecteurs.

La visite des denrées alimentaires comprend certains coins peu connus, ou mal connus, dignes pourtant de l'être. Il est d'usage de négliger la marée et la vallée, c'est-à-dire le poisson, la volaille et le gibier, et cette étude est une des plus variées et des plus amusantes à laquelle on puisse se livrer. De même, la charcuterie semble délaissée, bien à tort, malgré sa cuisine très compliquée, ses altérations et ses falsifications.

Il faut se féliciter que Paris ait, dans le sens du progrès, donné satisfaction aux désirs des vétérinaires. En effet, le laboratoire d'histologie spécial à l'inspection fonctionne aux Halles centrales, et son importance s'accroîtra d'autant plus qu'un plus large crédit lui sera accordé. A cette époque où les corporations savantes rivalisent par la richesse de leurs collections, les pièces rares trouvées dans les abattoirs, les tumeurs encore mal définies, les fractures étranges, les vices de structure, les fœtus monstrueux devraient être précieusement conservés ; ils constitueraient à la longue un musée de grande valeur.

Une bibliothèque composée d'ouvrages nouveaux, et dotée chaque année ne sera pas moins urgente. On a commencé. Le laboratoire d'histologie des Halles devrait être abonné à toutes les publications vétérinaires et médicales de l'Europe. Avec de la bonne volonté on trouverait des traducteurs parmi les vétérinaires même. Ce serait le moyen de n'être pas en retard, et de contrôler nos voisins qui peuvent ou se tromper, ou nous apprendre quelque chose d'inédit. Or, il y a profit à rectifier l'erreur, et profit à acquérir un fait nouveau.

Tous ces vœux, tous ces desiderata peuvent être aisément réalisés, et ce ne sont pas là des exigences entachées d'utopie. On peut le déclarer hautement : si c'est pour le bien d'une profession qui cherche à s'élever et à mieux vivre, c'est aussi pour le plus grand bien de l'hygiène publique.

XII

L'avenir, tel que le désirent justement nos confrères, tel que nous essayons de le hâter, tel que nous le concevons, nous servira de conclusions.

Tout d'abord, selon le vœu du grand conseil des vétérinaires, il faut généraliser l'inspection, ainsi que l'exige la loi du 21 juillet 1881.

Donner aux inspecteurs des appointements suffisants et les spécialiser par conséquent. Leur assurer, par des retenues calculées, une retraite jamais inférieure à 2,500 francs après 25 ans de service. Ce service, actif avant tout, ne peut être assimilé à un service de bureau.

Un seul concours, sévère, doit suffire pour obtenir le titre d'inspecteur, même à Paris. Puis arriveraient des augmentations périodiques jusqu'à une retraite honorable. Que l'administration s'y prenne autrement pour arriver à cette fin dernière, peu importe. Si elle a fait beaucoup pour ces hygiénistes, elle peut faire plus encore. Il ne faut pas, qu'à Paris, l'inspection qui a moins de liberté et plus de compétence que celle de la province soit, en masse, moins rémunérée.

Favoriser l'initiation plus forte et plus précoce des élèves vétérinaires par un cours spécial, et surtout par de fréquentes visites aux abattoirs, halles et marchés de Paris, de Lyon et de Toulouse. Cette nouvelle branche de notre art doit être d'autant moins négligée qu'elle est destinée à faire souvent ou à parfaire la position de la plupart des praticiens.

Arriver à une uniformité désirable dans la rigueur des saisies et dans leurs motifs.

Imposer les modes d'abatage les plus rapides et les moins dangereux.

Obtenir et pratiquer la saisie *de tous les animaux* reconnus atteints de tuberculose, avec indemnité, bien entendu.

Supprimer l'indication par l'inspecteur des catégories de viandes. Ce n'est pas son affaire.

Nouer des relations sérieuses autant qu'utiles avec le service sanitaire général. La constatation et la poursuite des maladies contagieuses n'ont qu'à y gagner.

Provoquer des visites dans tous les grands établissements, hôpitaux, lycées, dépôts de mendicité, etc... afin de voir si la fourniture des viandes est d'accord avec le cahier des charges.

Persuader aux municipalités et aux jurys qu'un candidat doit, avant tout, avoir fait son apprentissage réel, *de visu*, sur les pièces mêmes, et que la pratique ici prime de beaucoup la théorie.

Imposer fortement, et de plus en plus, les viandes étrangères par des droits de visite, afin de protéger le commerce national.

Maintenir ou créer des inspecteurs-adjoints, surveillants ou préposés, sortes de *détectives* chargés de la grosse besogne, et connaisseurs empiriques du métier.

Arrêter, afin qu'ils n'aillent pas dans les charcuteries suburbaines, les porcs reconnus ladres au langueyage. Création de langueyeurs jurés, aux ordres des vétérinaires.

S'adresser, en cas de protestation contre les saisies, à des experts du métier, inconnus des parties et ne pouvant user de partialité.

Enfin, étendre, par tous les moyens possibles, la science de l'Inspection par des recherches, par des découvertes, par des voyages, par des missions en pays étrangers ; en un mot, travailler à sa renommée et à son extension.

LIVRE XIV

LÉGISLATION

TITRE I

LÉGISLATION ANCIENNE

CHAPITRE I

PRESCRIPTIONS ANCIENNES CONCERNANT L'USAGE ET LA SALUBRITÉ

DES VIANDES

I. — PRESCRIPTIONS RELIGIEUSES

On trouve dans l'histoire des plus anciens peuples civilisés des lois religieuses défendant l'usage de certaines chairs. Ces prescriptions procèdent de l'idée orientale que la chair est le principe du mal et qu'il y a certains aliments qui sont organiquement impurs.

Chez les Égyptiens, l'usage de la chair des animaux sacrés était sévèrement interdit. Le porc était rejeté de la consommation et ceux qui touchaient cet animal étaient réputés impurs. Les poissons, et surtout l'anguille, n'étaient pas mangés. Cette abstinence du poisson se retrouve chez les Syriens et les Lydiens.

Les Phéniciens ne mangeaient pas la chair de la vache, de la chèvre, ni celle du porc. Chez les Indous, l'usage alimentaire des oiseaux carnivores et des poissons dépourvus de nageoires et d'écailles était défendu.

La plupart des coutumes égyptiennes entrèrent dans la loi hébraïque; mais, par une contradiction toute politique, Moïse permit d'immoler en sacrifice la plupart des animaux qui étaient adorés en Égypte. L'usage du sang des animaux (*Genèse*, ch. IX, v. 4 et *Lévitique*, ch. XVII. v. 10), de la chair des animaux impurs, de celle d'un animal mort de lui-même ou étouffé, de celle d'un animal qui avait été mordu par quelque bête, était défendu par la loi.

Et vous ne mangerez d'entre les bêtes de toutes celles qui ont l'ongle divisé et qui ont le pied fourché et qui ruminent.

Mais vous ne mangerez point de celles qui ruminent seulement ou qui ont l'ongle divisé et le pied fourché seulement, comme le chameau, le lièvre et le lapin, car ils ruminent bien, mais ils n'ont point l'ongle divisé; ceux-là vous seront souillés.

Deutéronome, v. 6 et 7; Lévitique, ch. xv, v. 3 et 4)

Le Lévitique ordonnait en outre aux Hébreux de ne point mélanger le sang avec les chairs de la venaison de leurs chasses. Ils avaient aussi grand soin d'enlever le nerf de la cuisse des animaux qui servaient à leur nourriture.

Les habitants de l'île de Chypre considéraient le porc comme animal sacré, chéri de Vénus, et s'abstenaient d'en manger. En Crète, en souvenir de la truie qui sauva Jupiter enfant des recherches de Neptune, on ne tuait aucun porc, même pour les sacrifices divins.

L'abstinence du sang pur se retrouve chez les anciens Grecs; cette coutume s'est même conservée jusqu'à nos jours. Pythagore avait défendu à ses disciples de se nourrir de viande.

Beaucoup de préceptes mosaïques passèrent dans la loi musulmane, entre autres l'abstinence du porc et l'obligation de sacrifier les animaux selon des rites particuliers. L'usage de la chair du chameau fut permis.

A la naissance du christianisme, les Apôtres ordonnèrent aux fidèles l'abstinence du sang, des chairs suffoquées et des viandes immolées aux idoles (*Act.*, chap. XV, v. 28 et 29). Les lettres adressées à saint Boniface, apôtre de la Germanie, au viiie siècle, par les papes Grégoire III et Zacharie Ier, condamnent l'usage du bièvre ou castor, du lièvre et du cheval sauvage ou domestique.

II. — Prescriptions hygiéniques

SALUBRITÉ DE LA VIANDE. — SON INSPECTION

En outre de ces interdictions religieuses, les législateurs ont, depuis les temps les plus reculés, tenté d'assurer la bonne qualité des viandes destinées à l'alimentation publique.

En Égypte, des officiers de police étaient chargés de l'inspection sur le pain et les autres vivres.

En Grèce, ces officiers, appelés *Agoranomes*, étaient chargés de visiter les marchés et autres lieux où il y avait des marchands, de veiller à la bonne foi dans les ventes, de punir la fraude et le mensonge de ceux qui faisaient passer pour bonnes et salutaires des marchandises mauvaises, défectueuses ou nuisibles à la santé. Les falsifications étaient sévèrement défendues.

Il faut arriver à la période romaine pour trouver une organisation complète sur l'hygiène alimentaire.

A Rome, la loi des Douze Tables (311) institua les *Censeurs* chargés de la sécurité publique; ils eurent dans la suite sous leurs ordres les *Édiles*. En 388, établissement du *Préteur* chargé, sous l'autorité des Consuls, de l'administration de la justice. Il avait sous ses ordres les *Enquêteurs* et les *Édiles*, qui veillaient à la police de la Ville et particulièrement à l'approvisionnement, à la visite des marchés et des boutiques, au maintien de la bonne foi du commerce et punissaient sur-le-champ la vente des vivres mal conditionnés. Les *Tribuns* eurent dans la suite certaines attributions de police, par exemple dans la vente des bestiaux et des esclaves.

A la fin de la République, on institua six nouveaux Préteurs, et deux d'entre eux étaient spécialement chargés de la surveillance des vivres.

Sous Auguste, le *Préfet de la Ville* eut seul la direction de la police; il mettait le prix à la viande, faisait les règlements des marchés et ceux de la vente des bestiaux, et punissait les fraudes. Il avait sous ses ordres un *Subdélégué*, le *Préfet des provisions*, chargé de l'approvisionnement et de l'inspection de la vente du pain, du vin, de la viande, du poisson et autres vivres. Les Commissaires de la Ville étaient aussi sous ses ordres.

EN FRANCE

Pendant la domination romaine, la surveillance des subsistances fut placée sous l'autorité du *Proconsul* de chaque province, et exercée par des *Legati proconsulum*. Ces magistrats furent, dans la suite, fixés dans les principales villes avec le titre de *Servatores loci*. Sous Auguste, ils eurent autorité sur les officiers de police (*Curatores urbis*), choisis parmi les citoyens. Cette organisation subsista jusqu'à la fin du ive siècle.

Les rois francs conservèrent en grande partie cette organisation administrative qu'ils placèrent sous l'autorité de leurs officiers, en récompense de leurs services (institution des *Patrices*, *Ducs* et *Comtes*, qui rendaient la justice dans leurs domaines).

Les *Capitulaires* de Dagobert Ier (630), de Childéric III (744), de Charlemagne, de Louis le Débonnaire et de Charles le Chauve recommandaient expressément aux Comtes établis dans les villes capitales des provinces de pourvoir à l'abondance, à la bonté et au juste prix des vivres. Les magistrats principaux, Comtes ou Évêques, avaient à côté d'eux des Aides ou Coadjuteurs (*missos suos*, *Chorepiscopi*) qui étaient chargés de l'inspection sur le commerce et les arts et métiers ; ils visitaient les marchés et devaient empêcher qu'il ne s'y commît aucune fraude sur la qualité, le prix, le poids ou la mesure, dans la vente des grains, du pain, du vin et de la viande.

Sous les Capétiens, la féodalité très puissante se déchargea de ses droits de justice par la création de *Vicomtes*, *Prévôts*, *Viguiers*, *Châtelains*, *Maires*, *Baillis* et *Sénéchaux* qui en furent investis. A Paris, le magistrat qui rendait la justice portait le titre de *Vicomte* ; puis, lorsque la ville fut réunie à la couronne par l'avènement de Hugues Capet, il prit le titre de *Prévôt*.

Dès que l'autorité royale se fut quelque peu rétablie, des *Baillis* furent créés, d'abord dans quelques villes, puis, sous Philippe-Auguste, dans tout le domaine. Ils connaissaient des cas dits *royaux* et surveillaient la justice seigneuriale. Sous Charles VI, il leur fut adjoint deux Lieutenants : un Lieutenant général et un Lieutenant particulier. Par l'édit de mars 1667, le *Lieutenant général* de police fut institué à Paris, et par celui d'octobre 1699 des *Lieutenants généraux* de police furent créés dans toutes les juridictions royales de France. Ces magistrats étaient chargés de la visite des halles, foires, marchés et autres lieux publics, de l'approvisionnement, du taux et prix des denrées, etc. Ces attributions ont été transportées à l'autorité municipale par la loi des 16-24 août 1790.

A PARIS

Les Romains établirent à Paris, comme dans les autres villes des Gaules, un Préfet ou Gouverneur de la ville. Nous avons vu précédemment que ce premier magistrat prit successivement, dans la suite, les titres de *Comte*, *Vicomte*, et *Prévôt*, et qu'il conserva, sous ces dénominations, les mêmes attributions judiciaires et la police des vivres.

Des *lettres patentes* de 1350 et 1372 donnèrent au Prévôt de Paris le droit de visite sur les métiers et sur les marchandises. Celles du 1er *mars* 1388 étendirent la juridiction du Prévôt hors des limites de la prévôté de Paris, lorsque cela devait être nécessaire au bien public.

Les *lettres patentes de mars* 1498 créèrent les offices de *Lieutenants du Prévôt de Paris* et ceux de *Lieutenants, de Baillis* et de *Sénéchaux* pour l'administration de la justice. Le Lieutenant civil et le Lieutenant criminel du Prévôt de Paris furent chargés concurremment de la police ; ils avaient sous leurs ordres des commissaires chargés dans leur quartier de veiller à la police des vivres, de faire punir le débit des vivres corrompus, altérés et falsifiés, de visiter fréquemment les gens qui débitent des vivres, ordonner aux bouchers de transporter, chaque jour, hors la ville, le sang et les immondices de leurs abatis, de leur défendre de vendre les viandes le jour même de leur abatage et celles des bestiaux morts de maladie ou étouffés, et enfin de défendre aux charcutiers de vendre les chairs des porcs ladres (Édit de François Ier).

Par un *arrêt du Parlement du 12 mars* 1630 la police fut conservée au seul tribunal civil du Châtelet.

L'*édit du 15 mars* 1667 créa l'office de Lieutenant de police de la ville, prévôté et vicomté de Paris, ayant dans ses attributions le règlement et l'adjudication des étaux de boucherie, et la visite des halles, foires et marchés.

L'*arrêt du conseil du 21 avril* 1667 étendit à tout le royaume l'exécution des ordonnances du Lieutenant de police, pour les provisions et subsistances de Paris.

L'*édit du 12 mars* 1674, portant réunion des justices qui s'exerçaient dans Paris à celle du Châtelet, créa un nouveau siège présidial de la Prévôté de Paris composé, entre autres officiers, d'un lieutenant de police aux mêmes droits et fonctions de l'ancienne juridiction. La déclaration du roi du 18 avril 1674 réunit ces deux offices sur la tête d'un même magistrat, portant le titre de *Lieutenant général* de police.

Un *édit d'octobre* 1699 créa en titre d'offices héréditaires des Lieutenants généraux de police dans toutes les juridictions royales de province. Plusieurs villes achetèrent ces offices pour les réunir à leur corps municipal. La Révolution abolit les Lieutenants de police dont les attributions furent transférées aux municipalités.

RÈGLEMENT SUR L'HYGIÈNE ALIMENTAIRE

VIANDES DE BOUCHERIE ET DE CHARCUTERIE

Les plus anciennes prescriptions concernant la salubrité des viandes sont fort nombreuses dans l'ancienne législation française ; nous nous bornerons à citer celles de Chartres et de Saint-Sever.

COUTUME DE CHARTRES

Nuls bouchers ne vendront chair qui ne soit bonne et loyale, à peine de sept sols six deniers blancs d'amende.

COUTUME DE SAINT-SEVER

Tout boucher qui vend chair malade pour saine, celle de femelle pour mâle, quant aux bestiaux où cette différence est à observer, sera condamné en trois livres sept sols six deniers tournois d'amende, les deux tiers au seigneur et l'autre tiers à la ville, et la chair qui n'est pas saine sera jetée et l'autre donnée pour Dieu par aumône.

Nous insisterons davantage sur les anciens règlements spéciaux à la ville de Paris qui, dans un grand nombre de cas, ont été élaborés pour être « inviolablement gardés et observés en cette ville de Paris et en toutes autres du royaume, en tant qu'elles se pourront au plus près conformer à l'exemple de ladite ville de Paris » (Édit de Charles IX, 4 février 1567).

Nous les transcrivons dans leur ordre chronologique.

Édit du roi Jean du 30 janvier 1350, sur la police de Paris : « En tous métiers et toutes les marchandises qui sont et qui se vendent à Paris aura *visiteurs, regardeurs* et *maîtres*, qui regarderont par lesdits métiers et marchandises, les visiteront et rapporteront les défauts qu'ils trouveront aux Commissaires et au Prévôt de Paris et aux Auditeurs du Châtelet. »

Il ordonne de plus aux bouchers de ne vendre que :

« Chairs bonnes, loyales et suffisantes. » « Nul boucher ne vendra chair sursemée, n'aussi ne gardera chair tuée plus de deux jours en hiver, et en été jour et demi au plus. » « Pour visiter ledit métier des bouchers et celuy des chandeliers, seront établis quatre *prud'hommes*, qui jureront par leur serment, que loyaument et justement, sans déport d'aucun, ils visiteront et verront ès hôtels, celliers et maisons, et autres lieux desdits bouchers et chandeliers.. ... et auront lesdits jurés pour leur salaires le tiers des amendes et forfaitures qui en isteront, » « et y aura *visiteurs* qui visiteront les denrées par devers les bouchers et chandeliers qui auront la quarte partie de forfaitures qu'ils trouveront. »

Lettres patentes d'août 1363, défendant aux bouchers de la boucherie Sainte-Geneviève de vendre chair morte si elle n'a pas été tuée dans cette boucherie ; de tuer chair les jours maigres ; de tuer chairs qui ont été nourries en maison d'huilier, de barbier ou en maladrerie ; de tuer aucune grosse bête qui ait le fil, auquel cas il perdrait la bête qui serait arse devant son huis. « Sur ce seront ordonnez *Jurez* de par nous et par ladicte Église, pour tant comme à chacun touchera sur la garde et visitation des choses dessus dictes. »

Lettres patentes de Charles V, du 25 *septembre* 1372, adressées au Prévôt de Paris ou à son Lieutenant, portant qu'il devra faire faire ou faire : « diligemment les *visitations* de tous lesdits métiers vivres et marchandises, en toute ladite ville et banlieue de Paris ».

Ordonnance du Prévôt de Paris, du 22 *novembre* 1375. « Que nul ne s'entremette de *langayer* pourceaulx jusques à ce qu'il auré esté tesmoigné estre expert et cognoissant en ce par le maistre des bouchers de la grande boucherie, et qu'il aura esté aplegé souffisant de dix livres parisis. »

Ordonnance du Prévôt de Paris du 17 *août* 1399, défend aux bouchers de la grande boucherie de tenir des chandelles allumées dans leurs étaux pendant le jour dans le but de voiler la couleur des viandes jaunes, corrompues ou flétries.

Edit de Charles VI du 19 *décembre* 1403 :

« Aucun ne pourra dorénavant être *tueur* ou *langayeur* de pourceaux : ni celuy ou iceux métiers ou offices exercer, s'il n'est mis institué, estant receu par le maître des bouchers, qui premièrement et paravant l'institution s'informera de la suffisance, et semblablement ne pourra exercer ledit métier, s'il n'est apleigé par devant ledit maître, de gens suffisans qui l'apleigent des fautes qui pourraient être faites au temps à venir, en exerçant iceluy métier, ainsi que d'ancienneté est coutumé de faire ; et si aucun est trouvé faisant le contraire, il l'amendera au roy d'amende arbitraire, de laquelle amende ledit maître aura la moitié. Et qu'aucun ne peut, ou pourra être *tueur* ou *langayeur* ensemble, sur peine d'amende arbitraire, dont ledit maître aura la moitié. »

Lettres patentes de février 1415, réglant les attributions des deux *courtiers-visiteurs* chargés de vendre et de vérifier les lards et graisses amenés à la halle.

Lettres patentes d'août 1416, instituant des *Jurez-Bouchez* « ayant esgard et visitation sur les chairs qui seront exposées en vente ».

Elles ont été annulées par celles d'août 1418. En 1417, Charles VI vendit la boucherie de Beauvais aux religieux de Saint-Denis avec pouvoir de visiter les viandes, de nommer les *maîtres jurés, tueurs, écorcheurs*, et d'en recevoir les serments accoutumés.

Statuts des charcutiers, 17 *janvier* 1475. — Les charcutiers de Paris sont formés en communauté. Il leur fut défendu d'employer et de vendre les chairs de porc sursemées ou celles de porc nourris chez les barbiers, huiliers ou dans les maladreries. Défense de vendre chair cuite, en saucisse ou autrement, qui soit puante ou infectée et *non digne de manger à corps humain*. Défense de faire cuire les chairs ailleurs que dans vaisseaux « *nets et bien escurez* ». Création de deux *jurés* du métier : ces *jurés-visiteurs* étaient chargés de visiter les échaudoirs, boutiques et halles, concurremment avec les *jurés-vendeurs* (Arrêts du Parlement des 17 juillet 1568, 2 juillet 1667, 2 juin 1676).

Sentence du Prévôt de Paris du 25 *septembre* 1477 qui complète les statuts précédents et permet aux charcutiers l'emploi de : « *chairs bonnes et convenables* », autres que celles de porc.

Ordonnance du Prévôt de Paris du 24 *septembre* 1517. « Que lesdits *langayeurs* sont tenus d'ellire domicile à Paris ou ès faux bourgs de la porte Saint-Honoré. » Les *tueurs* de porcs devront tuer et préparer, par euxmêmes, tous les pourceaux des bourgeois et marchands « à cause des maladies que trouve aucunes fois esdits porcs en les tuant et détaillant ». « On enjoint à tous les *langayeurs*, que tous les porcs qu'ils trouveront au marché de Paris, sursemez, engrenez, qui ayent playe à la langue, dont ils seront requis langayer, qu'ils les marquent à l'oreille, et que tous autres pourceaulx qui seront trouvés avec bosses apostumes, qu'ils leur coupent le bout de l'oreille tout jus, sous peine d'amende arbitraire. »

Arrêt du Parlement du 4 *mai* 1540, qui ordonne que chaque année « les maîtres bouchers éliront quatre maîtres *jurez-bouchers* pour ce faire visiter bien et deuement la marchandise et chair avant qu'estre débitée ». Défense en outre « à tous maîtres bouchers, détailleurs et autres, de vendre, débiter ou exposer en public aucunes chairs ou marchandises que premièrement la visitation prescrite par cette dite présente ordonnance n'ayt été faicte par lesdits quatre maîtres jurez-bouchez ». Il était enfin défendu aux bouchers d'injurier, outrager, blâmer leurs clients.

Arrêt du Parlement du 29 *mars* 1551, porte que les bouchers seront tenus de fournir leurs boucheries, chaque jour, de chairs saines, nettes et non corrompues, dûment visitées selon les arrêts de la Cour, sous peine de punition corporelle contre les contrevenants.

Arrêt du Parlement du 12 *décembre* 1551, invite les officiers du Châtelet à empêcher les bouchers de Paris de vendre au lieu de bœuf et mouton des chairs de vaches et de brebis, et même de bêtes malades ou infectées de ladrerie. Cet arrêt crée, en outre, par provision, dans chacune des boucheries de Paris, des *écorcheurs-jurés*, pour vérifier les chairs concurremment avec les jurés-bouchers.

Sentence du Châtelet, du 20 *juillet* 1559, défend aux bouchers, sur l'avis des jurés-bouchers, d'exposer en vente les chairs chaudes, d'ouvrir leurs étaux le samedi pendant les chaleurs et enjoint aux jurés de veiller sur les autres maîtres du métier.

Lettres patentes d'Henri III, février 1587, donnant des statuts aux bouchers de la Grande Boucherie et du Cimetière Saint-Jean :

Art. 3. — Que pour faire garder et observer lesdites ordonnances, il y aura quatre *jurez* qui seront élus de deux ans en deux ans par la communauté des maîtres, et ce en présence du procureur du roy, par devant lequel ils seront tenus prester serment.

Art. 8. — Qu'il ne sera loisible à aucun boucher esdites boucheries, tuer, ou faire tuer porcs qui aient été nourris ès maisons d'huiliers, barbiers ou maladreries, à peine de dix écus, auquel cas sera ladite chair jetée aux champs, ou en la rivière, à la diligence des jurez dudit état.

Art. 9. — Ne sera semblablement permis ausdits bouchers tuer ni exposer en vente aucune chair qui ait le *fy*[1], sur pareille peine de dix écus d'amende.

Art. 10. — Que lesdits *jurez bouchers* seront tenus de bien et dûement visiter les bêtes qui seront amenées pour être tuées et exposées en vente esdites boucheries; et surtout ne permettre qu'aucunes bêtes mortes ou malades soient vendues ou débitées au peuple, pareillement les chairs trop gardées, indignes d'entrer au corps humain, à peine de pareille amende, que payera le maître boucher qui sera trouvé y avoir contrevenu.

Art. 11. — S'il demeure aucunes chairs esdites boucheries du jeudy au samedy, depuis Pâques jusqu'à la Saint-Remy, que lesdits bouchers ne pourront les exposer en vente, qu'elles n'aient été premièrement vues et visitées par les jurez-bouchers, sur les peines que dessus.

Sentence du Châtelet, 12 *janvier* 1590; répète les dispositions des articles 3, 10 et 11 des lettres patentes qui précèdent.

Ordonnance du Prévôt de Paris, du 2 *juillet* 1598; défend à tous les bouchers de tuer ni habiller les chairs de leurs boucheries plus tôt que le samedi pendant les chaleurs, et leur permet d'ouvrir, durant cette époque, leurs boucheries le dimanche.

Arrêt du Parlement, du 23 *février* 1602; ordonne le langueyage de tous les porcs vendus à Paris; les vingt *langueyeurs* devront marquer les porcs ladres et sursemés; leur salaire est fixé à douze deniers, mais ils sont responsables des porcs trouvés ladres malgré leur visite. Il est défendu, en

---

[1] Tuberculose, d'après M. Morot.

outre, aux charcutiers et tous autres de vendre aucunes chairs de porcs ladres ou tant soit peu sursemés. Ces viandes ladres devaient être mises au sel pendant quarante jours, puis vendues aux halles dans un endroit spécialement désigné à cet effet. Les porcs reconnus corrompus et gâtés étaient saisis et marqués, puis mis en pièces et jetés. « Seront choisis pour *langayeurs* gens suffisans, nourris parmi les bouchers et charcutiers, resseants, solvables et nommez en la manière accoutumée (caution de vingt-cinq écus). »

Édit d'avril 1641, confirmé par celui de décembre 1652 ; crée en titre d'offices les deux *jurés-courtiers* visiteurs de chairs, lards et graisses de porcs.

Arrêt du Parlement, du 2 juillet 1667 ; répète les prescriptions de l'arrêt du 23 février 1602.

Édit de décembre 1672 ; contient des dispositions sur les attributions des *jurés-courtiers* visiteurs des lards et graisses.

Arrêt du Parlement, du 22 février 1677, rendu entre les jurés, corps et communauté des charcutiers de Paris et les *jurés-visiteurs* et *langueyeurs de porcs ;* confirme les langueyeurs dans leurs fonctions et augmente leurs droits jusqu'à vingt deniers par porc.

Sentence du Prévôt de Paris, du 18 *août* 1677 ; ordonne la fermeture des étaux à six heures du soir les jours ordinaires, et à neuf heures du soir le samedi.

Édit de juillet 1702 ; porta à quatre le nombre des offices des *jurés-courtiers* visiteurs de chairs, lards et graisses de porc.

Édit de février 1704 ; réunit les offices d'*inspecteurs aux boucheries* qui avaient été créées dans toutes les villes fermées du royaume en 1551, aux corps et communautés des villes pour que l'exercice en fut ordonné par les Maires, Échevins, Consuls et autres officiers municipaux ; ces offices furent déclarés héréditaires.

Édit de mai 1704 ; supprima les langueyeurs et les remplaça par des *jurés-vendeurs visiteurs de porcs* à Paris et dans tout le royaume. Ces officiers se montrèrent incapables et, par la *Déclaration du roi du 29 septembre* 1704 et l'*Édit de mars* 1705, les *langueyeurs* furent rétablis avec un salaire de deux sols un denier par porc ; mais ils durent racheter leurs charges.

Lettres patentes du 24 octobre 1705 ; réunion à la communauté des charcutiers des quatre offices de *jurés-courtiers visiteurs ;* confirmation des anciens statuts ; les *jurés* et syndics sont élus annuellement par les maîtres, les *jurés* remplissent les fonctions de courtiers-visiteurs en faisant tous les jours leurs visites aux halles, places, boutiques, bureaux et marchés de la ville et de la banlieue de Paris où se vendent les porcs morts, frais ou salés ; de plus ils doivent faire quatre visites générales chaque année dans les boutiques des maîtres charcutiers; défense aux marchands de vin de vendre aucune chair de porc qu'ils ne l'aient achetée chez les charcutiers.

Édit d'avril 1708; supprime à nouveau les vingt offices de *langueyeurs*, les trente-deux offices de *jurés-vendeurs* et crée cinquante offices d'*inspecteurs* contrôleurs de porcs avec attribution de trente deux sols un denier par porc et la faculté de commettre sous eux des gens experts pour le langueyage.

Ordonnance de police du 8 mars 1774 :

Art. 4. — Défendons expressément aux marchands forains d'apporter et exposer en vente, et aux bouchers d'acheter et tuer des veaux au-dessous de l'âge de dix semaines, à peine de saisie et confiscation de la marchandise, et de 300 livres d'amende pour chaque contravention.

Art. 5. — Enjoignons aux syndic et jurés en charge de la communauté des bouchers de veiller exactement à l'exécution de l'article ci-dessus...

Arrêt du parlement du 31 *décembre* 1783; ordonne aux bouchers du bail-lage de Meaux de ne tuer que les veaux d'au moins trois semaines.

Lettres patentes du 1er *juin* 1782. Statuts de la boucherie :

Art 7. — Les maîtres bouchers ne pourront tuer et habiller que des bestiaux sains; défenses leur sont faites de vendre et débiter des viandes gâtées et corrompues ; et à tous messagers, forains, laboureurs et autres, de faire venir, amener et vendre en ladite ville et ses faubourgs, aucunes bêtes défectueuses, comme veaux morts, étouffés, nourris de son ou eau blanche, et qui ayent moins de six semaines, ou plus de huit à dix semaines. Défenses sont pareillement faites aux bouchers d'acheter ni débiter aucuns veaux au-dessus ou au-dessous de l'âge ci-dessus fixé, ni de tuer aucunes vaches, pleines ou non, laitières et autres en état de porter, et au-dessous de l'âge de huit ans ; et enfin de vendre ou laisser vendre par leurs garçons, des veaux trouvés dans les entrailles des vaches qu'ils auront tuées, le tout sous peine de confiscation des marchandises, et de trois cents livres d'amende contre les bouchers, messagers, forains et laboureurs, et de prison contre les garçons bouchers qui auraient vendu des veaux mort-nés à l'insu ou du consentement de leurs maîtres.

Art. 42. — Les syndics et adjoints seront tenus de faire de fréquentes visites, et principalement dans les temps de chaleurs, dans les maisons, échaudoirs et étaux des maîtres et maîtresses de la communauté, dont ces derniers seront tenus de leur faire ouverture dès qu'ils en seront requis, à l'effet de visiter et connaître l'état des bouveries et échaudoirs, des bestiaux et des viandes...

Lettres patentes du 26 *août* 1783. Statuts de la charcuterie :

Art. 5. — Les maîtres de ladite communauté seront tenus d'exercer bien et loyalement leur profession et suivant les règles de l'art, de n'employer que des marchandises saines et non gâtées ni corrompues, et enfin de tenir leurs vaisseaux, chaudières et autres ustensiles, nets sous peine de saisie et confiscation desdites marchandises et ustensiles, et de telle amende qu'il appartiendra, suivant l'exigence des cas.

Art. 12. — Sont tenus les syndics et adjoints de se transporter les jours de marchés ordinaires, tant à la halle, pour y visiter les marchandises de porc frais qui seront exposées en vente, qu'au marché aux porcs, pour vérifier s'il ne s'en trouve pas de défectueux et malsains...

Art. 21. — (Comme l'art. 42 des lettres patentes qui précèdent.)

Art. 22. — Pourront les syndics et adjoints faire des visites dans les maisons des charcutiers du faubourg Saint-Antoine, de l'Enclos du Temple..., et autres lieux privilégiés ou prétendus tels.

AGNEAUX, CHEVREAUX, VOLAILLES ET GIBIERS

Le commerce de ces marchandises était effectué par les *poulaillers*, les *rôtisseurs* ou *oyers*.

Les premiers *statuts des rôtisseurs* furent donnés par Étienne Boileau, Prévôt de Paris, en 1258 ; ils défendent de rôtir et cuire, vieilles oies, chairs de bœuf, mouton ou porc, agneaux, chevreaux ou cochons qui ne soient pas bons et loyaux et aient bonne moelle ; de faire saucisses avec chair de porc malsaine, de vendre boudins de sang « car c'est périlleuse viande. »

L'*ordonnance de 1298* donnée par le Prévôt Guillaume Thiboust, ordonne que « *toute chair qui meurt sans main du boucher soit arse* », défend de vendre les chairs réchauffées ou trop gardées, les chairs puantes, le sang, les saucisses de chair sursemée ; de plus elle établit quatre *jurés prud'hommes* chargés des visites avec le maître des bouchers.

Les *statuts des poulaillers rôtisseurs de Paris de* 1380, confirmés en 1498, 1509, 1518 et 1548, portent que les *jurez* du *métier* devront visiter plusieurs fois par semaine les maisons et boutiques des poulaillers ; les viandes et gibiers corrompus seront en partie brûlés devant la maison, l'autre partie sera jetée à la voirie.

Statuts des rôtisseurs de Paris, du 18 janvier 1498 ; répètent en grande partie ceux de 1258 ; ils défendent de garder plus d'un jour la viande cuite pour la vendre.

Ordonnance du Prévôt de Paris, du 17 janvier 1511 ; défend aux poulaillers d'exposer aucunes volailles étouffées ou mortes d'elles-mêmes, à peine de confiscation et de soixante sols parisis d'amende.

Le *règlement de Charles IX, du 28 janvier* 1563, défendit l'usage de la chair d'agneau ; ceux du 4 *février* 1567 et du 21 *novembre* 1577 défendirent de tuer les agneaux avant l'âge d'un an. Les *arrêts du Parlement du 2 décembre* 1666 et 11 *février* 1668 permirent la vente des agneaux de Pâques à la Pentecôte seulement. L'*édit du 21 avril* 1675 permit cette vente toute l'année ; des arrêts du parlement de 1676 et 1701 règlementèrent encore le commerce des agneaux.

Édit du 1ᵉʳ novembre 1781 ; règle la vente à la Vallée de la volaille et du gibier ; « les syndics et adjoints de la communauté des traiteurs auront, à l'exclusion des bouchers, le droit de faire la visite et saisir les marchandises défectueuses à la Vallée et dans les boutiques. »

Lettres patentes du 1ᵉʳ juin 1782; permettent la vente de la viande d'agneaux et chevreaux seulement du 1ᵉʳ janvier à la Pentecôte (Art. 5).

POISSON DE MER

Les règlements touchant la vente de la marée sont : l'*ordonnance du Prévôt de Paris, de* 1270, réitérée en 1320, qui porte que tout poisson de mer apporté à Paris, depuis Pâques jusqu'à la Saint-Remi, sera vendu, en gros et en détail, le jour même de son arrivée, et depuis la Saint-Remi jusqu'à Pâques, dans les deux jours. Ce qui reste invendu après sept heures du soir devra être rapporté à la halle ou représenté aux *jurés*. Defense de faire sécher les harengs s'ils ne sont visités par les jurés et déclarés frais.

L'*Édit du roi Jean, du 30 janvier* 1350, titre IX, l'*ordonnance du Prévôt, du 4 juin* 1496, l'*arrêt du Parlement, du 24 juillet* 1507 renouvellent ces prescriptions. Il en est de même du *règlement général du Parlement de* 1414.

L'*arrêt du Parlement du 23 février* 1660 ordonne la visite des huîtres avant la vente, pour reconnaître si elles sont défectueuses ou non.

L'*arrêt du Parlement du 18 février* 1662, défend aux vendeurs de poisson de mer au détail de falsifier, avec de la chaux ou autrement, le poisson salé ou détrempé.

L'*ordonnance de police de* 1731 interdit la vente des huîtres au mois de novembre ; celle du 12 *septembre* 1788 règle la vente des huîtres aux halles, et ordonne aux *visiteurs* d'en faire ouvrir quelques-unes au hasard pour s'assurer si elles sont saines.

POISSON D'EAU DOUCE

Les statuts des marchands de poisson d'eau douce furent donnés par saint Louis, en 1254 ; ils furent confirmés par Charles VIII en 1484. Ces statuts défendent de mettre en vente le poisson qu'il n'ait été visité par les *jurés ;* ils ordonnent la création de quatre *jurés* assermentés chargés de faire observer les règlements et de faire jeter dans la rivière les poissons mauvais ou défectueux.

L'*ordonnance de police de* 1672, règlemente à nouveau la vente du poisson d'eau douce.

CHAPITRE II

HISTORIQUE DE LA BOUCHERIE, DE LA CHARCUTERIE ET DES INDUSTRIES ANNEXES

HISTOIRE DE LA BOUCHERIE

Chez les peuplades primitives, c'était le chef de la famille qui tuait, préparait et coupait en morceaux les animaux destinés à la nourriture commune. Puis avec le développement de la société, des individus se spécialisèrent à la préparation des viandes destinées à l'alimentation de leurs concitoyens. Cette industrie acquit bientôt une importance considérable.

LA BOUCHERIE A ROME

A Rome, il existait deux corps ou collèges de bouchers chargés de fournir à la Ville les bestiaux nécessaires à l'alimentation publique. L'un de ces corps, *suarii*, ne s'occupait que de l'achat des porcs (on en consommait un nombre considérable) ; l'autre, celui des *boarii vel pecuarii*, de l'achat et de la vente des autres bestiaux. Ils achetaient, directement ou par intermédiaire, les bestiaux dans les provinces, les faisaient conduire à Rome et veillaient à ce que les boucheries qu'ils tenaient fussent toujours suffisamment garnies de viandes. Chacun de ces collèges était une sorte d'ordre qui avait ses biens, sa discipline, ses chefs. Dans la suite, les deux corporations s'unirent et ne formèrent plus qu'un seul collège, celui des bouchers, élisant un chef qui jugeait leurs différends sous la surveillance du Préfet de la la ville. Ils jouissaient de certains privilèges : dispense d'obligations sordides (*sordidis muneribus*) et leurs procès étaient jugés au Forum (*Cod. lib.*, l. II, t. XXVI).

Ces bouchers avaient sous leurs ordres des gens employés à tuer et habiller les bestiaux, à couper les chairs et à les préparer à la vente ; c'étaient les *laniones vel lanii* ou même *carnifices*.

Les lieux où l'on tuait et préparait les bestiaux étaient nommés *lanienæ* ; ceux où l'on en faisait le débit et la vente, *macella*.

Les boucheries, d'abord éparses dans la ville, furent réunies au quartier de *Cœlimontium*. On rassembla aussi à cet endroit les marchés des autres vivres, et cette place, qui fut appelée *Macellum magnum*, fut couverte sous Néron d'édifices magnifiques. L'accroissement de Rome fit établir deux autres boucheries, l'une *in regione Esquilinâ* (*Macellum Livianum*), l'autre dans le marché romain, *in regione fori Romani*.

LA BOUCHERIE EN FRANCE

En France, de temps immémorial, le commerce de la boucherie fut l'objet de privilèges et ne put être exercé que par certaines familles.

Les bouchers étaient érigés en communautés privilégiées dans la plupart des villes, l'autorité royale intervenant pour approuver ou modifier leurs statuts, ainsi que le prouvent les lettres patentes pour les bouchers d'Angers, de Lyon, de Montlhéry, d'Orléans, de Pontoise, de Troyes etc. etc. Ils obtinrent la limitation du nombre à la charge d'une redevance.

Dans les villes de quelque importance, il y avait ordinairement un local public garni d'étaux (*boucherie banale, grande boucherie*) où les bouchers débitaient la viande.

Les corporations de bouchers, ayant à leur tête un syndic, étaient surveillées par les officiers municipaux (Jurats et Échevins). Elles furent presque partout maintenues jusqu'à la Révolution.

La profession de boucher comprenait primitivement le débit de la viande fraîche de bœuf, vache, veau, mouton et porc, et en outre celui des préparations de charcuterie, de triperie et la fonte du suif. Ce n'est qu'à une époque relativement récente que ces industries ont été séparées.

En étudiant l'histoire de la boucherie de Paris, nous aurons à citer différents règlements qui s'appliquaient à toute la France.

LA BOUCHERIE DE PARIS

Depuis la domination romaine, un petit nombre de familles étaient chargées du soin d'acheter les bestiaux, d'en avoir toujours une provision suffisante et d'en débiter les chairs dans les boucheries de Paris.

Aucun étranger n'était admis dans cette société de *maîtres bouchers :* les fils de maîtres seuls pouvaient devenir maîtres, et lorsqu'une famille s'éteignait faute d'*hoirs mâles*, l'héritage de la maîtrise retournait à la communauté.

Cette communauté des bouchers élisait un chef à vie ; ce *maître des maîtres-bouchers* assisté d'un greffier et d'un procureur jugeait les contestations qui surgissaient entre les bouchers et administrait leurs biens communs. Les appels étaient portés devant le Prévôt de Paris. Ce privilège ne leur fut retiré que par l'*édit du* 12 *mars* 1674 réunissant au Châtelet toutes les justices qui s'exerçaient à Paris.

DES BOUCHERIES

Quand la ville ne comprenait que l'île de la Cité, l'unique boucherie était située au parvis Notre-Dame, l'église de Saint-Pierre-aux-Bœufs lui devait sa dénomination. Cette boucherie fut donnée au chapitre Notre-Dame, en 1222, par lettres patentes de Philippe-Auguste; elle existait encore en 1410.

L'extension de Paris au nord de la Cité détermina la création d'une autre boucherie, hors l'ancienne porte, vis-à-vis du grand Châtelet : ce fut la boucherie de la *Porte de Paris* ou de l'*Apport de Paris*. Ces deux anciennes boucheries de Notre-Dame et du Châtelet, furent occupées par les familles associées de la communauté des bouchers de Paris.

D'autres boucheries furent encore établies. En 1096, les moines de Saint-Martin-des-Champs installèrent dans une maison proche de la Porte de Paris, vingt-trois étaux qu'ils louèrent à des bouchers étrangers à la communauté. Cette boucherie devint, en 1133, l'apanage des religieuses de Montmartre et ne fut prise à bail par les bouchers de la communauté qu'en 1155. D'autres étaux qui n'appartenaient pas non plus à la communauté furent rachetés par elle vers 1250, et alors, par un même bâtiment entouré d'une enceinte, les vingt-cinq étaux de la Porte de Paris furent réunis et la boucherie du Châtelet fut dès lors appelée la *Grande Boucherie*.

Paris continuant à s'accroître de nouvelles boucheries furent construites. En 1274, Gérard, abbé de Saint-Germain-des-Prés, établit trois étaux, près l'abbaye, dans la rue qui devint plus tard la rue des Boucheries. En 1282, Philippe-le-Hardi autorisa les chevaliers du Temple à construire une boucherie (elle occupait l'emplacement de la rue de Braque et fut démolie en 1559). La boucherie de la montagne Sainte-Geneviève existait déjà en 1245 avec sa tuerie et écorcherie ; les Génovéfains possédaient en outre une deuxième boucherie au faubourg Saint-Marcel, près Saint-Médard. En 1354, le prieur de Saint-Éloi fit dresser les étaux et les tueries de la rue Saint-Paul. Une deuxième boucherie fut établie, en 1370, au faubourg Saint-Germain, carrefour de la Croix-Rouge. Les boucheries de la Porte-Saint-Martin, de Saint-Nicolas-des-Champs, de la rue Saint-Antoine remontaient à des temps fort anciens.

Les bouchers de la Grande Boucherie s'opposèrent à plusieurs reprises à l'établissement de ces nouvelles boucheries et obtinrent diverses compensations : droit de vente du poisson de mer et d'eau douce en 1282, établissement d'une confrérie, etc.

En 1381, lors de la sédition des Maillotins, Charles VI abolit les maîtrises et corps de métiers de Paris, la communauté des bouchers fut expropriée jusqu'en 1387, époque à laquelle la Grande Boucherie fut rendue à la communauté.

Pendant la rivalité des Armagnacs et des Bourguignons, les bouchers tinrent pour ces derniers et Caboche, leur chef, y acquit une horrible célébrité. En 1416, lors du succès des Armagnacs, des lettres patentes du 13 mai ordonnèrent la démolition de la Grande Boucherie et de la boucherie du Parvis, et la suppression des tueries et écorcheries situées derrière le Grand-Pont (Pont-au-Change). D'autres lettres patentes, du mois d'août 1416, supprimèrent la communauté des bouchers de la Grande Boucherie, révoquèrent leurs statuts et privilèges, confisquèrent leurs biens et ordonnèrent que ces bouchers ne feraient plus qu'un seul corps avec les autres bouchers de Paris ; elles créèrent en outre quatre nouvelles boucheries (*boucheries du roi*) et ordonnèrent qu'à l'avenir les tueries et écorcheries seraient faites en aval de Paris, près la Seine.

Lors du retour des Bourguignons, les lettres patentes de 1416 furent révoquées par celles d'août 1418, qui rétablirent la communauté de la Grande Boucherie dans tous ses droits et privilèges et ordonnèrent la reconstruction de la Grande Boucherie à son ancienne place avec trente-neuf étaux. Elle fut achevée en 1421 ; on l'entoura d'échoppes et de boutiques pour poissonniers, tripiers et artisans. La tuerie et l'écorcherie furent rétablies près le Grand-Pont (place aux veaux).

Des quatre nouvelles boucheries créées en 1416, celle de Beauvais (rue Saint-Honoré), du Petit-Pont (ou Gloriette) et du cimetière Saint-Gervais furent maintenues ; seule la boucherie de Saint-Leufroy (place du Châtelet) fut démolie. La boucherie du cimetière Saint-Gervais fut transférée quelques mois plus tard au cimetière Saint-Jean ; en 1471, trois des étaux de cette boucherie furent alloués aux bouchers de la Grande Boucherie en échange de ceux que l'on supprima à la porte de Paris pour l'élargissement de la rue de la Poissonnerie. La boucherie de Beauvais, située rue Saint-Honoré et rue de la Tonnellerie, non loin des halles, fut appelée halle de Beauvais ou halle à la viande ; ce fut l'origine du marché des Prouvaires.

Un *arrêt du Parlement du 4 mai* 1540 établit de nouvelles boucheries rue Saint-Martin, rue Saint-Honoré, place Maubert, etc. En 1722, il y avait en tout quarante-huit boucheries à Paris, comprenant trois cent sept étaux. Les vingt-neuf étaux de la Grande Boucherie appartenaient à trois familles.

COMMUNAUTÉS

Nous avons vu précédemment qu'à l'origine la communauté des bouchers de la Grande Boucherie existait seule ; c'étaient les bouchers de la ville : *carnifices parisienses*, comme les appelle la charte de Louis VII, datée de 1162, et les statuts qui leur furent donnés en 1182 par Philippe-Auguste et en 1323 par Philippe le Bel.

Les boucheries qui furent créées lors de l'accroissement de la ville furent occupées par des particuliers bouchers ne composant entre eux aucun corps ou société, mais soumis à une sorte de surveillance de la part des bouchers de la Grande Boucherie et du cimetière Saint-Jean. Par son édit de 1350, le roi Jean voulut réunir tous les bouchers de Paris sous une même communauté, il leur donna des jurés pour les visiter. Les lettres patentes de 1382 confirmèrent les statuts de la corporation des bouchers, et leur privilège de vente exclusive des chairs crues leur fut maintenu contre les saucissiers, charcutiers, taverniers et hôteliers par les sentences du 17 janvier 1475, 25 septembre 1477 et du 24 septembre 1517.

Le nombre des familles composant la communauté des bouchers de la Grande Boucherie qui était encore de dix-neuf en 1260, diminua rapidement par défaut d'hoirs mâles ; d'un autre côté, certains membres de la communauté abandonnèrent le commerce de la boucherie et louèrent leurs étaux à des *étaliers* ou *compagnons bouchers*. Mais un arrêt du Parlement du 2 avril 1465 obligea les bouchers à occuper les étaux en personne ou par leurs serviteurs. D'autres arrêts de 1501, 1511, 1521 renouvelèrent cette obligation aux propriétaires de la Grande Boucherie et à ceux des autres boucheries qui suivaient les mêmes errements.

Enfin l'*arrêt du Parlement du 4 mai* 1540 autorisa la location annuelle des étaux par autorité de justice, moyennant seize livres parisis, avec défense de sous-louer et d'allouer plus d'un étal par boucher ; ce même arrêt créa de nouvelles boucheries rue Saint-Martin, rue Saint-Honoré et place Maubert et défendit aux bouchers d'injurier leurs chalands.

Un *édit de François I*[er] *de novembre* 1543 autorisa la formation de la *corporation des étaliers*, à laquelle était dévolu le soin d'abattre les bestiaux, de couper les chairs et de les préparer à la vente. Puis ayant acheté aux bouchers de la Grande Boucherie le droit de vendre de la viande, les étaliers furent nommés *bouchers de la petite boucherie*. Ils étaient exempts d'examen et de visite, aussi commirent-ils nombre d'abus et un *arrêt du Parlement du 21 janvier* 1551 délégua un commissaire au Châtelet pour en informer. Vers la même époque, l'*édit de Charles IX du 4 février* 1567 défendit aux bouchers de tenir plus d'un étal dans la même boucherie et plus de deux dans la même ville ; la location, faite devant les officiers de police, ne pouvait dépasser le prix de vingt-quatre livres parisis ; enfin le même édit ordonna que chaque boucherie eut son écorcherie et sa tuerie et qu'un registre y fut tenu de la quantité de bétail tué.

Les *lettres patentes du 18 décembre* 1570 donnèrent aux propriétaires de la Grande Boucherie la faculté de louer leurs étaux, sur leur nomination, par-devant les officiers du Châtelet. Mais l'*édit de règlement du 21 novembre* 1577 renouvela les stipulations de l'édit de 1567 et priva à nouveau les propriétaires des boucheries de la nomination de leurs locataires.

Les *lettres patentes de février* 1587 érigèrent en *métier juré* les bouchers étaliers de la Grande Boucherie et du cimetière Saint-Jean et leur donnèrent des statuts : maîtrise après trois ans d'apprentissage, trois ans d'étal et chef-d'œuvre. Ces lettres patentes furent enregistrées par l'*arrêt du 22 décembre* 1589, malgré l'opposition des propriétaires de la Grande Boucherie, à la condition que les nouveaux maîtres ne prendront que le titre de *bouchers de la ville de Paris ;* défense fut faite de louer les étaux à d'autres qu'à des maîtres bouchers. Les *lettres patentes de mai* 1594 confirmèrent les statuts des maîtres bouchers de la Grande Boucherie et du cimetière Saint-Jean ; et par un *Concordat du 25 janvier* 1653 tous les bouchers de toutes les boucheries de Paris déclarèrent se soumettre aux statuts de 1587 et 1594. Il n'y eut plus alors qu'un seul corps ou communauté des bouchers de Paris.

En 1637, *par un arrêt du conseil*, les propriétaires des boucheries furent menacés d'une sorte d'expropriation ; ils se tirèrent d'embarras en payant au roi une indemnité de 90,000 livres, mais obtinrent en revanche de disposer de leurs étaux à leur volonté.

Nous devons citer aussi cette ordonnance de police de la même époque (8 *avril* 1645) condamnant les bouchers à satisfaire aux devoirs de leurs charges en garnissant de viandes leurs étaux *à peine de la vie.*

Par les *arrêts des* 16 *mars* 1553 et 4 *mars* 1557, les propriétaires de la Grande Boucherie furent tenus de présenter chaque année au Prévôt de Paris des sujets capables pour remplir leurs étaux.

Les *arrêts royaux des* 1er *avril* 1704 et 27 *décembre* 1707 défendent la vente clandestine des viandes au voisinage des barrières, et fixent à deux le nombre des bouchers de chaque paroisse voisine de Paris. L'*ordonnance de police du* 13 *octobre* 1728 renouvelle les défenses faites aux bouchers des environs de Paris de ne vendre la viande que dans leurs maisons d'habitation. Une autre *ordonnance du 5 août* 1785 prescrit les mesures à prendre pour la conduite des bestiaux dans Paris.

La communauté des bouchers de Paris, après avoir été comprise dans la suppression générale des corps et communautés prononcée par l'*édit de février* 1776, fut rétablie par l'*édit du mois d'août* 1777 ; mais les droits de réception à la maîtrise furent portés à 800 livres.

Les *lettres patentes du* 1er *juin* 1782 donnèrent de nouveaux statuts aux bouchers : droit exclusif de tuer et débiter les viandes de bœuf, veau et mouton ; défense d'introduire dans Paris des viandes du dehors, de vendre la viande ailleurs que dans des boucheries et étaux établis régulièrement ; location annuelle des étaux aux maîtres bouchers par-devant le Lieutenant général de police, et défense de sous-louer les étaux.

La communauté fut définitivement supprimée par la loi du 2 mars 1791 qui abolit les corporations.

HISTORIQUE DE LA CHARCUTERIE

Il y avait à Rome des industriels dont la profession présentait quelque analogie avec celle de nos charcutiers ; c'étaient les *salsamentarii*, ou marchands de salaisons, et les *botularii*, ou marchands de boudins.

Chez nous les différentes parties du commerce de la charcuterie furent pendant fort longtemps effectuées par plusieurs industries : par les bouchers pour le porc cru, par les rôtisseurs pour le porc rôti, par les aubergistes pour le porc cuit et les saucisses, et même par les chandeliers et les corroyeurs auxquels un arrêt du Parlement du 2 avril 1719 dut défendre de vendre des comestibles.

Ce ne fut qu'en *janvier* 1475 que le Prévôt de Paris réunit en communauté les *charcutiers* et *saulcissiers* et qu'il leur donna des statuts : maîtrise après quatre ans d'apprentissage, chef-d'œuvre et payement de droits (à l'exception des fils de maîtres) ; création de deux *jurés* du métier ; défense d'acheter les chairs nécessaires ailleurs que dans les boucheries jurées ; défense de tuer aucun porc ni de vendre chair crue ; etc. La *sentence du Prévôt de Paris du* 25 *septembre* 1477 compléta ces statuts.

Ce ne fut que par les *lettres patentes du* 18 *juillet* 1513 confirmées par celles de juillet 1572, mai 1604 et mai 1611 qu'ils ne furent plus tenus sous la dépendance des bouchers pour l'achat du porc cru, et qu'il leur fut permis d'acheter les porcs dans les marchés, de les tuer et d'en débiter les chairs crues ou cuites. Les lettres patentes du 24 octobre 1705 leur donnèrent même ce droit *à l'exclusion de tous autres*.

Les arrêts du 11 décembre 1604, 17 octobre 1637, 27 mars 1646, l'ordonnance royale de juin 1680, défendirent aux charcutiers de Paris d'acheter des porcs, si ce n'est dans les marchés publics; il fut permis à toute personne d'acheter des porcs et d'en vendre à la halle les mercredis et samedis.

La déclaration du roi du 15 mai 1691 incorpore à la communauté des charcutiers les nouveaux offices de jurez créés par l'édit de mars 1691. L'arrêt du 4 octobre 1704 défend de vendre ou acheter des porcs ailleurs que dans les villes et lieux où il y a des foires et marchés.

Comme nous l'avons vu précédemment, trois sortes d'officiers furent institués pour visiter les porcs et écarter de la consommation ceux atteints de la *lèpre* ou *ladrerie* : les *langueyeurs* pour la visite des porcs vivants, sur les marchés ; les *tueurs* pour abattre, habiller, découper et saler les porcs, chez les bouchers, puis chez les charcutiers ; les *jurés-visiteurs* des chairs lards et graisses chargés de visiter les viandes de porcs sur les marchés et dans les boutiques. Il y eut même une quatrième sorte de visiteurs dans la personne des *courtiers-visiteurs* chargés de la vente des chairs de porc amenées à la halle et d'en vérifier la bonne qualité concurremment avec les *jurés-visiteurs*.

Lorsqu'un porc ne présentait que quelques grains de ladre et que les chairs n'étaient pas corrompues, on mettait au sel ces chairs *sursemées* pendant quarante jours ; puis on les exposait en vente dans un lieu à part de la halle, désigné par un drapeau blanc (arrêts des 23 février 1602 et 2 juillet 1667).

La communauté des charcutiers fut supprimée en 1730 et rétablie en août 1777 en même temps que celle des bouchers.

Les *lettres patentes du 26 août* 1783 leur donnèrent de nouveaux statuts : les épiciers peuvent vendre des jambons étrangers, saucisses, mortadelles, etc., tirés des pays éloignés, sans pouvoir les cuire ni détailler; les charcutiers forains peuvent apporter aux halles et marchés du porc frais pour y être vendu par quartiers (arrêt du Parlement du 22 août 1769), etc.

La communauté des charcutiers fut définitivement supprimée par la loi du 2 mars 1791.

TUEURS ET ÉCORCHEURS

A côté des Bouchers et Charcutiers, il faut placer la communauté des *Tueurs et Écorcheurs*, dont il est fait mention dans l'édit du roi Jean du 30 janvier 1350. Les *lettres patentes de* 1416 supprimèrent leur communauté à la suite des excès qu'ils commirent pendant les guerres civiles de cette époque.

L'édit de François Ier de novembre 1543 créa des tueurs et écorcheurs de bestiaux pour les boucheries.

L'arrêt du Parlement du 12 décembre 1551 créa en chacune des boucheries de Paris, des *écorcheurs jurés*, pour vérifier les chairs, concurremment avec les jurés-bouchers.

HISTORIQUE DE LA TRIPERIE

Les Asiatiques, les Grecs et les Romains utilisaient les issues et les intestins des animaux de boucherie pour leur alimentation.

En France de très longue date, les bouchers débitaient eux-mêmes dans leurs étaux les palais de bœuf, les issues et les intestins de veau ; les autres issues étaient vendues aux tripiers. Ceux-ci composaient depuis un temps immémorial six familles ; mais ils n'étaient pas réunis en communauté. Ils logeaient à la vieille place aux Veaux, à proximité des écorcheries de l'Apport de Paris.

Ces *tripiers-cuiseurs* nettoyaient les intestins des bestiaux le long du quai de Gesvres, les cuisaient la nuit et les faisaient débiter le matin dans les rues par des revendeuses.

Le suif qu'ils retiraient des intestins devait être vendu au marché, en tinettes et non en pains de cinq livres et demie comme celui des bouchers (Règlements de 1567 et 1577, ordonnance du Prévôt de 1517, sentences de 1630 et 1639).

CHAPITRE III

COMMERCE DES BESTIAUX

A *Rome*, les bouchers étaient tenus de s'approvisionner d'une quantité suffisante de bestiaux pour les besoins de la ville. Ils allaient acheter leurs bestiaux dans les provinces, ou bien les achetaient à des intermédiaires. Les magistrats et juges des lieux leur devaient secours et protection ; et lorsqu'ils craignaient quelques vols de bestiaux aux environs de Rome, les maîtres de postes devaient leur fournir les chevaux dont ils avaient besoin pour leur sûreté, et purger la province de voleurs.

L'*édit des édiles* s'occupait de la garantie dans la vente des esclaves et des bestiaux. D'après Varron : « Les lois romaines engageaient de garantir sains et sans défauts tous les bestiaux que l'on vendait ; mais les chèvres en étaient exceptées *parce qu'elles ont toujours la fièvre.* » Le marché aux bœufs (*forum boarium*) se tenait derrière le mont Capitolin. On y vendait tous les bestiaux à pied fourché à l'exception des porcs. Ces animaux étaient vendus au *forum suarium* qui se trouvait dans le quartier de la *via Lata*, derrière le mont Quirinal.

A *Paris*, un certain nombre de familles étaient aussi chargées du soin d'acheter les bestiaux, d'en être toujours suffisamment pourvues et d'en débiter les chairs dans des boucheries. Jusqu'aux Capétiens, le marché aux bœufs et aux porcs se tenait hors la ville dans une place que l'on appelait Champeaux (*Campellis*), dont l'emplacement correspondait à l'espace compris entre les rues Saint-Honoré, des Bourdonnais et des Déchargeurs. Sous Charles VI, ce marché fut transféré hors et proche l'ancienne porte Saint-Honoré. Un marché aux moutons qui existait au-delà du vieux Louvre, sur le bord de la Seine, fut aussi transféré hors la porte Saint-Honoré, près la butte Saint-Roch. Ce nouveau marché de la porte Saint-Honoré se tenait les mercredis et samedis et servait exclusivement à l'approvisionnement des bouchers de Paris ; défense était faite à ceux-ci d'acheter des bestiaux ailleurs, dans un rayon de sept lieues. Ce ne fut qu'au xvie siècle que les bouchers purent impunément aller s'approvisionner à Poissy et aux autres marchés des environs ; le marché de Paris fut alors réservé à la vente des porcs.

En 1633, la nouvelle enceinte de la ville enferma la butte Saint-Roch, le marché aux porcs, ainsi que celui aux chevaux, qui se trouvait aussi en cet endroit, furent transférés hors le faubourg Saint-Victor.

Le marché aux veaux, qui s'était tenu d'abord au bout du pont Notre-Dame, puis au quai aux Ormes, fut transféré sur le terrain des Bernardins par les lettres patentes d'août 1772.

A Poissy, un marché aux bestiaux existait de toute antiquité ; mais ce n'est que depuis le commencement du xviie siècle qu'il servit à l'approvisionnement de Paris. Il en existait aussi à Montmorency (samedi), à Saint-Denis, au Bourget (pour les moutons, de Pâques à Noël, le mardi), à Chartres, à Longjumeau, à Montlhéry, à Bourg-la-Reine (lundi), à Houdan, etc., où les bouchers de Paris allaient acheter leurs bestiaux.

Le marché de Bourg-la-Reine fut, après Poissy, le plus important ; il se tenait d'abord le vendredi (lettres patentes de juillet 1610), il se tint ensuite le lundi (lettres patentes du 9 septembre 1610). Par lettres patentes de mai 1667 ce marché fut transféré à Sceaux. Les droits à percevoir sur ce nouveau marché furent fixés par les arrêts de 1671 et 1673, par les lettres patentes du 3 mai 1673 et celles d'août de la même année, qui établirent un deuxième jour de marché le jeudi de chaque semaine.

RÈGLEMENTS CONCERNANT LA VENTE DES BESTIAUX

L'*édit du roi Jean*, pour la police de Paris, *du* 30 *janvier* 1350, défendit aux bouchers d'aller au-devant du bétail, d'en acheter dans les étables ou autres lieux qui n'étaient pas des marchés, à l'exception du bétail de lait.

L'*ordonnance du Prévôt de Paris du 22 novembre* 1375 formula les mêmes défenses ; il interdit la revente des bestiaux ; réglementa l'exercice des *jurés-vendeurs* de bestiaux : responsables et facultatifs, caution de 60 livres et obligation de payer leurs achats aux forains dans les huit jours ; l'emploi des courtiers fut aussi déclaré facultatif.

Les *lettres patentes de Charles VI du* 7 *novembre* et *du* 31 *janvier* 1392 réduisent le nombre des *jurés-vendeurs* de bestiaux au marché de Paris à douze ; ils sont érigés en offices royaux. Le marché de Paris prospéra : il s'y vendait à chaque tenue de mille à douze cents bœufs et de deux à trois mille moutons.

L'*édit de Charles VI du* 19 *décembre* 1403 et l'*ordonnance du* 17 *mai* 1408 firent les mêmes défenses que l'édit de 1350. L'*arrêt du Parlement du* 26 *mai* 1470 défendit aux *jurés-vendeurs* de faire le commerce de bestiaux directement ou indirectement ; et *les lettres patentes du* 18 *mars* 1477 leur ordonnèrent de faire *bourse commune* de leurs émoluments, qui leur furent répartis par les lettres patentes du 6 février 1479.

L'*ordonnance du Prévôt du* 24 *septembre* 1517 réédita les prescriptions précédentes, porta la caution des officiers vendeurs à 400 livres et défendit de vendre les veaux ailleurs qu'en la place accoutumée.

En 1537 on imposa un droit de un sol par livre sur le bétail rendu au marché de Paris, et, malgré les défenses, les bouchers cherchèrent à s'approvisionner dans les marchés des environs ; alors on imposa un droit sur tout bétail entrant à Paris ; mais les bouchers n'en continuèrent pas moins d'acheter à Poissy, Pontoise, Houdan, etc.

Par la *déclaration du roi du* 1er *juillet* 1539, le droit du sou par livre fut prélevé sur ces marchés. L'abondance revint au marché de Paris ; mais il fut déserté de nouveau, à la suite d'une augmentation de droits ordonnée par Henri II.

Le *règlement du 4 février* 1567 égalisa les droits sur les bestiaux dans les différentes villes de France et prescrivit le lotissement des bestiaux entre tous les acheteurs pour éviter l'accaparement par les riches bouchers. Ce règlement fut renouvelé par l'*édit du* 21 *novembre* 1577. Mais l'habitude était prise, le marché de Poissy n'en continua pas moins à être très fréquenté par les bouchers parisiens, et les jurez-vendeurs de bestiaux du marché de Paris, de concert avec les bouchers, se transportèrent à Poissy les jours de marché et y exercèrent leur charge.

L'*édit de juin* 1597 établit *des jurés-vendeurs* de bestiaux dans toutes les villes de France où il y avait foire ou marché. Un autre *édit de* 1598 imposa les mêmes droits qu'à Paris sur le bétail à pied fourché vendu à Poissy. C'est à cette époque que fut ouvert aux bouchers de Paris le marché aux bestiaux de Bourg-la-Reine. La vente des veaux et celle des porcs furent réservées au marché de Paris, avec défense d'en acheter ailleurs dans une étendue de vingt lieues aux environs de Paris (arrêts du conseil de 1604 et 1631).

L'*édit de septembre* 1605 créa des *offices* de *jurés-vendeurs* de bestiaux dans toutes les villes de France où il y avait foire ou marché, avec salaire de six deniers par livre et caution de mille livres. Cet édit fut rendu exécutoire par l'arrêt de règlement du 29 mars 1608.

L'*arrêt du 28 mai* 1608 *et l'ordonnance de police du 5 septembre* 1635 défendirent le regrat des bestiaux dans les marchés dans une étendue de vingt lieues aux environs de Paris.

L'*ordonnance de police du* 30 *mai* 1635 permit de retirer du marché le bétail à pied fourché pour l'engraisser et le revendre et défendit aux bouchers d'acheter leur bétail ailleurs que dans les marchés publics, dans une étendue de sept lieues de Paris.

L'*édit de septembre* 1644 porta à vingt-six le nombre des *vendeurs* et *contrôleurs* du bétail à pied fourché.

L'*arrêt du Conseil d'août* 1644, déclara insaisissable les bestiaux destinés à l'approvisionnement de Paris.

L'*arrêt du Parlement du 7 septembre* 1651, porte que les marchands forains seront tenus dans la huitaine du jour de vente de faire demande aux bouchers de Paris, du prix de leurs bestiaux ou protestation par écrit, sinon d'être déchus de leur dû.

L'*ordonnance du 5 juillet* 1676 défendit d'acheter toute sorte de bestiaux ailleurs que dans les marchés publics dans les vingt lieues autour de Paris. A cette époque, la vente des veaux et des porcs fut permise sur le marché de Sceaux (lettres patentes de mai 1667).

L'*édit de janvier* 1690 créa soixante offices de vendeurs au marché de Sceaux. Celui de février 1704 ordonna que les bestiaux seraient déclarés à l'entrée des villes et soumis à la visite des inspecteurs aux boucheries.

Les *lettres patentes du* 18 *décembre* 1700 rétablissent le marché de Poissy et les veaux et porcs sont compris parmi les bestiaux qui peuvent s'y vendre.

L'*arrêt du Parlement du 4 octobre* 1704, défendit de vendre ou acheter des porcs ailleurs que dans les villes et lieux où il y a foires ou marchés. L'ordonnance du 22 novembre 1727 défendit de vendre des porcs ailleurs qu'au marché, dans Paris.

GARANTIE NONAIRE

Sentence du Lieutenant-général de police au Châtelet de Paris, du 16 *décembre* 1672. Elle rend garant un marchand forain qui avait vendu au marché de Poissy un bœuf mort dans les neuf jours après la vente.

Arrêt du Parlement du 4 septembre 1673 ; confirme la sentence précédente sur la garantie nonaire.

Règlement du 1er *février* 1690, pour l'exercice des soixante vendeurs de bestiaux : article 3. Le remboursement des sommes avancées par la caisse sera fait dans la huitaine. Dans le cas de mort naturelle, le remboursement doit aussi avoir lieu, le boucher a seulement recours « contre lesdits marchands forains, qui en demeureront garants envers eux pendant huitaine seulement, en justifiant par lesdits bouchers des procès-verbaux de visite, et rapports faits en la manière accoutumée ».

Arrêt du Conseil, du 29 *juillet* 1698 ; renvoie au Lieutenant-général de police les contestations entre les marchands de bestiaux et les marchands bouchers de Paris.

Arrêt solennel de réglement du Parlement, du 13 *juillet* 1699; ordonne :

« Que les marchands forains seront garants envers les marchands bouchers, dans les neuf jours depuis la vente pour les bœufs, de quelques pays qu'ils viennent, e pour toutes sortes de maladies, ainsi qu'il s'est pratiqué jusqu'à présent; à la charge que les marchands bouchers les feront conduire depuis Sceaux à Paris en troupes médiocres, et par un nombre suffisant de personnes, les nourriront convenablement ; et que les bouveries où ils les hébergeront seront nettes, bien couvertes et en bon état de réparations ; en sorte que la mort desdits bœufs ne puisse être causée par la faute desdits marchands bouchers ou de ceux qu'ils préposeront à leur conduite ; et que les visites et rapports, en cas de mort dans les neuf jours, seront faits en la manière accoutumée de l'ordonnance du Lieutenant de police ; ..... »

Cet arrêt défend en outre aux marchands forains de se servir de facteurs, commissionnaires ou entremetteurs pour la vente de leurs bestiaux ; de tuer et vendre leurs bœufs et moutons de renvoi en la ville de Paris, que par permission expresse du Lieutenant de police.

Cet arrêt a été confirmé par l'article 30 des *lettres patentes* servant de statuts, des 18 février 1743 et 1er juin 1782 (voir plus loin), et par *l'arrêt du Parlement du* 15 *mars* 1780 qui homologue une *sentence de police du*

Châtelet du 10 *mars* 1780, concernant la conduite des bœufs et ̦vaches achetés au marché de Poissy.

CAISSE DE LA BOUCHERIE

Règlement du 1ᵉʳ *février* 1690, pour l'exécution de l'édit de janvier 1690 créant soixante offices de vendeurs de bestiaux au marché de Sceaux :

« ART. 3. — Pour éviter que les marchands forains ne perdent aucun temps par le séjour qu'ils seraient obligés de faire pour recevoir le payement du prix de leurs bestiaux, et qu'il puissent plus promptement retourner dans leurs provinces pour y faire de nouveaux achats, lesdits vendeurs seront tenus de faire un fonds de 300,000 livres au moins, et de plus grande somme, s'il est nécessaire, pour employer au payement des bœufs et des bestiaux qui seront vendus, à la déduction du sol pour livre. »

(Voir plus haut l'art. 5.)

Édit de janvier 1707, créant cent offices de trésoriers de la bourse des marchés de Sceaux pour le payement aux marchands forains du prix des bestiaux qu'ils vendent aux bouchers de Paris.

Arrêt du Conseil, du 10 *novembre* 1733, portant établissement d'une caisse de crédit aux marchés de Sceaux et Poissy, pour continuer les fonctions des trésoriers de la bourse desdits marchés créés par édit du mois de janvier 1707.

Les *lettres patentes du* 18 *mars* 1779 rétablirent la caisse de Poissy et de Sceaux qui avait été supprimée par les lettres patentes de février 1776.

Lettres patentes du 1ᵉʳ *juin* 1782, articles 22 et 23 : défense aux bouchers de recevoir des veaux directement, d'aller au-devant des marchands, d'acheter à Sceaux, Poissy ou autres marchés à moins de 20 lieues de Paris, des bestiaux pour les revendre.

ART. 27. — En cas de mort d'un bœuf dans les neuf jours de la vente, il sera fait en vertu de l'ordonnance du sieur Lieutenant-général de police, par deux des syndics ou adjoints de la communauté, visite dudit bœuf, et rapport des causes de sa mort, pour connaître s'il y a lieu à la garantie contre le forain, lequel sera, audit cas, condamné par corps à restituer au boucher le prix de la vente à la déduction de la valeur du cuir et du suif, suivant l'estimation qui en aura été faite par lesdits syndics et adjoints. — Et pour prévenir la trop grande fatigue ou le défaut de soins qui pourrait occasionner la mort des bœufs, les bouchers seront tenus de les faire conduire depuis les marchés jusqu'à Paris, en troupes peu nombreuses et par un nombre suffisant de personnes, de les nourrir convenablement, de leur fournir de bonnes litières en toute saison, de les tenir à l'attache et de les héberger dans des bouveries bien couvertes et bien entretenues, le tout bien conformément aux arrêts du Parlement des 4 septembre 1673, 13 juillet 1699 et 15 mars 1780.

Lettres patentes du 26 *août* 1783 ; défense d'acheter les porcs dans l'étendue de 20 lieues de Paris, pour les revendre (art. 13).

Ordonnance de police du 25 *mai* 1784 concernant la vente des veaux, des génisses et des vaches laitières dans la plaine des Sablons ; défense aux bouchers d'en acheter pour les tuer.

CHAPITRE IV

TUERIES ET ÉCORCHERIES

Dans la boucherie primitive, l'abatage des animaux se faisait dans le lieu même où l'on débitait la viande. Ce ne fut que lors de la formation des *grandes boucheries* que l'on créa dans plusieurs villes des *tueries,* où les bouchers étaient obligés de mener leurs bestiaux, et qui étaient séparées de l'endroit où les bouchers faisaient le débit de la viande. Telle fut l'origine des abattoirs; mais dans l'immense majorité des cas on s'en tint à la boucherie *tuerie-étal* qui est encore fort commune de nos jours.

A l'origine, la boucherie de Lutèce avait sa tuerie au bord de l'eau. Il en fut de même lors de l'établissement de la Grande Boucherie du Châtelet: la tuerie et l'écorcherie étaient situées derrière le Grand-Pont (Pont-au-Change).

Pour les boucheries du Temple, de Saint-Germain-des-Prés, etc., les tueries ne purent plus être dans les mêmes conditions, et lorsque, au xiiie siècle, on bâtit les quartiers où elles se trouvaient, des plaintes s'élevèrent contre l'infection qu'elles répandaient. Par *lettres patentes d'août* 1363, on défendit aux bouchers de Sainte-Geneviève de laisser couler le sang dans l'égout, ni dans des fosses; il leur fut ordonné de recueillir le sang et les fientes et de les transporter hors des murs et fossés de Paris.

Un *arrêt du Parlement du* 18 *mai* 1366 porte que pour éviter l'infection de l'air, l'usage était de tuer les veaux à Saint-Germain-des-Prés, les moutons à Saint-Marcel, les porcs à Sainte-Geneviève et les bœufs à la Porte de Paris. Mais un autre arrêt du 11 juin de la même année dit que cette coutume ne s'observait plus depuis longtemps.

L'*arrêt du 17 septembre* 1366 ordonna aux bouchers de Sainte-Geneviève de combler les trous, fosses et cloaques de leurs tueries, et qu'à l'avenir, ils établiraient ces tueries sur la rivière de Bièvre. Un *arrêt du 4 juillet* 1376 dut leur défendre de jeter les fientes et le sang dans cette rivière.

Les *lettres patentes de mai et d'août* 1416 supprimèrent les tueries du Grand-Pont et ordonnèrent que toutes les tueries et écorcheries se feraient à l'avenir hors Paris, proche les Tuileries Saint-Honoré, sur la rivière de Seine. Mais ces lettres patentes furent annulées en 1418, et les tueries et écorcheries reprirent leur ancienne place auprès des diverses boucheries de la ville.

L'*arrêt du Parlement du 4 mai* 1540 défendit « de faire les tueries de bœufs, veaux, moutons et autres chairs, ailleurs que ès lieux, pour ce faire ordonnez et destinez ».

Les *lettres patentes du 4 février* 1567, renouvelées par le *règlement du 21 novembre* 1577, rendirent ces prescriptions générales pour tout le royaume :

« Que chaque boucherie ait sa tuerie et escorcherie hors de la ville, si faire se peut..... Lesdits officiers de police donneront ordre de mettre les tueries et écorcheries des bêtes hors des villes et près de l'eau......... ; et cependant donneront ordre pour celles qui sont aux villes, de faire clore de murs les lieux où se font les trempis, tueries et écorcheries, et de contraindre les dessusdits de tenir de jour le sang, peaux, trempis et vuidanges dans des tines et autres vaisseaux couverts, et les vuider de nuit seulement, depuis sept heures du soir jusqu'à deux heures après minuit par canaux dedans la rivière..... »

A Paris ces règlements ne purent être suivis.

Un *arrêt du Parlement du 11 septembre* 1621, ordonna le rétablissement des tueries de bestiaux au faubourg Saint-Marcel pour les boucheries de la Montagne-Sainte-Geneviève. En 1657, les tueries du faubourg Saint-Jacques furent aussi transférées au faubourg Saint-Marcel (rue du Pot-de-Fer). Malgré de nombreuses tentatives, les tueries du faubourg Saint-Germain ne purent être transférées.

Une *ordonnance de police du 30 mai* 1635 défend aux bouchers de laisser couler le sang de leurs abatis dans les rues, ni de le jeter dans la rivière. Une *sentence du 27 mars* 1778 défend aux maîtres charcutiers de Paris de tuer ni faire tuer leurs marchandises ailleurs que dans les deux échaudoirs établis, l'un rue d'Orléans, faubourg Saint-Marcel, et l'autre rue des

Vieilles-Tuileries, faubourg Saint-Germain, à peine de saisie et confiscation des marchandises.

Malgré tous ces efforts, les bouchers conservèrent au milieu de la ville ces tueries dont Mercier, au siècle dernier, nous a retracé l'aspect :

« Le sang ruisselle dans les rues, il se caille sous vos pieds et vos souliers en sont rougis..... »

« Quelquefois un bœuf étourdi du coup et non terrassé, brise ses liens, et, furieux, s'échappe de l'antre du trépas, il fuit ses bourreaux et frappe tous ceux qu'il rencontre..........et les bouchers qui courent après la victime échappée sont aussi dangereux dans leur course brutale que l'animal que guident la douleur et la rage. »

En 1664, Nicolas Rebuy proposa d'établir aux extrémités des faubourgs, des étables pour les bestiaux achetés par les bouchers, et proche de ces places, des bâtiments couverts pour y faire les tueries des bestiaux, sous un droit de lotissage et de tuerie. C'était la conception de nos abattoirs actuels. Ces offres, reprises en 1689 par la Prévôté des marchands de Paris et en 1691 par Chandoré, furent envoyées au Parlement qui les abandonna.

Une nouvelle tentative fut faite sous l'administration de M. de Breteuil ; ce ministre proposa même aux propriétaires des maisons ayant le droit de tuerie un arrangement pour les indemniser. Le conseil général de la Commune s'occupa pendant la Révolution d'un projet analogue, mais il n'y fut pas non plus donné de suite.

Cette translation des tueries aux extrémités des faubourgs avait été réalisée depuis longtemps à Lyon, Moulins, Tours, Laval, Nantes, Nîmes, etc. A Paris, la chose paraissait impossible : il fallut attendre jusqu'en 1810.

CHAPITRE V

HALLES, FOIRES ET MARCHÉS

De tout temps les halles, foires et marchés ont été l'objet de règlements particuliers ayant pour but l'abondance de l'approvisionnement, la qualité des denrées, la fidélité du débit et le maintien du bon ordre.

Les Hébreux tenaient leurs marchés aux portes de leurs villes : *porta gregi, porta ovium, p. piscum*, etc.

Athènes avait un marché pour les vivres, les *agoranomes* en avaient la surveillance.

A *Rome*, il y avait dix-sept marchés (*fora venalia*) situés aux extrémités de la ville. On les distinguait d'après la nature des denrées qui s'y vendaient. Nous avons parlé précédemment du marché à la viande du *cœlimontium* et des marchés aux bestiaux (*forum, boarium, f. suarium*), il y avait en outre un marché destiné à la vente de la venaison, des volailles et du gibier ; un autre était destiné aux vivres recherchés (*forum cupidinarium*), il s'y vendait les meilleures viandes et les plus rares poissons ; les poissons ordinaires se vendaient dans un autre marché. Tous ces marchés étaient d'abord sous la surveillance des Édiles, puis sous celle des Préteurs et enfin, du temps d'Auguste, sous l'autorité du Préfet de la Ville. Ces magistrats avaient le droit d'établir les marchés et de les supprimer.

En *France*, dès le XIIIe siècle, il fut établi par un arrêt du Parlement de 1269 que le roi seul, dans tout le royaume, pouvait permettre l'établissement des foires et marchés par lettres patentes dûment enregistrées au Parlement après enquête *de commodo* et *incommodo*.

Les foires de Saint-Denis, du Landit, de Saint-Laurent, de Saint-Lazare ou Saint-Ladre et de Saint-Germain à Paris, et celles de Champagne, de Brie (Troyes, Provins, Bar-sur-Aube, Lagny-sur-Marne) et de Provence dataient d'une époque fort lointaine et étaient connues de l'Europe entière. Il en était de même des foires de Beaucaire, de Guibray et de Falaise.

Différents édits et ordonnances furent rendus pour le règlement de ces foires : en 1215, 1399 et 1486 pour le Landit (dans la plaine Saint-Denis) ; en 1463 pour la foire Saint-Lazare ; en 1472 pour celle de Saint-Denis ; et en 1482 et 1485 pour la foire Saint-Germain (Le *champ-crotté* ou foire aux bestiaux y était annexé). Il y avait encore à Paris la foire du Temple, la foire Saint-Laurent, et la foire aux oignons et aux jambons du Parvis-Notre-Dame.

La police de ces foires appartenait au seigneur de chaque fief. A Paris, elle passa aux mains du Prévôt jusqu'à l'établissement des lieutenants généraux de police.

HALLES ET MARCHÉS DE PARIS

Indépendamment du marché aux bestiaux dont nous avons déjà parlé, il y avait à Paris, avant le XIIe siècle, trois marchés qui se tenaient aux trois portes principales de la ville ; c'étaient les marchés de la Porte de Paris, du Petit-Pont et de la porte des Baudets.

En 1117, Louis le Gros, choisit un endroit appelé Champeaux ou Petits-Champs (*campellis*), situé près des fossés de la ville, et y établit un marché : les forains étaient tenus d'y exposer leurs marchandises et les marchands de la ville d'y transporter leur commerce trois jours par semaine. Philippe-Auguste transporta sur cette place la foire Saint-Lazare, et, en 1183, fit construire deux halles entourées de murs. Ce fut là l'origine des halles de Paris. Saint-Louis y adjoignit deux nouvelles halles qu'il fit construire sur un fief de la famille Alby ; ce fut dans la suite le marché aux poissons. En 1278, Philippe le Hardi en fit construire une autre pour les cordonniers et les peauciers ; et bientôt chaque profession eut la sienne.

De 1543 à 1572, sous Henri II et François Ier les halles furent rebâties ; chaque corps de bâtiment fut entouré d'une galerie couverte qu'on appela les *piliers des halles*. Chaque profession eut une rue spécialement affectée à son commerce : la rue de la Cossonnerie pour les poulaillers et les marchands de cochons de lait ; le marché de Beauvais ou halle à la viande se trouvait rue de la Tonnellerie et rue Saint-Honoré ; à l'autre extrémité des halles se trouvait la halle à la marée avec deux poissonneries.

Les trois anciens marchés subsistèrent longtemps : celui de la Porte de Paris, au même endroit ; celui de la porte Baudets fut transféré en 1393 au cimetière Saint-Jean ; enfin le marché du Petit-Pont fut transféré à la place Maubert en 1547. A ces trois marchés on en ajouta beaucoup d'autres : en 1568, une halle aux poissons fut bâtie en face Saint-Nicolas-des-Champs ; puis furent créés successivement : le Marché-Neuf (entre le pont Saint-Michel et le Petit-Pont, dans la Cité), le marché de la rue Saint-Antoine (en face Saint-Paul), ceux du Marais, du Temple, du faubourg Saint-Germain, des Quinze-Vingts, de l'Abbaye Saint-Antoine, du faubourg Saint-Marcel (clos des Patriarches), etc.

RÉGLEMENTATION. — Dès 1350, l'*édit du roi Jean* organise et réglemente la police et l'approvisionnement des halles de Paris ; il dit, titre XV : « Il est ordonné que tous les marchands forains qui apporteront en la ville de Paris aucunes marchandises et denrées pour vendre, les porteront aux halles et marchés publics et accoutumés, et ne les pourront descendre ni vendre ailleurs, sur peine de perdre les denrées, et d'être en amende à volonté... » Création de mesureurs à caution pour les grains.

L'*ordonnance du Prévôt du 20 avril* 1393 rappelle ces prescriptions. Il en est de même du règlement du 14 février 1415 (qui institue des offices de vendeurs à caution pour le vin, le bois, etc.), du règlement du 30 mars 1635, de l'arrêt du 31 décembre 1776, et de l'ordonnance de police du 18 mars 1777.

L'*arrêt du Parlement du 10 juillet* 1546, « art. 24, défend à tous marchands et autres personnes d'aller au-devant desdites denrées destinées ou chargées pour amener en cette dite ville (de Paris), soit blés, vins, foins, avoines, chairs, volailles, et autres victuailles. »

L'*ordonnance de Charles VIII, du 3 mai* 1497, commande aux marchands de Paris et des environs, qui avaient cessé de fréquenter les halles, de venir y vendre leurs marchandises ; elle ordonne en outre l'entretien et la réparation des halles tombées en ruines.

L'*ordonnance de police du* 28 *septembre* 1590, défend de vendre ni acheter aucunes marchandises les dimanches et fêtes, et d'acheter et vendre des vivres ailleurs qu'aux halles et places publiques. Une autre ordonnance, du 6 octobre 1632, défendit les regrats et magasins de vivres dans la ville de Paris et ses aubourgs.

MARCHÉ A LA VIANDE. — Nous avons vu comment furent établies les différentes boucheries de Paris. La boucherie de Beauvais, située rue de la Tonnellerie et rue Saint-Honoré, fut dans la suite incorporée aux halles. Tel est l'origine du marché à la viande, qui devint en 1811 le marché des Prouvaires.

MARCHÉ DE LA CHARCUTERIE et FOIRE AUX JAMBONS. — Dès que les charcutiers furent réunis en communauté on les obligea à alimenter les halles le mercredi et le samedi. Les habitants de la banlieue pouvaient aussi apporter aux halles, par quartiers ou morceaux, les porcs qu'ils faisaient tuer. Il n'y eut d'abord que douze charcutiers qui devaient aller aux halles ; ce nombre fut porté à vingt-quatre, puis à cinquante-deux, puis on revint à quarante. Ils étaient tenus à remplir leurs places et à subir les visites des courtiers-visiteurs.

De temps immémorial, il se tenait sur le Parvis-Notre-Dame le dernier jeudi de carême une foire aux lards et aux chairs de porc (ordonnance du Prévôt, du 15 avril 1488). En 1684 cette foire fut transférée au mardi de la semaine sainte. C'était une foire franche : les charcutiers forains y étaient admis comme les charcutiers de Paris. Les jurés-courtiers visiteurs devaient présenter leurs rapports sur cette foire par-devant le bailli du chapitre Notre-Dame (arrêt du 2 avril 1686).

MARCHÉ A LA VOLAILLE ET AU GIBIER. — Les poulaillers exposaient, à l'origine, leurs marchandises dans la rue Neuve-Notre-Dame, à la porte de Paris et aux halles (rue de la Cossonnerie, avec les forains, le samedi seulement).

Plus tard ils furent placés au quai de la Mégisserie, et l'endroit prit dans la suite le nom de *Vallée-de-Misère*. (On y faisait mourir un grand nombre de volailles, d'agneaux, de chevreaux, etc.)

Les lettres patentes d'août 1665 décidèrent l'établissement d'une halle pour la vente des volailles, agneaux, œufs, fromages, etc. ; mais elle servit de marché au poisson d'eau douce. L'arrêt du conseil du 3 juin 1679 transféra les marchés à la volaille de la rue Mauconseil et de la rue de la Truanderie au quai des Augustins.

Les ordonnances du 22 janvier et 28 juillet 1782 régissent la police du carreau de la *Vallée*.

MARCHÉ AUX POISSONS. — Ce fut dans le fief d'Alby, acquis par Saint-Louis, vis-à-vis la halle de Philippe-Auguste, que furent construites les deux halles à la marée, l'une pour le poisson de mer frais, l'autre pour le poisson de mer salé. Près la halle au poisson frais se trouvait la place de la Clef où s'opérait le déchargement du poisson et sa vente en gros par les jurés-vendeurs : ce fut le *parquet de la marée* (ordonnances de 1254, 1278, 1350).

La vente au détail avait lieu près du parquet de la marée et dans les autres marchés de Paris.

Les règlements concernant la vente du poisson de mer sont de 1270, 1350, 1414, 1496, 1507, 1603, 1660 et 1662.

Les marchands forains de poisson d'eau douce avaient leur port au Pont Marie et leur marché rue de la Cossonnerie. Les halles pour le poisson d'eau douce furent bâties en 1661, rue de la Cossonnerie, et la vente de cette marchandise ne put avoir lieu qu'en cet endroit.

Les règlements concernant ce commerce sont de 1258, 1350, 1484, etc.

MARCHÉ AU SUIF. — Le marché au suif, qui se tenait d'abord les lundi et vendredi, puis le jeudi seulement, avait lieu à la place aux Veaux (ordonnance du Prévôt du 16 septembre 1630.) Les règlements du 4 février 1567 et 21 novembre 1577 défendirent aux bouchers de garder leurs suifs ; ils devaient les porter chaque semaine au marché. Les suifs de chaque espèce devaient être vendus séparément. Par sentence du Lieutenant civil du 3 décembre 1639, il fut ordonné aux bouchers de porter tous leurs suifs au marché pour y être vendus. Une autre sentence du 23 mars 1640 fixa le prix du suif et en autorisa la vente sur échantillons.

MARCHÉ AUX CUIRS. — Par brevet royal et lettres patentes de 1647 on décida la création, rue Mauconseil, des halles aux cuirs et peaux. Les tanneurs et mégissiers pouvaient seuls acheter les peaux, des mains des bouchers. Les peaux étaient loties entre les tanneurs de la ville, et le surplus vendu aux forains (règlements de 1567 et 1577, arrêt du 7 septembre 1682).

Nous complèterons cet exposé historique par quelques considérations sur les différents modes de vente de la viande, et sur l'établissement de courtiers commissionnaires.

VENTE DE LA VIANDE. — En Grèce les bouchers ne vendaient la viande qu'à la livre et se servaient de la balance pour la peser.

Il en fut de même longtemps à Rome ; puis on imagina une sorte de jeu à pair ou impair (*micare*) par lequel l'acheteur et le vendeur étendaient à la fois un certain nombre de doigts ouverts : quand le total des doigts formait un nombre pair le vendeur faisait le prix ; quand le total était impair c'était à l'acheteur de ne donner de la marchandise que le prix qu'il voulait. Le tribun des boucheries et ses officiers connaissaient des nombreuses discussions que la *micare* faisait naître. En 360, le magistrat de police abolit la *mication* et rétablit la vente au poids. Cette ordonnance fut gravée sur une plaque de marbre.

Sous Charlemagne, il est probable que la viande se vendait au poids. Plus tard dans certaines provinces l'usage s'introduisit de vendre la viande *à la pièce* ou *à la main*. Par l'édit du 14 juillet 1551, Henri II ordonna de vendre les chairs à la livre, dans toutes les provinces du royaume.

L'usage d'acheter la viande à la main, en marchandant par pièces, s'était établi à Paris depuis fort longtemps. L'édit de 1551 fit élever plusieurs plaintes et par arrêt du Parlement du 29 mars 1551 il fut à nouveau permis d'acheter à la main.

PRIX DE LA VIANDE. — Pour faire baisser le prix de la viande du bœuf et de porc, Alexandre Sévère défendit de tuer les truies allaitant leurs petits et les vaches ayant leur veau, de tuer les petits porcs et les veaux femelles. Ces précautions étaient aussi prises en Égypte et en Palestine.

Le *règlement du roi Jean, de* 1350, ordonna aux bouchers de ne prendre pour bénéfice que deux sols par livre (monnaie).

Des *arrêts du Parlement de* 1465, 1470 *et* 1491, ordonnèrent aux jurés vendeurs de rendre compte du prix de vente des bestiaux et de veiller à ce que la viande ne fut pas vendue à un prix excessif.

L'*arrêt du 4 mai* 1540 ordonna que le prix d'achat des bestiaux serait enregistré par les jurés-vendeurs et affirmé par la signature du boucher, et que le Lieutenant de police veille à ce que les bouchers se contentent d'un bénéfice raisonnable.

L'*arrêt du 29 mars* 1551 et les *ordonnances de* 1567 *et* 1577 confirmèrent ces dispositions.

Jurés-vendeurs courtiers et facteurs. — Ces intermédiaires entre acheteurs et vendeurs constituaient autrefois des professions libres. Nous avons vu comment s'établirent et comment furent réglementés les *courtiers-vendeurs* de bestiaux ; il nous reste quelques mots à dire sur les jurés courtiers qui furent parallèlement établis pour les autres marchandises.

En 1415, création d'offices de vendeurs de vin, bois, charbon. etc.

Par l'*édit de janvier* 1583, création de vendeurs de poisson, et, par l'édit de mars 1586 des vendeurs furent établis pour toutes sortes de marchandises.

L'*édit de mars* 1673 créa vingt-quatre offices de vendeurs de volaille, gibier, œufs, etc. Ces vendeurs étaient tenus de payer comptant aux marchands forains le prix de vente de leurs marchandises et de se rembourser à leurs risques des rôtisseurs acheteurs.

Un *édit de* 1690 et l'*arrêt du 19 juin* 1775 créèrent des facteurs pour les grains et farines de Paris.

Nous avons parlé précédemment des fonctions des jurés-courtiers visiteurs de lards et graisses à la halle.

TITRE II

LÉGISLATION ACTUELLE

LÉGISLATION SANITAIRE ET COMMERCIALE

CHAPITRE VI

POLICE SANITAIRE DES ANIMAUX DOMESTIQUES

. Les lois et règlements sur la police sanitaire des animaux ont pour but de prévenir ou d'arrêter les épizooties, en édictant, pour toutes les maladies contagieuses et pour chacune en particulier, un ensemble de mesures énergiques. Ces prescriptions sont sanctionnées par des pénalités correctionnelles.

Pendant longtemps les dispositions légales applicables dans les cas de maladies contagieuses des animaux étaient éparses dans différents édits, arrêts et ordonnances du xviiie siècle et dont les plus importants sont : les arrêts du conseil du roi des 10 avril 1714, 16 septembre 1714, 16 juillet 1784 ; le décret de la Constituante, du 6 octobre 1791, etc., etc. Le Code pénal dans ses articles 459, 460, 461, 462, 471 et 484 sanctionne les prescriptions sur la déclaration, la séquestration des animaux malades. Enfin les décrets de 1815, 1866 et 1871 ordonnèrent des mesures spéciales pour un certain nombre de maladies contagieuses.

La plus grande partie de ces prescriptions sanitaires ont été réunies dans la loi du 21 juillet 1881 et dans les décrets et arrêtés qui lui font suite.

Avant d'étudier ces dispositions législatives actuelles, et pour en bien saisir l'esprit, nous allons transcrire quelques passages du rapport lu à la Chambre des députés par M. Mongeot, lors de la discussion de la loi de 1881.

« Cette loi, dit le rapporteur, reproduit sur beaucoup de points, les prescriptions des très remarquables arrêts de 1775 et de 1784, rédigés sous l'inspiration de Bourgelat et de Vicq d'Azir.

Parmi ces prescriptions, les unes s'appliquent à toutes les maladies contagieuses. Ce sont :

L'obligation de faire la déclaration au maire de la commune imposée à tous ceux qui, comme propriétaires, gardiens, ou chargés de lui donner des soins médicaux, ont pu reconnaître ou soupçonner chez un animal l'existence d'une maladie contagieuse, visée dans la loi sanitaire ;

L'obligation de tenir l'animal isolé séquestré, de désinfecter les objets souillés par lui ;

L'interdiction de la vente de l'animal atteint ou soupçonné d'être atteint d'une maladie contagieuse ;

Mesures qui peuvent être étendues à tous les animaux d'une localité déclarée infectée par arrêté du préfet, et devront être appliquées, soit en totalité, soit en partie, selon la nature des maladies, conformément aux dispositions d'un règlement d'administration publique annexé à la loi. Enfin :

La défense de livrer à la consommation la viande d'animaux morts de maladies contagieuses.

« En outre de ces prescriptions générales, d'autres prescriptions sont spéciales à des maladies déterminées par la loi.

Ce sont : l'obligation de l'abatage pour tous les animaux atteints ou suspects d'être atteints de la *rage* et de la *peste bovine;*

Celle de l'abatage pour tous les animaux atteints de *morve* constatée ou de *farcin*, de *péripneumonie*, de *charbon*, reconnus incurables ;

La défense de mettre en vente la chair des animaux abattus pour cause de *peste bovine*, de *morve*, de *farcin*, de *rage* ou de *charbon;*

L'enfouissement avec la peau tailladée, ou l'envoi à des ateliers d'équarrissage, des animaux morts ou abattus pour cause de *peste bovine* et de *charbon.*

« Les sanctions pénales de la nouvelle loi correspondent, sauf quelques modifications peu importantes, à celles édictées par les articles 459, 460 et 461 du Code pénal ; les amendes ont été portées au double..... »

Loi du 21 juillet 1881 sur la police sanitaire des animaux

TITRE Ier. — MALADIES CONTAGIEUSES DES ANIMAUX ET MESURES SANITAIRES QUI LEUR SONT APPLICABLES

ART. 1er. — Les maladies des animaux qui sont réputées contagieuses et qui donnent lieu à l'application des dispositions de la présente loi sont :

La *peste bovine* dans toutes les espèces de ruminants ;

La *péripneumonie contagieuse* dans l'espèce bovine;

La *clavelée* et la *gale* dans les espèces ovine et caprine;

La *fièvre aphtheuse* dans les espèces bovine, ovine, caprine et porcine ;

La *morve*, le *farcin*, la *dourine* dans les espèces chevaline et asine ;
La *rage* et le *charbon* dans toutes les espèces.

Le Décret présidentiel, du 28 juillet 1888 (voir page 505) ajoute à cette nomenclature :

Le *charbon symptomatique* ou *emphysémateux* et la *tuberculose* dans l'espèce bovine ;
Le *rouget* et la *pneumo-entérite infectieuse* dans l'espèce porcine.

Art. 2. — Un décret du président de la République, rendu sur le rapport du ministre de l'agriculture et du commerce, après avis du comité consultatif des épizooties, pourra ajouter à la nomenclature des maladies réputées contagieuses, dans chacune des espèces d'animaux énoncées ci-dessus, toutes autres maladies contagieuses, dénommées ou non, qui prendraient un caractère dangereux.

Les dispositions de la présente loi pourront être étendues, par un décret rendu dans la même forme, aux animaux d'espèces autres que celles ci-dessus désignées.

Art. 3. — Tout propriétaire, toute personne ayant à quelque titre que ce soit, la charge des soins ou la garde d'un animal atteint ou soupçonné d'être atteint d'une maladie contagieuse, dans les cas prévus par les art. 1er et 2, est tenu d'en faire *sur-le-champ* la déclaration au maire de la commune où se trouve cet animal.

Sont également tenus de faire cette déclaration tous les vétérinaires qui seraient appelés à le soigner.

L'animal atteint ou soupçonné d'être atteint de l'une des maladies spécifiées dans l'art. 1er devra être immédiatement, et avant même que l'autorité administrative ait répondu à l'avertissement, séquestré, séparé et maintenu isolé, autant que possible, des autres animaux susceptibles de contracter cette maladie.

Il est interdit de le transporter avant que le vétérinaire délégué par l'Administration l'ait examiné. La même interdiction est applicable à l'enfouissement, à moins que le Maire, en cas d'urgence, n'en ait donné l'autorisation spéciale.

Art. 6 et 7. — (Abatage sur place des ruminants atteints de *peste bovine* et des contaminés de l'espèce bovine.) — Art. 8. — (Abatage sur l'ordre du Maire dans le cas de *morve* constatée, de *farcin* ou de *charbon*, jugés incurables.) —
Art. 9. — (Abatage dans le délai de deux jours des animaux atteints de *péripneumonie contagieuse*.)

Art. 11. — La *rage*, lorsqu'elle est constatée chez les animaux, de quelque espèce qu'ils soient, entraîne l'abatage, qui ne peut être différé sous aucun prétexte.

Les chiens et les chats suspects de rage doivent être immédiatement abattus. Le propriétaire de l'animal suspect, est tenu, même en l'absence de l'ordre des agents de l'Administration, de pourvoir à l'accomplissement de cette prescription.

Art. 12. — L'exercice de la médecine vétérinaire dans les maladies contagieuses des animaux est interdit à quiconque n'est pas pourvu du diplôme de vétérinaire.

Le Gouvernement, sur la demande des conseils généraux, pourra ajourner, par décret, dans les départements, à l'exécution de cette mesure, pendant une période de six années à partir de la promulgation de la présente loi.

Art. 13. — La vente ou la mise en vente des animaux atteints ou soupçonnés d'être atteints de maladies contagieuses est interdite.

Le propriétaire ne peut s'en dessaisir que dans les conditions déterminées par le règlement d'administration publique prévu à l'art. 5.

Ce règlement fixera, pour chaque espèce d'animaux et de maladie, le temps pendant lequel l'interdiction de vente s'appliquera aux animaux qui ont été exposés à la contagion.

Art. 14. — La chair des animaux morts de maladies contagieuses, quelles qu'elles soient, ou abattus comme atteints de la *peste bovine*, de la *morve*, du *farcin*, du *charbon* et de la *rage*, ne peut être livrée à la consommation.

Les cadavres ou débris des animaux morts de la *peste bovine* et du *charbon*, ou ayant été abattus comme atteints de ces maladies, devront être enfouis avec la peau tailladée, à moins qu'ils ne soient envoyés à un atelier d'équarrissage régulièrement autorisé.

Les conditions dans lesquelles devront être exécutés le transport, l'enfouissement ou la destruction des cadavres seront déterminées par le règlement d'administration publique prévu à l'art. 5.

Art. 15. — La chair des animaux abattus comme ayant été en contact avec des animaux atteints de la *peste bovine* peut être livrée à la consommation, mais leurs peaux, abats et issues ne peuvent être sortis du lieu de l'abatage qu'après avoir été désinfectés.

Art. 16. — Tout entrepreneur de transport par terre ou par eau qui aura transporté des bestiaux devra, en tout temps, désinfecter dans les conditions prescrites par le règlement d'administration publique, les véhicules qui auront servi à cet usage.

TITRE II. — Indemnités

Art. 20. — Avant l'exécution de l'ordre d'abatage (*peste bovine* ou *péripneumonie*) il est procédé à une évaluation des animaux par le vétérinaire délégué et un expert désigné par la partie.

A défaut, par la partie, de désigner un expert, le vétérinaire délégué opère seul.

Il est dressé procès-verbal de l'expertise ; le Maire et le juge de paix le contresignent et donnent leur avis.

Art. 22. — Toute infraction aux dispositions de la présente loi ou des règlements rendus pour son exécution, peut entraîner la perte de l'indemnité prévue par l'article 7.

L'indemnité est fixée par le ministre, sauf recours au Conseil d'Etat.

Art. 23. — Il n'est alloué aucune indemnité aux propriétaires des animaux abattus par suite de maladies contagieuses, autres que la *peste bovine* et la *péripneumonie contagieuse*, dans les conditions spéciales indiquées dans l'art. 9.

TITRE III. — Importation et exportation des animaux

Art. 24. — Les animaux des espèces chevaline, asine, bovine, ovine, caprine et porcine sont soumis, en tout temps, aux frais des importateurs, à une visite sanitaire au moment de leur entrée en France, soit par terre, soit par mer.

La même mesure peut être appliquée aux animaux des autres espèces, lorsqu'il y a lieu de craindre, par suite de leur introduction, l'invasion d'une maladie contagieuse.

Art. 25. — Les bureaux de douane et les ports de mer ouverts à l'importation des animaux soumis à la visite, sont déterminés par décret.

Art. 26. — Le Gouvernement peut prohiber l'entrée en France, ou ordonner la mise en quarantaine, des animaux susceptibles de communiquer une maladie contagieuse ou de tous les objets pouvant présenter le même danger.

Il peut, à la frontière, prescrire l'abatage, sans indemnité, des animaux malades ou ayant été exposés à la contagion, et, enfin, prendre toutes les mesures que la crainte de l'invasion d'une maladie rendrait nécessaires.

TITRE IV. — Pénalités

Art. 30. — Toute infraction aux dispositions des articles 3, 5, 6, 9, 10, 11, § 2, et 12, de la présente loi, sera punie d'un emprisonnement de six jours à deux mois et d'une amende de 16 à 300 francs.

Art. 31. — Seront punis d'un emprisonnement de deux mois à six mois et d'une amende de 100 à 1,000 francs :

1° Ceux qui, au mépris des défenses de l'Administration, auront laissé leurs animaux infectés communiquer avec d'autres ;

2° Ceux qui auraient vendu ou mis en vente des animaux qu'ils savaient atteints ou soupçonnés d'être atteints de maladies contagieuses.

3° Ceux qui, sans permission de l'autorité, auront déterré ou sciemment acheté des cadavres ou débris d'animaux morts de maladies contagieuses, quelles qu'elles soient, ou abattus comme atteints de la *peste bovine*, du *charbon*, de la *morve*, du *farcin* et de la *rage* ;

4° Ceux qui, même avant l'arrêté d'interdiction, auront importé en France des animaux qu'il savaient atteints de maladies contagieuses ou avoir été exposés à la contagion.

Art. 32. — Seront punis d'un emprisonnement de six mois à trois ans et d'une amende de 100 à 2,000 fr. :

1° Ceux qui auront vendu ou mis en vente de la viande provenant d'animaux qu'ils savaient morts de maladies contagieuses, quelles qu'elles soient, ou abattus comme atteints de la *peste bovine*, du *charbon*, de la *morve*, du *farcin* et de la *rage* ;

2° Ceux qui se sont rendus coupables des délits prévus par les articles précédents, s'il est résulté de ces délits une contagion parmi les autres animaux.

Art. 33. — Tout entrepreneur de transports qui aura contrevenu à l'obligation de désinfecter son matériel sera passible d'une amende de 100 à 1,000 fr.

Il sera puni d'un emprisonnement de six jours à deux mois, s'il est résulté de cette infraction une contagion parmi les autres animaux.

Art. 34. — Toute infraction à la présente loi, non spécifiée dans les articles ci-dessus. sera punie de 16 à 400 fr. d'amende. Les contraventions aux dispositions du règlement d'administration publique, rendu pour l'exécution de la présente loi, seront, suivant le cas, passibles d'une amende de 1 à 200 fr., qui sera prononcée par le juge de paix du canton.

Art. 35. — Si la condamnation pour infraction à l'une des dispositions de la présente loi remonte à moins d'une année, ou si cette infraction a été commise par des vétérinaires délégués, des gardes champêtres, des gardes forestiers, des officiers de police, à quel titre que ce soit, les peines peuvent être portées au double du maximum fixé par les précédents articles.

Art. 36. — L'article 463 du Code pénal est applicable dans tous les cas prévus par les articles du présent titre.

TITRE V. — Dispositions générales

Art. 37. — Les frais d'abatage, d'enfouissement, de transport, de quarantaine, de désinfection, ainsi que tous les autres frais auxquels peut donner lieu l'exécution des mesures prescrites en vertu de la présente loi, sont à la charge des propriétaires ou conducteurs d'animaux.

Art. 39. — Les communes où il existe des foires et marchés aux chevaux ou aux bestiaux seront tenues de préposer, à leurs frais et sauf à se rembourser par l'établissement d'une taxe sur les animaux amenés, un vétérinaire pour l'inspection sanitaire des animaux conduits à ces foires et marchés.

Cette dépense sera obligatoire pour la commune.

Art. 41. — Sont et demeurent abrogés les articles 459, 460 et 461 du Code pénal, toutes lois et ordonnances, tous arrêts du conseil, arrêtés, décrets et règlements intervenus, à quelque époque que ce soit, sur la police sanitaire des animaux.

Décret du 22 juin 1882 portant règlement d'administration publique
pour l'exécution de la loi sur la police sanitaire des animaux

TITRE Ier. — Police sanitaire a l'intérieur

CHAPITRE Ier. — Mesures communes a toutes les maladies contagieuses

Art. 2. — Les arrêtés des maires sont exécutoires, même avant l'approbation du préfet.

Art. 5. — Les locaux, cours, enclos, herbages et pâturages où ont séjourné les animaux atteints de maladies contagieuses doivent être désinfectés.

Les mesures de désinfection sont déterminées, sur l'avis du comité consultatif des épizooties, par des instructions ministérielles.

Art. 7. — Dans tous les cas où il est ordonné de marquer les animaux, la marque est faite sur la joue gauche.

Il est interdit d'apposer sur cette joue aucune autre marque.

CHAPITRE II. — Mesures spéciales à chacune des maladies contagieuses

Section Ire. — Peste bovine

Art. 12. — Par exception aux dispositions de l'article précédent, et sous réserve de l'autorisation du ministre de l'agriculture et de son délégué, le maire peut permettre :

1º La sortie, hors du territoire déclaré infecté, des animaux qui n'ont pas été exposés à la contagion, sous la condition qu'ils seront conduits directement à l'abattoir. Avant leur départ, les animaux seront marqués. . . . .

2º La sortie, dans des conditions qui seront déterminées par le ministre, de viandes provenant de l'abatage des animaux qui ont été seulement exposés à la contagion. . . . .

Art. 14. — Si la peste bovine vient à se déclarer dans un troupeau de bêtes ovines ou caprines, les animaux malades sont abattus. . . . .

Section II. — Péripneumonie contagieuse

Art. 22. — La déclaration d'infection entraîne l'application des dispositions suivantes. . . . .

5º Interdiction de vendre les animaux qui ont été exposés à la contagion. . . . .

Art. 26. — La chair des animaux abattus pour cause de péripneumonie ne peut être livrée à la consommation publique qu'en vertu d'une autorisation du maire sur l'avis conforme du vétérinaire délégué.

Les poumons sont détruits ou enfouis ; l'utilisation des peaux demeure permise après désinfection.

Section III. — Fièvre aphtheuse

Art. 30. — La déclaration d'infection entraîne l'application des dispositions suivantes : . . . .

9º Interdiction de vendre des animaux malades, si ce n'est pour la boucherie, auquel cas ils doivent être conduits directement à l'abattoir par des voies indiquées à l'avance.

La même interdiction s'applique, pendant un délai de quinze jours, à ceux qui ont été exposés à la contagion. . . . .

Section IV. — Clavelée

Art. 34. — **La déclaration d'infection entraîne l'application des dispositions suivantes :** . . . .

5° Interdiction de vendre des animaux malades. Si les animaux guéris ont été séparés du reste du troupeau, les effets de l'interdiction qui pèsent sur eux cessent vingt jours après leur guérison ;

6° Interdiction de vendre, si ce n'est pour la boucherie, les animaux qui ont été exposés à la contagion. . . . .

Section V. — Gale

Art. 40. — Il est interdit de se dessaisir des animaux atteints de la gale, pour quelque destination que ce soit.

Art. 41. — Les peaux et les laines provenant d'animaux atteints de la gale ne peuvent être livrées au commerce qu'après avoir été désinfectées.

L'obligation de désinfection s'applique à toutes les laines provenant d'un troupeau dans lequel des cas de gale ont été constatés.

Section VI. — Morve et farcin

(Les animaux qui ont été exposés à la contagion de la morve ou du farcin, restent placés sous la surveillance du vétérinaire délégué pendant un délai de deux mois. Pendant ce temps il est interdit de les exposer dans les concours publics, de les mettre en vente ou de les vendre, le propriétaire ne peut s'en dessaisir que pour les livrer à l'équarrissage (art. 44) ; immédiatement après l'abatage les animaux sont injectés à l'acide phénique ou à l'essence de térébenthine (art. 87) ; les peaux sont désinfectées (art. 45).

Section VII. — Dourine

(Les animaux atteints de la dourine sont marqués, défense de les employer à la reproduction, défense de les vendre sauf dans le cas de castration certifiée pour les mâles (art. 48). Levée de la surveillance qu'un an après la guérison, ou immédiatement, après la castration (art. 50).

Section VIII. — Rage

Art. 55. — Lorsque des animaux herbivores ont été mordus par un animal enragé, le Maire prend un arrêté pour mettre ces animaux sous la surveillance d'un vétérinaire délégué à cet effet. Cette surveillance sera de six semaines au moins.

Ces animaux sont marqués, et il est interdit au propriétaire de s'en dessaisir avant l'expiration de ce délai, si ce n'est pour les faire abattre. Dans ce cas, il est délivré un laissez-passer qui est rapporté au maire, dans le délai de cinq jours, avec un certificat attestant que les animaux ont été abattus. Ce certificat est délivré par le vétérinaire délégué à la surveillance de l'atelier d'équarrissage.

L'utilisation des chevaux et des bœufs pour le travail peut être autorisée, à condition, pour les chevaux, d'être muselés.

Art. 56. — L'utilisation de la peau des animaux morts de la rage ou abattus pour cause de cette maladie demeure permise après désinfection dûment constatée.

SECTION IX. — Charbon

(Les articles 57, 58 et 60 de cette section ont été modifiés par l'arrêté ministériel du 28 juillet, 1888).

Art. 58. — La déclaration d'infection entraîne l'application des dispositions suivantes : . . . .

8° Interdiction de vendre des animaux malades ;

9° Interdiction de vendre, si ce n'est pour la boucherie, les animaux de même espèce qui ont été exposés à la contagion . . . . , ...

10° Les peaux provenant des animaux charbonneux morts ou abattus ne peuvent être livrées au commerce qu'après désinfection régulièrement constatée.

11° Les peaux des animaux abattus pour cause de suspicion ne peuvent être livrées au commerce qu'après désinfection dûment constatée.

12° Défense d'utiliser, pour la nourriture des animaux, l'herbe ou la paille provenant des endroits où ont été enfouis les animaux morts du charbon.

Dispositions communes extraites du chapitre II précédent. — Il peut être permis par le ministre, le préfet ou le maire, suivant les cas, de vendre pour la boucherie pendant la durée de la déclaration d'infection :

1° Les animaux ruminants d'un territoire infecté de *peste bovine* qui n'ont pas été exposés à la contagion (art. 12) ; levée de la déclaration d'infection après trente jours depuis le dernier cas et la désinfection ;

2° Les animaux d'espèce bovine ayant été exposés à la contagion de la *péripneumonie contagieuse* (art. 23) ; levée de la déclaration d'infection après trois mois depuis le dernier cas (inoculation et désinfection), ou après la désinfection s'il y a eu abatage de tous les animaux ;

3° Les animaux des espèces bovine, ovine, caprine et porcine, atteints de *fièvre aphtheuse* et ceux qui ont été exposés à la contagion (art. 30); levée de la déclaration d'infection après quinze jours depuis le dernier cas et la désinfection ;

4° Les animaux des espèces ovine et caprine qui ont été exposés à la contagion de la *clavelée*, et les troupeaux clavelisés (art. 34 et 36) ; levée de la déclaration d'infection après trente jours depuis le dernier cas (désinfection) ou l'inoculation ; ou immédiatement après la désinfection, s'il y a eu abatage de tous les animaux ;

5° Les animaux qui ont été exposés à la contagion du *charbon* (art. 58) ; levée de la surveillance après quinze jours depuis le dernier cas et la désinfection (art. 59 modifié par *l'arrêté du 28 juillet* 1888 ; les animaux qui ont subi l'inoculation préventive ne pourront être vendus pour la boucherie pendant un délai de quinze jours (art. 59).

Dans ces différents cas, il est délivré un laissez-passer, qui doit être rapporté au maire dans le délai de cinq jours avec un certificat attestant que les animaux ont été abattus.

Lorsque la *péripneumonie contagieuse,* la *fièvre aphtheuse,* ou la *clavelée* prennent un caractère envahissant, les marchés intérieurs des villes ayant des abattoirs peuvent seuls se tenir comme à l'ordinaire ; mais les animaux qui en sortent, sans se rendre immédiatement à l'abattoir, ne peuvent circuler qu'avec un laissez-passer qui indique leur destination et devra être rapporté au maire de la commune où ils doivent séjourner. Ce maire est prévenu directement par le service du marché, de façon à placer les animaux qui en proviennent sous l'application des mesures édictées pour les animaux suspects (art. 25, 31 et 37). Dans le cas de *peste bovine,* les animaux ne peuvent sortir du marché que pour être abattus dans la ville même (art. 19).

TITRE II. — POLICE SANITAIRE A LA FRONTIÈRE

CHAPITRE Ier. — IMPORTATION DES ANIMAUX (extraits).

L'entrée en France des ruminants et de leurs débris provenant des pays où la *peste bovine* est signalée peut être prohibée par arrêté ministériel. Si malgré l'arrêté prohibitif, ces animaux de provenance suspecte sont présentés à l'importation, ils sont saisis et abattus sur place sans indemnité, malades ou non (cadavres enfouis avec peau tailladée). Il en est de même des troupeaux dans lesquels la peste bovine est constatée avant l'arrêté de prohibition (art. 68 et 69).

Les animaux atteints de *péripneumonie contagieuse,* de *clavelée* ou de *charbon* présentés à l'importation sont abattus sur place. Ceux qui ont été exposés à la contagion sont ou repoussés, ou livrés immédiatement à la boucherie, ou inoculés (*clavelée*). Dans le cas de *fièvre aphtheuse,* tous sont repoussés ; si l'arrivage a lieu par mer, les animaux sont immédiatement envoyés à la boucherie (exceptionnellement quarantaine pour les reproducteurs et les vaches laitières).

Les troupeaux atteints de la *gale* sont repoussés. Dans le cas de *morve* constatée, abatage ; les animaux suspects sont repoussés., les contaminés sont surveillés pendant deux mois (art. 70).

TITRE III. — Dispositions générales.

Chapitre Ier. — foires et marchés (extraits).

Le vétérinaire chargé de l'inspection sanitaire des foires et marchés est tenu de porter immédiatement à la connaissance de l'autorité locale les cas de maladies contagieuses ou de suspicions constatés ; les animaux atteints ou suspects sont immédiatement mis en fourrière (art. 81). Le maire de la commune d'origine est immédiatement informé (art. 82).

Dans le cas de *peste bovine :* séquestration des ruminants (art. 83).

Dans le cas de *péripneumonie :* abatage des animaux atteints ; les suspects vendus pour la boucherie ou en surveillance (art. 84).

Dans le cas de *fièvre aphtheuse :* séquestration jusqu'à guérison ou abatage facultatif après marque ; les contaminés signalés aux maires (art. 85).

Dans le cas de *clavelée :* séquestration jusqu'à guérison ; inoculation et abatage facultatifs ; contaminés signalés aux maires (art. 86).

Dans le cas de *gale :* séquestration jusqu'à guérison ; abatage facultatif ; contaminés signalés aux maires (art. 86).

Dans le cas de *charbon* (voir arrêté du 28 juillet 1888).

Dans le cas de *morve :* saisie et abatage ; conduite à l'équarrissage après marque ; injection du cadavre à l'acide phénique ou à l'essence de térébenthine (art. 87).

Art. 88. — Après chaque tenue de marché, le sol des halles, des étables, des parcs de comptage, de tous emplacements où les animaux ont stationné, et les parties en élévation qu'ils ont pu souiller, sont nettoyés et désinfectés.

Chapitre II. — *Abattoirs.*

Art. 89. — Les locaux qui, dans les abattoirs ou les tueries particulières, ont contenu des animaux atteints de maladies contagieuses sont nettoyés et désinfectés.

Les hommes employés dans les abattoirs doivent se soumettre aux mesures de désinfection jugées nécessaires.

Art. 90. — Les abattoirs et les tueries particulières sont placés d'une manière permanente sous la surveillance d'un vétérinaire délégué à cet effet. Lorsque l'ouverture d'un animal fait reconnaître les lésions propres à une maladie contagieuse, le maire de la commune d'où provient cet animal en est immédiatement avisé afin qu'il prenne les dispositions nécessaires.

Chapitre III. — *Ateliers d'équarrissage.*

Art. 91. — Il est tenu, dans les ateliers d'équarrissage, un registre sur lequel tous les animaux sont inscrits dans l'ordre de leur arrivée ; cette inscription contient le nom du propriétaire de l'animal avec l'indication du domicile, le signalement de l'animal et le motif pour lequel il est abattu. Ce registre est parafé par le vétérinaire délégué à chacune de ses visites.

ART. 92. — Les ateliers d'équarrissage sont placés d'une manière permanente sous la surveillance d'un vétérinaire délégué à cet effet.

CHAPITRE IV. — *Transport des animaux* (extraits).

En tout temps, quel que soit l'état sanitaire, les wagons après chaque transport d'animaux; les hangars, quais, après chaque expédition ou arrivée; les bateaux, navires, pontons, passerelles, etc., qui ont servi au transport d'animaux seront nettoyés, lavés et désinfectés (Ecriteau « à désinfecter » placé sur les wagons après le débarquement) (art. 93, 94 et 95).

CHAPITRE V. — *Service vétérinaire.*

ART. 96. — Dans chaque département, le préfet nomme autant de vétérinaires sanitaires qu'il juge nécessaire pour assurer l'exécution de la loi et des règlements sur la police sanitaire des animaux.

CHAPIRE VI. — *Comité consultatif des épizooties.*

ART. 100. — Le Comité consultatif des épizooties institué près du ministère de l'agriculture est chargé de l'étude et de l'examen de toutes les questions qui lui sont renvoyées par le ministre.

La publication de la loi du 21 juillet 1881 et du décret du 22 juin 1882 a été accompagnée d'une *circulaire du ministre de l'agriculture du* 20 *août* 1882, qui sert de guide dans l'application de ces règlements.

Les prescriptions de la loi de 1881 et du décret de 1882 ont été complétées par le *décret présidentiel du* 28 *juillet* 1888, et par *l'arrêté du ministre de l'agriculture,* du même jour, qui ajoutent, en vertu de l'article 2 de la loi de 1881, un certain nombre de maladies à celles comprises dans la nomenclature de l'article premier.

La publication de ces deux documents a été accompagnée des *Instructions ministérielles du* 30 *août* 1888 qui les commentent et dont nous extrayons ce qui suit:

Instructions ministérielles du 30 *août* 1888

«... Notre législation de 1881 ne visait, dans l'intention de ses auteurs que le charbon bactéridien (fièvre charbonneuse ou sang de rate) qui seule était réellement connue à l'époque où elle a été élaborée, et la science n'avait encore démontré ni le caractère contagieux de la tuberculose chez les bêtes bovines, ni la possibilité de transmission de cette maladie à l'homme par l'ingestion de viandes ou de lait provenant d'animaux tuberculeux. Quant au rouget et à la pneumo-entérite infectieuse du porc, l'existence de ces maladies était alors entièrement ignorée, et ce n'est que depuis peu de temps que l'attention de l'autorité a été appelée sur les pertes qu'elles causent à notre agriculture.

« Le décret du 28 juillet 1888 a pour effet de rendre immédiatement applicables, en ce qui concerne ces maladies, les dispositions générales de la loi du 21 juillet 1881 (déclaration, isolement, etc., art. 3, 4, 12, 13, 14 et 30 de la loi)... et les prescriptions du chapitre premier du décret du 22 juin 1882 (mesures communes à toutes les maladies contagieuses).

« Les prescriptions du décret du 22 juin 1882, relatives au *charbon* avaient été édictées à une époque où l'étude des conditions de développement et de propagation de la maladie était encore imparfaite, et certaines de ces prescriptions apportaient à l'élevage des entraves trop rigoureuses ou dont l'utilité même peut être aujourd'hui contestée... Lorsque l'apparition de l'une de ces deux maladies vous sera signalée (*fièvre charbonneuse* ou *sang de rate* et *charbon symptomatique*), vous aurez à vous reporter uniquement aux articles 1 et suivants de l'arrêté ministériel du 28 juillet 1888 (la déclaration d'infection est remplacée par une simple mise en surveillance cessant quinze jours après la disparition du dernier cas).

« Enfin il était interdit d'introduire dans les locaux où le charbon avait paru aucun nouvel animal de quelque espèce que ce fût.

L'interdiction ne subsiste que pour les animaux des *espèces bovine* et *ovine*, s'il s'agit de *sang de rate* ou *fièvre charbonneuse*, et que pour les seuls animaux de l'*espèce bovine*, s'il s'agit de *charbon symptomatique*... »

Décret du 28 juillet 1888

Article premier. — Sont ajoutées à la nomenclature des maladies des animaux qui sont réputées contagieuses et qui donnent lieu à l'application des dispositions de la loi du 21 juillet 1881 :

Le *charbon symptomatique* ou *emphysémateux* et *la tuberculose* dans l'espèce bovine ;

Le *rouget* et *la pneumo-entérite* infectieuse dans l'espèce porcine.

Art. 2. — Le ministre de l'Agriculture est chargé de l'exécution du présent décret, qui sera inséré au *Bulletin des Lois*.

Arrêté ministériel du 28 juillet 1888

Charbon (sang de rate, fièvre charbonneuse) et charbon symptomatique.

(extraits)

Dans les cas de charbon (sang de rate, fièvre charbonneuse) et de charbon symptomatique, le préfet prend un arrêté qui met sous la surveillance du vétérinaire les animaux parmi lesquels la maladie a été constatée (art. 1er ;

il en est de même dans le cas d'inoculation préventive (art. 8). Les animaux sains qui ont été exposés à la contagion ne peuvent être vendus que pour la boucherie (laissez-passer rapporté au maire dans les cinq jours avec certificat d'abatage) (art. 6). On ne peut se dessaisir des animaux inoculés pour aucune destination (art. 8). Cessation de la surveillance quinze jours après la disparition du dernier cas ou de la dernière inoculation (art. 2 et 8). Interdiction de hâter par effusion de sang la mort des animaux malades (art. 4).

Tuberculose (extraits)

Dans le cas de tuberculose sur des animaux d'espèce bovine : surveillance d'un vétérinaire, isolement et séquestration. L'animal ne peut être déplacé si ce n'est pour être abattu sous la surveillance du vétérinaire sanitaire (art. 9 et 10).

Art. 11. — Les viandes provenant d'animaux tuberculeux sont exclues de la consommation :

1º Si les lésions sont généralisées, c'est-à-dire non confinées exclusivement dans les organes viscéraux et leurs ganglions lymphatiques ;

2º Si les lésions, bien que localisées, ont envahi la plus grande partie d'un viscère, ou se traduisent par une éruption sur les parois de la poitrine ou de la cavité abdominale.

Ces viandes, exclues de la consommation, ainsi que les viscères tuberculeux, ne peuvent servir à l'alimentation des animaux et doivent être détruites.

Art. 12. — L'utilisation des peaux n'est permise qu'après désinfection.

Art. 13. — La vente et l'usage du lait provenant de vaches tuberculeuses sont interdits. Toutefois, le lait pourra être utilisé sur place pour l'alimentation des animaux après avoir été bouilli.

Rouget et pneumo-entérite infectieuse (extraits).

Les porcs atteints de rouget ou de pneumo-entérite infectieuse ne peuvent être abattus qu'après avis donné au maire, lequel autorise la consommation de la viande sur l'avis du vétérinaire chargé de la visite et de la surveillance après la déclaration d'infection ; les viscères sont détruits. Les porcs qui ont été exposés à la contagion ne peuvent être vendus que pour la boucherie (laissez-passer et certificat d'abatage rapportés dans les cinq jours) ; et transports de ces animaux en voiture ou chemin de fer (art. 15 et 16). Levée de la déclaration d'infection un mois après le dernier cas et désinfection, ou quinze jours après l'inoculation de tous les porcs exposés à la contagion (sans nouveau cas) (désinfection) (art. 20). Dans le cas d'inoculation préventive du rouget, déclaration préalable au maire, surveillance pendant quinze jours par le vétérinaire (art. 19).

Arrivage par terre ou par mer. — Les animaux atteints de *charbon* (sang de rate, fièvre charbonneuse), *de charbon symptomatique*, de *tuberculose* du *rouget* ou de la *pneumo-entérite infectieuse* sont abattus, ceux qui ont été exposés à la contagion sont repoussés après marque, ou sacrifiés sur place pour la boucherie (art. 21).

Foires et marchés. — Sur les foires et marchés les animaux atteints de *charbon* (sang de rate, fièvre charbonneuse), de *charbon symptomatique*, de *rouget* ou de *pneumo-entérite infectieuse* sont séquestrés; le propriétaire peut les faire abattre pour l'équarrissage. Ceux qui ont été exposés à la contagion sont signalés aux maires des communes où ils sont envoyés (art. 22). Dans le cas de *tuberculose* les animaux sont renvoyés dans leur commune d'origine et signalés au maire, ou, si le propriétaire le préfère, abattus (art. 23).

L'exécution de la loi du 21 juillet 1881 en Algérie a été réglementée par décret du 12 novembre 1887.

Décret du 12 novembre 1887,
portant règlement d'administration publique pour l'exécution en Algérie de la loi sur la police sanitaire des animaux

ARTICLE PREMIER. — Les maladies des animaux qui sont réputées contagieuses et qui donnent lieu à l'application des dispositions du présent décret sont :
La *peste bovine* dans toutes les espèces de ruminants ;
La *péripneumonie contagieuse*, le *charbon emphysémateux* ou *symptomatique* et la *tuberculose* dans l'espèce bovine ;
La *clavelée* et la *gale* dans les espèces ovine et caprine ;
La *fièvre aphtheuse* dans les espèces bovine, ovine, caprine et porcine;
La *morve* ou *farcin*, la *dourine* dans les espèces chevaline et asine;
La *fièvre charbonneuse* ou *sang de rate* dans les espèces chevaline et asine, bovine, ovine et caprine ;
Le *rouget* dans l'espèce porcine ;
La *rage* dans toutes les espèces.

Dans cette nomenclature apparaissent pour la première fois comme maladies contagieuses légalement reconnues, le *charbon symptomatique*, la *tuberculose* et le *rouget*.

Les autres articles de ce décret répètent les principales dispositions des lois, décrets et arrêtés que nous avons déjà étudiés.

En outre de ces règlements constituant la base de la législation sanitaire,

il nous reste à examiner successivement les arrêtés de 1883 sur la désinfection, les décrets du 6 avril 1883 désignant les bureaux de douane ouverts
à l'importation des animaux, les circulaires du 20 mai 1884 et 1er décembre
1888 sur la fièvre aphtheuse et l'inspection des marchés à bestiaux, enfin
différents arrêtés fermant la frontière à l'importation des animaux de certains pays.

DÉSINFECTION

Arrêté du 30 avril 1883
*concernant la désinfection du matériel employé au transport des animaux
sur les voies ferrées.*

Les ministres des travaux publics et de l'agriculture..... arrêtent (extrait) :

ART. 1er. — Tout wagon ou box ayant servi à transporter des bêtes bovines et autres espèces de ruminants (moutons, chèvres, etc.) des chevaux,
ânes, mulets, porcs, est désinfecté conformément aux règles ci-après :
(étiquettes : à désinfecter et désinfecté).

L'article 4 prescrit le nettoyage et la désinfection :

Nettoyage : Enlèvement des litières et déjections, râclage du plancher et
des parois, lavage à grande eau (projection avec force), lavage des portes
et de la paroi à l'extérieur du côté où s'est opéré le déchargement.

Désinfection : arrosage de l'intérieur du wagon avec solution de chlorure
de zinc à 2 0/0, de sulfate de zinc, de nitro-sulfate de zinc, ou d'acide phénique. Ces deux opérations sont prescrites pour les hangars, rampes,
quais, etc., par l'article 5 ; le saupoudrage de chlorure de chaux peut servir à la désinfection de ces emplacements. Enlèvement rapide des fumiers
(art. 6).

L'article 7 règle la taxe de désinfection à percevoir par les compagnies.

L'article 8 prescrit la désinfection des wagons qui, à l'entrée en France,
contiennent des animaux atteints de maladies contagieuses.

1. — Arrêté du 12 mai 1883
*concernant la désinfection du matériel employé au transport des animaux
par terre et par eau.*

Le ministre de l'agriculture..... arrête (extrait) :

Transports par terre

ARTICLE PREMIER. — Tout entrepreneur de transports par terre est tenu de désinfecter, immédiatement après le déchargement, les véhicules ayant servi à transporter des bêtes bovines et autres espèces de ruminants et des porcs.
Nettoyage et désinfection (art. 2), comme précédemment.

Transports par eau

ART. 4. — Tout bateau ou navire ayant servi à transporter des bêtes bovines et autres espèces de ruminants (moutons, chèvres, etc.), des chevaux, ânes, mulets et porcs, est désinfecté immédiatement après le débarquement des animaux.

Les articles 5, 6 et 7 appliquent la désinfection aux places occupées ou parcourues par les animaux sur les bateaux et navires, aux pontons, passerelles, quais et emplacements destinés aux animaux après chaque arrivée et chaque départ (comme à l'article 5 de l'arrêté qui précède). Ces opérations sont surveillées par les vétérinaires chargés de la visite des animaux (art. 8).

Arrêté du 12 mai 1883
Relatif à la désinfection en cas de maladies contagieuses des animaux

Le ministre de l'agriculture... arrête (extrait) :

Agents désinfectants (chap. II).

L'article 3 indique les agents désinfectants suivants :

1° Le feu (destruction des éponges, couvertures, etc. ; flambage des pelles, fourches, etc.) ;

2° L'eau bouillante (couvertures et vêtements en bon état) ;

3° La vapeur d'eau surchauffée (à 120° en jet continu sur les surfaces et objets) ;

4° Le chlorure de chaux en poudre (sol, fumiers) ; délayé dans 10 parties d'eau (lavages et arrosements) ;

5° Le chlorure de zinc, à 2 0/0 (lavages et arrosements) ;

6° Le sulfate et le nitro-sulfate de zinc, à 2 0/0 (mêmes usages) ;

7° L'acide phénique, à 2 0/0 (mêmes usages) ;

8° Le bichlorure de mercure (sublimé corrosif), à 1 0/0 (dans le cas de morve) ;

9° L'acide sulfurique, à 2 0/0 (fumiers, sol) ;

10° L'essence de térébenthine, à 25 0/0 (lavage dans le cas de charbon) ;

11° L'huile lourde de gaz avec 10 fois son poids de goudron (enduits) ;

12° Le chlore gazeux ;

13° L'acide sulfureux (fumigations).

Objets à désinfecter et *règles de désinfection* (chap. I et III).

ART. 2. — La désinfection doit s'appliquer à tout ce qui peut receler les germes de la contagion, et notamment :

1° Aux locaux qui ont été habités par les animaux et à tout ce qui peut en provenir : fumiers, purins, litières, pailles, fourrages, ustensiles et objets divers qui ont pu être souillés par ces animaux. La désinfection des locaux varie suivant les maladies (chap. IV) : pour les fumiers, arrosage abondant avec liquide désinfectant, puis couche de terre (art 6) ; pour les fosses à purin, on y verse 2 centièmes de la contenance d'une dissolution de sulfate ou de nitro-sulfate de zinc (art. 8.)

2° Aux ruisseaux, rigoles et conduits servant à l'écoulement des déjections liquides, aux fosses à purin et au lieu de dépôt des fumiers : lavage à grande eau et arrosage désinfectant (art. 7.)

3° Aux cours, enclos, herbages et pâtures où ont stationné les animaux malades : enlèvement des déjections, leur mise en tas, puis arrosage désinfectant et enfouissement ; arrosage désinfectant de l'endroit où se trouvaient les déjections ; pour les cours, lavage à grande eau avant l'arrosage désinfectant (art. 5) ;

4° Aux rues, routes et chemins qui ont été parcourus par les animaux malades ou par les véhicules chargés de leurs cadavres ou de leurs fumiers (déjections ramassées, mises en tas dans un endroit écarté et arrosées d'un liquide désinfectant) ; l'emplacement des déjections est saupoudré de chlorure de chaux (ou arrosage désinfectant) ; les instruments de ramassage sont lavés avec liquide désinfectant (art. 10);

5° Aux véhicules qui ont servi au transport des animaux atteints ou soupçonnés d'être atteints de maladies contagieuses ou de leurs cadavres, et des fumiers provenant des locaux, cours, enclos ou herbages déclarés infectés (ces voitures ne doivent pouvoir laisser écouler aucune matière ; elles sont suivies d'un homme muni de pelle, balai, brouette (qui seront désinfectés) pour ramasser ce qui pourrait tomber). Après déchargement, grattage, balayage, lavage puis arrosage d'un liquide désinfectant (art. 11);

6° Aux cadavres et à leurs débris (avant l'enlèvement des cadavres, lavage, avec un liquide désinfectant, des ouvertures naturelles et des parties souillées par les excréments, puis saupoudrage avec du chlorure de chaux (art. 13). Dans les cas où la vente des peaux des animaux atteints de maladies contagieuses est permise, désinfection par immersion complète dans une solution de sulfate de zinc à 2 0/0 (art. 14);

7° Aux fosses d'enfouissement;

8° Aux personnes qui, par suite de leurs rapports avec les animaux malades, avec leurs cadavres ou débris de cadavres, leurs fumiers, peuvent devenir les agents de transmission des maladies contagieuses : 1° lavage et savonnage des mains et des bras, immédiatement après chaque contact ; 2° lavage des chaussures; les eaux de lavage sont désinfectées; 3° lavage et lessivage des vêtements de toile; fumigation au chlore des vêtements et objets qui ne peuvent être lavés (art. 12).

Le chapitre IV prescrit les règles de désinfection spéciales à chacune des maladies contagieuses.

Circulaire ministérielle du 2 février 1886
Concernant le nettoyage et la désinfection du matériel employé au trans-
port des bestiaux

Cette circulaire rappelle la plupart des prescriptions des arrêts qui précèdent.

MARCHÉS AUX BESTIAUX, IMPORTATIONS D'ANIMAUX, ETC.

Nous devons d'abord signaler une *circulaire ministérielle du 3 décembre*
1881 appliquant les dispositions de la loi du 21 juillet 1881 qui vise la *péri-*
pneumonie contagieuse, en attendant la publication du règlement d'administration publique à intervenir.

Puis une autre *circulaire ministérielle du 20 mai* 1884, rappelant les
mesures à prendre contre l'extension de la *fièvre aphtheuse* (art. 30 du
décret), la désinfection des marchés (art. 88), service vétérinaire sur les
foires et marchés (article 39 de la loi).

Enfin une troisième *circulaire ministérielle du 1er décembre* 1888, rappelant l'importance de l'inspection vétérinaire des animaux mis en vente
sur les foires et marchés. Elle invite les Préfets à mettre en demeure de
nommer un vétérinaire chargé de cette inspection, les maires des communes
où il y a foires ou marchés et où cet agent n'existe pas encore. La loi a
laissé à la commune le droit de se rembourser par une taxe sur les animaux
amenés. Dans le cas de difficultés pour les honoraires du vétérinaire, le conseil général devra fixer un tarif maximum du prix de vacation et de déplacement kilométrique.

Les préfets sont en outre invités à veiller à ce que cette inspection soit
sérieusement faite et à ce que la désinfection obligatoire après chaque tenue
du marché (art. 88 du décret de 1882) soit exactement pratiquée.

1. — *Décret des 6 avril, 2 mai 1883*
désignant les bureaux de douane ouverts à l'importation et au transit
des animaux des espèces chevaline, asine, bovine, ovine, caprine et porcine

Ce décret impose un droit de visite sanitaire dans les bureaux de douane
où il existe un service d'inspection vétérinaire ; dans les autres bureaux, il
exige la production d'un certificat d'origine et de santé émanant d'un vétérinaire.

2. — *Décret des 6 avril, 2 mai 1883*
*désignant les ports ouverts à l'exportation par mer des animaux des espèces
ci-dessus énumérées*

Arrêté ministériel du 17 décembre 1888
*modifiant le décret du 23 février 1882 sur les mesures prohibitives édictées
en vue de prévenir l'invasion de la peste bovine en France*

Article premier. — L'importation en France et le transit des animaux de l'espèce bovine de la race grise, dite « des steppes » continuent d'être interdits par les frontières de terre et de mer.

Les mêmes interdictions restent étendues :

1° A tous les ruminants ainsi qu'à leurs viandes fraîches, peaux fraîches et autres débris frais provenant de la Serbie, de la Bulgarie, de l'empire ottoman, de la Grèce et de l'Égypte ;

2° Aux animaux vivants de l'espèce bovine provenant de l'empire austro-hongrois, de la Russie, du Monténégro et de la Roumanie, ainsi qu'à leurs peaux fraîches et à leurs débris frais autres que les viandes abattues.

L'art. 2 prescrit de diriger immédiatement sans transbordement, sur l'abattoir le plus proche de la frontière, les moutons provenant de la Russie, du Monténégro et de la Roumanie, pour être sacrifiés aussitôt. Ils devront être accompagnés : 1° d'un certificat de l'autorité du lieu d'origine attestant l'absence de peste bovine dans cette localité, depuis trois mois ; 2° d'un certificat d'un vétérinaire délégué par le gouvernement d'origine constatant l'état de santé parfaite des animaux du troupeau expédié.

Arrêté ministériel du 26 avril 1889

Interdit l'importation et le transit des animaux vivants des espèces bovine, ovine, caprine et porcine par la frontière de l'empire d'Allemagne, de Belgique et du Luxembourg (fièvre aphtheuse).

Arrêté ministériel du 16 avril 1889

Avait interdit l'introduction des animaux des espèces ci-dessus énumérées par la frontière d'Alsace-Lorraine (fièvre aphtheuse).

Arrêté ministériel du 11 mai 1889

Interdit l'importation des animaux des espèces bovine, ovine, caprine et porcine par les frontières de Suisse et d'Italie (fièvre aphtheuse).

SERVICE VÉTÉRINAIRE SANITAIRE DU DÉPARTEMENT DE LA SEINE

L'article 38 de la loi sanitaire et les articles 96, 97, 98 et 99 du décret de 1882 établissent dans chaque département un service des épizooties.

Ce service fut réorganisé dans le département de la Seine par l'arrêté du Préfet de police du 23 juin 1884, conformément à la délibération du Conseil général, du 18 décembre 1882.

Il comprend actuellement : un vétérinaire délégué chef du service et quatre vétérinaires sanitaires. Chacun de ces derniers est spécialement chargé du service des épizooties dans un des quatre secteurs qui divisent Paris et le département de la Seine.

La surveillance du marché aux chevaux, celle de la fourrière, celle des ateliers d'équarrissage sont à la charge de ce service.

Le service d'inspection de la boucherie est chargé de la surveillance des abattoirs et tueries particulières (art. 89 et 90 du décret) et de celle du marché aux bestiaux de la Villette (arrêté du Préfet de police du 26 janvier 1883).

CHAPITRE VII

JURISPRUDENCE COMMERCIALE

1. — GARANTIE DANS LA VENTE DES ANIMAUX DOMESTIQUES

Jusqu'à la promulgation de la loi du 20 mai 1838, la garantie dans la vente des animaux domestiques était réglée par les articles 1641 et suivants du Code civil, sur la garantie des défauts cachés de la chose vendue. Mais la question de savoir si le vice était caché et s'il était antérieur à la vente (art. 1641) et l'application des usages locaux (art. 1648) amenèrent une variabilité considérable dans les jugements des tribunaux et une infinité de procès.

La loi du 20 mai 1838, fixa la jurisprudence incertaine sur les espèces d'animaux et les maladies ou défauts à l'occasion desquels l'action en garantie pouvait s'exercer.

« L'action rédhibitoire, dit le rapport de M. Lherbette (n° 32), n'aura plus lieu que pour des cas déterminés et dans des délais partout les mêmes. Les tribunaux n'auront plus qu'à examiner si le vice allégué est, oui ou non, compris dans la nomenclature de la loi et si l'action a été, oui ou non, intentée dans les délais légaux. »

. Ces indications furent limitées, non seulement en ce qui concerne les vices compris dans la nomenclature, mais encore en ce qui touche les espèces d'animaux. Il a été jugé, en effet, que la garantie légale ne peut être réclamée, dans une vente concernant un animal de l'une des trois espèces dénommées par la loi de 1838, à raison d'un vice non compris dans la nomenclature (Cass., 7 avril 1846 ; tribunal de commerce de la Seine 12 janvier 1853 et 6 novembre 1857, etc.) ; que cette garantie ne peut avoir lieu qu'en cas de vente d'animaux des espèces équine, ovine et bovine, de sorte que pour les autres animaux il ne peut avoir lieu à aucune garantie Cass., 17 avril 1855).

Cette jurisprudence était basée sur ce passage de l'exposé des motifs :

« L'article 1er contient la nomenclature des vices réputés vices rédhibitoires et détermine quels sont les animaux dont la vente peut entraîner la garantie. Cette nomenclature doit être limitative et les défauts qu'elle n'a pas mentionnés ne peuvent donner lieu à l'action résultant de l'article 1641 du Code civil. »

La loi du 2 août 1884, qui a abrogé et remplacé celle du 20 mai 1838 est conçue dans le même esprit ; elle a encore diminué le nombre des espèces et celui des vices rédhibitoires, et a modifié la procédure. Nous la transcrivons en entier :

Loi du 2 août 1884 (Code rural, titre VIII)

ART. PREMIER. — L'action en garantie dans les ventes ou échanges d'animaux domestiques, sera régie, à défaut de conventions contraires, par les dispositions suivantes, sans préjudice des dommages et intérêts qui peuvent être dus, s'il y a dol.

ART. 2. — Sont réputés vices rédhibitoires et donneront seuls ouverture aux actions résultant des articles 1641 et suivants du Code civil, sans distinction des localités où les ventes et échanges auront lieu, les maladies ou défauts ci-après, savoir :

Pour le cheval, l'âne et le mulet

La morve ;
Le farcin ;
L'immobilité ;
L'emphysème pulmonaire ;
Le cornage chronique ;

Le tic proprement dit, avec ou sans usure des dents ;

Les boiteries anciennes intermittentes ;

La fluxion périodique des yeux.

Pour l'espèce ovine

La clavelée ; cette maladie reconnue chez un seul animal entraînera la rédhibition de tout le troupeau s'il porte la marque du vendeur.

Pour l'espèce porcine

La ladrerie.

ART. 3. — L'action en réduction de prix autorisée par l'article 1644 du Code civil ne pourra être exercée dans les ventes et échanges d'animaux énoncés à l'article précédent, lorsque le vendeur offrira de reprendre l'animal vendu, en restituant le prix et en remboursant à l'acquéreur les frais occasionnés par la vente.

ART. 4. — Aucune action en garantie, même en réduction de prix, ne sera admise pour les ventes ou pour les échanges d'animaux domestiques, si le prix en cas de vente, ou la valeur, en cas d'échange, ne dépasse pas 100 fr.

ART. 5. — Le délai pour intenter l'action rédhibitoire sera de neuf jours francs, non compris le jour fixé pour la livraison, excepté pour la fluxion périodique pour laquelle ce délai sera de trente jours francs, non compris le jour fixé pour la livraison.

ART. 6. — Si la livraison de l'animal a été effectuée hors du lieu du domicile du vendeur ou si, après la livraison et dans le délai ci-dessus, l'animal a été conduit hors du lieu du domicile du vendeur, le délai pour intenter l'action sera augmenté à raison de la distance, suivant les règles de la procédure civile.

ART. 7. — Quel que soit le délai pour intenter l'action, l'acheteur à peine d'être non recevable, devra provoquer, dans les délais de l'article 5, la nomination d'experts chargés de dresser procès-verbal ; la requête sera présentée, verbalement ou par écrit, au juge de paix du lieu où se trouve l'animal ; ce juge constatera dans son ordonnance la date de la requête et nommera immédiatement un ou trois experts qui devront opérer dans le plus bref délai.

Ces experts vérifieront l'état de l'animal, recueilleront tous les renseignements utiles, donneront leur avis, et à la fin de leur procès-verbal, affirmeront, par serment, la sincérité de leurs opérations.

ART. 8. — Le vendeur sera appelé à l'expertise, à moins qu'il en soit autrement ordonné par le juge de paix, à raison de l'urgence et de l'éloignement.

La citation à l'expertise devra être donnée au vendeur dans les délais déterminés par les articles 5 et 6 ; elle énoncera qu'il sera procédé même en son absence.

Si le vendeur a été appelé à l'expertise, la demande pourra être signifiée dans les trois jours à compter de la clôture du procès-verbal, dont copie sera signifiée en tête de l'exploit.

Si le vendeur n'a pas été appelé à l'expertise, la demande devra être faite dans les délais fixés par les articles 5 et 6.

Art. 9. — La demande est portée devant les tribunaux compétents, suivant les règles ordinaires du droit.

Elle est dispensée de tout préliminaire de conciliation et, devant les tribunaux civils, elle est instruite et jugée comme matière sommaire.

Art. 10. — Si l'animal vient à périr, le vendeur ne sera pas tenu de la garantie, à moins que l'acheteur n'ait intenté une action régulière dans le délai légal, et ne prouve que la perte de l'animal provient de l'une des maladies spécifiées dans l'article 2.

Art. 11. — Le vendeur sera dispensé de la garantie résultant de la morve ou du farcin pour le cheval, l'âne et le mulet, et de la clavelée pour l'espèce ovine, s'il prouve que l'animal depuis la livraison, a été mis en contact avec des animaux atteints de maladies contagieuses.

Art. 12. — Sont abrogés tous règlements imposant une garantie exceptionnelle aux vendeurs d'animaux destinés à la boucherie.

Sont également abrogées la loi du 20 mai 1838 et toutes les dispositions contraires à la présente loi.

II. — Garantie dans la vente des animaux de boucherie

Il a été dit précédemment que la garantie légale n'a été admise par la loi du 20 mai 1838 et par celle du 2 août 1884 qui la remplace, que pour les espèces animales et les vices énumérés. Mais par l'effet d'une convention intervenue entre les parties, cette garantie de l'article 1641 peut être appliquée à des animaux appartenant à d'autres espèces ou pour des vices autres que ceux dénommés dans la loi sur les vices rhédibitoires.

Cette *garantie conventionnelle* peut-elle être invoquée pour les animaux vendus pour la boucherie?

Sous l'empire de la loi du 20 mai 1838 la garantie dans la vente des animaux de boucherie, vendus à des bouchers et destinés à la consommation était régie par le droit commun. Cette jurisprudence avait été consacrée par le jugement du Tribunal de commerce de la Seine, du 6 février 1839, par les arrêts de la Cour de Paris, du 18 mai 1839 et 26 mars 1867 et par l'arrêt de la cour de Cassation du 19 janvier 1841.

Elle résultait des paroles prononcées par M. Lherbette, rapporteur de la loi de 1838, à la Chambre des députés (n° 57 du rapport):

« On sent enfin que la loi actuelle ne réglera que les marchés où la convention ne sera pas intervenue expresse ou tacite ; que la convention peut évidemment dispenser de la garantie pour des cas rédhibitoires ou l'étendre jusqu'à des cas non rédhibitoires de plein droit. Nous laissons de côté les questions d'interprétation de convention ; par exemple celles de savoir ce qu'il faudra décider quand l'animal aura été vendu comme *sain* et *net*, quand il l'aura été *pour la boucherie* et non pour le travail....., si l'énumération de telles qualités soumet le vendeur à la garantie même sans l'insertion de la clause de garantie..... La solution de ces questions, qui ont été agitées, se trouve dans les règles du simple bon sens, dans les principes généraux de notre droit et dans la loi romaine que nous avons souvent citée. Elles sont, comme tant d'autres analogues qu'on pourrait soulever, du domaine des conventions ou d'une législation générale, et non de celui d'une loi spéciale. »

La garantie dans la vente des animaux de boucherie, considérés plutôt comme *viande sur pied* que comme animaux domestiques, était donc réglée par les articles 1641 et suivants du Code civil. La durée des délais pour intenter l'action variait suivant les usages locaux (art. 1648); à Paris, un usage très ancien, reconnu et consacré par la sentence de police du 16 décembre 1672, par les arrêts du Parlement des 4 septembre 1673, 13 juillet 1699, par les lettres patentes des 18 février 1743 et 1er juin 1782, par la sentence du 10 mars 1780 (voir page 482), par un jugement du tribunal de cassation du 18 décembre 1792, par l'ordonnance de police du 25 mars 1830 et enfin par l'arrêt de cassation du 19 janvier 1841, accordait aux marchands bouchers de Paris, achetant sur les marchés de Sceaux et de Poissy le bétail destiné à la consommation de la capitale, une garantie de neuf jours (*garantie nonaire*) pour les cas de mort naturelle quelle qu'en soit la cause « à la charge par les marchands bouchers de faire en sorte que la mort desdits bœufs ne puisse être causée par leur faute ou par celle de ceux qu'ils préposeront à leur conduite ».

Cette garantie exceptionnelle a été supprimée par l'article 12 de la loi du 2 août 1884 précitée. Voici ce qu'a dit, à ce sujet, M. Labiche, rapporteur de la loi au Sénat.

« Ce privilège n'a plus aucune raison d'être. Aujourd'hui l'approvisionnement de Paris se fait par chemin de fer. Les bœufs arrivent sur le marché rapidement et sans fatigue. Déjà en 1851 un rapport favorable à l'abrogation de la garantie nonaire avait été adopté par l'Assemblée législative. Il n'y a plus lieu de conserver cette législation exceptionnelle. »

Depuis sa promulgation, la loi du 2 août 1884 a été diversement interprétée.

Pour les uns son application serait restreinte exclusivement aux espèces d'animaux, de travail ou de boucherie, et aux vices rédhibitoires qu'elle mentionne. Les autres animaux et les autres vices ne donneraient lieu à aucune garantie (jugement du Tribunal de commerce de Lille, 9 décembre 1884). Cette opinion soutenue par M. Lelengle devant la Cour de cassation pour l'application de la loi de 1838, a pris de nouvelles forces par le fait de l'introduction de la ladrerie dans la nouvelle nomenclature.

« L'admission de la ladrerie au nombre des vices rédhibitoires, dit M. Labiche, dans son rapport au Sénat, permettra aux charcutiers trompés dans leurs marchés d'exercer leurs recours contre leurs vendeurs, tandis qu'avec la législation de 1838 ils avaient intérêt à déguiser la maladie et à faire entrer dans la consommation des viandes malsaines. »

L'article 12 de la loi semble aussi appuyer cette thèse, en abrogeant toutes garanties exceptionnelles pour les animaux destinés à la boucherie.

Pour d'autres, cette loi s'appliquerait à la fois aux animaux de boucherie et aux autres animaux domestiques ; ceux-ci suivant toutes les règles de la loi de 1884, ceux-là n'étant soumis « qu'à celles de ces règles que la convention n'aura pas formellement ou tacitement modifiées » (M. H. Watrin, *Gazette des Tribunaux* des 21, 22, 23 octobre 1885).

Aujourd'hui la jurisprudence est complètement fixée :

La loi du 2 août 1884 comme celle de 1838, est limitative dans ses dispositions quant aux vices compris dans la nomenclature et quant aux espèces d'animaux pour lesquels ces maladies ou défauts cachés sont admis comme vices rédhibitoires, et l'action ne peut être intentée hors des cas qui y sont spécifiés.

Mais il en est autrement lorsque la garantie réclamée est le résultat d'une convention même tacite comme lorsqu'il s'agit d'un animal vendu pour être livré à la consommation. Les articles 1641 et suivants du Code civil deviennent alors seuls applicables.

Ces solutions sont consacrées par plusieurs jugements :

20 novembre 1884. Tribunal de commerce de Lyon : vache phthisique saisie à l'abattoir ; rédhibition ;

26 août 1885. Tribunal de commerce de la Seine : bœuf, ecchymoses, saisie partielle ; réduction de prix ;

1ᵉʳ juin 1886. Tribunal de commerce de Lille : vache morte en cours de trajet ; rédhibition ;

29 novembre 1886. Cour d'appel de Nancy : saisie d'une vache tuberculeuse sur trois vendues ; réduction de prix.

24 décembre 1886. Tribunal civil de Saint-Calais : phthisie tuberculeuse ; rédhibition ;

19 juillet 1887. Tribunal de commerce de la Seine : taureau, vice rédhibitoire ; réduction de prix ;

21 juin 1888. Tribunal de commerce de Bordeaux : tuberculose généralisée, saisie ; rédhibition.

Enfin deux arrêts de la Cour de cassation ont été rendus, qui fixent définitivement la jurisprudence.

COUR DE CASSATION (CH. DES REQUÊTES)
10 *novembre* 1885
Présidence de M. Bédarrides

GARANTIE. — ANIMAUX DOMESTIQUES. — MALADIE NON RÉDHIBITOIRE. — BOUCHERIE.
— CONVENTION. — CASSATION. — APPRÉCIATION

*Dans les ventes d'animaux domestiques, si l'action résolutoire ne peut être
intentée hors des cas spécifiés par la loi du 2 août 1884, spécialement en
cas de vente d'un animal de l'espèce bovine, il cesse d'en être ainsi lorsque
la garantie réclamée est le résultat d'une convention même tacite (C. civ.
1641, L. 2 août 1884, art. 1 et 2).*

*Le juge du fait constate d'une façon suffisante l'existence entre l'acheteur
et le vendeur, d'une convention implicite de garantie, quand il déclare
qu'une vache a été achetée par l'un et vendue par l'autre pour être livrée
à la boucherie, qu'elle a été aussitôt abattue, et que, par suite d'une maladie non apparente dont elle était atteinte, la viande a été reconnue impropre à l'usage en vue duquel le marché avait lieu ;*

*Dans ces conditions, l'existence de l'obligation tacite de garantie ressort
de la nature de l'objet vendu, rapprochée du but que les parties s'étaient
proposé et qui formait la condition essentielle de leur contrat.*

Le 22 août 1884, Bertrand, marchand de bestiaux, a livré à Pillot, boucher, une vache pour le prix de 370 francs. L'animal une fois abattu,
le service d'inspection sanitaire de Lyon constata qu'il était atteint de
tuberculose, et saisit la viande comme impropre à la consommation. Pillot
refusa alors d'en payer le prix. Bertrand l'assigna en payement devant le
Tribunal de commerce de Lyon. Un jugement du 20 novembre a débouté
Bertrand de sa demande dans les termes suivants :

« Le Tribunal,

« Attendu que Bertrand réclame à Pillot une somme de 330 fr. 70 pour prix d'une
vache vendue et livrée ;

« Attendu que Pillot résiste à cette demande en excipant d'une saisie pratiquée
à l'abattoir sur la viande de cette vache par le service sanitaire ;

« Attendu en droit qu'aux termes de l'article 1641 du Code civil, le vendeur est
tenu de la garantie à raison des défauts cachés de la chose vendue qui la rendent
impropre à l'usage auquel on la destine ;

« Attendu, en fait, qu'il est constant et reconnu des deux parties que l'animal litigieux a été acheté pour la boucherie, et que sa viande a été déclarée impropre à cet usage et, en conséquence, saisie par le service vétérinaire ;

« Que de ce procès-verbal il ressort que la vache était atteinte d'une maladie contagieuse, laquelle ne pouvait être reconnue avant l'abatage ;

« D'où il suit qu'il y a eu vice caché et que Bertrand dès lors doit être débouté de sa demande ;

« Attendu que les frais sont à la charge de la partie qui succombe ;

« Par ces motifs,

« Le Tribunal,

« Jugeant contradictoirement et en dernier ressort, dit que l'animal vendu par Bertrand à Pillot, était atteint d'un vice caché qui le rendait impropre à l'usage auquel il était destiné ;

« En conséquence, déboute ledit Bertrand de la demande en payement, et le condamne aux dépens.

Pourvoi en cassation par Bertrand, pour fausse application de l'article 1641 du Code civil; violation des articles 1, 2, 5 et 12 de la loi du 2 août 1884, en ce que le jugement attaqué a jugé que le vendeur d'un animal destiné à la boucherie était *ipso facto* garant envers l'acheteur du vice caché résultant de ce que la viande dudit animal était impropre à la consommation.

Arrêt (après délibération en la chambre du conseil).

« La Cour,

« Sur le moyen unique du pourvoi tiré de la fausse application de l'article 1641 du Code civil et de la violation des articles 1, 2, 5 et 12 de la loi du 2 août 1884:

« Attendu que s'il est vrai que les dispositions de la loi du 2 août 1884 sont limitatives et que l'action résolutoire dans les ventes ou échanges d'animaux domestiques ne peut être intentée hors des cas qui y sont spécifiés, il en est autrement lorsque la garantie réclamée est le résultat d'une convention ;

« Attendu que l'ensemble des faits retenus par la décision attaquée constate suffisamment l'existence entre les parties d'une convention tacite de garantie ;

« Attendu que le jugement déclare, en effet, qu'il est constant et reconnu par les parties que la vache, objet du litige, avait été achetée par Pillot et vendue par Bertrand pour être livrée à la boucherie, qu'elle fut immédiatement abattue après le marché ; mais que la viande en provenant fut saisie par le service sanitaire, en vertu d'un procès-verbal constatant que la vache était atteinte d'une maladie contagieuse qui ne pouvait être reconnue avant l'abatage et qui rendait la viande impropre à l'usage en vue duquel le marché avait eu lieu ;

« Attendu que l'obligation de garantie invoquée dans ces circonstances par Pillot contre Bertrand, résultait de la nature même de la chose vendue et du but que les parties s'étaient proposé et qui formait la condition essentielle du contrat ;

que cette obligation, pour être implicite, n'en était pas moins manifeste et absolue d'où il suit que le jugement attaqué, en rejetant l'action en paiement du prix du marché litigieux, formée par le demandeur contre le défendeur éventuel, n'a ni faussement appliqué l'article 1641 du Code civil, ni violé les dispositions de la loi du 2 août 1884, visées au pourvoi ;

« Rejette.

Du 10 novembre 1885. — Chambre des requêtes. — MM. Bédarrides, prés. — Bécot, rap. — Petiton, av. gén., concl. conf. — Pérouse, av. »

COUR DE CASSATION (Ch. des requêtes)

23 *mars* 1887

Présidence de M. Bédarrides

VENTE D'ANIMAUX DOMESTIQUES. — VICES RÉDHIBITOIRES. — VENTE POUR LA BOU-CHERIE. — GARANTIE. — CONVENTION TACITE

La convention par laquelle, dans une vente d'animaux domestiques, les parties stipulent la garantie hors des cas de vices rédhibitoires prévus par la loi du 2 août 1884, peut être tacite. Elle peut résulter implicitement de la nature même de la chose vendue et du but que les parties se sont proposé, et qui forme la condition essentielle du contrat.

Spécialement, lorsqu'une vache a été vendue par un marchand de bestiaux à un boucher, pour être immédiatement abattue et livrée à la consommation comme viande de boucherie, il y a convention tacite de garantie, rendant recevable l'action rédhibitoire, pour le cas où la vache, immédiatement abattue après le marché, s'est trouvée atteinte d'une maladie non prévue par la loi de 1884, mais en rendant la viande impropre à l'alimentation.

Rebour c. Leprince.

La Cour,

Sur le moyen unique du pourvoi, tiré de la violation des art. 2 et 12 de la loi du 2 août 1884, et de la fausse application des art. 1641 et suiv. C. civ. :

Attendu qu'aux termes de l'art. 1er de la loi du 2 août 1884, la garantie peut être stipulée entre les parties hors des cas de vices rédhibitoires que cette loi prévoit ;

Attendu que le jugement déclare que la vache, objet du litige, avait été vendue par Rebour, marchand de bestiaux, à Leprince, boucher de profession, pour être abattue immédiatement et livrée à la consommation comme viande de boucherie ; qu'après l'abatage, il fut reconnu que l'animal était atteint de tuberculose généralisée, maladie qui en rendait la chair impropre à l'usage en vue duquel le marché avait eu lieu ;

Attendu que l'obligation de garantie, invoquée dans ces circonstances par Leprince contre Rebour, résultait de la nature même de la chose vendue et du but que les parties s'étaient proposé, et qui formait la condition essentielle du contrat ;

que cette obligation, pour être implicite, n'en est pas moins manifeste et absolue ; d'où il suit que le jugement attaqué, en condamnant le demandeur à rembourser au défendeur éventuel le prix de cette vache n'a violé ni faussement appliqué les textes de loi visés au pourvoi ;

Rejette.

MM. Bécot, rapp. ; — Chevrier, av. gén., — Me Fossé, av.

Cette jurisprudence est la consécration des conclusions de M. Lherbette, que nous avons rapportées plus haut. Le rapporteur de la loi de 1884 avait du reste, dit aussi :

« Il ne faut pas perdre de vue que le projet de loi ne constitue qu'une présomption légale, à savoir que les contractants ont entendu limiter la garantie à des vices déterminés, lorsqu'il n'y a pas de conventions particulières. » (Rapport de M. Manoury à la Chambre des députés.)

Tout se résume donc à déterminer l'intention des parties ou en d'autres termes, la destination qu'elles voulaient donner aux animaux vendus. Cette question d'interprétation des conventions est soumise à la sagesse des tribunaux (art. 1333 C. c.). Suivant que, dans l'intention des parties, un animal est destiné à la boucherie, la garantie sera régie par le droit commun (art. 1641 et suivants), tandis que pour toute autre destination c'est à la loi du 2 août 1884 qu'il faudra avoir recours. Ainsi pour un cheval vendu pour le travail, la loi de 1884 limitera un petit nombre de vices rédhibitoires, et, vendu pour la boucherie, comme viande sur pied, le même cheval pourra présenter des vices compris dans la loi de 1884 sans qu'il y ait rédhibition, tandis que d'autres vices, non inscrits dans cette loi, pourront annuler la vente. Pour l'espèce bovine (non comprise dans la loi de 1884). il ne peut y avoir rédhibition que dans le cas de vente pour la boucherie.

MALADIES POUVANT DONNER LIEU A RÉDHIBITION, DANS LE CAS DE VENTE D'ANIMAUX DE BOUCHERIE

Un certain nombre de ces maladies sont comprises dans la nomenclature de la loi du 2 août 1884 : la *ladrerie* du porc, la *morve* et le *farcin* des espèces chevaline et asine.

La ladrerie du porc « a été admise, dit le rapport de M. Labiche, pour permettre aux charcutiers trompés dans leurs marchés, d'exercer leur recours contre leurs vendeurs, tandis qu'avec la législation de 1838, ils avaient intérêt à déguiser la maladie et à faire entrer dans la consommation des viandes malsaines. C'est dans le plus grand nombre des cas à l'autopsie que la ladrerie peut être reconnue avec exactitude. »

La loi du 2 août 1884 s'applique aux porcs vendus pour être abattus et à ceux vendus pour toute autre destination. La constatation du vice dans les délais suffit pour amener la rédhibition ; le vice est alors présumé être antérieur à la vente ; cette présomption n'admet pas la preuve contraire.

Pour la *morve* et le *farcin* des solipèdes, il y a aussi rédhibition dans toute vente, pour quelque destination que ce soit. « La *morve* a dit M. Lherbette, est rédhibitoire parce qu'elle suppose d'anciennes lésions qui existent toujours avant les symptômes qui la font reconnaître. » Il n'y a rédhibition que pour les cas où le diagnostic est précis, et non dans la simple suspicion. Il en est de même pour le *farcin*.

Dans ces trois cas où l'application de la loi de 1884 est seule possible, les délais et la procédure à suivre sont aussi ceux spécifiés par cette loi, et il convient de ne pas oublier que l'article 4 décide qu'il n'y a pas lieu à garantie si la valeur de l'animal ne dépasse pas 100 francs. L'article premier réserve expressément les cas de dol : « l'article premier laisse sous l'empire du droit commun la liberté des conventions, le dol et le délit ».

Pour tous les autres cas, dans lesquels l'espèce de l'animal ou le vice qui rend la viande impropre à la consommation ne sont pas compris dans la nomenclature de la loi du 2 août 1884, les articles 1641 et suivants du Code civil sont seuls applicables :

Article 1641. — Le vendeur est tenu de la garantie à raison des défauts cachés de la chose vendue qui la rendent impropre à l'usage auquel on la destine, ou qui diminuent tellement cet usage que l'acheteur ne l'aurait pas acquise ou n'en aurait donné qu'un moindre prix, s'il les avait connus.

Art. 1642. — Le vendeur n'est pas tenu de vices apparents et dont l'acheteur a pu se convaincre lui-même.

Art. 1643. — Il est tenu des vices cachés, quand même il ne les aurait pas connus, à moins que dans ce cas il n'ait stipulé qu'il ne sera obligé à aucune garantie.

Art. 1644. — Dans le cas des articles 1641 et 1643, l'acheteur a le choix de rendre la chose et de se faire restituer le prix, ou de garder la chose et de se faire rendre une partie du prix, telle qu'elle sera arbitrée par experts.

Art. 1645. — Si le vendeur connaissait les vices de la chose, il est tenu, outre la restitution du prix qu'il en a reçu, de tous les dommages et intérêts envers l'acheteur.

Art. 1646. — Si le vendeur ignorait les vices de la chose, il ne sera tenu qu'à la restitution du prix, et à rembourser à l'acquéreur les frais occasionnés par la vente.

Art. 1647. — Si la chose qui avait des vices a péri par suite de sa mauvaise qualité, la perte est pour le vendeur, qui sera tenu envers l'acheteur à la restitution du prix et aux autres dédommagements expliqués dans les deux articles précédents. Mais la perte arrivée par cas fortuit sera pour le compte de l'acquéreur.

Art. 1648. — L'action résultant des vices rédhibitoires doit être intentée par l'acquéreur, dans un bref délai, suivant la nature des vices rédhibitoires et l'usage du lieu où la vente a été faite.

Art. 1649. — Elle n'a pas lieu dans les ventes faites par autorité de justice.

Les vices de l'animal vendu entraînant la saisie totale ou partielle de la viande en provenant ne donnent lieu à rédhibition ou à réduction de prix qu'à trois conditions :

1° Qu'ils soient des vices cachés ;

2° Qu'ils aient une origine antérieure à la vente ;

3° Que l'action en garantie soit intentée dans un bref délai.

Les cas de mort naturelle sont régis par les articles 1647, 1302 et 1303 du Code civil.

Les maladies qui déprécient suffisamment la viande pour faire rejeter son usage comme aliment humain ou qui diminuent tellement cet usage que l'acquéreur n'aurait pas acheté ou n'aurait donné qu'un moindre prix, s'il les avait connues, sont, outre les fractures et les contusions, les maladies accompagnées de réactions fébriles, celles de nature parasitaire, microbiennes ou non, les néoplasies, et celles qui donnent à la viande une odeur ou une couleur particulières. La mauvaise odeur des viandes peut avoir aussi pour cause l'emploi de certains médicaments.

Procédure. — L'action en garantie dans la vente des animaux de boucherie, qu'ils ressortissent à la loi de 1884 ou au droit commun, peut être : soit *une action rédhibitoire* entraînant la résolution de la vente ; soit une *action estimatoire* ou en réduction de prix ; soit enfin une *action récursoire* ou action (rédhibitoire ou estimatoire) d'un premier acheteur à un premier vendeur, le premier ayant revendu l'animal et étant lui-même actionné en garantie par le sous-acquéreur.

Délais pour intenter l'action. — Pour la ladrerie, la morve et le farcin l'article 5 de la loi du 2 août indique un délai de neuf jours francs, non compris le jour fixé pour la livraison.

Pour les autres cas, les délais et la procédure indiqués par la loi sur les vices rédhibitoires ne sauraient être suivis, « cette loi ne s'appliquant ni au fond, ni à l'espèce, n'est point obligatoire quant au mode de procéder » (Cass., 19 janvier 1841). Il faut donc recourir à l'article 1648 qui indique que l'action devra être intentée dans un bref délai. Ce délai est laissé à l'appréciation des tribunaux (Cass., 16 novembre 1853) ; les juges ont ainsi un pouvoir discrétionnaire pour établir, suivant la nature du vice et les circonstances de la cause, s'il y a eu bref délai ou si l'action rédhibitoire a été exercée tardivement (Cass., 12 novembre 1884, 25 octobre 1886 ; Cour de Riom, 2 juillet 1884).

Ces délais sont augmentés en raison d'un jour par 5 myriamètres de distance si l'animal a été transporté depuis la vente. Si le dernier jour du délai tombe un dimanche ou un jour férié, le délai est prorogé au lendemain. (art. 6, loi du 2 août 1884 ; art. 1033 du Code de proc. civ.).

Dans l'action récursoire en garantie les délais partent de la dernière vente ; quand ces délais sont expirés le revendeur n'a plus d'action contre le premier vendeur, il reste garant envers le sous-acquéreur si celui-ci a intenté l'action dans les délais.

L'action en résolution de la vente échappe aux délais fixés pour la garantie des vices rédhibitoires, lorsque l'acheteur se fonde sur ce que, pour lui faire accepter un animal affecté de vices, le vendeur a usé de manœuvres frauduleuses qui ont eu pour effet, par exemple, de dissimuler l'existence de ces vices (Cass., 7 avril 1846). Dans le cas de dol la durée des délais est de dix ans.

Compétence des tribunaux. — L'action en garantie est de la compétence de la juridiction commerciale quand l'acheteur et le vendeur sont commerçants, ou lorsque la partie actionnée est commerçante seulement.

Pour les autres ventes, l'affaire est du ressort du tribunal civil ou de la justice de paix, quand le prix de vente est inférieur à 200 francs.

Dans tous les cas, le tribunal (consulaire, civil ou de justice de paix) devant lequel l'affaire doit être jugée, est celui du domicile du vendeur. La demande est dispensée des préliminaires de conciliation, l'action devant être intentée dans un bref délai.

Expertise. — L'acheteur est tenu de prouver par un rapport d'expert : pour la ladrerie, la morve et le farcin, l'existence du vice et l'identité de l'animal vendu ; pour les autres cas, il doit prouver en outre qu'il y a défaut caché et que ce défaut est antérieur à la vente.

Pour les cas ressortissant à la loi de 1884 (ladrerie, morve et farcin) les articles 7 et 8 règlent la nomination par le juge de paix, dans les délais de l'article 5, d'un ou trois experts chargés d'opérer dans un bref délai et d'affirmer par serment à la fin de leur procès-verbal la sincérité de leurs opérations, à peine de nullité, même s'il y a eu prestation de serment avant l'expertise (Trib. de Semur, 2 juin 1887).

Pour les autres cas de vente d'animaux de boucherie, ressortissant au droit commun, quand l'affaire est de la compétence du tribunal civil ou commercial, la requête pour nomination d'experts doit être présentée au président du tribunal civil ; quand c'est une affaire de justice de paix, l'acheteur peut traduire directement le vendeur devant le juge de paix, la nomination d'experts et l'expertise pourront avoir lieu immédiatement (art. 6 et 42 du Code de proc. civ.). Les experts nommés prêtent serment, procèdent à l'expertise et rédigent un rapport.

Les jugements des tribunaux de commerce de Lille, de Lyon et de Bordeaux, les arrêts de cassation des 18 novembre 1827, 12 novembre 1842, 10 novembre 1885, 23 mars 1887, admettent qu'un procès-verbal de saisie faite selon les lois et règlements, par le vétérinaire inspecteur assermenté ou commis par l'administration municipale, a, devant les tribunaux, la valeur d'un rapport d'expert nommé d'office. Il n'y a donc pas lieu, dans ce cas, à provoquer une nouvelle expertise.

Effets de la rédhibition. — Les effets de la résolution de la vente, par suite de vices rédhibitoires, sont plus ou moins étendus suivant les circonstances :

1° Si le vendeur ignorait les vices et ne s'est rendu coupable d'aucune faute, l'acheteur a le choix de rendre la chose et de se faire restituer le prix, ou de garder la chose et de se faire rendre une partie du prix (art. 1644, C. c.). Dans le cas de saisie totale, on rentre plutôt dans l'article 1647 sur la perte de la chose par suite de sa mauvaise qualité ;

2° Si le vendeur connaissait les vices et s'il s'est abstenu de les révéler pour vendre plus cher que la chose ne valait en réalité, il y a bénéfice déloyal et le vendeur est tenu, outre la restitution du prix, de tous dommages-intérêts envers l'acheteur. Mais il n'y a dol véritable que lorsque le vendeur a nié les vices, lorsqu'il les a dissimulés à l'aide de manœuvres frauduleuses ; dans ce cas, ce n'est plus l'action rédhibitoire qui a lieu, mais l'action en nullité ou *rescision* pour dol, avec un délai de dix ans (art. 1116, 1117, 1304 du C. civ. ; jugement de la Cour de Caen, du 20 juin 1854) ;

3° Le vendeur ignorait les vices ; mais eu égard à sa profession, il devait les connaître, et on doit ainsi imputer à sa faute le préjudice dont l'acheteur a à se plaindre. La bonne foi n'exclut pas l'impéritie et par suite la faute. Dans ce cas encore le vendeur peut aussi être condamné aux dommages-intérêts envers l'acheteur (art. 1147 du C. civ.).

III. — GARANTIE DANS LA VENTE DES ANIMAUX ATTEINTS DE MALADIES
CONTAGIEUSES

Parmi les vices déclarés rédhibitoires par la loi du 2 août 1884 figurent
plusieurs maladies contagieuses visées par la loi du 21 juillet 1881 : la
morve, le farcin, la clavelée.

Le législateur de 1884 a-t-il entendu limiter à l'action rédhibitoire les
réclamations que pourrait faire l'acheteur d'un animal atteint d'une de ces
maladies ?

Lors de la discussion de la loi du 20 mai 1838, M. Lherbette a exposé
dans son rapport (n° 53) que :

« L'article 8 ne déroge pas aux lois de police sanitaire qui défendent la vente
d'animaux atteints de maladies contagieuses quelconques. Une vente d'animaux
atteints de maladies réputées contagieuses qui ne sont pas énoncées dans cette
loi pourra donc, tout en ne donnant pas lieu à rédhibition, laisser ouverture à
l'action en dommages-intérêts de la part de l'acheteur, et à l'action correctionnelle
de la part du ministère public. »

De son côté le rapport du marquis de Laplace, à la Chambre des pairs,
dit, n° 63 :

« L'article 8 consacre une exception au principe de la loi pour les maladies reconnues contagieuses parmi les vices rédhibitoires (autorise la preuve par le vendeur que les animaux ont pu être contaminés depuis la livraison, la preuve d'origine antérieure n'étant pas admise pour les autres vices) et ne comporte aucune
dérogation aux lois et règlements de police sanitaire qui défendent la vente d'animaux atteints de maladies contagieuses quelconques. »

Le législateur de la loi du 2 août 1884 a formulé les mêmes réserves :

Exposé des motifs :
« La rédaction un peu trop absolue peut-être de l'article premier de la loi du
20 mai 1838 avait fait naître des questions singulières..... qu'un animal atteint de maladie contagieuse ayant été vendu en délit, contrairement aux lois sanitaires, le
délinquant passible des peines portées par les articles 459 et 460 du Code pénal, ne
peut être tenu de dommages-intérêts envers l'acheteur trompé, si la maladie contagieuse n'est pas comprise dans la liste des vices rédhibitoires, et si l'action civile
n'a pas été engagée dans le délai déterminé par la loi de 1838, et la Cour de
cassation a été obligée de proclamer que la loi de 1838 n'avait pas été faite pour
protéger les délits (crim. rej., 17 juin 1847, et crim. cass., 12 mai 1855)..... On a
cru sage de couper court à ces difficultés en plaçant en tête de l'article premier

deux lignes qui laissent sous l'empire du droit commun la liberté des conventions, le dol et le délit. »

L'arrêt de la Cour de cassation, du 17 juin 1847, confirmatif d'un arrêt de la Cour de Paris, du 16 mars 1844, est ainsi motivé :

« Attendu, sur le premier moyen pris de la fausse application des articles 1 et 3 du Code d'instr. crim., que l'article 459 du Code pénal ordonne à tout détenteur d'animaux soupçonnés d'être infectés d'une maladie contagieuse, non seulement d'avertir le maire de la commune, mais aussi de les tenir renfermés ; que lorsque ce détenteur sachant ou soupçonnant la maladie, vend les animaux, il contrevient à la seconde prescription de cet article, que dans ce cas le préjudice que l'acheteur peut avoir à souffrir par suite de la vente résulte directement de la contravention commise par le vendeur ; que cet acheteur est donc recevable pour obtenir la réparation de ce préjudice, à exercer son action civile devant la juridiction correctionnelle.

« Attendu, sur le deuxième moyen pris de la violation de l'article 3 de la loi du 20 mai 1838, que cette loi, en déterminant l'étendue et les faveurs en garantie pour vices rédhibitoires, n'a eu en vue que les cas ordinaires soumis aux règles du droit civil, qu'elle n'a point dérogé aux dispositions du Code d'instruction criminelle pour les cas où le préjudice souffert par l'acheteur reste d'un fait du vendeur ayant les caractères d'un véritable délit ; qu'elle n'a point dérogé notamment aux articles 637, 638 et 640 de ce Code, d'après lesquels l'action publique et l'action civile résultant de crimes, délits et contraventions sont soumises à la même prescription. ..... »

Ces explications et cet arrêt de cassation ne peuvent laisser aucun doute : les lois du 20 mai 1838 et du 2 août 1884, de droit civil, s'occupent de vices qui, invisibles au moment de la vente (le vendeur tenu pour les avoir ignorés), se sont manifestés depuis dans un délai assez court pour qu'il soit permis de leur assigner une origine antérieure à la vente. Elles admettent que la vente a dû être faite de bonne foi et sans irrégularités, aucun indice de maladie contagieuse n'ayant apparu jusque-là et n'ayant pu rendre applicables les mesures prescrites par la loi sanitaire du 21 juillet 1881.

Celle-ci au contraire, de droit pénal, punit (art. 31) d'emprisonnement et d'amende ceux qui, au mépris de la défense stipulée par l'article 13, vendent ou mettent en vente des animaux qu'ils *savaient* atteints ou soupçonnés d'être atteints de maladies contagieuses. La loi de 1881 régit donc un cas tout différent et, s'il est prouvé que des signes de maladie contagieuse s'étaient déjà manifestés avant la vente, et que le vendeur, au lieu de se conformer aux prescriptions de la loi, s'est abstenu d'en informer l'autorité, a soumis l'animal à un traitement propre à dissimuler pour quelque temps l'existence de la maladie et s'est hâté au moment opportun d'opérer la vente, alors la demande en résolution de la vente trouve une base qui n'a rien de commun avec celle de l'action rédhibitoire et qui échappe, par conséquent, au délai fixé par la loi spéciale du 2 août 1884, ou par l'article 1648 du Code civil, s'il s'agit de maladies contagieuses non rédhibitoires. C'est l'action en nullité ou rescision pour *dol* qui doit alors être intentée ; elle n'est prescrite qu'au bout de dix ans et elle oblige le vendeur, en outre de la restitution du prix, à tous dommages-intérêts envers l'acquéreur (art. 1116, 1117, 1304 du Code civ.). La preuve du dol doit être faite par l'acquéreur (art. 1116, 2288 du Code civ.).

Lorsqu'il n'y a pas eu dol véritable, qu'il n'y a pas eu de manœuvres frauduleuses pour dissimuler les vices, qu'il y a simplement délit par contravention aux dispositions de la loi sur la police sanitaire défendant la vente des animaux que l'on sait atteints de maladies contagieuses, l'acheteur aura recours contre son vendeur en faute, en outre de l'action ordinaire rédhibitoire, si l'action a lieu dans les délais légaux, ou de l'action en nullité ou rescision pour tromperie sur la nature et pour vente d'une chose hors de commerce (art. 1128, 1133, 1302, 1350 et 1598 du Code civil, et art. 3 du Code d'ins. crim.), d'une action en restitution et dommages-intérêts, en réparation des préjudices causés par le délit (art. 1150, 1151 et 1382 du Code civ.).

En dehors de cette action civile, qu'il y ait dol ou non, le délit de vendre sciemment des animaux atteints de maladies contagieuses donne lieu à une action pénale, devant les tribunaux correctionnels, sur réquisition du ministère public. L'action civile en réparation du préjudice causé par le délit peut être portée devant le tribunal civil ou devant le tribunal correctionnel, l'acheteur se joignant comme partie civile au ministère public (art. 3, Code ins. crim. ; Cass. 17 juin 1847, 12 mai 1855).

L'action civile et l'action publique se prescrivent par trois années, s'il s'agit d'un délit de nature à être puni correctionnellement (art. 638, Code d'inst. crim.).

Depuis la promulgation de la loi de 1884, plusieurs jugements ont été rendus dans le sens de la doctrine que nous venons d'exposer.

Jugement du tribunal de Gray. — Morve; vente d'un cheval; prix de vente, 100 francs; action après un mois. — Le demandeur est admis à prouver qu'antérieurement à la vente, le cheval était atteint d'une maladie contagieuse ou était suspect de cette maladie (vente constituant un délit).

Tribunal de commerce de la Seine (11 *mai* 1886). — Morve; action après délais écoulés. — Renvoi de la demande en restitution de prix et dommages-intérêts, le demandeur ne pouvant établir que le vendeur avait sciemment vendu un animal atteint de la morve.

Tribunal civil de la Seine (21 *novembre* 1888). — Reprise de la même affaire devant la juridiction civile. — La question de violation de la loi sanitaire ne peut plus être connue (chose jugée) ; mais le Tribunal peut prononcer sur la nature de la vente ; renvoi du demandeur qui n'invoque ni dol ni fraude ; l'animal était bien dans le commerce, la morve n'étant considérée que comme vice caché par la loi du 2 août 1884.

Tribunal de commerce de la Seine (12 *février* 1887). — Morve ; trois ventes successives ; actions rédhibitoire et récursoire après deux mois depuis la dernière vente. — Rejet de l'action rédhibitoire, tardivement intentée et rejet de l'action en dommages-intérêts, il n'est pas prouvé que les vendeurs connaissaient la maladie avant la vente (pas de preuves de manœuvre dolosive, pas de preuve de délit).

A l'exception des maladies et des délais prévus par la loi du 2 août 1884, il ressort de ces jugements que si le vendeur ignorait l'existence d'une maladie contagieuse cachée, il ne peut être tenu à la garantie, ni au paiement des dommages-intérêts. Pour les cas qui dépendent de la loi du 2 août 1884 (morve, farcin, clavelée), il ne peut y avoir lieu qu'à rédhibition, si toutefois l'action est intentée dans les délais ; il ne peut y avoir lieu à des dommages-intérêts parce que la loi admet en principe que la vente est faite de bonne foi, le vendeur ignorant les vices. La preuve du dol ou du délit, nous le répétons, doit être faite par le vendeur.

Cette question de la garantie dans les cas de vente de bonne foi d'animaux atteints de maladies contagieuses non rédhibitoires, ou pour lesquelles les délais légaux de rédhibition sont écoulés, est encore fort controversée ; on a admis en faveur de la résolution de la vente le fait de *quasi-délit* (art. 1382, 1383, 1385 du Code civ.) et celui de l'*éviction* lorsqu'il s'agit d'une maladie entraînant l'abatage de l'animal (art. 1626 du C. civ.) ; mais les jugements que nous avons cités plus haut établissent une jurisprudence en opposition avec cette opinion.

Ce que nous venons de dire, se rapporte d'une façon générale à la vente d'animaux domestiques atteints de maladies contagieuses. Lorsqu'il s'agit plus spécialement d'un animal vendu pour la boucherie, en vue de la consommation à bref délai, l'action rédhibitoire ou en nullité suivant le cas, ne peut être admise que si la maladie entraîne la saisie de la viande ; car les règlements sanitaires permettent sous certaines conditions la vente pour la boucherie d'animaux atteints de certaines maladies contagieuses. S'il y a eu infraction aux prescriptions sanitaires, l'acheteur peut toujours réclamer des dommages-intérêts s'il a éprouvé quelque préjudice.

En terminant cette étude sur la garantie nous citerons les principales maladies qui, constatées à l'abatage et déterminant la saisie totale ou partielle des viandes, peuvent donner lieu à l'action rédhibitoire :

ESPÈCE BOVINE	ESPÈCES OVINE ET CAPRINE	ESPÈCE PORCINE	ESPÈCES CHEVALINE ET ASINE
Peste bovine. Maladies charbonn^{ses}. Rage. Tuberculose. Péripneumonie. Diphtérie du veau. Septicémie. Déchirure de la vessie Mélanose. Psorospermose. Actinomycose. Viandes odorantes. Cysticercose. Accidents et suites de parturition. Viandes fiévreuses. — surmenées. — saigneuses. Abcès profonds. Fractures et contusions.	Clavelée. Peste bovine. Charbon. Rage. Septicémie. Jaunisse. Fractures. Contusions.	Ladrerie. Charbon. Rage. Rouget et pneumo-entérite infectieuse. Tuberculose. Trichinose. Psorospermose et actinomycose. Septicémie. Pleurésie. Péritonite. Fractures, abcès et contusions.	Morve et farcin. Charbon. Rage. Septicémie. Infection purulente. Gourme et horse-pox grave. Tuberculose. Mélanose. Lymphadénomes et néoplasies généralisées. Pneumonie, pleurésie, péritonite. Viandes fiévreuses. Viandes odorantes. Abcès, contusions et fractures.

TITRE III

LÉGISLATION SPÉCIALE S'APPLIQUANT AU COMMERCE DES VIANDES

Avant d'étudier les différentes dispositions législatives et administratives portant sur l'hygiène publique et le commerce des viandes, nous devons citer les principales lois qui donnent aux pouvoirs publics le droit d'intervenir sur ces importantes matières.

CHAPITRE VIII

POUVOIRS PUBLICS

DES MINISTRES

Placés sous l'autorité immédiate du chef de l'État, les ministres sont les chefs de l'administration, chacun dans le département dont il porte le titre. Ils sont chargés, entre autres choses de l'exécution des lois, décrets ou ordonnances et de publier dans ce but des règlements, des instructions, des circulaires. Ils ont le contrôle des actes des autorités inférieures, qu'ils peuvent généralement confirmer ou réformer.

DES PRÉFETS

Ils administrent le département territorial et sont à la fois les organes du Gouvernement et les représentants des intérêts départementaux.

Ils ont été institués par la loi du 28 pluviôse an VIII (art. 2, 3 et 18). Leurs attributions ont été réglées par le décret du 22 décembre 1789, sur l'administration de département. Les décrets du 25 mars 1852 et 13-29 avril 1861, sur la décentralisation administrative, ont étendu leurs attributions sur les subsistances, les affaires commerciales et la police sanitaire et industrielle. Le décret du 1-30 août 1864 donne aux préfets le droit de statuer sur les propositions tendant à l'établissement des abattoirs. Celui du 13-30 août 1864 leur donne le droit de statuer sur l'établissement, la suppression ou le changement des foires et des marchés aux bestiaux.

La loi du 5 avril 1884 attribue aux préfets certains droits sur l'administration communale : l'autorisation ou la suppression des foires et marchés autres que ceux d'approvisionnement (art. 68, 13°); le droit de procéder d'office aux actes que la loi prescrit de faire aux maires et que ceux-ci refusent ou négligent d'exécuter (art. 85); le droit de prendre les mesures de salubrité, de sûreté et de tranquillité publiques pour plusieurs communes et pour celles où il n'y aurait pas été pourvu par la municipalité (art. 99).

Les préfets sont assistés d'un *Conseil de préfecture* (lois de pluviôse an VIII, 29 floréal an X; décret du 16 décembre 1811; lois du 21 juin 1865); ils prononcent, entre autres choses, sur les oppositions contre les arrêtés des préfets et des sous-préfets ayant autorisé des établissements insalubres.

Les préfets ont encore à côté d'eux le *Conseil général du département* (lois des 28 pluviôse an VIII, 22 juin 1833, 10 mai 1838, 18 juillet 1866-10 août 1871). Parmi leurs nombreuses attributions, ils statuent sur les délibérations des conseils municipaux demandant l'établissement, la suppression ou le changement des foires et marchés.

DES SOUS-PRÉFETS

Ils représentent le gouvernement dans les arrondissements (décret du 22 janvier 1790, loi de pluviôse an VIII, décret du 13 avril 1861). Les sous-préfets n'ont qu'une autorité restreinte : ce sont des agents de transmission, d'information, de surveillance. Ils autorisent les établissements insalubres de 3ᵉ classe.

Ils sont assistés d'un *Conseil d'arrondissement* (lois des 28 pluviôse an VIII, 10 mai 1838); entre autres attributions le conseil d'arrondissement donne son avis sur l'établissement, la suppression ou le changement des foires et marchés.

DES POUVOIRS MUNICIPAUX

A la tête de l'administration communale se trouve le maire. C'est lui, en général, qui doit obtenir l'exécution effective des lois, décrets et décisions de l'autorité supérieure. Ses pouvoirs sont variés et fort étendus.

Le *décret du* 14 *décembre* 1789 a fait de la police un attribut du pouvoir municipal (propreté, salubrité, sûreté, tranquillité).

Le *décret du* 19 *avril* 1790 donna aux corps municipaux la police administrative et contentieuse.

La *loi des* 16-24 août 1790 maintint ces dispositions et détailla les objets de police confiés à la vigilance de l'autorité municipale (t. XI, art. 1, 3 et 4). Ces prescriptions ont été renouvelées par la loi du 5 avril 1884.

Décret des 19-22 *juillet* 1791 *relatif à l'organisation d'une police municipale et correctionnelle*

TITRE I. — ART. 9. — A l'égard des lieux où tout le monde est admis indistinctement, tels que cafés, cabarets, boutiques et autres, les officiers de police pourront toujours y entrer, soit pour prendre connaissance des désordres ou contraventions aux règlements, soit pour vérifier les poids et mesures, le titre des matières d'or et d'argent, la salubrité des comestibles et médicaments.

ART. 13. — La municipalité, soit par voie d'administration, soit comme tribunal de police, pourra, dans les lieux où la loi n'y aura pas pourvu, commettre à l'inspection du titre des matières d'or ou d'argent, à celle de la salubrité des comestibles et médicaments, un nombre suffisant de gens de l'art, lesquels, après avoir prêté serment, rempliront à cet égard seulement, les fonctions de commissaire de police.

ART. 20. — En cas d'exposition ou vente de comestibles gâtés, corrompus ou nuisibles, ils seront confisqués et détruits, et le délinquant condamné à une amende du tiers de sa contribution mobilière, laquelle amende ne pourra être au-dessous de trois livres.

ART. 30. — La taxe des subsistances ne pourra, provisoirement avoir lieu dans aucune ville ou commune du royaume, que sur le pain ou la viande de boucherie, sans qu'il soit permis, en aucun cas, de l'étendre sur le vin, sur le blé, les autres grains, ni autre espèce de denrées ; et ce, sous peine de destitution des officiers municipaux.

ART. 46. — Aucun tribunal de police municipale, ni aucun corps municipal, ne pourra faire de règlements : le corps municipal, néanmoins, pourra, sous le nom et l'intitulé de *délibération*, et sauf la réformation, s'il y a lieu, par l'administration du département, sur l'avis de celle du district, faire des arrêtés sur les objets qui suivent :

1° Lorsqu'il s'agira d'ordonner les précautions locales sur les objets confiés à sa vigilance, par les articles 3 et 4 du titre XI du décret du 16 août sur l'organisation judiciaire ;

2° De publier de nouveau les lois et règlements de police, ou de rappeler les citoyens à leur observation.

Loi du 5 avril 1884 sur l'organisation municipale

ART. 88. — Le maire nomme à tous les emplois communaux pour lesquels les lois, décrets et ordonnances actuellement en vigueur ne fixent pas un droit spécial de nomination.

Il suspend et révoque les titulaires de ces emplois.

Il peut faire assermenter et commissionner les agents nommés par lui, mais à la condition qu'ils soient agréés, par le préfet ou le sous-préfet.

ART. 91. — Le maire est chargé sous la surveillance de l'autorité supérieure, de la police municipale, de la police rurale et de l'exécution des actes de l'autorité supérieure qui y sont relatifs.

ART. 92. — Le maire est chargé, sous l'autorité de l'administration supérieure : 1° de la publication et de l'exécution des lois et règlements ; 2° de l'exécution des mesures de sûreté générale ; 3° des fonctions spéciales qui lui sont attribuées par les lois.

ART. 94. — Le maire prend des arrêtés à l'effet : 1° d'ordonner les mesures locales sur les objets confiés par les lois à sa vigilance et à son autorité ; 2° de publier de nouveau les lois et les règlements de police et de rappeler les citoyens à leur observation.

ART. 97. — La police municipale a pour objet d'assurer le bon ordre, la sûreté et la salubrité publique. Elle comprend notamment :... 5° l'inspection sur la fidélité du débit des denrées qui se vendent au poids ou à la mesure, et sur la salubrité des comestibles exposés en vente ; 6° le soin de prévenir, par des précautions convenables, et celui de faire cesser, par la distribution des secours nécessaires, les accidents et les fléaux calamiteux, tels que les incendies, les inondations, les maladies épidémiques ou contagieuses, les épizooties, en provoquant, s'il y a lieu, l'intervention de l'administration supérieure ;.. 8° le soin d'obvier ou de remédier aux événements fâcheux qui pourraient être occasionnés par la divagation des animaux malfaisants ou féroces.

ART. 103. — Dans les villes ayant plus de 40 000 habitants, l'organisation du personnel chargé du service de la police est réglé, sur l'avis du Conseil municipal, par décret du Président de la République (cette dépense est obligatoire).

DE L'ORGANISATION PARISIENNE

Deux préfets, le préfet de la Seine et le préfet de police, sont chefs de l'administration départementale de la Seine.

Le département est représenté par un conseil général.

Le corps municipal de Paris se compose du préfet de la Seine, du préfet de police, des maires, des adjoints et des conseillers élus par la ville de Paris. Le préfet de la Seine et le préfet de police peuvent assister aux séances du conseil municipal : ils y ont voix consultative (lois des 28 pluviôse an VIII (art. 16), 20 avril 1834 (art. 11 et 16)..

PRÉFET DE LA SEINE. — Institué par la loi du 28 pluviôse an VIII (art. 2, 3 et 18), le préfet de la Seine est tout à la fois le chef de l'administration départementale pour le département de la Seine et le chef de l'administration municipale pour la ville de Paris : il cumule donc les fonctions de maire de Paris et de préfet du département (loi du 20 avril 1834). Comme chef de l'administration départementale il est investi des attributions des autres préfets de département, à l'exception de celles réservées au préfet de police par les arrêtés du 12 messidor an VIII, du 3 brumaire an IX, par la loi du 10 juin 1853 et le décret du 10 octobre 1859 que nous étudierons plus loin. Il a dans ses attributions les travaux publics (ordonnance du roi du 26 février 1817), la grande voirie (pavage, égouts, navigation, etc.).

Le *décret du* 10 *octobre* 1859 a ajouté à ces attributions celles de petite voirie telle qu'elle est définie par l'arrêté de messidor an VIII (ouverture des boutiques de boucherie et de charcuterie, etc.) ; celles concernant le balayage, l'arrosage, etc. etc., le stationnement des voitures publiques et de celles qui servent à l'approvisionnement des halles et marchés ; les attributions concernant les tarifs, l'assiette et la perception des droits de toute sorte dans les halles et marchés, etc. Le décret du 9 janvier 1861 applique au département de la Seine les dispositions du décret du 25 mars 1852 sur la décentralisation administrative. Enfin le préfet de la Seine convoque le conseil général.

Comme chef de l'administration et comme maire central de Paris, il possède toutes les attributions des maires, à l'exception de celles qui ont été laissées au préfet de police par l'arrêté de messidor an VIII. Il est chargé de la gestion financière de la ville, de la répartition des contributions indirectes, de l'état civil et politique des citoyens, des élections, des travaux de la ville, des établissements de bienfaisance, de la grande voirie, etc. Le décret du 10 octobre 1859 l'a chargé en outre, comme nous venons de le voir, de la petite voirie (ouverture des boutiques), de l'éclairage, des taxes dans les marchés, du stationnement, etc.

PRÉFET DE POLICE. Le préfet de police à Paris fut institué par l'article 16, § 2 de la loi du 28 pluviôse an VIII. Ses attributions furent définies par les arrêtés du 12 messidor an VIII, du 3 brumaire an IX, par les lois du 14 août 1850, 10 juin 1853 et par le décret du 10 octobre 1859. Enfin le décret du 9 janvier 1861 applique au préfet de police les dispositions du décret du 25 mars 1852 sur la décentralisation administrative.

Loi du 28 pluviôse an VIII 17 février 1800

ART. 16. — A Paris, dans chacun des arrondissements municipaux, un maire et deux adjoints seront chargés de la partie administrative et des fonctions relatives à l'état civil. Un préfet de police sera chargé de ce qui concerne la police, et aura sous ses ordres des commissaires distribués dans les douze municipalités.

ART. 18. — Le premier consul nommera les préfets.., les commissaires généraux de police et les préfets de police dans les villes où il en sera établi.

Arrêté du 12 messidor an VIII (1er juillet 1800)

SECTION I. — Dispositions générales

ARTICLE PREMIER. — Le préfet de police exercera ses fonctions, ainsi qu'elles sont déterminées ci-après, sous l'autorité immédiate des ministres; il correspondra directement avec eux pour les objets qui dépendent de leurs départements respectifs.

ART. 2. — Le préfet de police pourra publier de nouveau les lois et règlements de police, et rendre des ordonnances tendant à en assurer l'exécution.

SECTION III. — Police municipale

Petite voirie

ART. 21. — Le préfet de police sera chargé de tout ce qui a rapport à la petite voirie, sauf recours au ministre de l'intérieur contre ses décisions. — Il aura, à cet effet, sous ses ordres un commissaire chargé de surveiller, permettre ou défendre l'ouverture des boutiques, étaux de boucherie et de charcuterie, l'établissement des auvents ou constructions du même genre qui prennent sur la voie publique, l'établissement des échoppes ou étalages mobiles ; d'ordonner la démolition ou réparation des bâtiments menaçant ruine (toutes ces attributions de petite voirie appartiennent, depuis le décret du 10 octobre 1859, au préfet de la Seine).

LIBERTÉ ET SURETÉ DE LA VOIE PUBLIQUE

ART. 22. — Le préfet de police procurera la liberté et la sûreté de la voie publique, et sera chargé à cet effet....., il empêchera qu'on n'y laisse vaguer... des animaux malfaisants ou dangereux...

SALUBRITÉ DE LA CITÉ

ART. 23. — Il assurera la salubrité de la ville, en prenant des mesures pour prévenir et arrêter les épidémies, les épizooties, les maladies contagieuses ; en faisant observer les règlements sur les inhumations ; en faisant enfouir les cadavres d'animaux morts, surveiller les fosses vétérinaires, la construction, entretien et vidange des fosses d'aisances, en faisant arrêter, visiter les animaux suspects de mal contagieux, et mettre à mort ceux qui en sont atteints ; en surveillant les échaudoirs, fondoirs, salles de dissections et la basse geole ; en empêchant d'établir dans Paris des ateliers, manufactures, laboratoires ou maisons de santé, qui doivent être hors de l'enceinte des villes, selon les lois et règlements ; en empêchant qu'on ne jette ou dépose dans les rues aucune substance malsaine ; en faisant saisir et détruire dans les halles, marchés et boutiques, chez les bouchers, boulangers, marchands de vin, brasseurs, limonadiers, épiciers, droguistes, apothicaires, ou tous autres, les comestibles ou médicaments gâtés, corrompus et nuisibles.

TAXES ET MERCURIALES

Art. 27. — Il fera observer les taxes légalement faites et publiées.

Art. 28. — Il fera tenir les registres des mercuriales et constater le cours des denrées de première nécessité.

PATENTES

Art. 30. — Il exigera la représentation des patentes des marchands forains. — Il pourra se faire représenter les patentes des marchands domiciliés.

SURVEILLANCE DES PLACES ET LIEUX PUBLICS

Art. 32. — Il fera surveiller spécialement les foires, marchés, halles, places publiques et les marchands forains, colporteurs, revendeurs, portefaix, commissionnaires...

APPROVISIONNEMENTS

Art. 33. — Il fera inspecter les marchés, ports et lieux d'arrivages des comestibles, boissons et denrées, dans l'intérieur de la ville. — Il continuera de faire inspecter, comme par le passé, les marchés où se vendent les bestiaux pour l'approvisionnement de Paris, à Sceaux, Poissy, la Chapelle et Saint-Denis.

Section IV. — Agents subordonnés

Art. 35. — Le préfet de police aura sous ses ordres les commissaires de police, les officiers de paix, le commissaire de police de la bourse, le commissaire chargé de la petite voirie, les commissaires et inspecteurs des halles et marchés, les inspecteurs des ports.

Art. 38. — Le préfet de police et ses agents pourront faire saisir et traduire aux tribunaux de police correctionnelle les personnes prévenues de délits du ressort de ces tribunaux.

Section V. — Recette, dépense, comptabilité

Art. 42. — Il sera chargé de régler et arrêter les dépenses pour les visites d'officiers de santé et artistes vétérinaires, transports de blessés et malades, transports de cadavres, retrait des noyés et frais de fourrière.

Arrêté du 3 brumaire an IX (25 octobre 1800)

ARTICLE PREMIER. — Le préfet de police de Paris exercera son autorité dans toute l'étendue du département de la Seine, et dans les communes de Saint-Cloud, Meudon et Sèvres du département de Seine-et-Oise ; en ce qui touche les fonctions qui lui sont attribuées par l'arrêté des consuls du 12 messidor an VIII : ... Art. 23 sur la salubrité ; — Art. 26 sur la sûreté du commerce ; — Art. 32, § 1, 2 et 3, sur la surveillance des places et lieux publics ; — Art. 33 sur les approvisionnements.

ART. 2. — Le préfet de police aura à cet effet sous ses ordres, pour cette partie de ses attributions seulement, les maires et adjoints des communes, et les commissaires de police dans les lieux où il y en a d'établis.....

Loi du 14 août 1830

ART. 4. — Le décret du 3 brumaire an IX, qui a placé les communes de Sèvres, Meudon et Saint-Cloud, sous l'autorité du préfet de police, pour les mesures de haute police, sera appliqué à la commune d'Enghien.

Loi du 10 juin 1853

ARTICLE PREMIER. — Le préfet de police de Paris exercera dans toutes les communes du département de la Seine, les fonctions qui lui sont déférées par l'arrêté des consuls du 12 messidor an VIII.

ART. 2. — Toutefois les maires des communes du département de la Seine resteront chargés, sous la surveillance du préfet de la Seine, et sans préjudice des attributions tant générales que spéciales, qui leur sont conférées par les lois, de tout ce qui concerne la petite voirie, la liberté et la sûreté de la voie publique, l'établissement, l'entretien et la conservation des édifices communaux, cimetières, promenades, places, rues et voies publiques ne dépendant pas de la grande voirie, l'éclairage, le balayage, les arrosements, la solidité, et la salubrité des constructions privées, les mesures relatives aux incendies, les secours aux noyés, la fixation des mercuriales, l'établissement et la réparation des fontaines, aqueducs, pompes et égouts, les adjudications, marchés et baux.

ART. 3. — Un décret déterminera le nombre et le traitement des commissaires de police.....

Cette loi fixe à nouveau les attributions des maires du département de la Seine ; comme dans l'arrêté du 3 brumaire an IX, la salubrité, la surveillance des places et lieux publics, celle des approvisionnements restent au préfet de police.

DÉCRET DU 10 OCTOBRE 1859

Relatif aux attributions du préfet de la Seine et du préfet de police

Sont ajoutées aux attributions du préfet de la Seine : la petite voirie (voir page 536), l'éclairage, le balayage, l'enlèvement des boues, le curage des égouts et fosses d'aisances, les établissements sur la rivière, les canaux et les ports, les traités et tarifs des voitures publiques, la concession des lieux de stationnement, les tarifs, assiette, et perception des droits dans les halles et marchés, la boulangerie, l'entretien des édifices, les baux et adjudications, etc., etc. (art. 1er).

Le préfet de police concentre donc aussi les pouvoirs des préfets de département et ceux des maires (Cass. 21 novembre 1834), sous la surveillance du ministre de l'intérieur. Il préside chaque vendredi le conseil de préfecture qui connaît ce jour-là de toutes les affaires contentieuses administratives qui sont dans les attributions du préfet de police (arrêté du 6 messidor an X, ordonnance royale du 18 décembre 1822).

DE L'ORGANISATION LYONNAISE

L'organisation municipale de Lyon fut successivement régie par la loi des 19, 24 juin 1851, par le décret du 24 mars 1852, par la loi du 5 mai 1855, par celle du 4 avril 1873.

Lyon possède aujourd'hui la même organisation administrative que Paris : un préfet maire et, dans chacun des six arrondissements, un maire et deux adjoints pour la partie administrative. Le préfet du Rhône a droit d'entrée au conseil municipal de Lyon ; il est assisté de deux secrétaires généraux, l'un pour l'administration, l'autre pour la police (loi des 19, 24 juin 1851, art. 5).

Loi du 24 avril 1884. — ART. 104. — Le préfet du Rhône exerce dans les communes de Lyon, Caluire et Cuire, Oullins, Sainte-Foy, Saint-Rambert, Villeurbanne, Vaux en Velin, Bron, Venissieux et Pierre-Bénite, du département du Rhône, et dans celle de Sathonay du département de l'Ain, les mêmes attributions que celles qu'exerce le préfet de police dans les communes suburbaines de la Seine.

ART. 105. — Dans les communes dénommées à l'article 104, les maires restent investis de tous les pouvoirs de police conférés aux administrations municipales par les paragraphes 1, 4, 5 (salubrité des comestibles), 6 (épizooties), 7 et 8 de l'article 97.

Ils sont en outre chargés du maintien du bon ordre dans les foires, marchés, réjouissances et cérémonies publiques, spectacles, jeux, cafés, églises et autres lieux publics.

Ces diverses dispositions légales établissant les pouvoirs municipaux et préfectoraux ont pour sanction l'article 471 du Code pénal :

Art. 471 du Code pénal. — Seront punis d'amende depuis 1 franc jusqu'à 5 inclusivement. . . . . . . 15°. Ceux qui auront contrevenu aux règlements légalement faits par l'autorité administrative et ceux qui ne se seront pas conformés aux règlements ou arrêtés publiés par l'autorité municipale, en vertu des articles 3 et 4, titre XI, de la loi du 16-24 août 1790, et de l'article 46 de la loi du 19-22 juillet 1791.

DES CONSEILS D'HYGIÈNE

Les connaissances spéciales rigoureusement nécessaires en matière d'hygiène publique administrative ont déterminé la création d'institutions composées de savants, médecins, vétérinaires, pharmaciens, chimistes, etc., et destinées à donner leur avis aux autorités. Ce sont :

LE COMITÉ CONSULTATIF D'HYGIÈNE PUBLIQUE

Il a remplacé auprès du ministre de l'agriculture et du commerce le conseil supérieur de santé qui avait été créé par l'ordonnance du 7 août 1832. Son organisation fut successivement réglée par les décrets des 10 août 1848, 1ᵉʳ février 1851, 23 octobre 1856, etc., et 1ᵉʳ octobre 1884. Il est chargé d'étudier les mesures à prendre pour combattre les épidémies et pour améliorer les conditions sanitaires des populations ; il indique au ministre les questions à soumettre à l'Académie de médecine. Il est composé de 23 membres (l'inspecteur général des écoles vétérinaires est au nombre des 9 membres de droit), ses séances ont lieu au moins une fois par semaine.

LE COMITÉ DE DIRECTION DES SERVICES D'HYGIÈNE

Institué par le décret du 1ᵉʳ octobre 1884, près du ministre du commerce, le comité de direction des services d'hygiène est composé d'un certain nombre de membres du Comité consultatif d'hygiène publique.

LE COMITÉ CONSULTATIF DES ÉPIZOOTIES

Ce Comité a été institué près le ministre de l'agriculture par l'article 40 de la loi du 21 juillet 1881 et par les articles 100 et 101 du décret du 22 juin 1882; il est chargé de l'examen des questions sur les mesures à appliquer aux épizooties, de l'organisation et du fonctionnement du service vétérinaire, de l'amélioration de l'hygiène des animaux. Il est composé de 16 membres ; l'inspecteur général des écoles vétérinaires est au nombre des 4 membres de droit.

LE COMITÉ CONSULTATIF DES LABORATOIRES MUNICIPAUX ET DÉPARTEMENTAUX

Créé auprès de ministre du commerce par le décret du 29 septembre 1883, il est composé de 5 membres chargés d'émettre des avis sur les questions techniques relatives au fonctionnement des laboratoires établis, soit par les départements, soit par les communes.

LES CONSEILS D'HYGIÈNE PUBLIQUE DE DÉPARTEMENT ET D'ARRRONDISSEMENT, ET LES COMMISSIONS D'HYGIÈNE PUBLIQUE DE CANTON

L'arrêté du Gouvernement du 18 décembre 1848 institua dans chaque chef-lieu de département et d'arrondissement un *conseil d'hygiène publique et de salubrité* composé de 7 à 15 membres, s'occupant des questions qui leur sont posées par les préfets et les sous-préfets sur les épizooties, l'assainissement, la qualité des aliments, les établissements insalubres, etc. Le conseil d'hygiène du chef-lieu de département doit centraliser en outre les travaux des conseils d'hygiène des arrondissements. Le nombre des membres est fixé par l'arrêté du 15 février 1849.

Dans les chefs-lieux de canton, des *commissions d'hygiène publique* peuvent être instituées par le préfet, sur avis du conseil d'hygiène d'arrondissement.

Ces conseils et commissions d'hygiène doivent se réunir au moins une fois tous les trois mois.

LE CONSEIL D'HYGIÈNE PUBLIQUE ET DE SALUBRITÉ DU DÉPARTEMENT DE LA SEINE

Créé par le décret du 6 juillet 1802 sous le nom de *conseil de salubrité*. C'est le premier créé en France. Réorganisé par le décret du 15 décembre 1851 et par les arrêtés du préfet de police des 24 mars 1832, 1er mars et 7 septembre 1838, 24 février 1844. Le décret du 19 janvier 1851 porta à 15 le nombre de ses membres titulaires. Il possède dans tout le ressort de la préfecture de police les attributions que donne le décret du 18 décembre 1848 aux conseils d'hygiène de département (décret du 15 décembre 1851).

Le décret du 15 décembre 1851 établit en outre dans chaque arrondissement de Paris et dans les arrondissements de Sceaux et de Saint-Denis une *commission d'hygiène et de salubrité* composée de 9 membres nommés par le préfet de police (parmi ces membres au moins 2 médecins, 1 pharmacien et 1 vétérinaire).

Les commissions d'hygiène d'arrondissement doivent se réunir au moins une fois par mois ; elles ont les mêmes attributions que celles conférées aux conseils d'hygiène d'arrondissement par l'article 9 de l'arrêté du 18 décembre 1849 ; elles concourent à l'exécution de la loi du 13 avril 1850 sur les logements insalubres.

LES COMMISSIONS DES LOGEMENTS INSALUBRES

Organisées par la loi du 23 avril 1850 ; elles sont recrutées dans le sein des conseils municipaux qui le jugent à propos. A Paris la commission des logements insalubres est composée de 30 membres ; dans les communes de plus de 50,000 habitants la commission doit avoir 20 membres, et 6 à 9 membres dans les communes moins importantes.

CHAPITRE IX

MESURES DE RÉPRESSION ET DE PROHIBITION PORTANT SUR LES VIANDES

I. — VIANDES INSALUBRES ET VIANDES CORROMPUES

Les mesures tendant à la répression de la vente des viandes insalubres ou corrompues sont édictées par les dispositions législatives suivantes:

Article 423 du Code pénal. — Quiconque aura trompé l'acheteur... sur la nature de toute marchandise..., sera puni d'un emprisonnement pendant trois moins au moins, un an au plus, et d'une amende qui ne pourra excéder le quart des restitutions et dommages-intérêts, ni être au-dessous de cinquante francs. — Les objets du délit, ou leur valeur, s'ils appartiennent encore au vendeur, seront confisqués ....; le tribunal pourra ordonner l'affiche du jugement dans les lieux qu'il désignera, et son insertion intégrale ou par extrait dans tous les journaux qu'il désignera, le tout aux frais du condamné.
Article 477 du Code pénal. — Seront saisis et confisqués... 4° les comestibles gâtés, corrompus ou nuisibles ; ces comestibles seront détruits.

Loi des 10, 27 *mars,* 1er *avril* 1851

ARTICLE PREMIER. — Seront punis des peines portées par l'article 423 du Code pénal ;

1° Ceux qui falsifieront des substances ou denrées alimentaires ou médicamenteuses destinées à être vendues ;

2° Ceux qui vendront ou mettront en vente des substances ou denrées alimentaires ou médicamenteuses qu'ils sauront être falsifiées ou corrompues ;

3° Ceux qui auront trompé ou tenté de tromper, sur la quantité des choses livrées, les personnes auxquelles ils vendent ou achètent, soit..., soit par des manœuvres ou procédés tendant à fausser l'opération du pesage ou mesurage, ou à augmenter frauduleusement le poids ou le volume de la marchandise, même avant cette opération ; soit enfin par des indications frauduleuses tendant à faire croire à un pesage ou mesurage antérieur et exact.

ART. 2. — Si, dans les cas prévus par l'article 423 du Code pénal ou par l'article 1er de la présente loi, il s'agit d'une marchandises contenant des mixtions nuisibles à la santé, l'amende sera de 50 à 500 francs, à moins que le quart des restitutions et dommages-intérêts n'excède cette dernière somme ; l'emprisonnement sera de trois mois à deux ans.

Le présent article sera applicable même au cas où la falsification nuisible serait connue de l'acheteur ou consommateur.

ART. 3. — Seront punis d'une amende de 16 francs à 25 francs, et d'un emprisonnement de 6 à 10 jours, ou de l'une de ces deux peines seulement, suivant les circonstances, ceux qui, sans motifs légitimes, auront dans leurs magasins, boutiques, ateliers ou maisons de commerce, ou dans les halles, foires ou marchés..., soit des substances ou denrées alimentaires ou médicamenteuses qu'ils sauront être falsifiées ou corrompues.

Si la substance est nuisible à la santé l'amende pourra être portée à 50 francs et l'emprisonnement à 15 jours...

ART. 4. — Lorsque le prévenu, convaincu de contravention à la présente loi ou à l'article 423 du Code pénal, aura, dans les cinq années qui ont précédé le délit, été condamné pour infraction à la présente loi où à l'article 423, la peine pourra être élevée jusqu'au double du maximum ; l'amende prononcée par l'article 423 et par les articles 1 et 2 de la présente loi pourra même être portée jusqu'à mille francs, si la moitié des restitutions et dommages-intérêts n'excède pas cette somme, le tout, sans préjudice de l'application, s'il y a lieu, des articles 57 et 58 du Code pénal.

ART. 5. — Les objets dont la vente, usage ou profession constitue le délit seront confisqués, conformément à l'article 423 et aux articles 477 et 481 (faux poids) du Code pénal. — S'ils sont propres à un usage alimentaire ou médical, le tribunal pourra les mettre à la disposition de l'administration pour être attribués aux établissements de bienfaisance. — S'ils sont impropres à cet usage ou nuisibles, les objets seront détruits ou répandus aux frais du condamné. Le tribunal pourra ordonner que la destruction ou effusion aura lieu devant l'établissement ou le domicile.

Art. 6. — Le tribunal pourra ordonner l'affiche du jugement dans les lieux qu'il désignera, et son insertion intégrale ou par extrait dans tous les journaux qu'il désignera, le tout aux frais du condamné.

Art. 7. — L'article 463 du Code pénal sera applicable aux délits prévus par la présente loi.

Art. 8. — Les deux tiers du produit des amendes sont attribués aux communes dans lesquelles les délits ont été constatés.

Art. 9. — Sont abrogés les articles 475, n° 14 (vente de comestibles gâtés, corrompus ou nuisibles) et 479, n° 5 (faux poids et faux instruments) du Code pénal.

Avant tout commentaire nous devons extraire du rapport de M. Riche quelques passages qui nous feront saisir l'esprit de cette loi :

« 4. La commission s'est préoccupée des fraudes qui vicient la fabrication ou le débit des substances alimentaires ou médicamenteuses..... 11. L'article 318 du Code pénal punit correctionnellement la vente de boissons contenant des mixtures nuisibles à la santé ; l'exposition ou vente de comestibles corrompus ou nuisibles est seulement frappée des peines de simple police par l'article 475 n° 14..... 12. L'article 423 sur la fraude n'a prévu que la tromperie qui rend la chose complètement impropre à remplir sa destination et non la tromperie sur la qualité..., d'ailleurs cet article ne punit que la vente consommée... . 19. Le juge correctionnel doit apprécier les intentions, la bonne foi, les excuses, frapper la fraude rien que la fraude. Il ne punira ni les mélanges non pernicieux révélés par le nom de la marchandise ou par le vendeur..... Il appréciera, comme aujourd'hui, le degré de responsabilité qui doit appartenir aux divers agents ou auxiliaires d'un fait délictueux ; les cas où cette responsabilité devra remonter du vendeur au fabricant, du détaillant au marchand qui lui a fourni ; les circonstances d'ignorance probable, surtout au milieu d'un commerce très actif..... 20. Il importe que la surveillance puisse pénétrer dans les repaires de la manipulation frauduleuse et la tarir à sa source..... La police pourra découvrir des ateliers clandestins, explorer inopinément les cuisines des restaurateurs suspects. La loi nouvelle assimile la mise en vente ou exposition à la vente consommée..... Il y a tentative qui ne manque son effet que par des circonstances indépendantes de la volonté de son auteur..... 21. Il en est de même de la simple possession dans les lieux où s'exerce le commerce ou dans leurs dépendances, de marchandises viciées .... cette possession ne peut s'expliquer que par la volonté de commettre le délit au gré de l'occasion..... le magasin dont les ventes intéressent la santé publique, doit être de verre..... 22. Si la conservation des marchandises viciées peut être justifiée ou si le vice est ignoré du détenteur, celui-ci ne peut être atteint par la peine..... 23. Le projet assimile à la marchandise falsifiée, celle que, malgré la découverte d'une corruption spontanée ou accidentelle, la cupidité aura persisté à vendre ou à vouloir vendre..... »

Lors de la discussion des articles, les observations suivantes ont été faites par le ministre de la justice :

«... Par cela seul qu'il s'agit d'un délit, il faudra toujours, au moment où la condamnation devra être prononcée, rechercher l'intention de l'agent. Le délit se compose de deux éléments : le préjudice matériel et l'intention frauduleuse...

« On pourra toujours vendre ce qu'on voudra, pourvu que ce ne soit pas nuisible, à condition de dire ce qu'on vend, de le dire d'une manière que les tribunaux apprécieront, par les indications, par les paroles, par les factures ; à la condition d'avertir l'acheteur et à la condition de ne pas le tromper, de ne pas commettre de fraude...»

Nous terminerons par les quelques commentaires suivants, d'après Dalloz :

Les faits punissables sont, en cas de falsification, le fait même de la falsification, la vente, la mise en vente [1] ou la détention de la marchandise falsifiée. En cas de marchandises corrompues, la vente, la mise en vente ou la détention. En cas de tromperie sur la quantité, la tromperie consommée, la tentative de tromperie et détention d'instruments qui servent à tromper.

La loi de 1851 érige en délit la vente de substances alimentaires corrompues. Les animaux vivants, même malades, ne sauraient être considérés comme une substance alimentaire corrompue. Exemple, une vache que le vendeur sait atteinte du charbon et qu'il vend à un boucher pour l'usage alimentaire ; c'est à la loi de 1881 qu'il faut alors avoir recours.

L'article 475, n° 14 (comestibles gâtés, corrompus ou *nuisibles*) ayant été abrogé par la loi de 1851, la vente de comestibles nuisibles par leur nature, sans être corrompus, ne peut être punissable ; à moins que par arrêté du maire l'exposition ou la mise en vente de ces comestibles ait été interdite. (ex. : fruits non murs). Le tribunal de Bordeaux (26 juillet 1854) a décidé, qu'à défaut d'interdiction par l'autorité municipale, la vente de viande de porc ladre mais non corrompue n'est pas punissable. De même pour la vente de veaux trop jeunes.

L'état de corruption d'une marchandise consiste dans un degré d'altération produit par la fermentation ou la décomposition, à partir duquel une substance cesse d'être recherchée pour un usage médical ou alimentaire ; elle tombe sous le coup de la loi de 1851, quand même l'état de corruption ne serait pas de nature à nuire à la santé.

---

[1] Par jugement de la Cour de cassation (chambre criminelle) en date du 11 janvier 1889, le délit d'exposition ou mise en vente, prévu par l'article 1er de la loi du 27 mars 1851, résulte, soit qu'il s'agisse d'une vente de gré à gré ou d'une vente publique, de la seule exposition aux regards du public des marchandises destinées à être vendues.

Quand la mort d'un animal de boucherie est due à une maladie, l'altération organique qui en résulte doit être considérée comme une transformation spontanée qui fait ranger la viande dans la catégorie des substances corrompues. Il en est de même pour les viandes d'animaux abattus en état de maladie; de même pour les moutons cachectiques; les viandes glanduleuses (Cass., 13 octobre 1847); les viandes trop rassises, quoique non encore insalubres (Cass., 4 juin 1852).

L'enfouissement de comestibles, ordonné par mesure de police, avant jugement, est régulier lorsqu'il a été constaté, par le commissaire de police et les gens de l'art appelés par lui, qu'ils étaient dans un état de corruption nuisible à la santé (Cass., 14 décembre 1832). L'individu prévenu de la mise en vente de viande provenant d'un bétail malsain, ne peut être renvoyé de la poursuite sous prétexte que les viandes auraient été enfouies avant tout jugement, par mesure de salubrité (Cass., 18 octobre 1827), et même que ce fait aurait enlevé le moyen de faire la preuve contraire aux énonciations du procès-verbal (Cass., 12 novembre 1842).

Les délits prévus par la loi de 1851 sont de la compétence exclusive des tribunaux correctionnels (Cass., 11 mai 1855, 18 février 1854, 18 avril 1856, 17 novembre 1866).

Loi du 9 juin 1857
(Code de justice militaire pour l'armée de terre)

ART. 265. — Est puni de la réclusion, tout militaire, tout administrateur ou comptable militaire qui falsifie ou fait falsifier des substances, matières, denrées ou liquides confiés à sa garde ou placés sous sa surveillance, ou qui, sciemment, distribue ou fait distribuer lesdites substances, matières, denrées ou liquides falsifiés.

La peine de la réclusion est également prononcée contre tout militaire, tout administrateur ou comptable militaire qui, dans un but coupable, distribue ou fait distribuer des viandes provenant d'animaux atteints de maladies contagieuses, ou des matières, substances, denrées ou liquides corrompus ou gâtés.

S'il existe des circonstances atténuantes, la peine de la réclusion sera réduite à celle de l'emprisonnement d'un an à cinq ans, avec destitution, si le coupable est officier.

L'article 358 de la *loi du 4 juin* 1858 (Code de justice militaire pour les armées de mer), reproduit presque mot à mot les dispositions de l'article 265 qui précède.

Article 433 du Code pénal. — Quoique le service n'ait pas manqué (fournitures pour le compte des armées de terre et de mer) si, par négligence... il y a eu fraude sur la nature, la qualité ou la quantité... des choses fournies, les coupables seront punis d'un emprisonnement de 6 mois au moins et de 5 ans au plus et d'une amende qui ne pourra excéder le quart des dommages-intérêts, ni être moindre de cent francs.

II. — VIANDES PROVENANT D'ANIMAUX ATTEINTS DE MALADIES CONTAGIEUSES

Nous avons vu que l'article 14 de la loi du 21 juillet 1881 défend expressément de livrer à la consommation publique la chair des animaux morts de maladies contagieuses quelles qu'elles soient. Les mesures spéciales pour chaque maladie sont les suivantes ;

PESTE BOVINE, CHARBON, MORVE, FARCIN, RAGE. — Ce même article 14 retire aussi de la consommation publique la chair des animaux atteints de *peste bovine*, de la *morve*, du *farcin*, du *charbon* , et de la *rage*. De plus l'article 12 du décret du 22 juin 1882 prescrit des précautions particulières pour la sortie du territoire infecté des viandes provenant d'animaux qui ont été exposés à la contagion de la peste bovine.

TUBERCULOSE. — La consommation de la viande des bovins tuberculeux est réglée par l'article 11 de l'arrêté du 28 juillet 1888 :

Les viandes doivent être retirées de la consommation ;

Si les lésions sont généralisées dans les viscères, leurs ganglions lymphatiques et les autres parties de l'organisme ;

Si les lésions, bien que localisées dans un viscère, en ont envahi la plus grande partie ; ou s'il y a éruption sur les plèvres ou le péritoine.

ROUGET ET PNEUMO-ENTÉRITE INFECTIEUSE. — L'article 15 de l'arrêté ministériel du 28 juillet 1888 interdit d'abattre les porcs atteints du rouget ou de la pneumo-entérite infectieuse, sans en donner préalablement avis à. l'autorité. L'article 16 ne permet la consommation de la viande que sur l'autorisation du maire d'après l'avis du vétérinaire sanitaire. Dans tous les cas les viscères sont détruits. Les porcs contaminés ne peuvent être vendus que pour la boucherie (laissez-passer).

PÉRIPNEUMONIE CONTAGIEUSE. — La chair des bovins atteints de péripneumonie peut être livrée à la consommation (ainsi que celle des animaux suspects) sous l'autorisation du maire, sur avis du vétérinaire sanitaire (art. 23 et 26 du décret). Les poumons sont saisis, détruits et enfouis, et les peaux désinfectées (art. 26 du décret).

FIÈVRE APHTEUSE. — Les articles 30 et 35 du décret du 22 juin 1882 permettent la consommation de la viande des animaux atteints de fièvre aphteuse.

CLAVELÉE, GALE. — La consommation de la chair des ovins et caprins
atteints de clavelée ou de gale n'est pas interdite par la loi. Cependant l'article 35, 5°, du décret interdit de vendre les animaux atteints de clavelée (et
les clavelisés, art 36) sans prévoir le cas de vente pour la boucherie, comme
il est fait pour les animaux contaminés (art. 35, 6°); et l'article 40 du
même décret interdit de se dessaisir des animaux atteints de la gale, pour
quelque destination que ce soit. De plus l'article 86 prévoyant les cas de
constatation de clavelée ou de gale sur les foires et marchés, donne au propriétaire, pendant la durée de la séquestration, le droit de faire abattre
ses animaux malades, qui sont enfouis ou livrés à l'équarrissage. Il en est de
même pour les cas de clavelée reconnus chez des animaux présentés à
l'importation; seuls les animaux suspects peuvent être envoyés à la boucherie ou clavelisés (art. 70).

Il résulte donc de ces articles 34, 40, 70, et 86 que la chair des animaux
atteints de clavelée ou de gale ne peut servir à l'alimentation. Telle est, du
moins, la lettre du règlement.

DOURINE. — La dourine, non plus, d'après l'article 14 de la loi, ne rentre
pas dans la liste des maladies qui empêchent l'abatage pour la boucherie
(espèces chevaline et asine); et cependant l'article 48 du décret défend
expressément de les vendre si ce n'est après castration ou un an de surveillance. Il y a là une lacune regrettable que le décret du 12 novembre 1887,
relatif à l'application de la loi sanitaire en Algérie, n'a pas encore comblée.

III. — IMPORTATION DES VIANDES
IMPORTATION DES VIANDES FRAICHES

Dans le but de prévenir l'entrée en France de viandes fraîches de mauvaise qualité, ou provenant d'animaux atteints de maladies, contagieuses
ou non, diverses mesures ont été prises pour déterminer l'inspection de ces
viandes à la frontière.

Loi du 5 avril 1887
portant modification du tarif des douanes en ce qui concerne les bestiaux

ART. 2. — (Modifié par la *loi du 24 juin* 1889). — Il sera établi à la frontière
géographique un service d'inspection sanitaire ayant pour objet d'examiner les
viandes fraîches abattues avant leur entrée en France, *sans préjudice de l'examen auquel ces viandes doivent être soumises au lieu d'importation*.
Un droit de visite qui sera ultérieurement fixé par le Gouvernement, sera payé
par l'importateur.

Décret du 26 mai 1888
*portant règlement d'administration publique relativement à l'entrée
en France des viandes fraîches importées de l'étranger.*

ARTICLE PREMIER— L'entrée en France des viandes fraîches importées de l'étranger ne pourra avoir lieu que par les bureaux de douane de la frontière ou de l'intérieur désignés par le décret du président de la République, sur la proposition des ministres du commerce et de l'industrie, des finances et de l'agriculture.

ART. 2. — L'inspection sanitaire ordonnée par l'article 2 de la loi du 5 avril 1887 sera faite dans les bureaux de douane ainsi désignés par les vétérinaires du service d'inspection du bétail vivant importé en France et, à défaut de ces derniers par des vétérinaires inspecteurs spéciaux. Toutefois dans les bureaux de douane des villes de l'intérieur où il existera un service municipal d'inspection de la boucherie, l'inspection sera confiée aux agents de ce service.

ART. 3. — Les jours et heures d'admission des viandes seront réglés par arrêtés préfectoraux approuvés par le ministre du commerce et de l'industrie, après avis du ministre de l'agriculture. Cette admission aura lieu tous les jours dans les villes de l'intérieur pourvues d'un bureau de douane.

ART. 4. — Les importateurs des viandes des espèces bovine et porcine devront présenter des animaux complets, soit entiers, soit découpés par moitiés ou par quartiers, suivant les usages courants de la boucherie; les différents morceaux devront se juxtaposer exactement entre eux avec le poumon adhérent naturellement. Les parois internes de la poitrine et de l'abdomen devront en outre ne porter aucune trace de raclage ou de grattage.

Toutefois les morceaux de choix de l'espèce bovine (filets et aloyaux) pourront être admis à l'état de pièces isolées.

ART. 5. — Les dispositions du paragraphe 1er de l'article 4 ne s'appliqueront pas à l'introduction des animaux de l'espèce ovine.

ART. 6. — La taxe qui sera fixée par décret, en exécution de l'article 2 de la loi du 5 avril 1887, sera acquittée à la caisse du receveur des douanes et fera l'objet d'une quittance distincte.

ART. 7. — Les ministres du commerce et de l'industrie, des finances et de l'agriculture sont chargés, chacun en ce qui le concerne, de l'exécution du présent décret, qui sera publié au *Journal officiel* et inséré au *Bulletin des lois*.

Décret du 26 mai 1888
*déterminant les bureaux de douane ouverts à l'importation des viandes
fraîches et fixant le droit d'inspection.*

ARTICLE PREMIER. — L'importation des viandes fraîches abattues admissibles en France après vérification de leur état sanitaire ne pourra avoir lieu que par les bureaux de douane ci-après dénommés,

ART. 2. — Une taxe de visite de un franc (1 fr.) par cent (100) kilogrammes est imposée aux importateurs.

Cette taxe sera perçue sans fraction de cent en cent kilogrammes.

ART. 3. — Des arrêtés du ministre du commerce et de l'industrie détermineront les allocations attribuées aux vétérinaires inspecteurs.

ART. 4. — Les ministres du commerce et de l'industrie, des finances et de l'agriculture sont chargés, chacun en ce qui les concerne, de l'exécution du présent décret, qui sera publié au *Journal officiel* et inséré au *Bulletin des lois*.

Circulaire ministérielle du 10 novembre 1888

Par cette circulaire aux préfets, le ministre du commerce et de l'indus‐ trie, sur l'avis du Comité consultatif d'hygiène publique de France, décide qu'afin de ne pas diminuer les chances d'une inspection efficace et la garantie pour la recherche des germes de la tuberculose :

Qu'il n'y a pas lieu d'étendre aux abats tels que cœur, foie, rognons, etc., l'exception faite au 2e § de l'article 4 du décret du 26 mai 1888 en faveur des morceaux de choix de l'espèce bovine (filets et aloyaux) ;

Que les rognons de mouton, comme toutes les autres parties des ani‐ maux de l'espèce ovine, peuvent être introduits isolément (art. 5 du décret) ;

Que les foies de bœuf et de porc, présentés à l'entrée comme devant ser‐ vir d'amorce pour la pêche côtière et qui pourraient être abusivement employés dans l'alimentation, ne peuvent être introduits.

Décret du 24 juin 1889

ARTICLE PREMIER. — Le service d'inspection sanitaire des viandes fraîches impor‐ tées en France cessera d'être fait à la douane de Paris dans les gares du Nord, de l'Est et de l'Ouest (Saint-Lazare) dans les conditions déterminées par le décret du 26 mai 1888.

Les bureaux de douane de Bordeaux, Nantes, Rouen et Dunkerque continueront à être ouverts à ce service, mais seulement pour les importations directes par mer.

SALAISONS D'AMÉRIQUE

A la suite de la découverte faite à Lyon par M. Leclerc de la présence de la trichine dans les salaisons américaines, un décret en défendit l'im‐ portation :

Décret des 18-19 février 1881.

ARTICLE PREMIER. — Est interdite, sur tout le territoire de la République française, l'importation des viandes de porc salées provenant des État-Unis d'Amérique.

Un projet de loi destiné à autoriser à nouveau cette importation fut adopté par la Chambre en mars 1882, mais il fut repoussé au Sénat au mois de juin de la même année.

C'est alors que parut un nouveau décret du Gouvernement, rapportant le premier :

Décret des 27-28 novembre 1883, qui rapporte celui du 18 février 1881, interdisant l'importation en France des viandes de porc salées provenant des États-Unis d'Amérique.

Mais la Chambre des députés ayant émis le vœu qu'il fut sursis à l'exécution de ce décret, un troisième décret fut rendu à cet effet.

Décret des 28-29 décembre 1883

ARTICLE PREMIER. — Il est sursis à l'exécution du décret du 27 novembre 1883. Est en conséquence suspendue, jusqu'à ce qu'il ait été statué par une loi sur l'introduction en France des viandes de porc, l'importation des dites viandes salées, provenant des États-Unis d'Amérique.

ART. 2. — Toutefois, pour les marchés déjà conclus, ces viandes pourront être admises exceptionnellement jusqu'au 20 janvier 1884 par les ports du Havre, de Bordeaux et de Marseille, et à la condition qu'il sera constaté qu'elles répondent au type connu dans le commerce sous le nom de *fully cured*, qu'elles sont saines, qu'elles sont dans un parfait état de conservation et que la salaison en est complète.

Cette constatation sera faite par des experts spéciaux désignés par les préfets.

Les importateurs seront tenus de déclarer, avant tout chargement, qu'ils consentent à acquitter les frais que la visite des experts pourra entraîner.

Le maximum du tarif de ces frais sera fixé par les chambres de commerce.

Le rapport du ministre du commerce, sur lequel fut établi ce décret, insistait sur la nécessité d'un examen microscopique pour les viandes admises jusqu'au 20 janvier 1884, comme il avait déjà été fait jusqu'au 20 mai 1881, à la suite du décret du 18 février 1881.

CHAPITRE X

A. — Commerce de la boucherie

I. — COMMERCE DE LA BOUCHERIE EN GÉNÉRAL

Le monopole de la boucherie et les corporations qui en étaient la conséquence furent abolis par le *décret des* 2-17 *mars* 1791 (art. 1ᵉʳ). L'article 7 du même décret permit à toute personne de faire tel négoce, telle profession, tel métier qu'elle trouvera bon, à la condition de payer une patente.

Le commerce de la boucherie est donc libre comme les autres; mais l'exercice de ce commerce étant de nature à porter atteinte à la salubrité et à la santé publique, a été classé parmi les objets confiés à la vigilance et à l'autorité des corps municipaux (décrets des 17 déc. 1789, 19 avril 1790, loi des 16-24 août 1790). De plus les articles 46 et 30 du décret des 19-22 juillet 1791 ont permis aux municipalités de publier à nouveau les anciens règlements de police et d'établir la taxe sur le pain et la viande de boucherie. Il résulta de ces dispositions une foule de règlements locaux et la réapparition des anciens usages : le commerce de la boucherie reprit presque partout ses anciennes entraves.

L'autorité supérieure n'a point encore arrêté les règles et les conditions de l'exercice des professions relatives aux comestibles; elle s'est bornée, par une instruction ministérielle du 22 décembre 1825 à indiquer les règles qui devront être suivies par les règlements spéciaux relatifs au commerce de la boucherie et de la charcuterie.

Instruction ministérielle du 22 décembre 1825 (analyse) : elle s'élève : 1° contre la concentration du débit de la viande dans des boucheries publiques, et la défense de vendre dans les étaux particuliers ; 2° contre la perception de droits illégaux dans les boucheries publiques, contre un droit de langueyage des porcs; 3° contre la limitation du nombre des bouchers et charcutiers, et contre la défense de cumuler ces professions avec d'autres ; 4° contre l'interdiction d'entrée des viandes dépecées dans les villes; 5° contre la défense de vendre certaines viandes à certaines époques ; 6° contre l'obligation imposée aux bouchers et aux charcutiers des communes voisines d'une ville d'abattre à l'abattoir de cette ville; 7° contre certaines pénalités (interdiction de la profession, confiscation, etc.)

8° contre les syndicats de bouchers et de charcutiers ; contre les cautionne-ments, les permissions municipales, les preuves de capacité, l'obligation d'avertir 3 ou 6 mois avant de quitter la profession ; 12° l'instruction décide que les arrêtés municipaux, concernant la création des abattoirs, doivent être soumis à l'autorité supérieure (formalités : délibération, enquête, etc.); la création d'un abattoir commun entraîne la suppression des échaudoirs particuliers ; exception pour les propriétaires qui peuvent abattre leurs porcs chez eux ; 13° l'instruction s'élève contre l'interdiction des fondoirs de suif, des triperies, des bergeries, etc., autorisés pour les concentrer dans les abattoirs; 14° le droit d'abatage dans les abattoirs publics doit être limité à la somme rigoureusement nécessaire pour couvrir les frais (loi du 11 frim. an VII).

Les règlements locaux sur le commerce de la boucherie étaient autrefois de deux sortes : 1° pour chaque grande ville un règlement particulier émané de l'autorité supérieure sous forme d'ordonnance royale (Lyon, 1er mai 1823 ; le Mans 25 septembre 1816; Arras, 10 novembre 1819, etc.); 2° des règle-ments émanés de l'autorité municipale et autorisés par les préfets.

Depuis les décrets de décentralisation de 1852 et 1861, les règlements spéciaux sur le commerce de la boucherie pour telle ou telle ville n'émanent plus de l'autorité supérieure : les préfets statuent sur les règlements de bou-cherie ; leur approbation n'est pas nécessaire pour la validité des arrêtés municipaux relatifs à ce commerce, mais ils doivent les examiner et peuvent en suspendre ou en annuler l'exécution (loi du 5 avril 1884, art. 95).

Ces règlements sur la profession de boucher peuvent porter sur plusieurs points : sur la surveillance de la qualité des viandes exposées en vente, sur l'abatage des bestiaux, sur la salubrité des tueries et sur celle des étaux, sur les précautions nécessaires pour la conduite des bestiaux et empêcher leur divagation.

Chacun peut exercer la profession de boucher en se conformant aux arrêtés municipaux. L'autorité communale ne peut pas limiter le nombre des bouchers, ni monopoliser la vente de telle ou telle viande (Cons. d'État, 31 mai 1807). Un règlement local peut subordonner l'ouverture d'une boucherie à une permission de l'autorité municipale (Cass., 7 mars 1874).

L'autorité municipale, étant chargée d'assurer l'approvisionnement (loi du 5 avril 1884, art. 97), peut prescrire aux bouchers d'être constamment approvisionnés de viande en quantité et en qualité suffisantes et suivant une taxe qui leur est imposée (loi des 19-22 juillet 1791, art. 30 et arrêts de cass., 11 sept. 1840, 17 mars 1841, 12 juin 1856, 26 déc. 1857). L'article 419 du code pénal punit la coalition. Enfin pour éviter les dangers d'introduc-tion de maladies épizootiques par les troupeaux des bouchers, dans les vaines pâtures, le maire peut circonscrire ces troupeaux dans un canton déterminé.

En cas d'excès de pouvoirs (saisie injustifiée, formalités gênantes) les intéressés ont recours au préfet et même au Conseil d'État.

Les syndicats de bouchers qui avaient été organisés dans certaines grandes villes par ordonnances royales, ont été remplacés par des syndicats professionnels, constitués conformément aux prescriptions de la loi du 21 mars 1884.

SALUBRITÉ DES VIANDES ET DES ÉTAUX

L'autorité municipale doit veiller à ce qu'il ne soit vendu au public aucune viande malsaine, gâtée ou susceptible de porter atteinte à la santé. Les bestiaux devront être tués en bon état de santé, l'apprêt de leurs chairs sera fait proprement et le débit en sera effectué dans un délai convenable après la mort de l'animal. Pour toutes ces vérifications, il peut être créé des inspecteurs municipaux (décret du 19-22 juillet 1791, art. 13).

Un règlement municipal peut aussi ordonner : que les étaux soient disposés de manière à éloigner toute cause d'insalubrité et fixer leurs dimensions minima (Cass., 24 juin 1831) ; que les viandes introduites par les bouchers forains seront l'objet d'une surveillance spéciale et ne pourront être vendues que dans des endroits désignés, mais l'introduction ne peut en être interdite (Cass., 12 juin 1869), sauf le cas d'épizooties (Cass., 20 janvier 1872), et il ne peut être défendu aux bouchers de la ville d'en approvisionner leurs étaux (Cass., 24 juin et 8 déc. 1865).

L'autorité municipale ne peut interdire la vente de la viande au domicile des bouchers pour la concentrer dans une boucherie commune (instruction du 22 déc. 1825), mais elle peut y interdire la vente de certaines viandes (Cass., 19 avril 1834).

VENTE DE LA VIANDE

Il existe trois modes principaux de vente pour la viande de boucherie : 1° la *vente à la cheville* ou vente en gros (elle peut être interdite par l'autorité municipale); 2° la *vente à la main* ou à la pièce, réservée anciennement aux viandes foraines (ordonnance du 25 mars 1830) ; 3° la *vente au poids*, qui est aujourd'hui le mode de vente ordinaire au détail ; le prix est débattu entre le boucher et le consommateur, à moins qu'il n'y ait taxe.

Au point de vue de la fidélité du débit, il peut être défendu que le surpoids donné par les bouchers ne puisse être, ni foie, ni tête, ni jambes, ni pieds, ni fressure, et ne pas excéder cent grammes par kilo., (Cass. 10 juin 1836).

TAXE DE LA VIANDE

L'article 30 de la loi des 19-22 juillet 1791 est toujours en vigueur, et les arrêtés fixant le prix au kilogramme de la viande de boucherie sont légaux et obligatoires (Cass., 18 mai 1855). Ces arrêtés peuvent taxer les viandes par nature et qualité et exiger que les bouchers les séparent dans des casiers distincts, en viandes mâles et viandes femelles, et que sur chaque morceau un fichet indique aussi la nature de la viande (Cass., 20 août 1875).

Toute vente faite à un prix supérieur à la taxe constitue une contravention quand même l'acheteur y aurait consenti (Cass., 18 et 25 mai 1855). La taxe ne s'applique pas aux traités de fournitures (Cass., 8 mars 1845), ni à la viande juive, dite *kascher* (Cass., 27 décembre 1864).

Les contraventions à la taxe sont punies conformément aux dispositions des articles 479, n° 6, 480 et 482 du Code pénal (Cass., 17 mars 1810, 24 juin 1865, 2 août 1856).

Une circulaire du ministre de l'agriculture, du 27 décembre 1864, conseille aux préfets d'inviter les administrations municipales à ne pas user du droit de taxe de la viande (difficultés de fixation du tarif, etc.). La taxe de la viande n'existe actuellement que dans quelques communes de l'Aude, des Côtes-du-Nord, des Landes et du Lot-et-Garonne; elle a été rétablie à Compiègne en 1887. Une proposition d'abrogation de l'article 30 de la loi de 1791 a été récemment déposée à la Chambre.

II. — COMMERCE DE LA BOUCHERIE A PARIS

Pendant la Révolution, Paris souffrit beaucoup du défaut d'approvisionnements et de la mauvaise qualité des viandes vendues sur la voie publique. On dût bientôt revenir aux dispositions des anciens règlements trop vite abolis. Une *délibération du conseil municipal, du 26 mai* 1791, décida que les voitures chargées de comestibles ne pourraient plus être conduites directement chez les commerçants, mais à la halle aux comestibles.

Le nombre des bouchers qui, en 1789, était limité à 230, augmenta considérablement par l'effet de la loi de 1791 : en 1793 ils étaient au nombre de plus d'un millier. A cette époque un vaste bazar pour la vente de la viande s'établit dans l'ancienne halle au blé ; on y vendait beaucoup de viandes malsaines et corrompues et chaque jour la police en faisait jeter à la voirie plusieurs milliers de livres. Des arrêtés du Gouvernement du 27 *thermidor an V, du* 9 *germinal an VIII, du* 8 *vendémiaire an XI* réorganisèrent la boucherie de Paris.

L'*ordonnance du 9 germinal an VIII* ordonne de n'exercer la boucherie et la charcuterie que dans des établissements autorisés (art. 1er); défense de débiter la viande sur la voie publique; seuls les forains patentés peuvent vendre la viande sur les neuf marchés et à l'ancienne halle au blé (art. 2); rappel de l'ordonnance de 1720 et des lettres patentes de 1782 pour les viandes gâtées, les veaux trop jeunes, les vaches pleines, etc. (art. 10); inspection la plus exacte des viandes exposées en vente (art. 12).

Une *ordonnance de police du 13 juin* 1808, exigea qu'on se procurât pour être boucher deux fonds de commerce dont l'un serait supprimé. Les *décrets du 6 février* 1811, 15 *mai* 1813 et l'*ordonnance royale du 22 décembre* 1819 réorganisèrent la caisse de la boucherie sous le nom de caisse de Poissy, limitèrent le nombre des bouchers à 300 par rachat des étaux supplémentaires sur l'intérêt des cautionnements.

À la suite de ces mesures, le nombre des bouchers diminua rapidement et en 1822 il n'était déjà plus que de 370. Une *ordonnance royale des* 9 30 *octobre* 1822 fixa le nombre des étaux de boucherie à ce chiffre de 370.

Le commerce de la boucherie devint alors un véritable monopole, les bouchers furent maîtres des prix d'achat et de vente. Dans le but d'augmenter la concurrence et de faire monter le prix des animaux sur pied, l'*ordonnance royale du 12 janvier* 1825 fut rendue, qui accorda 100 nouvelles permissions dans chacune des années 1825, 1826 et 1827, et décida qu'à dater du 1er janvier 1828 le nombre des étaux cesserait d'être limité.

Toutes ces mesures furent loin de produire les résultats attendus et l'on revint au système de limitation de nombre par l'*ordonnance royale des* 10-27 *octobre* 1829 : le nombre des bouchers fut réduit à 400 par rachat, les cautionnements atteignirent de 3 à 4 mille francs, la revente des bestiaux sur pied et à la cheville fut interdite, enfin le Syndicat fut rétabli ainsi que les autres dispositions des décrets de vendémiaire an XI et février 1811.

L'*ordonnance de police du 25 mars* 1830 renouvela dans son article 26, les prescriptions de l'ordonnance du 13 juin 1803 pour accélérer la réduction du nombre des étaux; mais la *décision ministérielle du 12 avril* 1832 rapporta ces dispositions.

À partir de 1830 le Syndicat cessa de racheter les étaux et le nombre des bouchers resta fixé à 501.

En 1851, un rapport de M. Languinais, à l'Assemblée législative, concluait à l'application des principes de liberté commerciale, pour la réorganisation de la boucherie de Paris; les événements de décembre empêchèrent la réalisation de ce projet.

L'enchérissement considérable du prix de la viande en 1855 détermina l'établissement de la taxe sur cette denrée par l'*ordonnance de police du*

1ᵉʳ *octobre* 1855. Elle fut supprimée par l'*ordonnance du* 16 *mars* 1858 et ne fut rétablie qu'en 1870-1871 par les *décrets du* 11 *septembre* et *du* 10 *novembre* 1870 du Gouverment et de la Défense nationale.

L'exercice de la profession de boucher à Paris est encore régi à Paris par le *décret des* 24 *février* 4 *mars* 1858 et par l'*ordonnance de police du* 16 *mars* 1858 récemment remplacée par l'*arrêté du préfet de la Seine du* 20 *avril* 1887 qui régit aussi la tenue des étaux.

Décret des 24 *février* 4 *mars* 1858, *relatif au commerce de la boucherie de Paris*

ARTICLE PREMIER. — L'ordonnance du 18 octobre 1829, relative à l'exercice de la profession de boucher dans Paris, est abrogée.

ART. 2. — Tout individu qui veut exercer à Paris la profession de boucher doit faire à la Préfecture de police une déclaration où il fait connaître la rue ou la place, et le numéro de la maison ou des maisons, où la boucherie et ses dépendances doivent être établies (modifié).

Cette déclaration doit être renouvelée chaque fois que la boucherie change de propriétaire ou de locaux.

ART. 3. — La viande est inspectée à l'Abattoir et à l'entrée dans Paris, conformément aux règlements de police, sans préjudice de tous autres droits appartenant à l'Administration pour assurer la fidélité du débit et la salubrité des viandes vendues dans les étaux ou sur les marchés.

ART. 4. — Le colportage en quête d'acheteurs de viandes de boucherie est interdit dans Paris (abrogé).

ART. 5. — Il sera institué, sur les marchés à bestiaux autorisés pour l'approvisionnement de Paris, des facteurs dont la gestion sera garantie par un cautionnement, et dont les fonctions consisteront à recevoir en consignation les animaux sur pied, et à les vendre, soit à l'amiable, soit à la criée, et aux conditions indiquées par le propriétaire.

L'emploi de ces facteurs sera facultatif.

ART. 6. — Tout propriétaire d'animaux jouit, comme les bouchers, du droit de faire abattre son bétail dans les abattoirs généraux, d'y faire vendre à l'amiable la viande provenant de ses animaux, de la faire enlever pour l'extérieur, en franchise du droit d'octroi, ou de l'envoyer sur les marchés intérieurs de la ville affectés à la criée des viandes abattues.

ART. 7. — Les bouchers forains sont admis, concurremment avec les bouchers établis à Paris, à vendre ou à faire vendre en détail sur les marchés publics, en se conformant aux règlements de police.

ART. 8. — La caisse de Poissy est supprimée.

Les cautionnements des bouchers, actuellement versés dans la caisse de Poissy, leur seront restitués dans le délai de deux mois, à partir du jour où cette caisse aura cessé de fonctionner.

ART. 9. — Les dépenses relatives à l'inspection de la boucherie et au service des abattoirs généraux seront supportées par la ville de Paris.

ART. 10.— Les dispositions des décrets, ordonnances et règlements sur la boucherie de Paris, non contraires au présent décret, continueront à recevoir leur exécution.

ART. 11. — Le présent décret sera exécutoire à partir du 31 mars prochain.

ART. 12. — Notre ministre secrétaire d'État au département de l'agriculture, du commerce et des travaux publics est chargé de l'exécution du présent décret, qui sera inséré au *Bulletin des Lois*.

Le *décret du* 10 *octobre* 1859 (voir page 536) ayant donné au préfet de la Seine les attributions de petite voirie, c'est à la préfecture de la Seine que doit être faite la déclaration d'ouverture prescrite par l'article 2.

L'article 4 a été abrogé par le *décret du* 5 *septembre* 1870.

Les articles 3 et suivants de l'arrêté du 8 ventôse an XI, 7 de l'ordonnance du 18 octobre 1829, et 1 et 2 de l'ordonnance de police du 25 mars 1830 avaient établi le *Syndicat de la boucherie de Paris* (ce Syndicat présentait à la nomination du préfet de police les inspecteurs et surveillants de la boucherie). Il fut supprimé par le décret du 24 février 1858. La Chambre syndicale actuelle de la boucherie de Paris a été instituée d'après les règles de la loi du 21 mars 1884 sur les syndicats professionnels.

Le privilège de parcours des bestiaux sur les terres en jachères de la banlieue de Paris, a été définitivement enlevé aux bouchers de Paris par l'arrêt du Conseil d'État du 30 frimaire an XII.

TENUE DES ÉTAUX

Les dispositions des ordonnances de police du 15 nivôse an XI, 25 mars 1830 (art. 33) sur les dimensions des étaux et leur salubrité ont été remplacées par celles de l'*ordonnance de police du* 16 *mars* 1858 (art. 2) et enfin par l'*arrêté du préfet de la Seine du* 20 *avril* 1887

Arrêté du préfet de la Seine du 20 *avril* 1887,
réglementant la tenue des étaux de boucherie dans la ville de Paris

ARTICLE PREMIER. — Toute personne qui voudra exercer le commerce de la boucherie dans la ville de Paris, devra en faire préalablement la déclaration à la préfecture de la Seine et indiquer les locaux dans lesquels elle se propose d'établir l'étal de boucherie.

Cette déclaration devra être renouvelée à chaque changement de titulaire.

Art. 2. — L'autorisation d'exercer le commerce de la boucherie ne sera accordée qu'après qu'il aura été constaté que les locaux dans lesquels on se propose d'exercer ce commerce remplissent les conditions suivantes :

1° L'étal aura au minimum 3^m,50 de longueur, 4 mètres de profondeur et 2^m,80 de hauteur. Toutefois dans les constructions élevées antérieurement au décret du 23 juillet 1884, l'étal pourra n'avoir qu'une hauteur de 2^m,60 ;

2° L'étal sera fermé dans toute sa hauteur par une grille en fer ;

3° L'étal ne pourra contenir de soupente, ni servir de chambre à coucher, et il ne devra renfermer ni âtre, ni cheminée, ni fourneau, ni pierres d'extraction de fosses d'aisances, ni tuyaux aboutissant à ces fosses ;

4° Le sol de l'étal sera établi en surélévation de la voie publique, avec revêtement imperméable et pente en rigole, dirigée vers un orifice muni d'un siphon obturateur, conduisant les eaux par une canalisation souterraine à l'égout public. Cet orifice sera en outre muni d'un grillage pour arrêter la projection des corps solides ;

5° Les murs ou cloisons des étaux seront en maçonnerie pleine et revêtus, dans toute leur hauteur, de matériaux imperméables et à surface lisse ;

6° L'étal sera ventilé, soit au moyen d'une prise d'air sur la cour de la maison, soit au moyen d'un tuyau posé dans la courette ; ledit tuyau présentant une section *minima* de 4 décimètres carrés et s'élevant jusqu'à la hauteur du faîtage de la maison ou des maisons contiguës, si elles sont plus élevées ;

L'étal ne pourra prendre jour sur la courette qu'au moyen de châssis à verre dormant ;

7° Aucune communication ne pourra exister entre les chambres à coucher, les étaux et les locaux dans lesquels sont déposés les déchets de la boucherie ;

8° L'alimentation en eau de l'étal devra être assurée au moyen d'un abonnement aux eaux de la ville d'au moins 500 litres par jour ;

Les puits et les réservoirs ne seront tolérés qu'à titre exceptionnel. Dans ce cas, les réservoirs devront avoir une contenance d'un demi-mètre cube au minimum et seront remplis tous les jours.

Art. 3. — Les dispositions des paragraphes 4, 5 et 6 de l'article 2 sont applicables aux locaux dans lesquels sont déposés les déchets de la boucherie.

Art. 4. — Les débris de viande et autres déchets de la boucherie ne devront pas séjourner dans l'établissement. Ils seront enlevés tous les jours.

Art. 5. — L'ordonnance de police du 16 mars 1858 est rapportée en ce qu'elle a de contraire au présent arrêté.

Art. 6. — Le présent arrêté sera publié et affiché dans la ville de Paris. Il sera en outre inséré au *Recueil des Actes administratifs de la préfecture de la Seine.*

Les ordonnances concernant les étalages et l'enlèvement des matières insalubres seront mentionnées plus loin.

SALUBRITÉ DES VIANDES

Nous avons étudié dans un chapitre précédent les anciennes dispositions concernant la salubrité des viandes à Paris. Un certain nombre ont encore force de loi et ont pu être rappelées dans les ordonnances de police rendues depuis 1800 ; nous citerons l'ordonnance du 22 novembre 1727 et les lettres patentes du 26 août 1783 sur le commerce des porcs, les lettres patentes du 1er novembre 1781 sur le commerce de la volaille et du gibier, l'ordonnance de 1672 sur le commerce du poisson d'eau douce, et surtout, les lettres patentes du 1er juin 1782 et du 26 août 1783, sur la boucherie et la charcuterie (voir page 467).

Les ordonnances du 9 germinal an VIII (voir page 557) et celles qui suivirent défendirent la vente des *viandes gâtées, corrompues* ou *nuisibles* et celles de *veaux trop jeunes* ou trop âgés.

Les prescriptions de l'ordonnance du 25 mars 1830 relatives à la saisie des viandes insalubres ont été remplacées par celles de l'article 19 de l'*ordonnance du 20 août* 1879 et de l'article 7 de l'*ordonnance du 13 octobre* 1879. Cette dernière ordonnance règle aussi l'entrée des viandes dans Paris et les questions de protestation des propriétaires des viandes saisies (contre-expertise) et de destruction de ces viandes. Nous avons transcrit cette ordonnance à l'article *Inspection de la boucherie*.

VENTE DE LA VIANDE

Le *décret du 5 septembre* 1870 en abrogeant l'article 4 du décret du 24 février, 1858, permit le colportage de la viande dans Paris. Ce même décret de 1858 permet dans son article 7 la vente au détail de la viande par les bouchers forains concurremment avec les bouchers établis, sur les marchés publics (interdite par les ordonnances de 1829, de 1830 et par le décret du 28 janvier 1860).

Comme nous l'avons déjà mentionné, la taxe de la viande n'a été établie à Paris que deux fois en ce siècle : de 1855 à 1858 et en 1870-1871.

B. — *Commerce de la charcuterie*

La plupart des considérations dans lesquelles nous sommes entrés à propos du commerce de la boucherie, se rapportent au commerce de la charcuterie : liberté du commerce, surveillance de l'autorité municipale sur la qualité des viandes ; la fidélité du débit, la tenue des locaux, l'obligation d'abattre les

porcs dans les abattoirs lorsque les villes sont pourvues de pareils établissements, etc. L'instruction du 22 décembre 1825, que nous avons relatée précédemment, s'applique aussi au commerce de la charcuterie.

Autrefois, comme nous l'avons vu, la viande de porc était soumise à plusieurs vérifications, par les langueyeurs, les tueurs, les courtiers-visiteurs et
les jurés visiteurs. Une circulaire du ministre de l'intérieur, du 16 septembre 1819, conseille aux municipalités de faire visiter les porcs sur le marché
par des vétérinaires et de ne permettre la vente de ceux atteints de ladrerie
que dans un lieu spécial; mais le langueyage ne peut être l'objet d'un droit
de perception. Aujourd'hui l'inspection des viandes de porc, celle des produits de la charcuterie et des établissements où on les prépare, rentrent dans
les attributions des inspecteurs de la boucherie.

En outre, la vigilance de l'autorité municipale ou de ses agents doit
porter sur la propreté et la salubrité des ustensiles et chaudières des charcutiers; ceux-ci ne doivent jamais laisser séjourner, ni refroidir aucune de
leurs préparations dans des ustensiles de cuivre, étamés ou non.

La viande de porc fraîche et non manipulée est comprise dans la dénomination générale de *viandes de boucherie* et peut être soumise à la taxe
municipale (Cass., 23 février 1877). Sont compris dans la liste des établissements insalubres, établie par le décret du 12 mai 1866, et ne peuvent être
autorisés qu'après les enquêtes et formalités prescrites par le décret du
15 octobre 1810 et l'ordonnance du 14 janvier 1815 : les porcheries comprenant plus de six animaux adultes (2e classe); les ateliers à enfumer le lard
(3e classe); la salaison et la préparation des viandes (3e classe); les dépôts
de salaisons dans les villes (3e classe); les fabriques en grand de saucissons
(2e classe).

COMMERCE DE LA CHARCUTERIE A PARIS

Les *lettres patentes du 26 août* 1783 ont servi de base à la réglementation qui a suivi : *arrêt du conseil du 27 janvier* 1788 ; *ordonnance de police du 23 prairial* an X (marché aux porcs à la Maison-Blanche) ; *ordonnance de police du 24 floréal an XII* (vente des viandes de porc dans
l'ancienne halle au blé et au marché Saint-Germain, visite des viandes,
défense de revendre, défense d'abattre les porcs ailleurs qu'aux échaudoirs
autorisés) ; *ordonnance de police des 3 fructidor an XIII*, 30 *avril* 1806,
(marché de la Maison-Blanche), 29 *janvier* 1811 (étalage en dehors des
boutiques), 25 *septembre* 1815 (abatage des porcs dans des échaudoirs autorisés), 2 *avril* 1818, 24 *novembre* 1819, 9 *juin* 1824, 19 *décembre* 1835,
25 *juillet* 1852 et 20 *mars* 1865.

Les dispositions de l'*ordonnance du* 19 *décembre* 1835 et de l'instruction qui l'accompagne ont été remplacées par celles de l'*arrêté du préfet de la Seine du* 20 *avril* 1887, régissant actuellement le commerce de la charcuterie à Paris.

Arrêté du Préfet de la Seine, du 20 *avril* 1887, *réglementant la tenue des établissements de charcuterie dans la ville de Paris*

ARTICLE PREMIER. — Toute personne qui voudra exercer le commerce de la charcuterie dans la ville de Paris devra en faire préalablement la déclaration à la préfecture de la Seine, et indiquer les locaux dans lesquels elle se propose d'installer son établissement.

Cette déclaration devra être renouvelée à chaque changement de titulaire.

ART. 2. — L'autorisation d'exercer le commerce de la charcuterie ne sera accordée qu'après qu'il aura été constaté que les locaux dans lesquels on se propose d'exercer ce commerce remplissent les conditions suivantes :

1° *Les laboratoires et les cuisines* affectés à la préparation des viandes de charcuterie ne pourront être installés que dans des voies pourvues d'égout et d'une canalisation d'eau de source, et il devra être justifié d'un abonnement d'eau de source d'au moins 500 litres par jour pour le service de l'établissement ;

2° *Les laboratoires et les cuisines* devront avoir au moins 2^m,80 de hauteur et des dimensions suffisantes pour que les diverses préparations de la charcuterie y puissent être faites avec propreté.

Ces locaux ne pourront contenir de soupentes, ni servir de chambres à coucher, et ils ne devront pas renfermer de pierres d'extraction de fosses d'aisances ni de tuyaux aboutissant à ces fosses.

Le sol de ces locaux sera établi en surélévation de la voie publique, avec revêtement imperméable et pente en rigole dirigée vers un orifice muni d'un siphon obturateur conduisant les eaux par une canalisation souterraine à l'égout public. Cet orifice sera en outre muni d'un grillage pour arrêter la projection des corps solides.

Les murs ou cloisons de ces locaux seront en maçonnerie pleine et revêtus dans toute leur hauteur de matériaux imperméables et à surface lisse ;

3° *Les laboratoires et les cuisines* devront être ventilés au moyen d'un tuyau d'une section minima de 4 décimètres carrés prolongé jusqu'à la hauteur du faîtage de la maison ou des maisons contiguës si elles sont plus élevées.

Ces locaux seront suffisamment éclairés par la lumière du jour ;

4° Les fourneaux et les chaudières devront être pourvus d'une hotte de dégagement conduisant à la cheminée les buées et les émanations, de manière qu'aucune odeur ne puisse se répandre ni dans l'établissement de charcuterie, ni dans la maison ;

5° Les fumoirs des viandes seront construits en matériaux incombustibles avec portes en fer et seront placés sous la hotte de dégagement dans les conditions déterminées pour les fourneaux et les chaudières ;

6° Les chaudières destinées à la cuisson des grosses pièces de charcuterie et à la fonte des graisses seront engagées dans des fourneaux en maçonnerie ;

7° *Les boutiques exclusivement affectées à la vente des produits de la charcuterie* seront établies dans les conditions indiquées au paragraphe 2.

Elles devront être ventilées au moyen de deux ouvertures grillées d'au moins 2 décimètres carrés chacune, dont l'une sera pratiquée sous le plafond du côté de la voie publique et l'autre au bas de la porte d'entrée du mur de face ;

8° *Les caves et autres locaux* destinés aux salaisons devront avoir au moins 2m,60 de hauteur et des dimensions suffisantes pour permettre d'y circuler facilement.

Ils devront être convenablement aérés et ventilés.

Le sol des caves et autres locaux destinés aux salaisons devra être établi dans les mêmes conditions que le sol des laboratoires et des cuisines, et de manière à conduire les eaux de lavage par une canalisation souterraine à l'égout public. — Dans le cas où, par suite de la disposition des lieux, les eaux de lavage ne pourraient pas être envoyées directement à l'égout public, l'administration pourra tolérer que ces eaux de lavage soient reçues provisoirement dans des cuvettes qui devront être vidées dans l'égout et lavées tous les jours.

ART. 3. — Il est interdit de faire usage dans les établissements de charcuterie :

1° De saloirs, pressoirs et autres ustensiles qui seraient revêtus de feuilles de plomb ou de tout autre métal. Les saloirs et pressoirs seront construits en pierre, en bois ou en grès ;

2° De vases et ustensiles de cuivre même étamé. Ces vases et ustensiles seront en fonte ou en fer battu ;

3° De vases ou poterie vernissée. Ces vases seront en grès ou en poterie dont la couverte ne contient pas de substances métalliques.

ART. 4. — Il est interdit aux charcutiers d'employer dans leurs salaisons et préparations de viandes des sels de morue, de varech et de salpêtriers.

ART. 5. — Les débris de viande ou autres déchets de la charcuterie ne devront pas séjourner dans l'établissement. Ils seront enlevés tous les jours avant huit heures du matin.

ART. 6. — L'ordonnance de police du 19 décembre 1835 est rapportée.

ART. 7. — Le présent arrêté sera publié et affiché dans la ville de Paris. Il sera en outre inséré au *Recueil des actes administratifs* de la préfecture de la Seine.

Au point de vue de la salubrité des substances alimentaires et de l'innocuité des vases, ustensiles, papiers, etc., qui se trouvent chez les charcutiers, nous devons encore citer :

Ordonnance de police du 15 juin 1862

Art. 7. — Il sera fait annuellement et plus souvent, s'il y a lieu, des visites chez les fabricants et les détaillants, à l'effet de constater si les dispositions de la présente ordonnance sont observées.

Art. 11. — Les commissaires de police et les maires ou les commissaires de police, dans les communes rurales, feront, à des époques indéterminées, avec l'assistance des hommes de l'art des visites dans les ateliers, magasins et boutiques des fabricants, marchands et débitants de sel et de comestibles quelconques, à l'effet de vérifier si les denrées dont ils sont détenteurs sont de bonne qualité et exemptes de tout mélange.

Art. 12. — Le sel, les boissons, les substances alimentaires et les denrées falsifiées seront saisis, sans préjudice des poursuites à exercer, s'il y a lieu, contre les contrevenants, conformément aux dispositions de la loi précitée du 27 mars 1851.

Art. 13. — Il est défendu d'envelopper, d'orner et d'étiqueter aucune substance alimentaire avec les papiers peints et avec ceux... (papiers blancs lissés ou colorés avec des substances minérales, excepté le bleu de Prusse, l'outremer, les ocres et la craie ; défense aux bouchers..., marchands de comestibles...., épiciers, etc., de faire avec ces papiers des sacs, enveloppes, manchettes, boîtes ou étiquettes).

Art. 14. — Les ustensiles et vases de cuivre ou d'alliage de ce métal, dont se servent les... bouchers, fruitiers, épiciers, etc., devront être étamés à l'étain fin, et entretenus constamment en bon état d'étamage.

Sont exceptés de cette disposition les vases et ustensiles dits d'office et les balances, lesquels devront être entretenus en bon état de propreté.

Art. 16. — L'emploi du plomb, du zinc et du fer galvanisé est interdit dans la fabrication des vases destinés à préparer ou à contenir des substances alimentaires ou des boissons (L'article 21 défend l'usage des vases de plomb, zinc, fer galvanisé, cuivre ou ses alliages non étamés, pour les liquides et substances alimentaires. — L'article 23 ordonne que les vases d'étain destinés aux substances alimentaires ne devront pas contenir plus de 10 0/0 de plomb ou autres métaux).

Art. 27. — Les ordonnances de police des 20 juillet 1832, 7 novembre 1838, 22 septembre 1841, et 28 février 1853 sont rapportées.

Les *ordonnances de police du* 8 *juin* 1881 *et du* 3 *juillet* 1883 défendent d'employer pour envelopper les substances alimentaires des papiers coloriés avec des substances toxiques (minérales et végétales).

L'*ordonnance de police du* 2 *juillet* 1878 défend la fabrication et la mise en vente des poteries vernies avec des enduits d'oxyde de plomb fondu ou incomplètement vitrifié, et qui peuvent rendre toxiques les denrées préparées à l'aide de ces vases.

L'*ordonnance de police du* 23 *février* 1881 défend expressément de

mettre en vente aucune substance alimentaire, solide ou liquide, dans la
composition de laquelle entrerait une quantité quelconque d'acide salicy-
lique ou de ses dérivés.

Une *circulaire du préfet de police du 3 septembre* 1886, rappelle les dispositions des *ordonnances du* 1er *octobre* 1844, *du* 1er *septembre* 1853, *et du*
31 *juillet* 1879, sur le transport des matières insalubres, et contient les
prescriptions suivantes :

« Les résidus des boyauderies et des triperies, les raclures des peaux infectes, les résidus provenant de la fonte de suifs, les os gras, cuirs frais,
peaux et caboches provenant des animaux abattus et en général toutes les
matières qui seraient de nature à compromettre la salubrité ne pourront
être transportés dans Paris que dans des voitures fermées et parfaitement
étanches.

Les eaux grasses destinées aux fondeurs de suifs et nourisseurs de porcs,
le sang des animaux, les eaux de charcuterie et de triperie ne pourront être
transportés que dans des tonneaux hermétiquement fermés et lutés.

Il est défendu de laisser couler dans les ruisseaux le sang des animaux.

L'*ordonnance de police du 25 juillet* 1862 (§ 7, *étalage pouvant salir les
passants*) défend (art. 89) « aux marchands bouchers, charcutiers, tripiers,
rôtisseurs et autres de former les étalages de viandes en saillie du mur
de face. Les crochets, planches et autres objets pouvant servir à des étalages
de cette nature seront supprimés sans délai ».

Enfin *diverses décisions du préfet de police*, entre autres celles du
17 *juillet* 1840 *et 7 novembre* 1853, ont trait à certaines questions concernant le commerce de la charcuterie.

Les charcutiers forains, comme les charcutiers établis, sont admis dans
les marchés.

Les salaisons (jambons, lard salé, saucissons de province) ne peuvent être
débitées que dans les marchés couverts.

Les épiciers, fruitiers et marchands de comestibles ne peuvent débiter que
ces trois articles de salaisons. Il leur est interdit de débiter du porc frais et
des articles manipulés.

Le commerce de la charcuterie qui était autrefois représenté par trois
mandataires, possède aujourd'hui une Chambre syndicale chargée des intérêts de la profession.

C. — *Commerce de la triperie*

Les mêmes règles de salubrité publique que nous avons étudiées pour la
boucherie et pour la charcuterie s'appliquent au commerce de la triperie

et à celui du suif. Il en est de même pour le commerce de la volaille et du gibier et pour celui du poisson.

Les boyauderies et les triperies, annexes des abattoirs, sont comprises dans la 1re classe des établissements insalubres (décret du 12 mai 1886).

A Paris les divers ordonnances de police concernant la triperie sont les suivantes : *ordonnance du 25 brumaire an XII* (cuisson des tripes) ; *ordonnance du 19 novembre 1818* (triperies dans les abattoirs) ; *odonnance du 25 novembre 1819* (les estomacs de bœuf et de mouton, les pieds de mouton, ne peuvent être vendus qu'après avoir été préparés dans des ateliers autorisés) ; *ordonnance du 19 juillet 1824* (enlèvement des tripées au fur et à mesure de l'abatage) ; *les ordonnances du 25 avril 1825, 25 mars 1830, du 20 août 1879* s'occupent de la police de la triperie dans les abattoirs ; celles du 25 *novembre 1819, du 13 mai 1828* traitent de la police du marché à la triperie des Prouvaires et des triperies particulières. L'*ordonnance du 1er avril 1832* remplacée par celle du 30 *décembre 1865* s'occupe de la tenue des triperies dans les halles et marchés.

DÉBITS DE TRIPERIE DANS PARIS

Les *ordonnances du 28 mai 1812 et 11 janvier 1813* réglaient les rapports entre les tripiers et les bouchers, et une *ordonnance du 21 janvier 1813* soumettait l'exploitation des débits de triperie à certaines conditions restrictives. Ces règlements ont été abrogés par l'*ordonnance du 21 avril 1865* déterminant les conditions d'ouverture des triperies. Elle est remplacée par l'*ordonnance de police du 22 juillet 1887* (le décret du 10 octobre 1859 n'a enlevé au préfet de police que la surveillance de l'ouverture des étaux de boucherie et de charcuterie).

Ordonnance de police, du 22 juillet 1887, concernant les débits de triperie dans Paris.

ARTICLE PREMIER. — Toute personne qui voudra exploiter à Paris un débit de triperie, devra en faire préalablement la déclaration à la Préfecture de police et indiquer le lieu où elle se propose d'établir son étal.

Il sera donné un récépissé de sa déclaration dès que l'exécution des conditions déterminées par l'article 2 ci-après aura été constatée par notre service d'architecture.

ART. 2. — L'exploitation d'un débit de triperie à Paris sera subordonnée aux conditions suivantes :

1° Le local aura une hauteur de 2m,80. Toutefois, dans les constructions élevées antérieurement au décret du 23 juillet 1884, le local pourra n'avoir qu'une hauteur de 2ᵐ,50 ;

2° Le local sera constamment aéré et ventilé au moyen de deux prises d'air grillées, d'au moins 4 décimètres carrés. L'une de ces prises d'air sera pratiquée dans la devanture du côté de la voie publique, et l'autre sur la cour de la propriété. S'il n'y a pas de cour, la ventilation de l'étal sera assurée par un tuyau présentant une section d'au moins 4 décimètres carrés et s'élevant jusqu'à la hauteur du faîtage de la maison ou des maisons contiguës si elles sont plus élevées. L'étal ne pourra prendre jour sur la courette qu'au moyen de châssis à verre dormant. En outre, le local ne devra jamais renfermer de pierres d'extraction pour la vidange des fosses d'aisances, ni de tuyaux aboutissant à ces fosses ;

3° Le sol devra être établi en surélévation de la voie publique, avec revêtement imperméable et pente en rigole dirigée vers un orifice muni d'un siphon obturateur conduisant les eaux par une canalisation souterraine à l'égout public ; cet orifice sera muni d'un grillage pour arrêter la projection des corps solides ;

4° Les murs ou cloisons des étaux seront en maçonnerie pleine et revêtus dans toute leur hauteur de matériaux imperméables à surface lisse (faïence ou marbre) ;

5° Il ne pourra y avoir dans l'étal ni âtre, ni cheminée, ni fourneau ;

6° Aucune chambre à coucher ne devra se trouver en communication directe soit avec l'étal, soit avec ses dépendances ;

7° Les tables et comptoirs seront recouverts de plaques en marbre ou en pierre de liais dur ;

L'usage des bois étaux en debout sera autorisé ;

8° A défaut de puits ou d'une concession d'eau pour le service de l'étal, il y sera suppléé par un réservoir de la contenance d'un demi-mètre cube au minimum, qui devra être rempli tous les jours ;

9° Les débris de viandes ou autres déchets de la triperie ne devront pas séjourner dans l'établissement, ils seront enlevés quotidiennement avant 8 heures du matin.

Art. 3. — La présente ordonnance n'est pas applicable aux établissements classés comme insalubres ou incommodes, tels que les échaudoirs, les ateliers de traitement ou de refonte des graisses, les fabriques ou dépôts de salaisons, les ateliers de préparation et de cuisson des tripes.

L'ordonnance de police ci-dessus visée du 21 avril 1865 est rapportée.

Art. 4. — Les commissaires de police de la ville de Paris, l'inspection de la boucherie et les architectes de notre préfecture, sont chargés, chacun en ce qui le concerne, d'assurer l'exécution de la présente ordonnance, qui sera imprimée, publiée et affichée.

Les prescriptions touchant les étalages et l'enlèvement des matières insalubres ont été traitées à l'article *Charcuterie*.

D. — *Hippophagie*

Selon Galien, les Romains mangeaient autrefois beaucoup d'ânons; ce fut Mécène qui mit en vogue l'usage de cette viande. Les Perses servaient sur la table de leurs rois les chairs de cheval, d'âne et de chameau ; les particuliers n'en mangeaient que dans les occasions mémorables. Les Tartares mangent la chair de cheval demi-crue et boivent le sang. Les Turcs emploient aussi quelquefois cette viande dans leurs armées ; ils la font sécher pour la conserver.

En Europe, l'usage de la viande de cheval comme aliment s'est conservé jusqu'au XIII° siècle.

La première interdiction connue est celle des lois mosaïques (le cheval était *animal impur*) ; elle passa dans le christianisme (lettres des papes Grégoire III et Zacharie Ier à Saint-Boniface) et doit être considérée comme l'unique source du préjugé encore fort répandu contre la viande de cheval.

En Danemark, la vente de la chair de cheval est autorisée depuis longtemps dans les mêmes boucheries où se vend celle des autres animaux : les chevaux préparés doivent être divisés en quatre quartiers avec le pied adhérent et portant la marque d'inspection sanitaire. A Tarente aussi, on vendait cette viande publiquement à la livre; il en était de même à Vilvorde, près Bruxelles, où, dès 1830, il existait une boucherie de cheval.

En France, malgré les efforts d'un grand nombre de savants (Géraud, Renault, Amédée Laton, Lavocat, Geoffroy-Saint-Hilaire, Goubaux, Decroix, etc.) l'administration hésita fort longtemps à autoriser l'hippophagie.

En 1856, sur la demande du ministre de l'agriculture et du commerce, le Conseil d'hygiène et de salubrité du département de la Seine déposa un rapport favorable qui fut rédigé par le docteur Vernois.

Mais ce ne fut qu'en 1866 que parut l'*ordonnance du préfet de police* autorisant le débit de la viande de cheval dans le département de la Seine.

Ordonnance de police du 9 juin 1866,
concernant la vente de la viande de cheval pour l'alimentation

Paris, le 9 juin 1866.

Nous, Préfet de Police,

Vu : 1° les lois des 16-24 août 1790 et du 19-22 juillet 1791 ;

2° Les arrêtés des Consuls des 12 messidor an VIII et 3 brumaire an IX ;

3° La loi du 8 août 1850 ;

4° Celle du 18 juin 1853 ;

5° Les demandes à nous adressées à l'effet d'obtenir l'autorisation de débiter de la viande de cheval comme denrée alimentaire ;

6° Les rapports du Conseil d'hygiène publique et de salubrité, desquels il résulte que la chair provenant de chevaux sains peut, sans inconvénient, être livrée à la consommation ;

7° La lettre de Son Exc. le ministre de l'agriculture, du commerce et des travaux publics, en date du 17 décembre 1864, relatant l'avis du Conseil supérieur d'hygiène;

Considérant que l'usage de la viande de cheval, pour la consommation, s'est introduit en divers pays sans révéler de dangers pour la santé publique ; et que dès lors il n'y a pas lieu de s'opposer aux tentatives qui pourraient se produire, dans le ressort de notre Préfecture, pour la mise en pratique de ce système d'alimentation sous la réserve de certaines précautions assurant la salubrité des viandes mises en vente;

Ordonnons ce qui suit :

ARTICLE PREMIER. — Le débit de la viande de cheval, comme denrée alimentaire, est permis aux conditions prescrites par les articles ci-après :

ART. 2. — Les chevaux destinés à la consommation publique ne seront abattus que dans les tueries spécialement autorisées à cet effet, et situées sur la circonscription de la préfecture de police.

ART. 3. — Le transport, la vente et la mise en vente, pour l'alimentation, de viande de cheval provenant des clos d'équarrissage ou de tueries autres que celles indiquées en l'article précédent, sont prohibés dans Paris et les communes rurales placées sous notre juridiction.

ART. 4. — Il ne pourra être procédé à l'abatage des chevaux destinés à la consommation qu'en présence d'un vétérinaire ou inspecteur commissionné à cet effet par le préfet de police.

ART. 5. — Les chevaux seront soumis à l'inspection du préposé mentionné en l'article ci-dessus, tant avant l'abatage qu'après le dépeçage des viandes. Les viscères seront livrés au même examen, afin de permettre une appréciation complète de l'état de santé de l'animal abattu.

ART. 6. — Les viandes ne pourront être enlevées de l'abattoir pour être portées à l'étal, qu'après avoir reçu l'estampille d'inspection du préposé, suivant le mode qui sera prescrit par l'Administration.

ART. 7. — Pour faciliter les contre-vérifications qui pourront être faites pendant le transport des viandes ou après leur arrivée au lieu de débit, les animaux ne seront divisés que par moitiés ou par quartiers, et les pieds ne devront en être détachés qu'au moment du dépeçage à l'étal.

ART. 8. — Sont considérés comme impropres à la consommation : les chevaux morts naturellement ou abattus en état de fièvre par suite de blessures ; ceux qui sont atteints d'une maladie quelconque, de plaies purulentes, ou d'abcès, même au sabot.

Sont également exclus les chevaux dans un état d'extrême amaigrissement.

Art. 9. — Lorsque l'appréciation du préposé sera contestée, relativement à l'état de santé d'un cheval à abattre ou à la salubrité des viandes destinées à la vente, il sera procédé à une expertise contradictoire par l'un des artistes vétérinaires désignés comme experts par l'Administration ; et si le rejet est confirmé, les frais de l'expertise resteront à la charge du propriétaire de la marchandise.

Art. 10. — Les chevaux et les viandes impropres à l'alimentation seront immédiatement, et aux frais de leur propriétaire, envoyés à l'établissement d'Aubervilliers.

Le bulletin descriptif d'envoi rédigé par le préposé, lui sera représenté après avoir été revêtu du récépissé à destination.

Art. 11. — Les viandes ayant reçu l'estampille d'inspection seront transportées directement de l'abattoir à l'étal, dans des voitures closes, à moins que ces viandes soient enveloppées de manière à n'en laisser aucune des parties à découvert.

Art. 12. — Les étaux affectés au débit de la viande de cheval seront indiqués au public par une enseigne en gros caractères annonçant leur spécialité.

Art. 13. — Le colportage de viande de cheval est interdit.

Défense est faite de vendre cette viande partout ailleurs que dans les établissements admis pour ce genre de commerce.

Art. 14. — Les restaurateurs et tous autres marchands de comestibles préparés, qui vendront de la viande de cheval cuite ou dénaturée, sans en indiquer clairement l'espèce, ou qui la mélangeront frauduleusement avec d'autres viandes, seront poursuivis correctionnellement par application de l'article 423 du Code pénal ou de la loi du 27 mars 1851, suivant la nature du délit.

Art. 15. — Les contraventions aux dispositions qui précèdent seront constatées par des procès-verbaux ou rapports qui nous seront transmis à telles fins que de droit.

Art. 16. — Les commissaires de police, le chef de la police municipale, l'inspecteur général des halles et marchés et les agents sous leurs ordres sont chargés, chacun en ce qui le concerne, d'assurer l'exécution de la présente ordonnance, qui sera imprimée, publiée et affichée.

Par *arrêté du préfet de la Seine du 14 août* 1872, une partie de l'abattoir de Villejuif est affectée à l'abatage des chevaux destinés à l'alimentation. Un abattoir particulier sis à Pantin est également autorisé à cet effet.

CHAPITRE XI

ÉCHAUDOIRS ET ABATTOIRS

I. — ÉCHAUDOIRS PARTICULIERS

Les échaudoirs ou tueries d'animaux sont placés par le décret du 12 mai 1886 dans la 2ᵉ classe des établissements insalubres (danger des animaux et odeur). Leur établissement ne peut avoir lieu que sur autorisation préfectorale rendue après les formalités prescrites par les décret et ordonnance du 15 octobre 1810 et 14 janvier 1815 (enquête *de commodo et incommodo*, affichage dans un rayon de 5 kilomètres, etc.). Pour le département de la Seine, cette autorisation est du ressort de la Préfecture de police (28 pluviôse an VIII, art. 23).

Il n'existe aucune loi générale qui précise les précautions de salubrité auxquelles doivent être astreints les bouchers dans leurs tueries et échaudoirs ; l'autorité municipale possède à cet égard les pouvoirs les plus étendus. On peut donner comme exemple de cette réglementation l'*ordonnance de police du 15 nivôse an XI*, sur les établissements de boucherie à Paris, avant la création des abattoirs publics dans cette ville ; elle exigeait que l'échaudoir fût placé dans une cour bien dallée, bien aérée et pourvue d'un bon puits ; que l'échaudoir proprement dit fût dallé de pierres jointes au ciment, avec puisard ou auge pour recevoir le sang ; que la voirie et les eaux sales fussent enlevées tous les jours ; que l'entrée de l'établissement fût facile et commode pour les animaux et ne servît à aucune autre exploitation, etc.

Il peut être en outre ordonné que les bestiaux soient tués dans l'intérieur des maisons et que les portes soient tenues fermées pendant l'abatage (Cass., 5 juin 1823).

Une *circulaire ministérielle du 22 mars* 1881 rappelle à l'attention des préfets l'installation défectueuse des tueries particulières et recommande aux municipalités des communes ayant une certaine importance et qui sont dépourvues d'abattoir public, d'étudier les voies et moyens d'en doter leur localité.

II. — ABATTOIRS PUBLICS

Les abattoirs publics sont des établissements généralement situés loin des habitations et hors des barrières, où les bouchers tiennent en réserve les bestiaux qu'ils ont ramenés des marchés, pour les abattre au fur et à mesure des besoins de la consommation.

Les abattoirs publics sont rangés depuis le décret du 14 janvier 1815 dans la première classe des établissements insalubres, dangereux ou incommodes (odeur et altération des eaux : décret du 12 mai 1886). La demande en autorisation d'un abattoir est faite sur la délibération du conseil municipal, puis affichage, enquête *de commodo et incommodo* et avis du Conseil d'hygiène (décret du 15 octobre 1810 ; ordonnance du 15 avril 1838 ; décret du 25 mars 1852).

Pendant longtemps les mesures d'ouverture étaient soumises aux divers ministres compétents qui en ordonnaient par un seul acte d'administration publique (décret du 15 octobre 1810). C'est ainsi que furent autorisés les abattoirs de Paris (décret du 9 février 1810), ceux de Tours (23 mai 1830), etc. etc. Aujourd'hui ce sont les préfets qui décident l'établissement et fixent la taxe des abattoirs ; mais ils ne peuvent pas en ordonner la suppression ; il faut dans ce cas un décret rendu en Conseil d'État (décret du 15 octobre 1811).

Décret des 1er et 30 août 1864

ARTICLE PREMIER. — Les préfets statueront sur les propositions d'établir des abattoirs.

ART. 2. — Les taxes d'abatage seront calculées de manière à ne pas dépasser les sommes nécessaires pour couvrir les frais annuels d'entretien et de gestion des abattoirs, et pour tenir compte à la commune de l'intérêt du capital dépensé pour leur construction et de la somme qui serait affectée à l'amortissement de ce capital.

ART. 3. — Ces taxes ne pourront dépasser le maximum de 0, 015 millimes par kilogramme de viande de toute espèce.

ART. 4. — Toutefois, lorsque les communes seront forcées de recourir à un emprunt ou à une concession temporaire pour couvrir les frais de construction des abattoirs, les taxes pourront être portées à 0,02 centimes par kilogramme de viande nette, si ce taux est nécessaire pour pourvoir à l'amortissement de l'emprunt ou indemniser le concessionnaire de ses dépenses.

ART. 5. — Lorsque l'amortissement indiqué dans les articles 2 et 4 sera effectué, les taxes seront ramenées au taux nécessaire pour couvrir seulement les frais d'entretien et de gestion.

ART. 6. — Si des circonstances exceptionnelles nécessitaient des taxes supérieures à celles qui ont été indiquées, elles ne pourront être autorisées que par décret impérial rendu en Conseil d'État.

Les taxes d'abatage ne peuvent être une source de revenus pour la commune, mais seulement couvrir ses frais (circulaire 22 décembre 1825). Cette taxe ne s'applique qu'à la viande nette et non aux abats (tribunal de Longjumeau, 5 nov. 1884). Les droits d'abatage et de placement dans les bouveries, porcheries, etc., sont compris dans les recettes ordinaires des communes (loi, 5 avril 1884, art. 133).

Aux termes de l'article 2 de l'*ordonnance royale du 15 avril* 1838, la mise en activité de tout abattoir public et commun légalement établi entraînera de plein droit la suppression des tueries particulières, situées dans la localité. La circulaire du 22 décembre 1825 et les arrêts de cassation du 18 octobre 1827 et 1er juin 1832 s'étaient déjà prononcés dans ce sens. Les arrêtés municipaux qui rappellent cette obligation sont donc légaux et obligatoires (Cass., 2 mai 1846, 12 sept. 1851, etc., 14 juillet 1877, circulaire du 22 mars 1881). Cette mesure ne constitue pas une expropriation et ne peut donner lieu à aucune indemnité ; elle s'applique à tous les bouchers et charcutiers établis sur le territoire de la commune, en-deçà ou au-delà des limites de l'octroi (Cass., 2 mai 1846, 12 septembre 1851). Mais l'autorité municipale ne peut interdire la vente des viandes autres que celles provenant de l'abattoir communal (Cass., 12 juin 1859) ; elle ne peut empêcher un boucher d'abattre dans une commune voisine, ou d'y avoir une tuerie. Dans le cas où un fondoir de suif vient à être annexé à l'abattoir, les fondoirs particuliers sont supprimés.

Les charcutiers des villes où il existe un abattoir sont ordinairement tenus d'abattre leurs porcs dans ces établissements ; leurs tueries ou brûloirs particuliers demeurent interdits. Dans les villes où il n'y a pas d'abattoirs l'autorité municipale doit interdire l'usage d'abattre les porcs sur la voie publique.

Les particuliers ont toujours le droit, même dans les villes où il y a un abattoir, d'abattre chez eux, dans des lieux clos et séparés de la voie publique, les porcs destinés au service de leur maison (instruction du 22 décembre 1825 ; Conseil d'État du 2 janvier 1835 ; circulaire du 8 sept. 1864). Les aubergistes ont aussi ce droit pour les porcs nourris chez eux et destinés à la consommation de leur auberge (Cass., 18 août 1860).

En ce qui concerne les mesures de salubrité, l'autorité municipale est chargée de publier les règlements nécessaires (loi du 5 avril 1884). Le maire peut défendre aux bouchers de faire dépecer leurs animaux autrement que par quartiers; il peut régler la forme des voitures destinées à transporter les viandes dans la ville (Cons. d'État, 30 juin 1859), la conduite et l'itinéraire des bestiaux, la vérification et la marque des viandes avant leur sortie des abattoirs (Cass. du 27 janvier 1860), et commettre les inspecteurs pour l'exécution de ces diverses mesures.

L'article 89 du *décret du 22 juin* 1882 prescrit la désinfection des abattoirs et tueries particulières qui ont contenu des animaux atteints de maladies contagieuses, et celles des hommes qui y sont employés. L'article 90 du même décret place ces établissements sous la surveillance permanente d'un vétérinaire (voir p. 503).

Quand il y a danger d'épizootie, l'autorité municipale peut interdire l'entrée des bestiaux à l'abattoir, dans certains cas déterminés et ordonner qu'il ne pourra être vendu dans la commune d'autres viandes que celles provenant d'animaux abattus dans les tueries publiques (Cass., 22 sept. 1836).

ABATTOIRS DE PARIS

Dans un précédent chapitre nous avons dit que, jusqu'à une époque relativement récente, chaque boucherie parisienne était composée d'un étal et d'une tuerie ordinairement réunis dans la même maison. Nous avons aussi mentionné tous les efforts qui furent tentés pour faire cesser cet état de choses. Il fallut attendre jusqu'en 1818.

Ce fut seulement le 9 février 1810, qu'un décret impérial ordonna la création de cinq abattoirs hors de l'enceinte : au Roule, à Montmartre, à Popincourt, à Villejuif et à Grenelle. Le décret du 24 février 1811 affecta spécialement à cette dépense les fonds de la caisse de Poissy. Ces établissements ne purent être ouverts que le 15 septembre 1818 et du même jour les tueries particulières durent disparaître.

L'*ordonnance de police du 25 septembre* 1815 défendit aux charcutiers de détail de tuer et préparer leurs porcs ailleurs que dans trois échaudoirs autorisés à cet effet, et aux charcutiers en gros et aux forains ailleurs qu'à la tuerie du faubourg du Roule (sis au n° 80) ; aucun porc abattu ne pouvait être introduit dans Paris. Cet état de choses dura jusqu'au 1er novembre 1848, date à laquelle les abattoirs des Fourneaux et de Chateau-Landon furent exclusivement affectés aux charcutiers.

Lors de l'annexion à Paris de la partie du territoire de l'ancienne banlieue comprise dans l'enceinte fortifiée (loi du 16 juin 1859), trois abattoirs qui se trouvaient dans cette zone (ceux de Batignolles, de Belleville et de la Villette (rue Curial) furent maintenus et l'*ordonnance de police du 27 décembre* 1859 supprima les tueries particulières dans les communes annexées.

L'abattoir du Roule fut supprimé en 1863, celui de Montmartre en 1866.

Les abattoirs généraux de la Villette furent ouverts le 1er janvier 1867 (arrêté du préfet de la Seine du 28 novembre 1866); ceux de Ménilmontant, de la Villette (rue Curial), de Belleville et des Batignolles furent successivement supprimés de 1867 à 1873. Un abattoir aux porcs ayant été ouvert aux abattoirs généraux de la Villette le 6 août 1874, l'abattoir de Château-Landon fut fermé le même jour.

En dehors des abattoirs généraux de la Villette, il n'y a plus à Paris aujourd'hui des anciens abattoirs que ceux de Grenelle, de Villejuif et des Fourneaux (pour les porcs).

Les heures d'ouverture et de fermeture des abattoirs, la concession des échaudoirs, la taxe, sont réglées par *arrêté du préfet de la Seine du 29 janvier* 1870, modifié par les *arrêtés des* 31 *janvier* 1876, 8 *septembre* 1877, 22 *janvier* 1878 et 31 *octobre* 1883 ; un *arrêté du 23 juillet* 1874 est spécial à l'abattoir aux porcs de la Villette. Le droit d'abatage est toujours de 2 francs par 100 kilos, tel qu'il avait été fixé par l'*ordonnance du 23 décembre* 1846.

La police des abattoirs de Paris a été successivement réglée par les *ordonnances du 15 nivôse an XI* (pour les tueries particulières), du 11 *septembre* 1818 (ouverture des abattoirs généraux), du 30 *décembre* 1819 (fondoirs), du 29 *avril* 1821, du 25 *avril* 1825 (salubrité), du 5 *décembre* 1825 (inspection), du 25 *mars* 1830, titre III. Cette dernière a été remplacée par l'*ordonnance de police du 20 août* 1879 que nous transcrivons *in extenso*.

Ordonnance de police du 20 août 1879
concernant la police des abattoirs de Paris

Nous, Député, Préfet de Police,

Vu : 1° La loi des 16-24 août 1790 sur l'organisation judiciaire (titre XI) et celle des 19-22 juillet 1791 relative à l'organisation d'une police municipale ;

2° La loi du 28 pluviôse an VIII (art. 16) instituant le préfet de police à Paris ; ensemble l'arrêté des consuls du 12 messidor suivant, réglant les attributions de ce magistrat;

3° Le décret du 24 février 1858 concernant le commerce de la boucherie à Paris;

4° Le décret du 10 octobre 1859 relatif aux attributions du préfet de la Seine et du préfet de police ;

Ordonnons ce qui suit :

Chapitre I. — Dispositions concernant les animaux de boucherie et de charcuterie

ARTICLE PREMIER. — Les animaux de boucherie et de charcuterie introduits à Paris, en vue de l'alimentation publique, ne pourront être abattus et préparés que dans les abattoirs spécialement créés et autorisés à cet effet, et sous la surveillance des préposés de la Préfecture de Police.

ART. 2. — Les bouviers conduisant les bestiaux du marché de la Villette aux abattoirs, devront être permissionnés et médaillés conformément aux prescriptions de l'ordonnance de police du 30 novembre 1867.

Ils ne pourront exercer leur industrie sans être munis de leur médaille qui devra toujours être portée d'une façon ostensible.

Dans aucun cas ils ne pourront refuser de laisser prendre le numéro de leur médaille, soit par les agents de l'autorité, soit par les particuliers intéressés à le connaître.

ART. 3. — Les bandes de bœufs et de vaches seront distinctes. Elles ne pourront être composées de plus de 25 têtes pour un bouvier et un chien, et de 40 têtes pour 2 bouviers et 2 chiens.

Les bandes de moutons n'en comprendront pas plus de 100 au maximum.

Elles pourront être conduites par un seul conducteur et un chien.

Les taureaux seront conduits aux abattoirs attachés par un double et solide lien derrière une voiture et jamais plus de 2 ensemble. — Ils pourront être également chargés et attachés solidement sur une voiture.

Les veaux ne seront amenés qu'en voiture, debout et sans liens.

Les bestiaux à pied seront toujours menés au pas et sans mauvais traitement.

Il est défendu aux bouviers de conduire leurs bestiaux sur les trottoirs, contre-allées et toutes autres parties de la voie publique exclusivement réservées aux piétons.

L'introduction dans les abattoirs de bestiaux pour la saillie est formellement interdite.

ART. 4. — Les animaux arrivant à l'abattoir sur voiture devront être descendus au moyen de déchargeoirs de façon à leur éviter toutes souffrances inutiles.

ART. 5. — A leur arrivée aux abattoirs, les bœufs, vaches et taureaux seront attachés par les bouviers (les taureaux, au moyen de deux longes) sur les emplacements concédés aux bouchers.

Les veaux, les moutons et les porcs seront également placés par eux dans les cases et porcheries attribuées aux propriétaires de ces animaux.

Il est formellement interdit de placer les bestiaux ailleurs que dans les locaux concédés et qui sont assignés à leur espèce.

ART. 6. — Tous les bestiaux introduits dans les abattoirs doivent porter la marque de leur propriétaire ou la recevoir aussitôt leur entrée dans l'établissement.

ART. 7. — Il est expressément défendu de traire les vaches dans les abattoirs sans l'autorisation du propriétaire.

ART. 8. — Il est défendu de sortir des abattoirs les porcs atteints de ladrerie.

Les langueyeurs de porcs ne pourront exercer leur industrie dans l'intérieur de ces établissements.

ART. 9. — Les animaux de boucherie et de charcuterie morts naturellement en cours de trajet ou abattus à la suite d'acccidents, soit sur le marché à bestiaux, soit dans les gares de chemin de fer, soit sur la voie publique, soit enfin chez les nourrisseurs ou particuliers, pourront être transportés à l'abattoir le plus voisin, à l'effet d'y être dépouillés et préparés sous la surveillance des inspecteurs de la boucherie, qui prononceront sur la destruction ou la mise en consommation de la viande en provenant.

Dans tous les cas, la chair des animaux morts naturellement, sans effusion de sang, sera de droit saisie et détruite aux frais des propriétaires.

ART. 10. — La saignée des bestiaux, pratiquée à la queue ou aux jugulaires, préalablement à l'abatage définitif, sous prétexte de blanchir la viande, est rigoureusement interdite. Les dispositions de la loi du 2 juillet 1850 seront, dans ce cas, appliquées aux contrevenants.

CHAPITRE II. — ABATAGE, INSPECTION ET TRANSPORT DES VIANDES

ART. 11. — Tous les outils, instruments et ustensiles nécessaires au travail de l'abatage, seront entretenus en bon état de service et de propreté.

Ils devront porter tous sans exception et d'une façon apparente, le nom ou la marque commerciale de leur propriétaire.

Il est défendu aux ouvriers d'abattoir de sortir de l'établissement avec la gaîne ou boutique garnie de couteaux de leur profession ou encore de pénétrer avec ces instruments dans les bouveries, étables ou porcheries.

ART. 12. — Il ne sera conduit aux abattoirs et dans les cours de travail que les animaux destinés à être abattus immédiatement, tous les autres resteront dans leurs étables, bergeries ou porcheries.

Les animaux reconnus dangereux seront amenés aux échaudoirs avec les précautions nécessaires, c'est-à-dire accouplés, entravés ou masqués. Les propriétaires demeurent responsables des accidents ou dégâts causés par leurs bestiaux.

Préalablement à l'abatage, les bœufs, vaches et taureaux seront solidement attachés aux anneaux scellés dans le sol pour cet usage spécial.

Les moutons ne devront jamais être court-manchés.

Les portes des brûloirs seront fermées pendant l'abatage des porcs.

ART. 13. — Aucun animal ne sera abattu dans les bouveries, cours-étables ou porcheries à moins d'urgence extrême constatée par l'inspecteur de la boucherie de service dans l'établissement.

ART. 14. — Il est défendu de laisser couler dans les ruisseaux et les égouts, le sang des animaux abattus.

Le sang destiné à être transformé en produit alimentaire devra être recueilli dans des récipients en bon état de propreté.

Art. 15. — Les fûts ou autres ustensiles employés à recevoir le sang, seront, dès qu'ils auront été remplis, transportés aux coches ou à tout autre endroit affecté à ce dépôt.

Il n'y aura dans les cours de travail que le nombre de fûts nécessaires pour assurer les besoins du jour et ces fûts seront placés de manière à gêner le moins possible la circulation.

Après l'enlèvement des fûts, les emplacements sur lesquels ils auront séjourné devront être lavés à grande eau ainsi que tous les points sur lesquels leur passage aurait pu laisser des traces.

Art. 16. — Les veaux et agneaux mort-nés seront détruits aux abattoirs mêmes. Défense est faite de les sortir sous quelque prétexte que ce soit.

Art. 17. — L'abatage des veaux âgés de moins de six semaines est interdit. Défense est faite d'en vendre la viande à peine de saisie et de poursuites devant le tribunal compétent (*Lettres patentes de 1782*).

Art. 18. — Les bestiaux suspects qui, pour cette raison, auraient été consignés dans les bouveries des abattoirs, ne devront être abattus qu'en présence d'un inspecteur de la boucherie qui en suivra l'habillage et en fera l'autopsie.

Art. 19. — Il est interdit de déposer les viandes et abats partout ailleurs que dans les locaux à ce destinés, et de les soustraire d'une façon quelconque à l'examen des inspecteurs de la boucherie.

Toutes les viandes provenant des animaux abattus seront visitées par ces inspecteurs.

Celles qui seront reconnues insalubres ou impropres à la consommation seront saisies.

En cas de protestation, elles seront transportées dans une réserve spéciale où l'expert en fera l'examen ainsi que des organes intérieurs qui devront être conservés à cet effet, à peine, pour le propriétaire de l'animal, d'être déchu de sa protestation.

Passé le délai de 24 heures sans protestation, les viandes jugées insalubres seront saisies et détruites aux frais du propriétaire.

Toute viande saisie ou consignée par les inspecteurs de la boucherie restera à leur disposition et ne pourra être enlevée ou détruite que par leur ordre.

Art. 20. — Le soufflage des viandes (en termes du métier *la musique*) ou toutes autres manœuvres ayant pour but de donner à ces viandes une apparence de nature à tromper l'acheteur, seront passibles des peines portées par la loi du 27 mars 1851.

Art. 21. — Le transport des viandes et abats ne pourra être effectué que dans des voitures disposées de façon à soustraire au public la vue du chargement.

Chapitre III. —Enlèvement des peaux et détritus et propreté des locaux affectés a l'abatage

Art. 22. — Les cuirs, peaux et caboches provenant des animaux abattus ne devront pas séjourner plus de 24 heures dans les abattoirs.

Il est interdit de les déposer sur le sol des rues et cours pavées.

L'enlèvement en sera fait au moyen de voitures fermées et parfaitement étanches.

ART. 23. — Lorsque les opérations d'abatage seront terminées, les ateliers de travail seront immédiatement débarrassés des résidus, voieries ou autres matières provenant des animaux.

Le tout devra être transporté aux coches ou fosses à ce destinées au moyen de véhicules garnis intérieurement de zinc et complètement étanches pour que les parties liquides ne puissent se répandre dans le parcours ou éclabousser les passants. Il est défendu d'en rien jeter aux égouts.

Les échaudoirs, les cours de travail et les passages y donnant accès seront lavés à grande eau à la fin des abatages. Les puisards seront vidés.

Le matériel et les ustensiles de travail seront rangés de façon à ne pas gêner la circulation et à ne pas dépasser la limite des emplacements concédés à chacun.

ART. 24. — Les vidanges et voieries des coches devront être enlevées, sauf les cas de force majeure dûment constatés, tous les deux jours au moins.

Les coches devront être lavés après chaque opération.

ART. 25. — Les fumiers des bouveries, bergeries, écuries, cours, étables et porcheries ne pourront être relevés et amoncelés qu'en vue de leur transport aux emplacements destinés à les recevoir, d'où ils devront être enlevés au moins une fois par semaine et plus souvent, s'il est jugé nécessaire.

ART. 26. — Il est défendu d'introduire et de conserver dans les greniers, vestiaires et séchoirs, des animaux quels qu'ils soient, non plus que de la viande, du suif, des issues de bestiaux ou encore des effets et objets inutiles ou étrangers au commerce du titulaire du local.

Les préposés de police feront enlever d'office les marchandises ou objets matériels dont la présence compromettrait la salubrité ou la sécurité de l'établissement.

ART. 27. — Les greniers à fourrages, séchoirs et vestiaires seront balayés et nettoyés une fois par semaine et plus souvent, s'il est nécessaire.

Ils devront toujours être tenus en bon état de propreté.

Les préposés de police pourront requérir et, en cas de besoin, faire opérer le nettoiement des locaux concédés, aux frais des concessionnaires.

CHAPITRE IV. — FONDOIRS

ART. 28. — Il est expressément défendu aux fondeurs de faire usage de lumière à air libre. Ils ne devront se servir que de lampes ou lanternes parfaitement closes et à réseau métallique.

L'emploi de chandeliers-bougeoirs, martinets, lampes à main, etc., leur est absolument interdit.

ART. 29. — Les provisions de bois ou de tout autre combustible amenées pour le service des fondoirs ou autres ateliers, seront rentrées aussitôt leur arrivée.

Il est interdit d'en laisser en dépôt au-devant ou à proximité de l'ouverture du foyer des chaudières.

Art. 30. — Les cheminées des fondoirs seront ramonées tous les quinze jours.

Art. 31. — Après chaque opération de fonte et avant de quitter l'atelier, les fondeurs devront s'assurer de l'extinction complète du feu et de la fermeture de l'étouffoir.

Il leur est défendu de sortir du fondoir le bois en partie consumé pour l'éteindre au dehors.

Art. 32. — Il est enjoint aux fondeurs de faire gratter, laver et nettoyer une fois, au moins, par semaine le mur et le sol des fondoirs et les rampes et marches des escaliers qui y conduisent.

Art. 33. — Les pains de créton seront rangés et empilés de manière à ne pas gêner la circulation.

CHAPITRE V. — ATELIERS DE TRIPERIE

Art. 34. — Les entrepreneurs de cuisson sont tenus d'enlever des cours et ateliers de travail au fur et à mesure des abatages, les issues qu'ils sont chargés de préparer.

Art. 35. — Les intestins des animaux (panses, feuillets, franches-mules, baudruches et caillettes), devront être transportés aux coches, pour y être vidés et lavés.

Art. 36. — Les issues de bestiaux seront cuites et préparées dans les ateliers de triperie installés à cet effet dans les abattoirs, avant de pouvoir être transportées au dehors.

Sont exceptées de cette disposition les issues qui, après avoir été lavées et grattées sont enlevées par les tripiers pourvus d'un atelier de cuisson, régulièrement autorisé.

Art. 37. — Les ateliers d'échaudage et de cuisson devront être lavés tous les jours avec le plus grand soin.

Pendant les chaleurs l'eau employée à cet usage sera additionnée de chlorure de chaux dans la proportion d'environ 1 kilo par 200 litres d'eau.

Il est interdit aux cuiseurs de laisser couler aucune matière animale avec les eaux de lavage.

Art. 38. — Les résidus provenant des animaux abattus (bourres, caboches, onglons, ergots, etc.), ou des foyers des ateliers, devront être, à la fin de chaque journée, transportés aux endroits à ce destinés où ils ne pourront séjourner plus de 24 heures.

CHAPITRE VI. — MESURES DE SÉCURITÉ

Art. 39. — Aucune voiture de fourrage ne sera reçue dans les abattoirs si son chargement ne peut être rentré et resserré avant la nuit.

Art. 40. — Il est défendu d'entrer la nuit dans les bouveries, bergeries, écuries porcheries, greniers, séchoirs et vestiaires avec des lumières, si elles ne sont pas renfermées dans des lanternes closes et à réseau métallique et d'appliquer des chandelles allumées aux murs, portes, poutres, etc., intérieurement ou extérieurement en quelque lieu des abattoirs que ce soit.

Il est également défendu de fumer dans les locaux sus-indiqués, même avec des pipes couvertes.

Chapitre VII. — Chevaux et voitures

Art. 41. — Il est défendu de loger des chevaux dans les abattoirs et d'y remiser des voitures, à l'exception des chevaux et des voitures des fondeurs, des fournisseurs des hospices et des personnes spécialement autorisées.

Ces chevaux devront toujours être placés dans les locaux à ce affectés et ne devront pas séjourner, même temporairement, dans les cours-étables, cases, bouveries, porcheries ou autre établissement quelconque réservé aux bestiaux.

Art. 42. — Les voitures ne devront pénétrer dans les locaux que pour décharger les animaux vivants, enlever les bestiaux morts naturellement et les fumiers ou détritus quelconques.

Art. 43. — Il est défendu de conduire les voitures autrement qu'au pas à l'entrée, à la sortie et dans l'intérieur des abattoirs.

Art. 44. — Lorsque les voitures ne seront pas en chargement, elles ne pourront stationner que sur l'emplacement désigné à cet effet ; elles seront enrayées et, autant que possible, les chevaux seront attachés.

En aucun cas elles ne seront placées en travers des rues et avenues de manière à gêner la circulation.

Chapitre VIII. — Mesures d'ordre public

Art. 45. — L'entrée des abattoirs est interdite aux marchands, musiciens et chanteurs ambulants, aux saltimbanques, crieurs et distributeurs d'imprimés, ainsi qu'à tous autres individus exerçant ordinairement leur industrie sur la voie publique.

Art. 46. — Les industriels qui, soit en vue de la réparation et de l'entretien des outils et instruments employés par les ouvriers d'abattoirs, soit en vue de la vente à ces derniers pour leur alimentation sur place de soupes, menus comestibles, boissons chaudes et rafraîchissantes auront été admis exceptionnellement par la préfecture de police à circuler dans les abattoirs, se conformeront en tous points aux conditions de leur permission spéciale dont ils devront toujours être porteurs pour en justifier au besoin aux agents de l'autorité.

Art. 47. — Il est défendu aux personnes étrangères aux opérations d'abatage des bestiaux et de préparation des viandes, de pénétrer dans les échaudoirs ou brûloirs pendant la durée du travail.

Il est également défendu de s'introduire dans les abattoirs et leurs dépendances pour y chercher un gîte pour la nuit.

ART. 48. — Il est défendu aux garçons bouchers et meneurs de viandes de laisser les portes des échaudoirs ouvertes pendant la nuit.

ART. 49. — Toute personne en état d'ivresse sera immédiatement exclue des abattoirs sans préjudice des poursuites qui pourront être exercées contre elle.

ART. 50. — Il est défendu d'embarrasser les avenues, cours, vues, passages et autres voies de circulation par des bestiaux, charrettes, voitures, futailles, matériaux, ustensiles, et tous autres objets quelconques.

ART. 51. — Tout détournement de laine, parcelles de graisse, boyaux, émouchets, épluchures ou autres détritus quelconques, sera poursuivi conformément à la loi.

ART. 52. — Il est expressément défendu de troubler l'ordre dans les abattoirs et leurs dépendances par des rixes, querelles, tapages, cris, chants bruyants ou jeux quelconques.

ART. 53. — Les outrages, injures, menaces par paroles ou par gestes soit envers les agents de l'autorité, soit envers les particuliers, seront punis des peines portées par la loi.

ART. 54. — Toute offense aux bonnes mœurs ou à la décence publique sera rigoureusement poursuivie devant les tribunaux compétents.

ART. 55. — Les mauvais traitements envers les animaux seront punis conformément à la loi du 2 juillet 1850 [1].

ART. 56. — Seront poursuivis conformément aux dispositions du Code pénal :

1° Ceux qui auront tenu ou établi dans les abattoirs des loteries ou autres jeux de hasard (C. p., 475, 5°) ;

2° Ceux qui auront volontairement jeté des pierres ou d'autres corps durs ou des immondices sur quelqu'un (C. p., 475, 8°) ;

3° Ceux qui auront méchamment déchiré les affiches apposées par ordre de l'administration (C. p., 479, 9°) ;

4° Ceux qui refuseraient de recevoir au cours légal les espèces ou monnaies nationales non fausses, ni altérées (C. p., 475, 11°) ;

5° Ceux qui auront imprudemment jeté des immondices sur quelqu'un (C. p., 471, 12°) ;

ART. 57. — Il est défendu aux pères, mères, tuteurs, maîtres ou patrons, de laisser courir et jouer à l'abandon dans les abattoirs et leurs dépendances, leurs enfants, pupilles ou apprentis, sous les peines portées en l'article 471, 15°, du Code pénal, sans préjudice, le cas échéant, de la responsabilité spécifiée en l'article 1384 du Code civil.

ART. 58. — Il est défendu d'employer dans les abattoirs des garçons ou filles âgés de moins de 16 ans, sous les peines prévues par la loi du 19 mai 1874.

[1] *Loi des 15 mars, 13 juin, 2-9 juillet* 1850, relative aux mauvais traitements exercés envers les animaux domestiques. (*Loi Grammont.*)

ARTICLE UNIQUE. — Seront punis d'une amende de 5 francs à 15 francs et pourront l'être d'un à cinq jours de prison ceux qui auront exercé publiquement et abusivement de mauvais traitements envers les animaux domestiques.

La peine de la prison sera toujours appliquée en cas de récidive.

L'article 483 du Code pénal sera toujours applicable. (Récidive.)

ART. 59. — Il est expressément défendu :

1° De crayonner et d'afficher sur les murs, grilles, ferrements ou boiseries, tant de l'intérieur que de l'extérieur de l'abattoir ;

2° De détruire ou endommager aucune des parties ou quelques objets que ce soit, dépendant de ces établissements ;

3° D'attacher aucun animal aux arbres plantés dans les abattoirs, ni à leur entourage, ni aux rampes d'escalier ou aux grilles de clôture ;

4° De laisser ouverte aucune conduite d'eau sans nécessité ;

5° De déposer des immondices à d'autres emplacements que ceux affectés à cet usage ;

6° D'uriner ailleurs que dans les urinoirs existants.

ART. 60. — Il est également défendu :

1° De stationner sans nécessité, sur les trottoirs et dans les passages réservés à la circulation ;

2° D'annoncer par des cris la nature de la marchandise et les prix de la vente ;

3° D'aller au-devant des acheteurs pour offrir la marchandise, de leur barrer le chemin et de les solliciter en les tirant par les bras ou les vêtements ;

4° D'appeler les clients d'un échaudoir à un autre.

ART. 61. — Il est défendu d'amener dans les échaudoirs, à moins qu'ils ne soient tenus en laisse, des chiens autres que ceux des conducteurs de bestiaux ou ceux dont l'entrée est spécialement autorisée pour la destruction des rats. Ces chiens devront être munis de colliers indiquant le nom et le domicile du propriétaire.

Il est également défendu de faire battre les chiens entre eux ou de les exciter contre les personnes ou les bestiaux.

ART. 62. — Il est interdit d'élever et d'entretenir dans les abattoirs des porcs, pigeons, lapins, volailles, chèvres, moutons, etc.

Les commerçants en moutons pourront seuls conserver dans l'abattoir un mouton (en termes du métier : *mignard*) servant à faciliter l'amenage à l'échaudoir des autres animaux de l'espèce, mais il leur est interdit de le laisser vaguer dans l'établissement.

ART. 63. — Sont abrogés les ordonnances des 25 mars 1830 et 23 octobre 1854, ainsi que tous autres règlements, ordonnances et décisions contraires aux dispositions qui précèdent.

ART. 64. — La présente ordonnance sera imprimée, publiée et affichée.

Le chef de la police municipale, l'inspecteur général des halles et marchés, les commissaires de police et les agents sous leurs ordres, sont chargés, chacun en ce qui le concerne, d'en assurer l'exécution.

Le colonel de la garde républicaine est requis de leur prêter main-forte au besoin.

Cette ordonnance est complétée par celle du 3 *octobre* 1885 sur l'itinéraire des bestiaux du marché de la Villette aux abattoirs de Paris.

Ordonnance du 3 octobre 1885

ARTICLE PREMIER. — L'ordonnance de police du 19 octobre 1867 est abrogée.

A l'avenir, les bestiaux achetés pour la consommation de Paris sur le marché de la Villette seront conduits de ce marché aux abattoirs de Villejuif et de Grenelle suivant les itinéraires ci-après :

Direction de l'abattoir de Villejuif :

Boulevards Serurier, Mortier, Davoust, Soult et Poniatowsky, pont National, boulevard Masséna, rues de Patay, du Dessous-des-Berges, Dunois, boulevard de la Gare (côté droit), rue Pinel, boulevard de l'Hôpital, abattoir ;

Direction de l'abattoir de Grenelle :

Boulevards Serurier, Mortier, Davoust, Soult et Poniatowsky, pont National, boulevard Masséna (jusqu'à la porte d'Ivry), avenue d'Ivry, rues de Tolbiac, d'Alésia, avenue du Maine, boulevard de Vaugirard, traversée de la rue de Sèvres, avenue de Breteuil, abattoir.

ART. 2. — En ce qui concerne la conduite et la composition des bandes de bestiaux, les bouviers devront se conformer aux prescriptions des articles 2 et 3 de l'ordonnance du 20 août 1879.

ART. 3. — La présente ordonnance sera imprimée, publiée et affichée.

Le chef de la police municipale, les commissaires de police de la ville de Paris, le chef du service d'inspection de la Boucherie et les agents sous leurs ordres sont chargés d'en assurer l'exécution.

Le colonel de la garde républicaine est requis d'y prêter main-forte au besoin.

CHAPITRE XII

FOIRES ET MARCHÉS

La *loi des* 18-28 *mars* 1790, t. II, art. 17, 18, 19 et 21 supprima les droits seigneuriaux sur les foires et marchés. Une *instruction de l'Assemblée nationale du* 12 *août* 1790 donna à chaque commune le droit d'établir des foires et marchés ; et la *loi des* 16-24 *août* 1790 (t. XI, art. 3) confia aux corps municipaux la police des marchés et l'inspection sur la fidélité du débit et sur la salubrité des denrées qui s'y vendent. Mais le *décret du* 18 *vendémiaire an II,* qui maintint les anciens marchés, défendit d'en établir de nouveaux. Enfin l'*arrêté des consuls du 7 thermidor an VIII* décida que les foires se régleraient par les consuls sur l'avis du ministre de l'intérieur et du préfet, et que pour les marchés l'autorisation émanerait du ministre sur avis du préfet. Telles furent les principales dispositions législatives qui réglèrent l'établissement des foires et marchés au commencement de ce siècle.

La *circulaire ministérielle du 8 mars* 1826 conseilla de maintenir les anciennes foires, mais d'éviter de renouveler celles qui étaient tombées et de changer et multiplier les dates de celles qui existaient ; on ne devait proposer qu'un petit nombre de changements ou d'érections et seulement lorsque l'industrie, le commerce ou l'agriculture le réclamaient.

Les formalités nécessaires à l'établissement ou au changement d'une foire ou d'un marché étaient fort nombreuses (loi du 10 mai 1838). Le *décret du 25 mars* 1852 donna aux préfets le droit de statuer sur les simples marchés ; et celui du 13 *août* 1864 étendit ce droit aux foires et marchés aux bestiaux.

Depuis la *loi du* 10 *août* 1871 (art. 46, 24°) les conseils généraux statuent définitivement sur les délibérations des conseils municipaux ayant pour but l'établissement, la suppression ou le changement des foires et marchés.

I. — MARCHÉS AUX BESTIAUX

Le *décret des* 13-30 *août* 1864 était ainsi conçu :

ARTICLE PREMIER. — Les préfets statuent par des arrêtés spéciaux, après les enquêtes et avis prescrits par les lois et règlements, sur l'établissement, la suppression ou le changement des foires et des marchés aux bestiaux.

Lorsque les enquêtes s'étendent sur le territoire d'un département voisin, le préfet de ce département est consulté.

Si ce dernier ne fait pas d'opposition, la décision est prise par le préfet du département dans lequel se trouve la commune en instance pour obtenir la foire ou le marché aux bestiaux.

Si les deux préfets sont d'avis différents, il est statué définitivement par le ministre de l'agriculture, du commerce et des travaux publics.

Ce droit de décision des préfets sur l'établissement des marchés aux bestiaux a été transporté aux conseils généraux par la *loi du* 10 *août* 1871 (art. 46, 24°).

Les formalités nécessaires sont : une proposition du conseil municipal, son examen par les communes du canton et par celles comprises dans un rayon de 2 myriamètres ; avis du conseil d'arrondissement et du sous-préfet ; examen du conseil général qui statue ; le préfet prend un arrêté pour l'exécution de la délibération du conseil général.

La police des marchés et foires à bestiaux appartient aux autorités municipales (lois des 28 pluviôse an VIII, 5 avril 1884) (art. 97). Le maire fixe l'heure d'ouverture et de fermeture, veille à la libre circulation autour des emplacements, ordonne les mesures propres à empêcher l'introduction des maladies contagieuses, organise le service d'inspection vétérinaire (art. 39 de la loi), veille à la désinfection après chaque tenue de marché (art. 88 du décret), etc. Il doit en outre exiger que les porcheries soient régulièrement autorisées (établissements insalubres de 2ᵉ classe : décret du 12 mai 1886).

L'autorité municipale peut exiger que la vente des bestiaux ne puisse avoir lieu qu'au marché et non sur d'autres lieux publics ; mais elle ne peut ordonner que dans un rayon déterminé le bétail destiné à la consommation de la ville ne pourra être acheté que dans les lieux et marchés qu'elle aura désignés. C'est ce que prescrivaient divers règlements spéciaux pour Paris (arrêté du 30 nivôse an XI, ordonnances des 27 octobre 1829 et 25 mars 1830) qui ont été abrogés par le décret du 24 février 1858.

Les prescriptions touchant la police sanitaire des animaux et les mesures de désinfection sont édictées par les articles 19, 25, 31, 37, 80 et suivants du décret du 22 juin 1882, 39 de la loi de 1881, par les arrêtés de 1883 sur la désinfection et par la circulaire du 1ᵉʳ décembre 1888 (voir page 508).

MARCHÉ AUX BESTIAUX DE LA VILLETTE

A Paris, il n'y avait autrefois que les marchés aux bestiaux de la halle aux veaux et du marché des Bernardins, pour les taureaux et les vaches grasses. Les marchés de Nanterre, de la Maison-Blanche et les foires de Saint-Ouen et de Champigny pour les porcs, le marché de la Chapelle et surtout ceux de Sceaux (le lundi) et de Poissy (le jeudi) constituaient les véritables centres d'approvisionnement de la capitale.

Tous ces différents marchés furent supprimés par l'arrêté du préfet de la Seine du 21 septembre 1867 et définitivement fermés le 21 octobre. Le même jour fut ouvert le marché aux bestiaux de la Villette. Le marché de Poissy, qui appartient à la commune de Poissy, subsiste encore, mais il a perdu toute son importance.

L'administration du marché de la Villette est placée sous l'autorité du préfet de la Seine (tarif, assiette et perception des droits : décret du 10 octobre 1859). Un *arrêté du 8 mai* 1869 fixe les heures d'ouverture et de clôture, la perception des droits et la distribution des places au marché aux bestiaux ; il a été modifié en ce qui concerne la halle aux veaux et aux porcs par un *arrêté du* 25 *juin* 1873. Une délibération du Conseil municipal, du 5 *juin* 1872, a fixé les droits à percevoir.

Le préfet de police est chargé de la surveillance, de la sûreté et de la salubrité dans les marchés aux bestiaux (28 pluviôse an VIII, 12 messidor an VIII). Voici quelles furent les principales ordonnances de police qui furent prises sur ces objets :

Les *ordonnances du* 6 *ventôse an IX* (rappel des lettres patentes de 1782), du 18 *juillet* 1826 et du 14 *décembre* 1826, concernent le commerce des veaux au marché des Bernardins.

Les *ordonnances du* 23 *prairial an X* (rappel des lettres patentes de 1783) et du 3 *juillet* 1808 concernent la police du marché aux porcs de la Maison-Blanche.

Les *ordonnances du* 28 *brumaire an XIII, du* 29 *juillet* 1813 et du 15 *juillet* 1844 concernent la vente des veaux provenant de vaches nourries à Paris.

L'*ordonnance du* 25 *septembre* 1815 (rappel de l'ordonnance du 22 novembre 1727) défend d'acheter des porcs vivants ailleurs qu'au marché de la Maison-Blanche et aux foires de Champigny, Bry et Saint-Ouen ; défend en outre de faire le commerce de porcs vivants dans Paris.

Les *ordonnances du* 5 *décembre* 1825, 19 *octobre* 1867 et 3 *octobre* 1885, concernent la conduite des bestiaux.

L'*ordonnance du* 25 *mars* 1830 : le titre V traite de la police des marchés de Sceaux et de Poissy ; le titre VI, l'approvisionnement des marchés de Sceaux, de Poissy et de la Halle aux Veaux ; le titre VII, la conduite des bestiaux achetés sur les marchés de Sceaux et de Poissy ; le titre VIII, la police du marché aux vaches de boucherie, et le titre IX, le commerce des veaux (rappel des l. p. de 1782). Les *ordonnances du* 3 *mai* 1834 et *du* 31 *août* 1836, concernent les marchés de Sceaux et de Poissy et le marché aux veaux.

L'*ordonnance du* 4 *novembre* 1854 prescrivit que pendant le transport et l'exposition, les veaux seraient debout sans entraves ni ligatures. Ces dispositions ont été renouvelées par l'article 2 de l'*ordonnance du* 20 *août* 1879, sur les abattoirs.

Une *ordonnance du* 16 *octobre* 1865 interdisant la tenue de marchés irréguliers dans les auberges de Sceaux et de la Chapelle.

La police du marché aux bestiaux de la Villette est régie actuellement par l'*ordonnance du* 12 *octobre* 1867.

ARTICLE PREMIER. — Toutes réunions quotidiennes, périodiques ou accidentelles de marchands et d'acheteurs pour le commerce des animaux de boucherie ou de charcuterie, en dehors du marché de La Villette (soit sur la voie publique, soit dans une propriété particulière) devant être considérées comme des marchés interlopes, donneront lieu à des poursuites contre les individus qui les auront établies.

ART. 4. — Aucune vente ne pourra être faite, dans les dépendances du marché, ailleurs que sur les préaux assignés à chaque espèce, ni en dehors des heures de tenue du marché réglées par l'autorité compétente.

ART. 5. — Les bœufs et les vaches seront attachés, un à un, aux lices supérieures. — Les taureaux seront attachés par de doubles longes (cordes neuves de deux centimètres de diamètre) aux lices qui leur sont réservées.

ART. 6. — Il est expressément défendu de placer les bestiaux dans les passages ou en dehors des préaux qui leur sont assignés.

ART. 7. — Les bestiaux vendus, de quelque nature qu'ils soient, devront immédiatement recevoir la marque du vendeur, et seront retirés du marché, à la diligence de qui de droit, aussitôt que les formalités exigées par le service de l'octroi auront été remplies.

ART. 9. — Les taureaux ne seront amenés à leur place de vente et ils n'en devront sortir qu'attachés par un double et solide lien derrière une voiture.

Il ne pourra être conduit plus de deux de ces animaux ensemble par la même voiture.

ART. 10. — Les bœufs et vaches aveugles devront être conduits, soit à la main, soit chargés dans une voiture ou attachés derrière.

Les bœufs, vaches et taureaux dits *mal-à-pied*, seront conduits en voiture.

Le vendeur d'un animal aveugle ou mal-à-pied, sera tenu d'en faire la déclaration à l'acquéreur au moment de la vente.

ART. 11. — Les veaux seront transportés et exposés en vente debout, sans entraves ni ligatures.

ART. 13. — Tous mauvais traitements envers les animaux seront poursuivis conformément à la loi du 2 juillet 1850.

Les articles 24, 25, 26, 27, 28, 29 et 30 sont relatifs à la mise en fourrière des animaux abandonnés ou de ceux qu'il y a lieu de consigner d'office.

L'article 31 abroge les anciens règlements sur les marchés aux bestiaux.

L'*ordonnance du* 30 *novembre* 1867 concerne les ouvriers du marché aux bestiaux de la Villette.

L'*arrêté du préfet de police du* 1er *juin* 1869 est relatif à la mise en fourrière des animaux saisis ou abandonnés dans les dépendances du marché aux bestiaux de la Villette. Il remplace un précédent *arrêté du* 28 *février* 1849.

Enfin les *ordonnances du* 20 *août* 1879 et 3 *octobre* 1885 régissent la conduite des bestiaux du marché de la Villette aux abattoirs de Paris.

En exécution de l'article 39 de la loi sanitaire et des articles 80 et suivants du décret, un service d'inspection sanitaire a été organisé au marché aux bestiaux de la Villette. Les inspecteurs de la boucherie sont chargés de ce service (arrêté du préfet de police du 26 janvier 1883). Une *ordonnance du 2 février* 1886 est relative à l'exécution des mesures de désinfection du matériel, prescrites par les arrêtés ministériels de 1883.

Les dispositions de l'ordonnance royale du 18 octobre 1829 prescrivant la marque des bestiaux après inspection et défendant la revente sur pied et à la cheville sur les marchés de Sceaux, Poissy, etc., ont été abrogées par le décret du 24 février 1858. Celles des articles 187 et 188 de l'ordonnance de police du 25 mars 1830, interdisant d'acheter et de vendre des bestiaux propres à la boucherie dans un rayon de 10 myriamètres autour de Paris, ailleurs que sur les marchés autorisés, ont été abrogées par ce même décret de 1858. Il en a été de même de celles portant sur l'insaisissabilité des bestiaux vendus pour l'approvisionnement de Paris (édit de septembre 1453, arrêté du 19 ventôse an XI).

Dans un autre chapitre nous avons traité longuement la question de garantie dans la vente des animaux de boucherie; nous avons vu que la garantie nonaire avait été supprimée par la loi du 2 août 1884. Il ne nous reste que quelques mots à dire sur l'ancienne caisse de Poissy pour terminer cette question de la vente des animaux de boucherie.

L'institution d'une caisse commune destinée à payer immédiatement aux herbagers et aux forains le prix des bestiaux vendus par eux aux bouchers de Paris remonte aux lettres patentes de 1477 et 1479, puis intervinrent le règlement de 1690, l'édit de 1707. La caisse de Poissy ne fut établie sous cette dénomination que par l'édit du 10 novembre 1733. Elle fut supprimée en 1776, rétablie en 1779 et confirmée par la loi du 15 mars 1790. Elle fut supprimée à nouveau par les décrets des 13-20 mai 1791 et 2 juin 1791.

II. — HALLES, FOIRES ET MARCHÉS AUX COMESTIBLES

La caisse de Poissy ne fut reconstituée que par l'arrêté des consuls du 8 vendémiaire an XI sous le nom de caisse de commerce de la boucherie. Les décrets du 6 février 1811 et du 15 mai 1813 lui rendirent son ancienne dénomination. Les ordonnances des 22 décembre 1819, 28 mars 1821, 18 octobre 1829, 23 décembre 1846, complétèrent son organisation (le cautionnement des bouchers servait à la formation du fonds).

Elle fut définitivement supprimée par l'article 8 du décret du 24 février 1858.

Une *circulaire ministérielle du 12 octobre* 1871 a décidé que la loi du
10 août 1871, qui donne aux conseils généraux le droit de statuer définitivement sur les délibérations municipales demandant l'établissement, la
suppression ou le changement des foires et marchés, ne s'applique pas aux
simples marchés d'approvisionnement local. Ceux-ci peuvent être établis
sur la seule délibération du conseil municipal. La loi du 5 avril 1884,
article 68, 13°, est venue ratifier cette interprétation ; la délibération n'est
exécutoire qu'un mois après le dépôt à la préfecture ou à la sous-préfec-
ture (art. 68).

La police des halles et marchés appartient aussi à l'autorité municipale,
qui peut prendre des arrêtés pour y assurer le bon ordre, la sûreté et la
salubrité publique (loi du 5 avril 1884, art. 97). Elle peut y interdire la
vente de certaines viandes (Cass., 19 avril 1834), mais ne peut exiger la vente
exclusive sur les marchés, ni empêcher l'entrée des marchands du dehors
avant une certaine heure.

Les forains peuvent être tenus à ne vendre que dans les halles et marchés
et à certains jours déterminés (Cass., 12 juin 1869).

HALLES, FOIRES ET MARCHÉS DE PARIS

Les marchés d'approvisionnement de Paris sont réunis aux halles centrales (sauf pour les liquides, les grains et les farines).

Les décrets du 14 février 1811 et 19 mai 1811 décidèrent la reconstruction des anciennes halles; mais ce n'est qu'en 1851 que ce projet fut réalisé
par Baltard et Callet. En 1857, les marchands de volaille et gibier de la
Vallée, ceux de viandes cuites des Prouvaires, les marchands de beurre et
d'œufs furent transférés dans les pavillons IX et X (ordonnance du 20 octobre 1857); les marchands de marée et de poisson d'eau douce de la rue
Rambuteau furent transférés au pavillon VII (ordonnance du 24 décembre 1857). En 1860 le marché au détail de la viande qui se trouvait
sous les abris des Prouvaires fut installé dans une partie du pavillon III.

Des marchés de détail pour les comestibles, existent dans la plupart des
quartiers de la capitale. La plupart des anciens marchés ont été recons-
truits sur le modèle des nouvelles halles. De plus un certain nombre de
marchés volants ont été établis sur la voie publique (surtout dans ces dernières années) dans les quartiers excentriques correspondant aux anciennes
communes annexées. Au lieu d'être quotidiens, comme la plupart des marchés couverts, les marchés de cette sorte ne se tiennent que deux ou trois
fois par semaine.

L'administration des halles et marchés de Paris est placée sous l'autorité

du préfet de la Seine pour tout ce qui touche la gestion, le tarif, l'assiette
et la perception des droits municipaux de toute sorte ; il a aussi les traités
et tarifs de stationnement des voitures pour l'approvisionnement des halles
et marchés (lois des 14 déc. 1789, 11 frim. VII, 24 pluv. VIII, 18 janv. 1837 ;
décret du 10 oct. 1859).

Un arrêté du préfet de la Seine du 2 juillet 1868 règle le tarif et la distribution des places dans les halles et marchés.

La police des halles, foires et marchés de Paris appartient au préfet de
police, pour tout ce qui touche à la surveillance, la sûreté, la salubrité et
la fidélité du débit (lois des 16-24 août 1790, 19-22 juillet 1791, 28 pluv.
an VIII ; arrêt de messidor an VIII, art. 33).

Les divers règlements et ordonnances concernant les halles et marchés
sont fort nombreux, nous ne citerons que les plus importants parmi ceux
qui ont rapport au commerce de la viande :

Ordonnance de police du 9 germinal an VIII (les forains patentés peuvent seuls vendre de la viande dans les 9 marchés et à l'ancienne halle au
blé ; défense de vendre des viandes gâtées, corrompues ou nuisibles). — *Ordonnance du 25 brumaire an XII* (suppression de la vente en gros au carreau
des Prouvaires). — *Ordonnance du 15 juillet* 1808 (la viande ne peut être introduite à Paris, par les forains, que le samedi). — *Ordonnance du 26 mars* 1811
(75 bouchers de Paris et 25 forains pour l'approvisionnement de la halle ;
défense de revendre). — *Ordonnance du 25 novembre* 1819 (triperie des
Prouvaires). — *Ordonnance du 25 mars* 1830 (titre X : police de la halle à
la viande et des marchés publics ; rappel des lettres patentes de 1782 ;
titre XI : commerce de la triperie). — *Ordonnance du 3 octobre* 1827 (ordonne le transport des viandes et abats dans des voitures couvertes). —
Ordonnance du 3 mai 1849 (vente à la criée au marché des Prouvaires des
viandes fraîches expédiées des départements : ART. 6. — Avant leur mise
en vente ces viandes seront examinées et celles qui seront trouvées gâtées,
corrompues ou nuisibles seront saisies et détruites). — *Ordonnance du
24 août* 1849 (vente à la criée des Prouvaires des viandes provenant directement de l'extérieur). — *Ordonnance du 3 mai* 1849 (sur la vente du porc
aux Prouvaires et aux marchés Saint-Germain, des Carmes et des Blancs-
Manteaux). — *Avis du 17 décembre* 1853 (organisant la criée à la viande aux
Prouvaires et aux marchés Beauveau, Saint-Martin, des Carmes et de la rue
de Sèvres). — *Ordonnance du 16 juin* 1859 (vente en gros et détail des
viandes de porc). — *Ordonnance du 26 septembre* 1860 (transfèrement du
marché à la viande des Prouvaires au pavillon III ; défense aux titulaires
des places d'avoir boutique en ville). — *Ordonnance du 14 juillet* 1862
(marché de la triperie et des viandes de porc).

HALLES CENTRALES. — Le *décret du* 22 *janvier* 1878 réglementa les ventes en gros des denrées alimentaires dans les halles de Paris; il dit:

ARTICLE PREMIER. — Dans la ville de Paris, les ventes en gros de denrées alimentaires s'opèrent sur tous les marchés, à la criée ou à l'amiable, au gré des intéressés, dans des conditions déterminées par les décrets, règlements et ordonnances de police en vigueur. Il peut être procédé par toutes personnes à la vente à l'amiable.

Les titres II et III du même décret s'occupent des facteurs (10,000 francs de cautionnement; responsabilité envers les expéditeurs) et de leurs commis et agents.

Un *décret du* 7 *février* 1871 autorisa l'établissement d'une vente en gros des viandes à l'abattoir de la Villette; *l'arrêté du préfet de la Seine du* 15 *mars* 1872 affecta à cette vente (criée et amiable) une rotonde située dans l'abattoir.

Le règlement des ventes de viandes aux halles est institué par *l'arrêté du préfet de la Seine du* 25 *mars* 1878, *réglementant la vente en gros des viandes aux halles centrales.*

ARTICLE PREMIER. — La partie sud du pavillon III et la partie sud-ouest du pavillon V des halles centrales continueront à être affectées à la vente en gros des viandes de boucherie et de charcuterie.

La partie sud du pavillon III est affectée aux ventes en gros par les facteurs.

La partie sud-ouest du pavillon V demeure affectée aux ventes à l'amiable par les approvisionneurs.

ART. 2. — Le marché tiendra tous les jours. Les ventes commenceront dans les deux pavillons, savoir : à 6 heures du matin pendant les mois de janvier, février, mars, octobre, novembre et décembre, et à 5 heures du matin pendant les mois d'avril, mai, juin, juillet, août, septembre.

Les ventes à la criée seront closes à la fin des enchères.

Les ventes à l'amiable seront closes à une heure de relevée pendant les mois de janvier, février, mars, octobre, novembre et décembre, et à midi pendant les mois d'avril, mai, juin, juillet, août et septembre.

La clôture des ventes à l'amiable pourra être prononcée à midi pendant la première période et à onze heures pendant la seconde période, toutes les fois que les viandes introduites seront complètement vendues à ces heures.

En cas de retard des arrivages par les chemins de fer, les agents des deux préfectures, après s'être concertés, pourront retarder la clôture des ventes à l'amiable.

L'ouverture et la clôture seront annoncées à son de cloche.

Les opérations de pesage commenceront une heure avant l'ouverture des ventes.

Le marché devra être évacué et fermé une demi-heure après la clôture des ventes.

Les articles 3, 4, 5 et 7 concernent la déclaration des viandes amenées par les introducteurs, la taxe de 2 fr. 10 par 100 kilog. pour droit d'abri, et la resserre des viandes non vendues.

ART. 6. — La garde des marchandises introduites sur le marché incombe aux facteurs et aux marchands.

ART. 8. — Les ventes au détail sont formellement interdites.

Le poids minimum des lots introduits sur le marché est fixé à sept kilog.

Seront exceptés les filets de bœuf ou de vache introduits isolément par des marchands bouchers à Paris ; seront exceptés aussi, dans les apports fait du dehors, les morceaux détachés d'une espèce différente des autres viandes composant l'envoi d'un même approvisionneur.

Ceux qui contreviendront à cette défense seront exclus du marché ; la durée de l'exclusion sera déterminée par une décision de l'administration.

L'*ordonnance de police du* 28 *mars* 1878 régit d'un autre côté la police des ventes en gros dans les halles centrales ; elle réglemente particulièrement les fonctions des facteurs, l'arrivée, le numérotage, l'enregistrement et la vente des marchandises : elle défend la vente au regrat et applique aux halles les mêmes mesures de salubrité que nous allons retrouver dans l'ordonnance du 30 décembre 1865 sur la police des marchés publics.

Les différents marchés de Paris ont été aussi l'objet de mesures spéciales concernant leur ouverture, leur transfèrement et leur police. Un *décret du* 30 *janvier* 1811 rétablit le marché Saint-Martin, transfère le marché de la place Maubert au couvent des Carmes et concède ces marchés, ainsi que ceux de Saint-Germain, de Beauveau et des Jacobins (marché Saint-Honoré), des Patriarches, à la ville de Paris. Puis viennent de 1832 à 1861 une série d'*ordonnances* concernant les marchés des Patriarches, de Popincourt, de Saint-Germain, de Saint-Maur, etc. etc. Une *ordonnance du* 15 *juin* 1863 règle la police des marchés établis sur la voie publique dans les communes annexées.

Marchés. — Les marchés publics, couverts ou volants, sont réglementés actuellement par l'*ordonnance de police du* 30 *décembre* 1865.

Ordonnance du 30 *décembre* 1865 *concernant la police des marchés publics*

ARTICLE PREMIER. — Aucun marché ne peut être exploité qu'en vertu d'un acte d'institution ou de concession municipale, à moins qu'il ne puisse être justifié d'un titre de propriété privée antérieure à la loi des 16-24 août 1790.

ART. 2. — Toutes réunions quotidiennes, périodiques ou accidentelles soit sur la voie publique (soit dans une propriété particulière), de marchands exposant en vente des denrées alimentaires, et autres articles de même nature que ceux vendus dans des établissements régulièrement autorisés à cet effet, seront considérées comme des marchés interlopes et donneront lieu à des poursuites contre ceux qui les auront établies.

CHAPITRE I. — OCCUPATIONS ET TENUE DES PLACES

Les articles 3, 4, et 5 concernent l'autorisation de l'adjudicataire ou de l'autorité municipale, l'obligation de n'exercer que l'industrie pour laquelle le titulaire d'une place a été autorisé, l'obligation d'apposer une plaque en tôle vernissée indiquant le nom et le numéro de la place (de même pour les resserres). L'article 9 défend de ne rien placer sur le comble de la place, de trop élever les étalages latéralement, ni de les disposer en saillie sur les passages, de n'établir aucune porte s'ouvrant en dehors des places.

ART. 13. — L'accès des sous-sol et des resserres est interdit au public.

ART. 14. — Il ne peut être emmagasiné dans les resserres que les objets essentiels au commerce des occupants.

ART. 15. — Les locataires des resserres sont tenus de les ouvrir à toute réquisition des préposés de l'administration, lorsque ceux-ci voudront les visiter.

L'article 16 fait défense d'introduire des chiens dans les marchés, ou d'y entretenir des animaux autres que ceux dont la vente est autorisée.

CHAPITRE II. — MESURES DE SALUBRITÉ

ART. 19. — Il est défendu de jeter dans les passages réservés pour la circulation, des pailles, papiers ou détritus quelconques; et de laisser séjourner sur le sol des places, des marchandises avariées, des débris de viande, des vidanges de volaille, gibier, poisson ou autres résidus insalubres.

Toutes ces matières seront recueillies dans des seaux en zinc, des caisses garnies de feuilles de ce métal ou des terrines vernissées.

Les récipients dont il s'agit doivent être en bon état, et dissimulés à la vue du public; ils seront vidés au moins une fois par jour, notamment à la clôture du marché, et immédiatement lavés avec soin.

ART. 20. — Dans les étaux affectés à la boucherie, à la viande de porc, à la triperie et aux viandes cuites, les occupants feront enlever, au moins une fois par jour, les os, graisses, épluchures et viandes de rebut.

ART. 21. — Aux places de boucherie, charcuterie, triperie, poissonnerie, saline et viandes cuites, toutes les parties du matériel se trouvant en contact avec les marchandises ou servant à leur découpage et à leur préparation, seront grattées et lavées tous les soirs avant la clôture du marché et plus fréquemment s'il en est besoin.

Le matériel des tripiers, des marchands de poissons, de saline et de viandes cuites sera en outre, au moins une fois par semaine, lavé avec une solution de chlorure de chaux ou d'oxyde de sodium.

ART. 22. — Tous les mois, et plus souvent, s'il est nécessaire, à des jours qui seront désignés par l'inspecteur, les occupants déplaceront leurs marchandises et ustensiles pour nettoyer à fond le sol de leurs places et resserres qui devront d'ailleurs être tenues, ainsi que leurs abords, en état constant de propreté.

ART. 23. — Il est défendu d'abattre des agneaux, chevreaux, cochons de lait, marcassins, etc., de saigner et plumer des volailles (y compris les pigeons) dans les marchés où il n'existe pas de local spécialement affecté à cet usage.

ART. 24. — Dans les établissements pourvus d'abattoirs, les fumiers en provenant seront, après chaque travail, portés dans le lieu destiné à les recevoir, et le sol sera lavé à grande eau. Le sang et les vidanges ne pourront être mélangés à ces fumiers.

ART. 28. — Il est enjoint aux tripiers, marchands d'abats et marchands de saline, de renouveler fréquemment, et au moins toutes les six heures, l'eau des bassins ou baquets dans lesquels ils font tremper leurs marchandises. Il doivent faire écouler entièrement cette eau, nettoyer et rincer les récipients, et laver ensuite convenablement la partie du sol où s'est fait l'écoulement. (L'article 29 défend de faire tremper du linge ou autres objets dans ces baquets, et d'en salir l'eau d'aucune manière. L'article 30 indique de jeter au rebut les articles de saline altérés par un trop long séjour dans l'eau. L'article 31 défend l'emploi des goupillons dans l'aspersion des marchandises.)

ART. 32. — Les marchandises sanguinolentes et généralement toutes les denrées de consistance molle, pâteuse, grasse ou humide, ne pourront se trouver en contact, soit à l'étalage, soit dans les resserres, avec aucune matière perméable, non plus qu'avec aucune partie du matériel ou ustensiles en cuivre, plomb, zinc ou fer galvanisé.

Elles ne pourront être enveloppées dans des papiers peints, qu'elles qu'en soient les nuances.

ART. 33. — Les marchands de viandes cuites ne peuvent vendre ni des denrées crues, ni des pièces de pâtisseries coloriées. Les marchandises qu'ils conserveront d'un jour à l'autre seront renfermées dans des coffres établis de telle façon que l'air y circule facilement.

CHAPITRE III. — CIRCULATION

ART. 41. — Défense est faite aux marchands dits *des quatre saisons* et à tous autres colportant les mêmes articles que ceux exposés dans les marchés, de stationner aux abords de ces établissements, et de se mettre en quête d'acheteurs, dans une zone de cent mètres.

ART. 42. — Aucun industriel ou marchand quelconque ne peut s'installer sur les voies publiques traversant ou bordant les marchés.

CHAPITRE IV. — MARCHÉS ÉTABLIS SUR LA VOIE PUBLIQUE

ART. 43. — L'exposition en vente et le dépôt de marchandises quelconques sont formellement prohibés, les autres jours que ceux fixés par les règlements, sur les emplacements affectés aux marchés forains et aux stationnements des marchands.

CHAPITRE V. — FIDÉLITÉ DU DÉBIT

ART. 54. — Les tables, ais, billots, servant au découpage ou à la préparation des articles de vente, seront placés de façon à ce que l'acheteur puisse voir opérer le travail.

ART. 55. — Seront poursuivies conformément à la loi du 27 mars 1851 :

Les falsifications de substances ou denrées alimentaires destinées à être vendues ;

La vente ou la mise en vente de denrées corrompues, falsifiées ou nuisibles ;

Les tromperies ou tentatives de tromperies sur le poids, la quantité ou le volume de la marchandise ;

La détention, sans motifs légitimes, soit de poids ou mesures faux ou autres appareils inexacts servant au pesage ou au mesurage, soit de substances alimentaires falsifiées, corrompues ou nuisibles.

Les tromperies sur la nature de la chose vendue seront réprimées en vertu de l'article 423 du Code pénal.

CHAPITRE VI. — MESURES D'ORDRE PUBLIC

Défense de troubler l'ordre, de dire des injures, etc., de se tenir debout dans les passages, de crier les marchandises, d'appeler les chalands, etc. (articles 56, 57, 59). Les différends sont portés devant le préposé de police (art. 60).

ART. 67. — Les dispositions qui précèdent sont applicables aux halles et marchés établis à Paris et dans tout le ressort de la préfecture de police, sans préjudice de l'exécution des règlements tant généraux que spéciaux, concernant les ventes en gros et les établissements publics affectés à d'autres commerces que celui des denrées alimentaires.

Les dispositions de l'ordonnance de police du 22 février 1860 et de l'arrêté du préfet de la Seine, du 2 juillet 1868, qui défendaient aux bouchers établis d'occuper des places sur les marchés de Paris et aux détaillants sur un marché d'exploiter un établissement hors de ce marché ou d'être associés à l'exploitation d'un tel établissement, ont été abrogées. Il en est de même des mesures d'exclusion, indéfinie ou temporaire, des marchés, pour défaut d'approvisionnement, pour vente ou achat de places, pour vente de viandes insalubres, pour tromperie sur les pesées, etc.

Foire aux jambons. — La seule foire parisienne aux comestibles est la foire aux jambons. Elle se tenait de temps immémorial au parvis Notre-Dame le dernier jeudi de carême. Elle fut ensuite transférée sur le boule-vard Bourdon et se tient maintenant sur le boulevard Richard-Lenoir les mardi, mercredi et jeudi de la semaine sainte, de 6 heures du matin à 7 heures du soir. Les marchands peuvent y vendre toute espèce de charcu-terie à l'exception du porc frais. Une ordonnance de police renouvelle chaque année ces prescriptions et rappelle aux marchands que la vente des marchandises gâtées, corrompues ou nuisibles est poursuivie conformément à la loi. Les articles de charcuterie fabriqués avec la viande de cheval sont exposés à une des extrémités de la foire dans des boutiques qui doivent porter en gros caractères les mots « charcuterie de viande de cheval ».

CHAPITRE XIII

INSPECTION DES VIANDES

I. — INSPECTION DES VIANDES A PARIS

Au moment de la Révolution l'inspection des viandes était encore effec-tuée à Paris d'après les prescriptions des lettres patentes du 1er juin 1782 (statuts des bouchers) et 26 août 1783 (statuts des charcutiers) qui ordon-naient aux *syndics* et *adjoints* de chaque communauté *de visiter les viandes aux halles, marchés, maisons, échaudoirs et étaux des bouchers et charcu-tiers, principalement dans les temps de chaleurs.*

Le *décret des 2-17 mars 1791* abolit avec tous les droits d'aides, des maî-trises, jurandes, etc., le droit d'*inspecteur aux boucheries* (art. 1er) et *tous offices pour l'inspection et les travaux des arts et du commerce* (art. 2). Ces offices d'inspecteurs aux boucheries avaient été créés en 1551 et réunis aux communautés des villes par l'édit de février 1704.

Cependant un *décret du 1er juin* 1790 porte que les anciens règlements seraient soumis à l'examen de la municipalité de Paris ; l'inspection des viandes garda presque complètement son ancienne organisation : les inspecteurs furent nommés par l'autorité municipale (décret du 19-22 juillet 1791, art. 13). On trouve dans l'*ordonnance du 9 germinal an VIII* des traces de cette ancienne organisation.

Art. 12. — Il sera fait l'inspection la plus exacte des viandes exposées en vente...

Art. 13. — Les commissaires de police et les préposés sur les halles et marchés sont chargés de l'exécution des mesures édictées.....

L'*arrêté du 8 vendémiaire an XI* (art. 3) rétablit le Syndicat de la boucherie de Paris avec ses anciennes prérogatives sur l'inspection des viandes et le droit de proposer la nomination d'inspecteurs spéciaux.

L'*ordonnance de police du 5 décembre* 1825 institua trois inspecteurs chargés de surveiller les travaux de la boucherie dans les abattoirs et la conduite des bestiaux. Ils avaient sous leurs ordres des surveillants (deux dans chacun des cinq abattoirs). Un des inspecteurs devait parcourir les lundi et jeudi les routes de Sceaux et Poissy pour surveiller la conduite des bestiaux dirigés sur la capitale.

L'ensemble de ces dispositions a été réuni et complété par l'*ordonnance du 25 mars* 1830.

TITRE Iᵉʳ. — Syndicat des bouchers

Article premier. — La boucherie de Paris est représentée par un syndic et six adjoints.....

Art. 7. — Il y aura six inspecteurs de la boucherie, et plus, s'il est nécessaire, pour surveiller toutes les contraventions aux règlements.....

Ces six inspecteurs seront proposés par le Syndicat au préfet de police et nommés par ce dernier. Le préfet de police se pourvoira auprès du préfet de la Seine pour que les inspecteurs soient logés dans les abattoirs, de manière qu'il y en ait un dans chaque abattoir.....

L'inspecteur de police constatera le fait de la mort des bestiaux morts naturellement dans les abattoirs. Les inspecteurs de la boucherie les enverront à la ménagerie, ainsi que toutes les viandes (dans quelque lieu qu'ils les trouvent) qu'ils reconnaîtront ne pouvoir être livrées à la consommation.

Art. 8. — Le Syndicat nommera dix-huit surveillants, et plus, s'il est nécessaire, dans les abattoirs.......

Cette organisation de l'inspection dura jusqu'en 1855.

Décret du 13 novembre 1855
relatif au service des inspecteurs de la boucherie de Paris

Article premier. — Les dépenses relatives au service des inspecteurs de la boucherie seront, à l'avenir, imputées sur le budget de la ville de Paris et payées par la caisse municipale, qui en sera remboursée au moyen d'un prélèvement sur les intérêts des cautionnements déposés par les bouchers à la caisse de Poissy.

ART. 2. — Le préfet de police est chargé de la nomination des inspecteurs de la boucherie. Il fixera le nombre, le traitement et les attributions de ces employés.

Ordonnance de police du 31 décembre 1855
portant réorganisation des inspecteurs de la boucherie

ARTICLE PREMIER. — Le personnel des inspecteurs de la boucherie est porté de huit à quinze.

ART. 2. — Ces nouveaux agents seront nommés directement par nous, et ils entreront en fonction à dater du 1er janvier 1856.

ART. 3. — A partir de la même époque, les inspecteurs de la boucherie seront rétribués par la préfecture de police et leurs traitements seront inscrits à son budget.

ART. 4. — Les inspecteurs de la boucherie seront placés exclusivement sous les ordres directs et immédiats de l'inspecteur général des halles et marchés.

ART. 5. — Les attributions de ces agents consisteront :

1° A veiller à l'exécution des règlements et ordonnances relatifs au commerce de la boucherie, notamment à ceux concernant la taxe de la viande, et à constater les contraventions par des procès-verbaux ou rapports ;

2° A vérifier la qualité, la nature et l'espèce des viandes abattues dans les abattoirs généraux, dans les marchés publics, dans tous les établissements particuliers de la capitale et partout ailleurs où besoin sera ;

3° A vérifier, aussi souvent que possible, les livraisons de viande à l'hôtel impérial des Invalides, à l'École militaire et autres casernes de Paris, et dans les forts et casernes situés *extra muros ;*

4° Et à surveiller la conduite des bestiaux sur les routes, et leur placement sur les marchés d'approvisionnement et dans les abattoirs.

ART. 6. — En ce qui concerne la partie de leur surveillance qui s'applique aux intérêts privés du commerce, les inspecteurs de la boucherie continueront à l'exercer comme par le passé ; mais les observations que le Syndicat aurait à présenter à ce sujet devront être adressées à l'inspecteur général des marchés, qui y fera droit, s'il y a lieu, et donnera tels ordres qu'il jugera nécessaires.

ART. 7. — Les dispositions de l'ordonnance de 1830 et les instructions postérieures de notre préfecture qui sont contraires aux dispositions qui précèdent, sont et demeurent rapportées.

ART. 8. — La présente ordonnance sera imprimée, publiée et affichée. Les commissaires de police, l'inspecteur général des halles et marchés et les autres préposés de la préfecture de police sont chargés, chacun en ce qui le concerne, d'en assurer l'exécution.

Le *décret du* 24 *février* 1858, dans ses articles 3 et 8, règle l'inspection de la viande à Paris et décide que les dépenses de l'inspection seront supportées par la ville de Paris.

L'inspection de la boucherie de Paris a été réorganisée, au point de vue du recrutement des inspecteurs, de leur nombre, de leur classement et de leur traitement, par l'*arrêté du 30 décembre* 1878, rendu à la suite de la délibération du conseil municipal du 17 décembre 1878, et par les *arrêtés du 28 mai* 1880 (grade de 1er classe après examen), du 1er *janvier* 1882 [création du grade d'inspecteur principal(10)], du 10 *janvier* 1883 (dix nouveaux emplois; service de banlieue). Depuis 1879, l'inspection des viandes est confiée à des vétérinaires nommés au concours. Leur nombre s'élève à cinquante-sept et comprend : un chef de service, deux contrôleurs du service, un contrôleur adjoint (chargé du laboratoire) et cinquante-trois inspecteurs répartis en trois classes.

Les attributions du service d'inspection de la boucherie de Paris s'étendent sur le marché aux bestiaux de la Villette, sur l'entrée des viandes dans Paris, sur les abattoirs, les halles et marchés, les établissements particuliers, les marchands ambulants dans Paris, dans toutes les communes de la Seine et dans celles de Meudon, Sèvres, Saint-Cloud et Enghien du département de Seine-et-Oise.

SERVICE DE PARIS

MARCHÉ AUX BESTIAUX DE LA VILLETTE

Par application de l'article 39 de la loi du 21 juillet 1881 l'inspection sanitaire des animaux a été organisée au marché aux bestiaux de la Villette. L'*arrêté du 26 janvier* 1883, rendu à la suite de la délibération du Conseil général, du 18 décembre 1882, a confié cette inspection sanitaire aux vétérinaires inspecteurs de la boucherie.

Les *instructions préfectorales des* 15 *novembre* 1883, 24 *mai* 1886, 9 *octobre* 1886, organisent ce service : les jours de grand marché (lundi et jeudi), cinq inspecteurs le matin pour la visite des animaux en vente, et deux le soir pour la surveillance des quais de réexpédition (*arrêté du 2 février* 1886 sur la désinfection). L'*instruction du 24 mai* 1886 organise une surveillance quotidienne du marché. De plus les gares de Pantin, de Saint-Denis et du Bourget où débarquent les moutons étrangers, sont l'objet d'une surveillance particulière (*décision du* 13 *avril* 1886).

Une *ordonnance du* 2 *février* 1886 a trait à la désinfection du matériel servant au transport des bestiaux.

L'*instruction préfectorale du* 22 *décembre* 1886 invite les inspecteurs à examiner attentivement les vaches maigres amenées au marché aux bestiaux ou aux abattoirs (suspicion de péripneumonie).

L'*instruction ministérielle du 13 mai* 1886 [décide que l'obligation de déclaration (art. 3 de la loi sanitaire) s'applique aux propriétaires et aux intermédiaires (commissionnaires, facteurs).

L'*arrêté du 5 octobre* 1887 concerne la réquisition de deux bouviers, chaque jour de grand marché, pour servir d'aides aux inspecteurs dans l'examen des animaux.

ABATTOIRS DE PARIS

L'inspection des abattoirs de Paris a été instituée par l'ordonnance du 31 décembre 1855, par le décret du 24 février 1858, par l'ordonnance du 20 août 1879 (ch. II). Un certain nombre d'inspecteurs logés dans chaque abattoir sont spécialement chargés d'en assurer le service.

En exécution de l'article 90 du décret du 22 juin 1882, une *note de service du 5 mai* 1885, invite les inspecteurs à faire parvenir d'urgence à l'administration, les rapports sur les maladies contagieuses qu'ils constateront dans les abattoirs ; dans le cas de péripneumonie contagieuse, le rapport devra indiquer la nature aiguë ou chronique des lésions décrites (*note du 29 mai* 1885).

En ce qui concerne les abattoirs hippophagiques de Villejuif et de Pantin, l'*ordonnance* de 1866 réglemente l'inspection des chevaux dans ces établissements (voir page 569). De plus une *décision préfectorale du 18 février* 1886 dispose qu'à l'avenir, au lieu d'envoyer à la fourrière de la rue de Pontoise les chevaux vivants présentant des symptômes de morve (instructions des 27 octobre, 7 décembre 1881), ces animaux seront abattus dans l'abattoir même après visite du vétérinaire sanitaire de la circonscription prévenu par télégramme (Villejuif, 4e secteur ; Pantin, 3e secteur) (*note du 8 mars* 1886). Cette décision indique en outre, qu'en cas de morve constatée après l'abatage, l'inspecteur envoie un rapport détaillé (*note du 5 mai* 1885) et doit veiller à l'observation stricte des prescriptions des articles 45, 87, § 2, 89, du décret du 22 juin 1882 (désinfection des peaux, injection du cadavre, désinfection des locaux et des personnes), de l'article 14 de la loi sanitaire, de l'article 10 de l'ordonnance du 9 juin 1866 (bulletin d'envoi à l'atelier d'équarrissage), des articles 12, 14, 21 de l'arrêté du 12 mai 1883 (désinfection des locaux et des hommes). Enfin, dans le but d'éviter les contestations sur l'identité des chevaux saisis après l'abatage et le grand nombre d'animaux sacrifiés rendant impossible de laisser les peaux adhérentes aux cadavres, la *note du 16 décembre* 1886 décide que les chevaux suspects de morve seront faits comme *chevaux de voiture :* poumons

non détachés et peau adhérente au chanfrein et à l'extrémité du membre
antérieur.

ENTRÉE DES VIANDES DANS PARIS

L'inspection des viandes entrant à Paris a été instituée par l'article 3 du
décret du 24 février 1858. Elle a été organisée par *l'ordonnance du
13 octobre 1879*, modifiée, en ce qui concerne les heures d'ouverture du
service, par *l'ordonnance du 15 octobre 1885.*

Ordonnance de police du 13 octobre 1879
concernant l'inspection des viandes de boucherie et de charcuterie

ARTICLE PREMIER. — A partir de ce jour, aucune viande de boucherie ou de charcuterie fraîche, salée ou fumée, ne pourra être introduite dans Paris, sans avoir
été, au préalable, soumise à la visite des inspecteurs spécialement chargés de ce
service.

Toutefois il est fait exception pour toute introduction de viande ne pesant pas
au total plus de 3 kilogrammes en viande fraîche, et 5 kilogrammes en viande salée
ou fumée.

ART. 2. — L'introduction dans Paris des viandes à soumettre à l'inspection ne
pourra se faire, sauf l'exception prévue à l'article 4 ci-après, que par les huit portes
qui vont être indiquées :

Rive droite..
- Porte de Saint-Cloud.
- — des Ternes.
- — de Clichy.
- — de la Villette.
- — de Vincennes.
- — de Charenton.

Rive gauche.
- Porte d'Italie.
- — d'Orléans.

ART. 3. — Elle ne pourra avoir lieu que de trois heures à dix heures du matin
pendant l'été (du 1er avril au 30 septembre) et de quatre heures à onze heures du
matin pendant l'hiver (du 1er octobre au 31 mars). (*Paragraphe modifié par
l'ordonnance du 15 octobre 1885*).

Des inspecteurs de la boucherie se tiendront à chacune des portes désignées
en l'article qui précède et opéreront l'examen des viandes amenées.

Si ces préposés le jugent nécessaire, les conducteurs devront, sur l'indication
qui leur sera faite, procéder soit au déplacement et à la manutention, soit même
au déchargement des viandes à examiner, faute de quoi l'introduction dans Paris
en sera interdite.

ART. 4. — Les approvisionneurs qui voudront introduire des viandes dans

Paris en dehors des heures ci-dessus fixées, ou par des portes autres que celles indiquées en l'article 2, ou encore par les gares de chemins de fer ou les rivières et les canaux, auront la faculté de le faire ; mais dans ce cas les viandes devront être conduites, sous escorte de l'octroi, et aux frais des intéressés, soit à l'abattoir le plus voisin, soit au pavillon n° III des halles centrales, pour y être soumises à la visite de l'inspecteur de service.

Art. 5. — Toute viande reconnue impropre à la consommation sera immédiatement saisie et détruite aux frais du propriétaire, sans préjudice des poursuites, qui pourraient être intentées conformément à la loi du 27 mars 1851.

Toutefois si les propriétaires de viandes saisies en demandent la remise pour la fonte ou pour des usages industriels elles pourront leur être livrées ; mais après avoir été au préalable en présence de l'inspecteur et aux frais du réclamant, incisées dans tous les sens, puis arrosées d'essence de térébenthine ou d'eau ammoniacale additionnée de poudre de charbon.

Art. 6. — Dans le cas où le propriétaire de la viande protesterait contre la saisie et demanderait une contre expertise, la marchandise sera conduite sous escorte et à ses frais au pavillon n° III des halles centrales, où elle sera soumise à l'examen d'un expert choisi par lui sur la liste des vétérinaires accrédités près la préfecture de police.

Les frais de cette expertise, fixés conformément au décret du 18 juin 1811, seront en cas de confirmation totale ou partielle de la saisie, à la charge du propriétaire de la viande.

Art. 7. — Les viandes mises en vente dans les abattoirs, marchés, étaux, seront également visitées par le service spécial d'inspection.

Art. 8. — La présente ordonnance sera imprimée, publiée et affichée partout où besoin sera.

Il en sera transmis ampliation à M. le préfet de la Seine et à M. le directeur de l'administration de l'octroi de Paris.

Art. 9. — L'inspecteur général des halles et marchés, le chef de la police municipale, les commissaires de police et les agents sous leurs ordres sont chargés chacun en ce qui le concerne, d'en assurer l'exécution.

Ordonnance de police du 15 octobre 1885
concernant l'entrée à Paris des viandes à soumettre à l'inspection de la
Boucherie

Article premier. — Le paragraphe 1er de l'article 3 de l'ordonnance du 13 octobre 1879 est modifié de la manière suivante :

L'entrée à Paris des viandes à soumettre à l'inspection de la boucherie ne pourra se faire que par les portes et aux heures ci-après.

Porte de Saint-Cloud. { de 4 heures à 11 heures, du 1er avril au 30 septembre ;
{ de 5 — à 11 — du 1er octobre au 31 mars.

— des Ternes.   de 4 — à 11 — toute l'année ;

Porte de Clichy.	de 4 heures à 11 heures du 1er avril au 30 septembre ;
	de 5 — à 11 — du 1er octobre au 31 mars.
— de la Villette.	de 4 — à 11 — du 1er avril au 30 septembre ;
	de 5 — à 11 — du 1er octobre au 31 mars.
— de Vincennes.	de 4 — à 11 — toute l'année.
— de Charenton.	de 4 — à 11 — du 1er avril au 30 septembre.
	de 5 — à 11 — du 1er octobre au 31 mars.
— d'Orléans.	de 4 — à 11 — du 1er avril au 30 septembre ;
	de 5 — à 11 — du 1er octobre au 31 mars.
— d'Italie.	de 4 — à 11 — toute l'année.

Art. 2. — Les prescriptions ci-desus mentionnées, seront applicables à partir du 1er novembre prochain.

Les articles 3 et 4 répètent les articles 8 et 9 de l'ordonnance du 13 octobre 1879 qui précède.

Les dispositions de l'ordonnance du 13 octobre 1879 ont été appliquées aux gares de chemins de fer. Des inspecteurs de la boucherie se tiennent dans ces gares, à des heures variables suivant les besoins du trafic de chaque compagnie, et opèrent la visite des viandes déchargées sur les quais.

HALLES CENTRALES

L'*ordonnance de police du 3 mai* 1849, concernant la vente à la criée au marché des Prouvaires, dit dans son article 6 : « Avant leur exposition en vente ces viandes seront examinées, et celles qui seront trouvées gâtées, corrompues ou nuisibles, seront saisies et détruites. » Les inspecteurs de la boucherie sont chargés de veiller à l'exécution de cette prescription.

Un laboratoire de micrographie créé par décision du 27 juillet 1885 est installé au pavillon 3 dans un local contenant aussi la bibliothèque et les collections de l'inspection.

Le service d'inspection aux halles comprend : celle des viandes foraines vendues en gros aux pavillons III et V ; celle des viandes de boucherie du marché de détail du pavillon III (*les rangs* ou nouveaux *Prouvaires*) ; celle de la charcuterie et de la triperie du pavillon V.

En outre, des visites sont opérées dans les *découpages* et chez quelques bouchers en gros situés dans les rues avoisinantes. Au printemps de chaque année un certain nombre d'inspecteurs surveillent les chevreaux mis en vente au pavillon IV (nouvelle *Vallée*).

Nous devons citer à cette place une *note préfectorale du 27 juin* 1873 défendant la vente du *lard routé* (voir l'art. *Sclérodermie*).

MARCHÉS DE DÉTAIL

L'inspection des viandes dans les marchés aux comestibles de Paris a été instituée par l'*ordonnance du 31 décembre 1855*, par le *décret du 24 février 1858* et par l'article 7 de l'*ordonnance du 13 octobre 1879*. L'*ordonnance du 30 décembre 1865* concerne la police des marchés.

L'*instruction préfectorale du 19 février 1887* a réparti en six groupes les 51 marchés de Paris. Chaque groupe est visité quotidiennement par un inspecteur de la boucherie, qui consigne ses observations sur un registre spécial placé dans chaque marché.

FOIRE AUX JAMBONS

Nous avons vu déjà qu'une ordonnance règle chaque année la tenue de la foire aux jambons, les mardi, mercredi et jeudi de la semaine sainte. Quatre inspecteurs de la boucherie sont désignés chaque jour pour y assurer la salubrité des viandes.

MARCHANDS AMBULANTS

Le colportage des viandes qui avait été interdit par l'article 4 du *décret du 24 février 1858*, a été permis par le *décret du 5 septembre 1870*. L'*instruction du 19 février 1887* prescrit aux inspecteurs qui font le service des marchés, de visiter les marchandises vendues sur la voie publique par les marchands ambulants.

Dans les marchés et sur la voie publique, les inspecteurs de boucherie visitent, non seulement la boucherie, la charcuterie et la triperie, mais encore la volaille, le gibier et le poisson qui sont exposés en vente.

ÉTABLISSEMENTS PARTICULIERS

Le droit de visite des préposés à l'inspection des viandes dans les établissements de boucherie et de charcuterie est très ancien ; les jurés-visiteurs, les syndics et leurs adjoints devaient visiter fréquemment les boutiques et maisons des maîtres pour s'assurer de la bonne qualité des viandes et du bon état des locaux. Ces prérogatives ont été maintenues par l'article 23 de l'*arrêté du 12 messidor an VIII*, par l'*ordonnance du 31 décembre 1855*, par le *décret du 24 février 1858* (art. 3), par l'article 11 de l'*ordonnance du 15 juin 1862* (voir page 565) et par l'article 7 de l'*ordonnance du 13 octobre 1879*.

L'inspection des boucheries, charcuteries et triperies à Paris est organisée par l'*instruction du* 19 *février* 1888 : deux inspecteurs visitent ensemble ces établissements, ils vérifient la bonne qualité des marchandises et s'assurent si les locaux et leurs dépendances sont établis conformément aux prescriptions des *arrêtés du* 20 *avril* 1887 (voir pages 559 et 563), pour la boucherie et la charcuterie, et de l'*ordonnance du* 22 *juillet* 1887 (voir page 567), pour la triperie.

Les attributions qui avaient été données aux inspecteurs de la boucherie, par l'ordonnance du 31 décembre 1855, sur la surveillance des livraisons de viandes aux Invalides, à l'École militaire et dans les casernes et forts, ont été supprimées ; les Commissions des ordinaires sont chargées d'y pourvoir.

Les inspecteurs de la boucherie sont chargés comme par le passé de veiller à l'exécution des règlements concernant la conduite des bestiaux (Ordonnance du 3 octobre 1885 : voir page 585).

Certains grands établissements publics ou privés ont leurs fournitures de viandes vérifiées par le Service d'inspection de la boucherie : le Dépôt de mendicité de Villers-Cotterets (délibération du Conseil général du 27 décembre 1886), les Hôpitaux de Paris et du département de la Seine (boucherie centrale à l'abattoir de Villejuif), etc.

Des établissements d'instruction (les collèges Chaptal, Sainte-Barbe, etc.) font aussi visiter, sur demande des directeurs, les viandes qui leur sont fournies, par l'inspection de la boucherie.

Dans ces visites de fournitures, il est nécessaire de connaître les conditions exprimées par le cahier des charges. Nous donnerons comme exemple les deux articles suivants extraits du cahier des charges pour la fourniture des viandes au *dépôt de Villers-Cotterets :*

Art. 4 .— La viande sera de *bœuf* ou de *vache*, de bonne qualité, abattue de la veille, ou au plus de l'avant-veille de la livraison, et bien saignée.

Art. 5.— Les quatre quartiers devront peser au moins 225 kilog. ; les têtes, pieds, cœurs, issues et fressures ne pourront entrer dans les livraisons (la viande de taureau est strictement refusée).

SERVICE DE LA BANLIEUE

La *loi du* 10 *juin* 1853 (voir page 539) autorise le préfet de police à exercer dans toutes les communes de la Seine, les fonctions qui lui sont déférées par l'arrêté de messidor an VIII ; mais dans son article 2, cette même loi laisse aux maires, *sans préjudice des attributions qui leur sont conférées par les lois*, la salubrité des constructions privées, la petite voirie (ouverture et surveillance des étaux et boutique de boucherie et charcuterie ; arrêté de messidor an VIII, art. 21, voir page 537).

Une *ordonnance de police du* 20 *mars* 1865, se basant sur cette réserve « en faveur de la compétence des maires dans les communes rurales, en ce qui concerne la petite voirie et la salubrité des constructions privées » et considérant « que la surveillance qui peut être exercée sur les étaux de boucherie et de charcuterie incombe à l'autorité municipale », décide :

ARTICLE PREMIER. — Sont abrogées les ordonnances de police des 24 vendémiaire et 4 floréal an XII, en ce qui concerne les établissements de boucherie et de charcuterie, dans les communes rurales du ressort de la préfecture de police.

ART. 2. — Il n'est dérogé en rien aux règlements concernant la création et l'exploitation des tueries de bestiaux.

Le préfet de police conserve donc seulement, dans les communes rurales de son ressort, les attributions municipales qui lui sont données par les articles 23, 32, 33 de l'arrêté du 12 messidor an VIII, sur la salubrité de la ville (épizooties, surveillance des échaudoirs, fondoirs, etc. ; saisie et destruction dans les halles, marchés et boutiques, chez les bouchers, etc., les comestibles gâtés, corrompus ou nuisibles, art. 23) ; sur la surveillance des foires, halles, marchés publics, les marchands forains, colporteurs, etc. (art. 32 ; sur l'inspection des marchés, ports et lieux d'arrivages des comestibles (art. 33).

Le service d'inspection de la boucherie dans la banlieue a été organisé par l'*arrêté préfectoral du* 10 *janvier* 1883, rendu à la suite de la délibération du Conseil général du 20 décembre 1882 et portant création de dix places d'inspecteur pour en permettre l'exécution. Il a été réorganisé par la *décision du préfet de police du* 2 *octobre* 1885 et par l'*instruction du* 19 *février* 1887.

La banlieue est divisée en dix groupes, et la surveillance des dix inspecteurs, qui sont chargés de ce service, s'étend sur 5 abattoirs publics, sur 67 marchés, sur 541 établissements de boucherie, dont 206 avec tueries, et sur 413 établissements de charcuterie, dont 274 avec tueries.

ABATTOIRS PUBLICS DE LA BANLIEUE

Ces établissements compris dans la première classe des établissements insalubres donnent lieu aux mêmes formalités d'ouverture que celles énumérées précédemment (voir page 575).

Le préfet de police donne l'autorisation d'ouverture et indique quelles sont les mesures de salubrité qui devront être observées (arrêté du 12 messidor an VIII, art. 23). Le préfet de la Seine fixe les droits à percevoir. Ainsi furent établis : l'abattoir de Saint-Denis (ordonnance du 31 octobre 1846), celui de Choisy-le-Roi (ordonnance du 29 novembre 1864) et ceux de Vincennes, de Boulogne et de Levallois-Perret.

TUERIES PARTICULIÈRES DE LA BANLIEUE

Comprises dans la 2° classe des établissements insalubres, les tueries particulières doivent être établies après l'accomplissement des mêmes formalités que celles que nous avons indiquées pour les tueries en général. L'autorisation est donnée par le préfet de police (arrêté du 12 messidor an VIII, art. 23).et les mesures de salubrité nécessaires sont indiquées par l'ordonnance du 15 nivôse an XI, que nous avons déjà citée.

MARCHÉS DE BANLIEUE

Les articles 23, 32, 33 de l'*arrêté de messidor* donnent au préfet de police le droit d'inspection sur les marchés pour saisir et détruire les marchandises gâtées, corrompues ou nuisibles ; le service de l'inspection de la boucherie est chargé de l'exécution de ces prescriptions et de celles édictées par l'*ordonnance du* 30 *décembre* 1865 qui s'applique à tous les marchés établis dans le ressort de la préfecture de police (art. 67).

Des ordonnances spéciales ont été rendues pour l'ouverture et la police de chacun des marchés de la banlieue : Boulogne, 31 juillet 1851 ; Clichy, 31 octobre 1851 ; Enghien, 15 décembre 1860 ; Choisy, 26 août 1861 ; Vitry, 20 décembre 1865, etc. etc.

Les taxes sont établies par arrêté du préfet de la Seine.

ÉTABLISSEMENTS PARTICULIERS DE LA BANLIEUE

La surveillance, l'autorisation ou la défense d'ouvrir les boutiques, étaux de boucherie et de charcuterie sont du ressort de l'autorité municipale dans les communes rurales de la Seine (arrêté du 12 messidor an VIII, art. 21, et loi du 10 juin 1853, art. 2) ; mais le préfet de police a toujours le droit d'assurer la salubrité des comestibles vendus en faisant saisir et détruire dans les boutiques des bouchers les viandes gâtées, corrompues ou nuisibles (arrêté du 12 messidor an VIII, art. 23) (voir page 537).

Les articles 7, 11 et 12 de l'*ordonnance du* 15 *juin* 1862 instituent l'inspection des substances alimentaires dans les boutiques, ateliers et magasins de comestibles à Paris et dans les communes rurales (voir page 565). La *décision préfectorale du* 2 *octobre* 1885 donne aux inspecteurs de la boucherie des instructions détaillées pour leurs visites chez les bouchers, charcutiers et tripiers de la banlieue.

Les gares de Pantin, Saint-Denis et du Bourget-Drancy sont l'objet d'une surveillance spéciale (moutons étrangers) ; il en est de même de l'abattoir hippophagique de Pantin.

II. — INSPECTION DES VIANDES EN FRANCE

Lorsque nous avons traité des mesures réglementant le commerce de la boucherie, nous avons mentionné le droit qu'avaient les pouvoirs municipaux d'organiser un service d'inspection des viandes. Ce droit repose sur les articles 13 et 20 du *décret des* 19-22 *juillet* 1791 (voir page 534) et sur l'article 97 de la *loi du* 5 *avril* 1884 (voir page 535). Les sanctions pénales sont, comme nous l'avons vu, les articles 423 et 477 du *Code pénal* et la *loi du* 27 *mars* 1851 (voir page 544).

Aujourd'hui la plupart des grandes villes possèdent un service d'inspection des viandes. L'importance de ce service varie suivant le chiffre de la population de chaque ville ; dans tous les cas, il comprend au moins un vétérinaire-inspecteur chef de service. Les municipalités désireuses de s'attacher des hommes d'une valeur scientifique réelle, ont adopté le principe équitable du concours et ont attribué aux fonctions de vétérinaire-inspecteur des émoluments en rapport avec les services rendus. C'est ainsi que Besançon, Rouen, Reims, Troyes, Dijon, Saint-Étienne, Épinal, ont pu suivre les exemples de Paris, de Lyon et de Bordeaux et organiser un service municipal d'hygiène alimentaire méthodique.

Dans beaucoup de ces villes ce sont d'anciens inspecteurs de Paris qui après concours, ont été choisis pour remplir ces importantes fonctions. Le service de Paris, avec l'énorme champ d'observation qui lui est ouvert, permet à son nombreux personnel d'acquérir rapidement une expérience scientifique et pratique impossible partout ailleurs. S'il est admis en fait que l'inspection parisienne constitue une sorte d'école pour la formation de vétérinaires-inspecteurs des viandes à la hauteur de leur délicate mission, nous nous permettrons de souhaiter qu'à l'avenir quelques-uns de ses membres figurent dans les jurys de concours ; car jusqu'ici, on semble avoir oublié dans la composition de ces jurys, un élément indispensable : des vétérinaires du métier. Pour juger des spécialistes il faut des juges spécialistes.

Le service d'inspection vétérinaire organisé à la frontière géographique par les lois des 5 avril 1887, 24 juin 1889, par les décrets des 26 mai 1888 et 24 juin 1889, pour la visite des viandes fraîches importées rentre dans les fonctions des vétérinaires sanitaires des bureaux de douane ouverts à l'importation.

CHAPITRE XIV

LÉGISLATION COMPARÉE

EN ANGLETERRE

En Angleterre c'est le législateur et rarement l'administration qui fait les règlements sur la salubrité et l'hygiène alimentaire. Quelquefois ils consistent en coutumes.

La législation anglaise distingue deux sortes d'abattoirs, ceux où l'on tue les chevaux ou autres animaux non destinés à la consommation, et ceux où l'on tue les animaux de boucherie. Ces derniers sont autorisés par le bureau sanitaire de la localité, c'est une attribution municipale (35 et 36 Victoria ; ch. 70) ; ces abattoirs sont soumis à l'inspection. Une loi spéciale (37 et 38 Victoria ; c. 67) (7 août 1874) règle ce qui est relatif aux abattoirs de Londres ; les juges de paix ne peuvent accorder la licence qu'avec l'assentiment de l'autorité locale (à Londres, le Board of Works) ; les inspecteurs du service sanitaire examinent les animaux pour constater leur état de santé ; enfin diverses dispositions sont relatives aux tripiers et autres industriels qui tirent leurs matières premières des abattoirs. La boucherie n'est guère réglementée que dans les abattoirs ; mais les lois sanitaires autorisent tout officier de santé, inspecteur, etc., à saisir la viande qui pourrait être nuisible à la santé. Le juge de paix a le même droit, mais il est tenu d'entendre le boucher avant de le condamner.

D'après la loi de 1847 (10 et 11 Victoria ; ch. 14) c'est l'autorité royale qui confère à une localité ou à un propriétaire de terrain le droit d'ouvrir une foire. La loi du 7 juillet 1873 règle la suppression des foires, la réduction des jours et le changement des époques ; le propriétaire ou le concessionnaire d'une foire ou d'un marché est chargé de sa police, il peut nommer des agents. Dans la plupart des villes la matière est réglée par une loi d'intérêt local.

Les marchés de Londres ont été institués par lettres patentes ou par actes du Parlement ; ils appartiennent soit à la corporation de Londres, soit à des compagnies autorisées, soit à des paroisses, soit à des particuliers. Dans un rayon de 15 milles autour de Charing-Cross la police de la métropole a autorité sur les marchés.

La loi de 1847 interdit la vente sur les marchés de denrées gâtées ou malsaines, sous peine d'amende, de saisie et de destruction des marchandises défectueuses. La surveillance des denrées alimentaires en dehors de la Cité est confiée à des inspecteurs (*inspectors of nuisances*), nommés par les autorités locales (paroisses ou districts).

Le bill de salubrité, de 1848, punit le marchand chez lequel on aura saisi des viandes impropres à la nourriture de l'homme, d'une amende de 6 livres sterling par animal, volaille, poisson, pièce de viande ou carcasse saisie. Il autorise et ordonne les recherches dans les maisons où l'on débite des substances alimentaires.

EN ALLEMAGNE

La loi prussienne du 11 mars 1850 donne aux autorités locales le droit de prendre des règlements sur les marchés et les subsistances, sur l'hygiène et la salubrité publique, et sur toute autre disposition qui peut devenir nécessaire dans l'intérêt de la commune ou de ses habitants. La loi du 18 mars 1868 régit les abattoirs; dans les communes où il existe un abattoir public, la municipalité peut décider qu'il sera interdit d'abatre ailleurs que dans ledit établissement (sauf pour certains cas particuliers); la loi édicte une pénalité contre ceux qui transgresseraient le règlement municipal.

En Prusse les foires et marchés ne doivent avoir lieu que dans les villes ou seulement dans les bourgs et villages où leur utilité est bien évidente (circ., 16 octobre 1820). L'autorisation est donnée, suivant l'importance, par le président de la province ou par le ministre. La police des marchés est réglée par la loi industrielle du 21 juin 1869, articles 64 et suivants; c'est l'autorité locale qui en est chargée.

A Berlin, les viandes sont inspectées par des vétérinaires; pour être admises à l'entrée les viandes, doivent être pourvues des viscères adhérents et accompagnées d'un certificat de vétérinaire; l'inspection n'est faite que pendant le jour; les boucheries, restaurants et hôtels sont inspectés; la viande de cheval et celle du porc (en vue de la trichinose), sont soumises à des règlements particuliers; enfin le personnel du service d'inspection des viandes à Berlin se compose de 249 personnes.

Dans les autres parties de l'Allemagne, comme en Prusse, le Code pénal de l'empire punit d'amende et d'emprisonnement ceux qui mettent en vente des aliments falsifiés. Dans un grand nombre de localités une inspection spéciale des viandes de porc est établie en vue de la trichinose.

En Bavière c'est le ministre du commerce qui propose au roi d'accorder une foire ou un marché à une ville, rarement à une commune rurale; comme dans le reste de l'Allemagne l'autorité est aussi chargée des règlements de police. Dans ce royaume, comme dans les duchés de Bade et de Wurtemberg et en Alsace-Lorraine, l'inspection des viandes est très bien organisée : ce sont les vétérinaires de district ou de cercle qui en ont la première responsabilité ; dans chaque localité où il y a un abattoir, l'inspection en est faite par le vétérinaire ou, à son défaut, par une autre personne qui prévient le vétérinaire du district dans les cas anormaux.

EN AUTRICHE-HONGRIE

En Autriche le boucher doit se soumettre à tous les règlements sanitaires que l'autorité locale ou supérieure peut prescrire, et de plus (loi du 1er mai 1860, art. 57) il ne peut cesser son industrie sans en donner avis à l'autorité, qui peut exiger que la fermeture de l'étal n'aura lieu qu'après un délai déterminé (2 mois). Les autorisations d'établissement des foires et marchés se font par voie administrative (loi du 20 décembre 1859) ; la police est à la charge des autorités locales.

L'inspection des viandes et celle des animaux vivants est prescrite en Autriche par la loi du 29 février 1880. Cette inspection est confiée, dans les grandes villes, à des vétérinaires.

EN ESPAGNE

La surveillance des comestibles vendus est placée au nombre des attributions des municipalités. Les abattoirs privés y sont interdits. L'inspection vétérinaire partout obligatoire est soumise depuis quelques années au contrôle des médecins. (Rapport de M. Baujol, Congrès vétérinaire de 1889).

EN ITALIE

La loi italienne du 20 mars 1865 charge l'administration municipale de tout ce qui est relatif à l'hygiène locale ; mais les mesures prises doivent être approuvées par la *députation provinciale* (art. 138).

L'organisation de l'inspection des viandes est encore fort rudimentaire dans ce pays ; il n'y a guère qu'à Turin où elle soit bien organisée et réglementée.

EN SUISSE

Le Gouvernement fédéral concède le droit à l'établissement des foires et marchés et la police locale les réglemente. Dans plusieurs cantons, l'inspection de la boucherie est aussi bien organisée qu'en Bavière ; avec un inspecteur dans chaque localité, sous la surveillance du vétérinaire cantonal ; là aussi, aucune viande ne peut être vendue sans un certificat, ou même sans l'estampille de l'inspecteur.

EN BELGIQUE

Nous terminerons par la Belgique, car c'est dans ce pays qu'on trouve une législation sanitaire se rapprochant le plus de la nôtre.

Les *conseils provinciaux* peuvent sous la réserve de l'approbation royale, autoriser, supprimer ou changer les foires et marchés (loi provinciale, art. 82 et 86), après enquête dans un rayon de 2 lieues (Inst. minist., 6 octobre 1838). La police des foires, marchés, abattoirs, etc., appartient à l'autorité locale en vertu de la loi française des 16-24 août 1790.

La plupart des villes belges, et notamment Bruxelles et Liège, ont un service d'inspection des viandes dirigé par un vétérinaire.

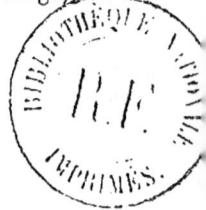

TABLE DES MATIÈRES

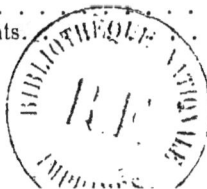

LIVRE III

COUPE DES ANIMAUX DE BOUCHERIE. — CARACTÈRES
DIFFÉRENTIELS DES VIANDES DE BOUCHERIE

LIVRE IV

LA VIANDE

LIVRE VIII

DES SAISIES DE VIANDES ET DE LEUR JUSTIFICATION D'APRÈS LES DONNÉES ACTUELLES DE LA SCIENCE

LIVRE X

DE LA VIANDE DE CHEVAL

LIVRE XI

VOLAILLES, GIBIER, POISSONS, CRUSTACÉS, MOLLUSQUES

LIVRE XII

MICROGRAPHIE

LIVRE XIII

MISSION DE L'INSPECTEUR DES VIANDES

LIVRE XIV

LÉGISLATION

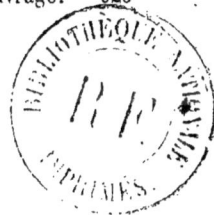

TABLE ANALYTIQUE

AVEC INDICATION DES NOMS D'AUTEUR CITÉS DANS L'OUVRAGE

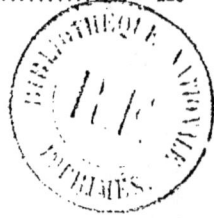

MANUEL

DE

L'INSPECTEUR DES VIANDES

PARIS. — IMP. DE LA SOCIÉTÉ ANONYME DE PUBLICATIONS PÉRIODIQUES
P. MOUILLOT. — 13, QUAI VOLTAIRE, 13. — 80278

MANUEL

DE

L'INSPECTEUR DES VIANDES

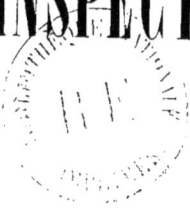

(ATLAS)

PAR

L. VILLAIN
MÉDECIN-VÉTÉRINAIRE
CHEF DU SERVICE D'INSPECTION DE LA
BOUCHERIE DE PARIS

V. BASCOU
MÉDECIN-VÉTÉRINAIRE
CONTRÔLEUR DU SERVICE D'INSPECTION DE LA
BOUCHERIE DE PARIS

AVEC LA COLLABORATION DE

MM. LAFOURCADE, MOULÉ

MÉDECINS-VÉTÉRINAIRES, INSPECTEURS PRINCIPAUX DE LA BOUCHERIE DE PARIS

ET

A. MÉRAUX

INSPECTEUR PRINCIPAL DU MÊME SERVICE

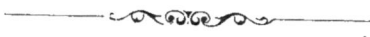

PARIS

GEORGES CARRÉ, ÉDITEUR

58, RUE SAINT-ANDRÉ-DES-ARTS, 58

Anciennement : 112, Boulevard Saint-Germain, 112

1888

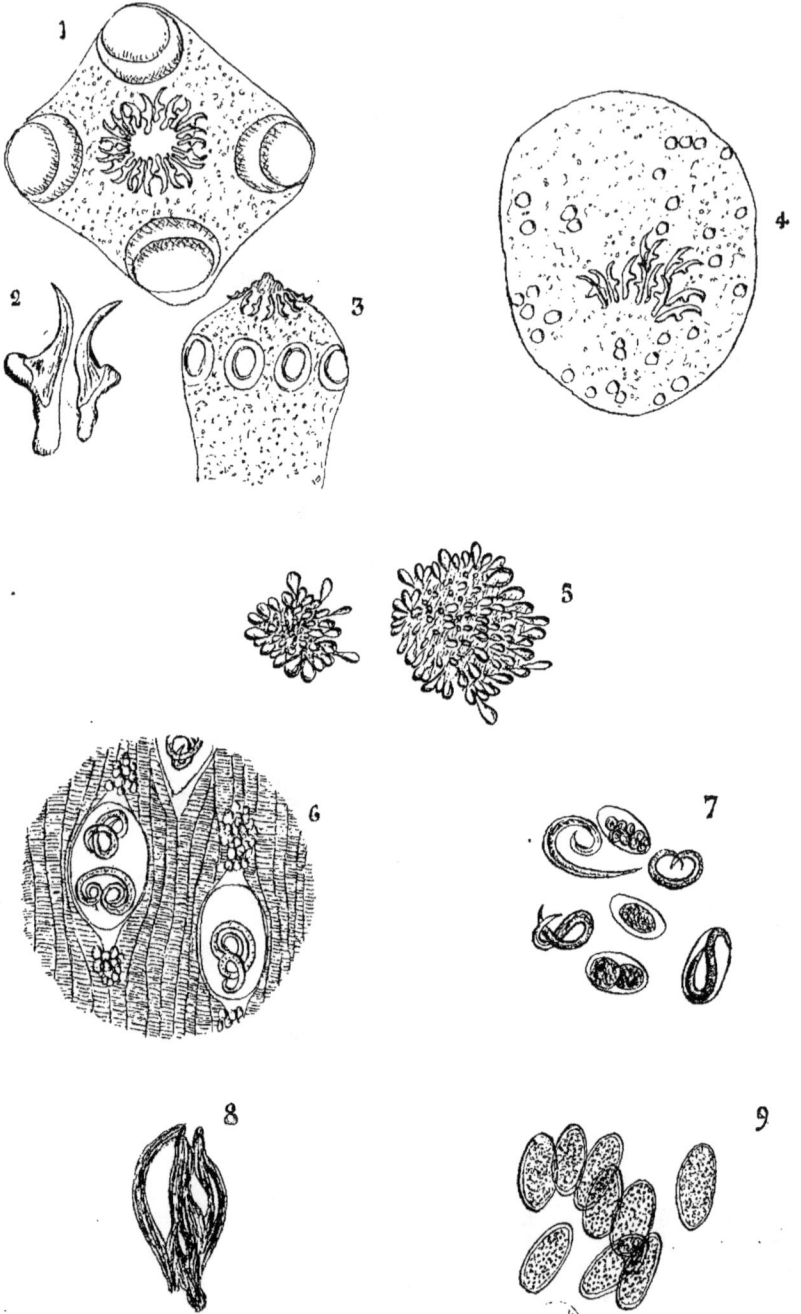

Georges Carré. éditeur.

Impr. P. Mouillot.

PLANCHE I

PARASITES

I.   Tête du cysticercus cellulosæ, vue de devant (original) : objectif o, oculaire 1. Vérick. — Chambre claire de Malassez.

II.   Crochets du cysticercus cellulosæ : objectif 2, oculaire 1 (original).

III.   Tête du cysticercus cellulosæ, vue de côté : objectif o, oculaire 1 (original).

IV.   Echinocoque (original) : objectif 4, oculaire 1.

V.   Actinomyces (original) : objectif 9, oculaire 1.

VI.   Trichines enkystées dans les muscles du porc (original). — Lard américain : oculaire 1, objectif o.

VII.   Œufs et embryons du strongylus rufescens (original) : oculaire 1, objectif o.

VIII. Portion de muscle de porc contenant 96 trichines, grandeur de la préparation déposée au laboratoire de l'inspection de la boucherie.

IX.   Coccidium oviforme du foie du lapin (original) : oculaire 1, objectif 9.

PSOROSPERMIES

DU TISSU MUSCULAIRE

I. Psorospermie dans le tissu musculaire (mouton), fibre coupée aux ciseaux et pressée entre deux lames de verre. Grossissement Vérick : oculaire 1, objectif 4.

II. Coupe transversale du tissu musculaire (mouton), montrant la disposition de la psorospermie dans l'intérieur des fibres. Grossissement Vérick : oculaire 1, objectif 9.

III. Corpuscules réniformes ou falciformes, corps contenus dans les tubes psorospermiques. Grossissement Vérick : oculaire 1, objectif n° 12, à immersion homogène.

IV. Psorospermie isolée (mouton). Grossissement Vérick : oculaire 1, objectif o.

V. Psorospermie isolée (chèvre). Grossissement Vérick : oculaire 1, objectif o.

VI. Psorospermie isolée (bœuf). Grossissement Vérick : oculaire 1, objectif o.

VII. Psorospermie isolée (bœuf), grandeur naturelle.

VIII. Psorospermie isolée (porc). Grossissement Vérick : oculaire 1, objectif o.

IX. Extrémité d'une psorospermie (chèvre). Grossissement Vérick : oculaire 1, objectif n° 12, à immersion homogène.

X. Extrémité d'une psorospermie (bœuf). Grossissement Vérick : oculaire 1, objectif n° 12, à immersion homogène.

XI. Extrémité d'une psorospermie (porc). Grossissement Vérick : oculaire 1, objectif n° 12, à immersion homogène.

Ces dessins ont été faits d'après des préparations originales et exécutés avec la chambre claire de Malassez, au niveau de la platine du microscope.

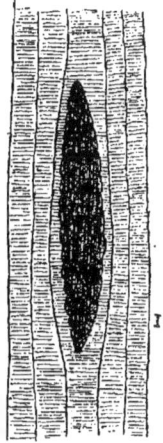

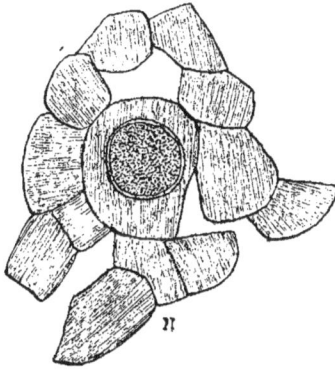

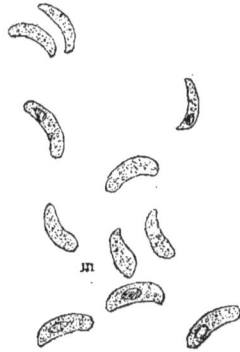

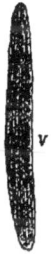

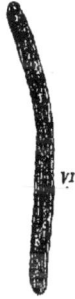

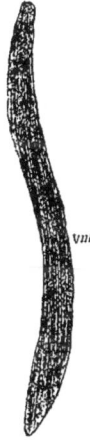

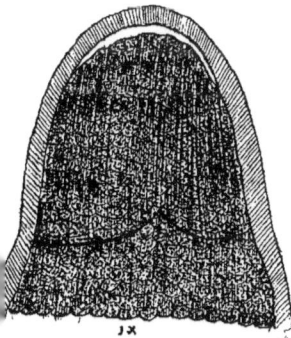

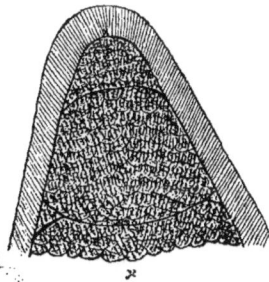

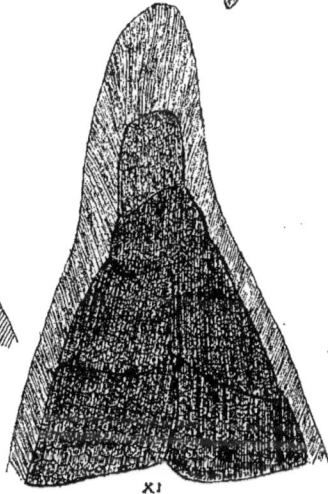

L. Moulé del.

Georges Carré, éditeur.

Impr. P. Mouillot.

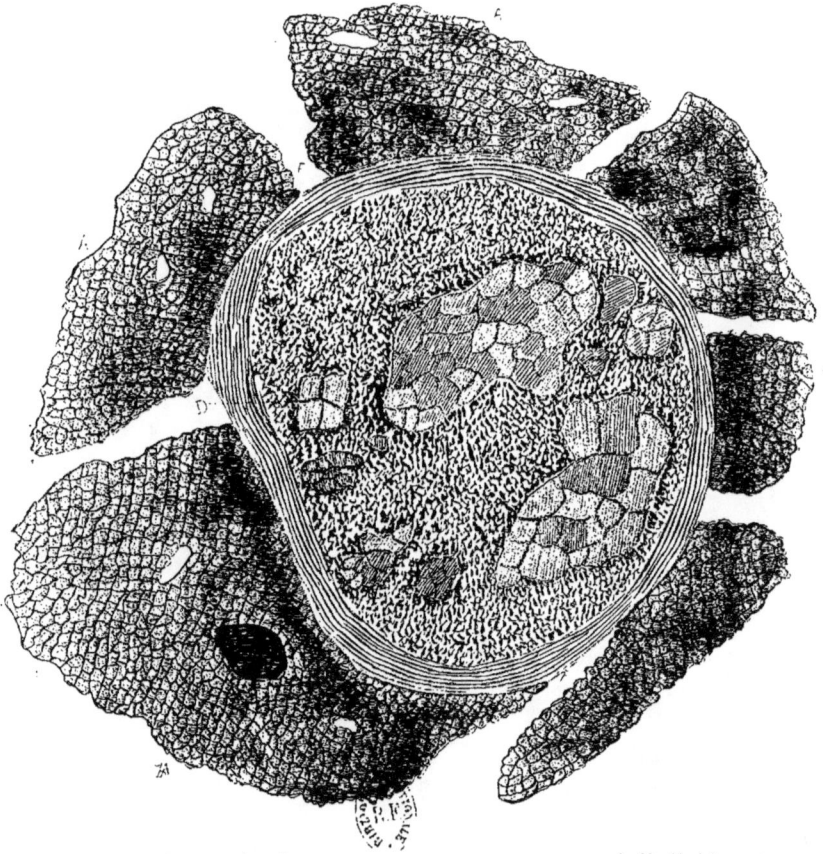

Chromotyp. Ch. G. Petit et Cⁱᵉ.   L. Moulé, del.

Georges Carré, éditeur

Impr. P. Mouillot.

PSOROSPERMIE DU PORC

Granulation psorospermique.

A Tissu musculaire. Coupe transversale.

B Granulation psorospermique ne contenant plus que des sels et des dépôts calcaires.

C Petite psorospermie intacte.

D Faisceau primitif dilaté renfermant la granulation. Grossissement Vérick : oculaire 1, objectif 2.

MICROBES

I.   Bactéridies du charbon (sang).

II.   Bacilles et vibrions septiques (sang).

III.   Bacilles du sang putréfié.

IV.   Bacilles de la tuberculose.

V.   Bacilles des viandes à odeur de beurre rance (sang).

Tous ces bacilles ont été reproduits d'après des préparations du laboratoire de l'inspection de la boucherie. Grossissement : microscope Vérick : oculaire 3, objectif 9.

MICROBES

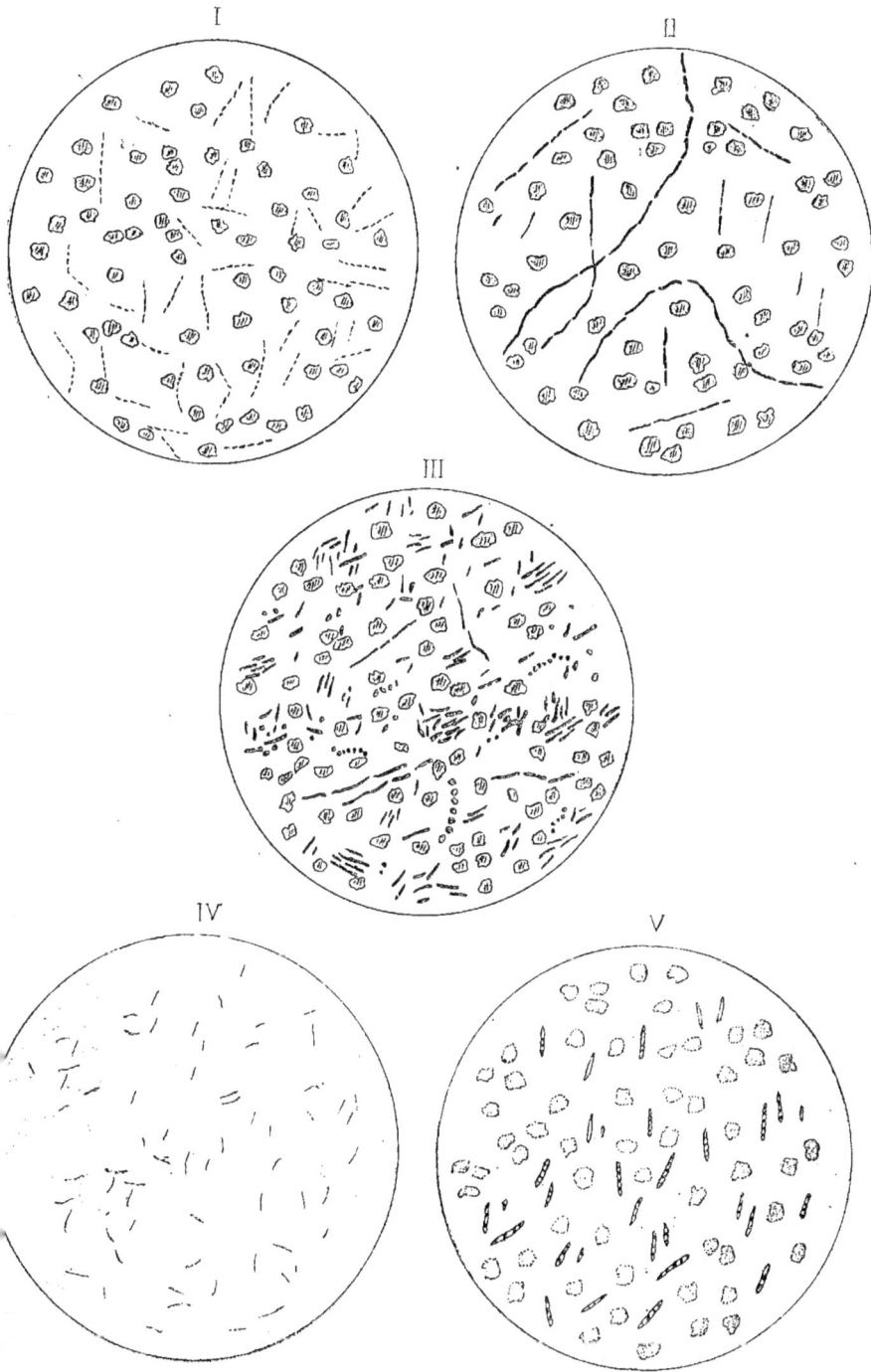

Chromotyp. Ch. G. Petit et Cⁱᵉ.

L. Moulé. del.

Georges Carré, éditeur.

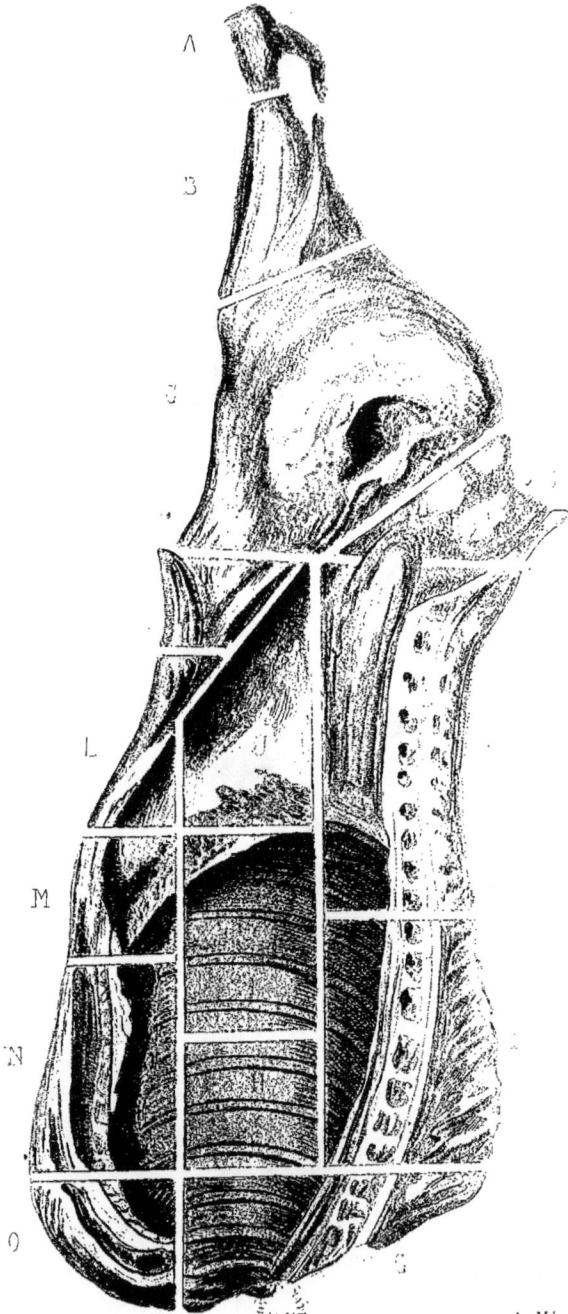

Chromotyp. Ch. G. Petit et Cie.

A. Méraux, del.

Georges Carré, éditeur.

Impr. P. Mouillot.

COUPE DU DEMI-BOEUF

A Crosse.

B Jambe.

C Globe.

D Culotte.

E Aloyau.

F Train de côte entier.

G Surlonge.

H Plat de côte découvert.

I Plat de côte couvert.

J Bavette.

K Pointe de flanchet.

L Paillasse (œillet).

M Milieu de tendron.

N Milieu de poitrine.

O Gros bout.

BOEUF (COUPE DE LA CUISSE)

A Tranche grasse.
B Tende de tranche.   } globe.
C Gîte à la noix ou semelle.
D Train de côte.
E Aloyau.

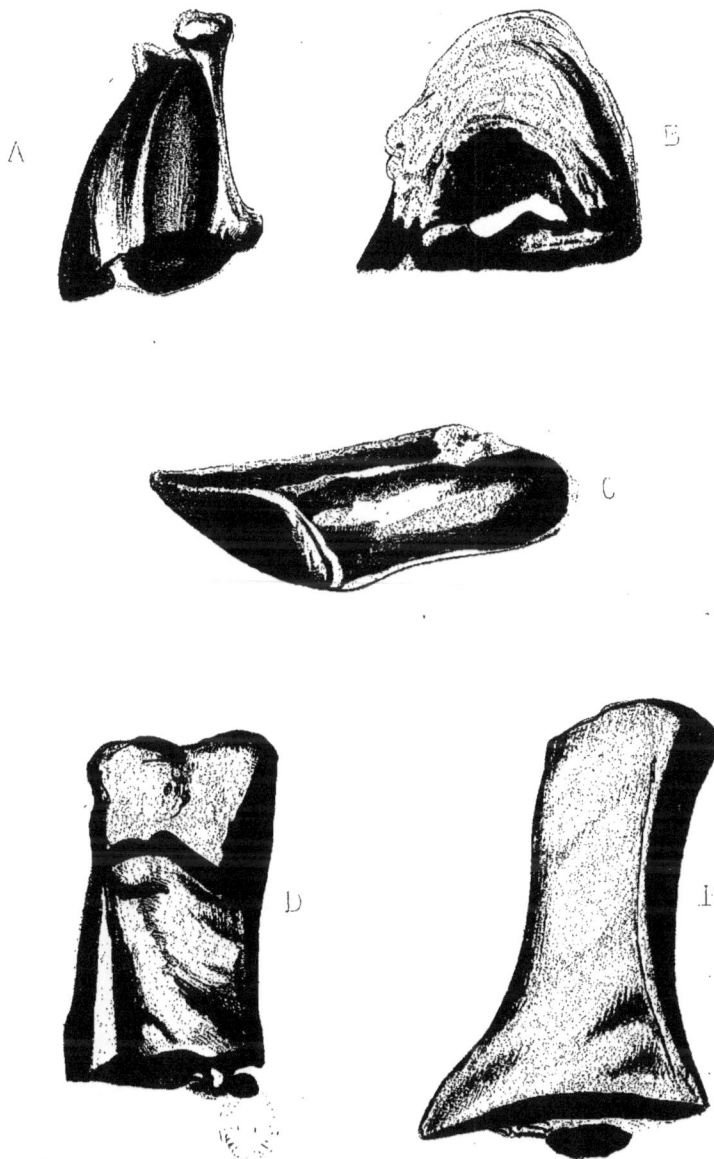

A

B

C

D

E

Chromotyp. Ch. G. Petit et Cie.

A. Méraux, del.

Georges Carré, éditeur.

Impr. P. Mouillot.

BŒUF (COUPE DE L'ÉPAULE)

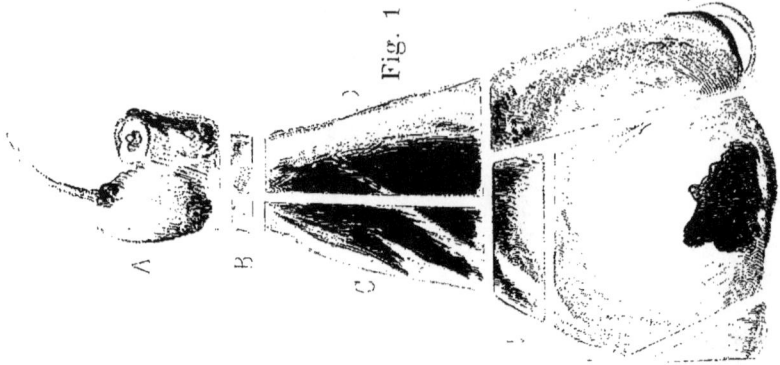

Fig. 1

A. Méraux, del.

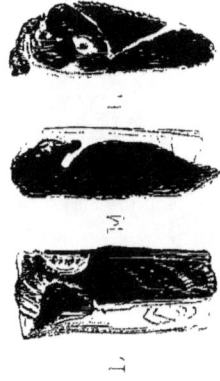

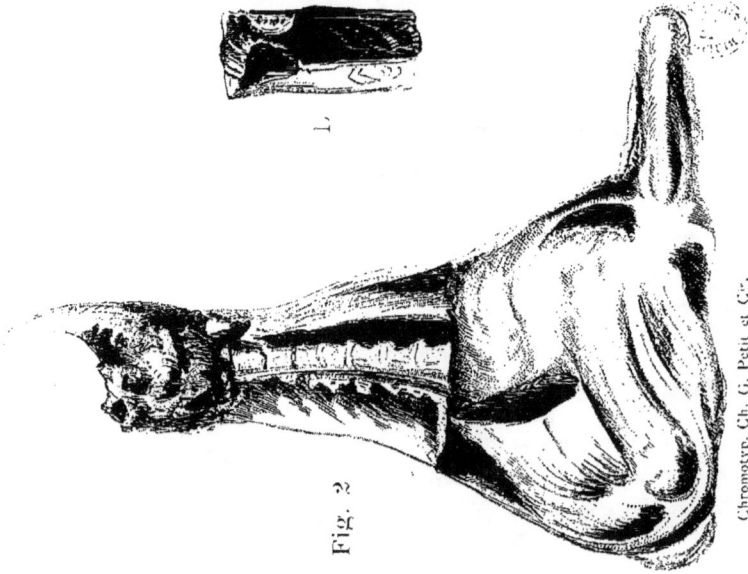

Fig. 2

Chromotyp. Ch. G. Petit et Cⁱᵉ.

Georges Carré, éditeur.

PLANCHE VII

BOEUF — (COUPE DE L'ÉPAULE)

Fig. 1. Épaule (face externe).
— 2. Épaule (face interne).

A Joue.
B Salière.
C Veine grasse } collier.
D Veine maigre } collier.
E Jumeaux.
F Derrière de paleron.
G Macreuse.
H Charolaise.
I Jambe.
J Crosse.
K Talon de collier.
L L'un des jumeaux.
M Milieu de talon de collier.
N Boîte à moelle.

COUPE DU VEAU

AA Talon de rouelle
BB Milieu de rouelle.
CC Os barré.
DD Entre-deux de quasi.
EE Rognon de veau (milieu de longe).
F   Carré.
G   Collet.
H   Poitrine.

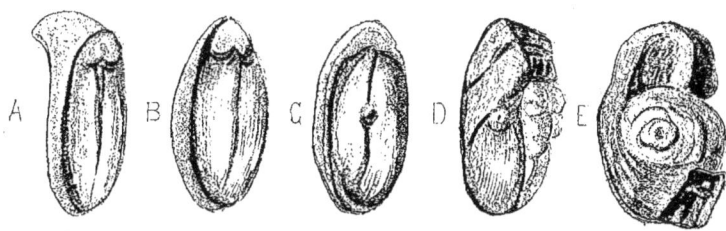

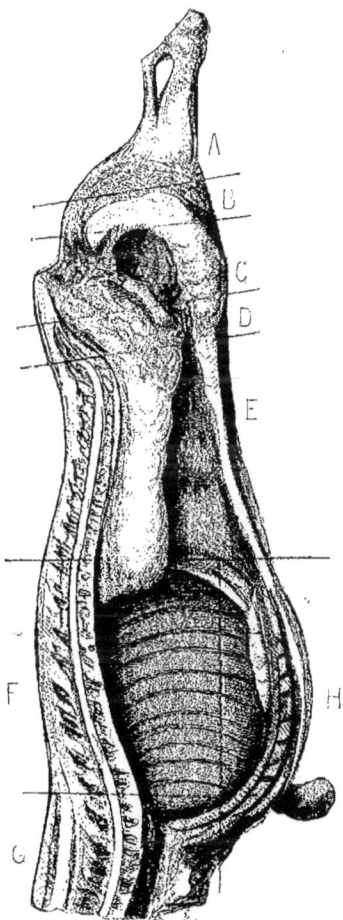

Chromotyp. Ch. G. Petit et Cⁱᵉ.

A. Méraux, del.

Georges Carré, éditeur.

Impr. P. Mouillot.

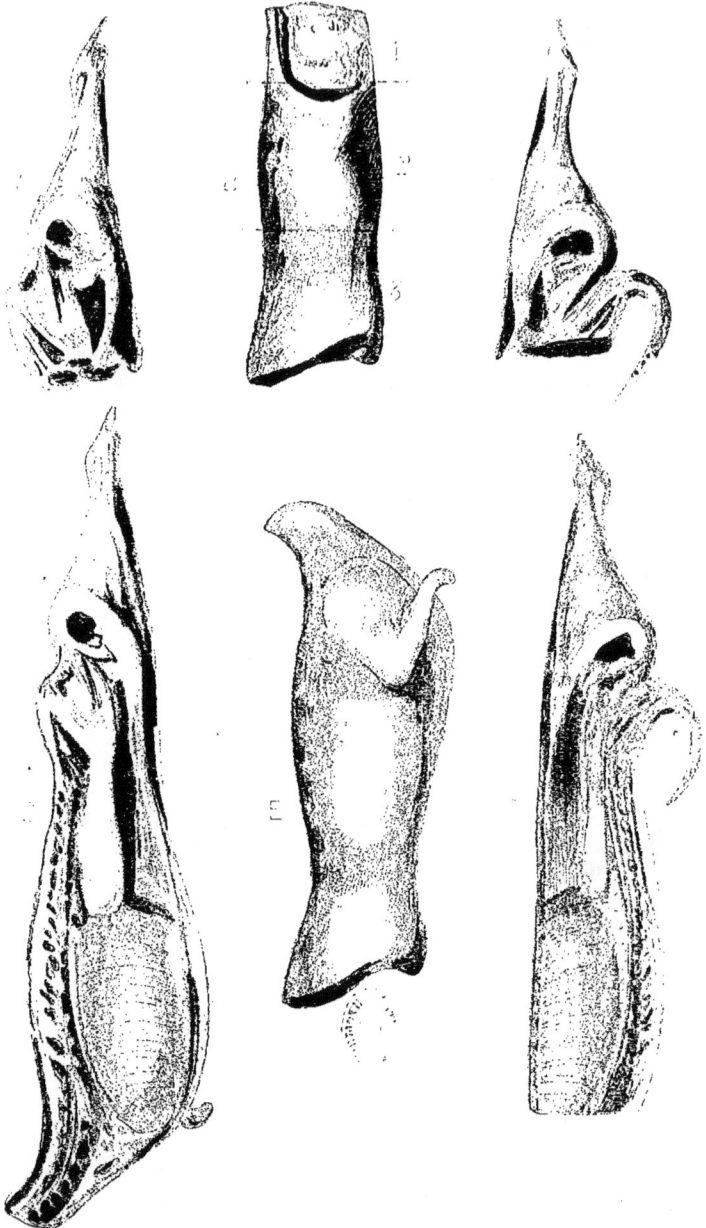

Chromotyp. Ch. G. Petit et C⁰.   A. Méraux, del.

Georges Carré, éditeur.

Impr. P. Mouillot.

COUPE DU MOUTON

A Gigot avec selle.

B Carré complet.

C Gigot avec queue, sans selle.

D Demi-mouton.

E Creux de mouton.

F Pan de mouton.

N°s 1 Côtelettes découvertes.

2 Côtelettes couvertes.

3 Filet.

COUPE DU PORC

Fig. 2

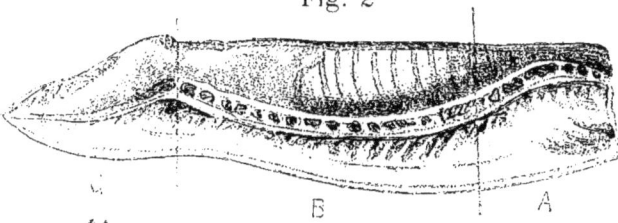

B   A

Fig. 3

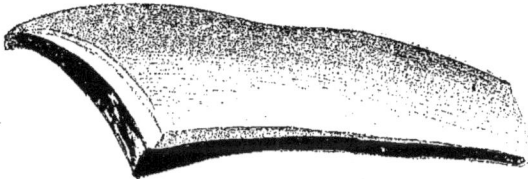

Fig. 4

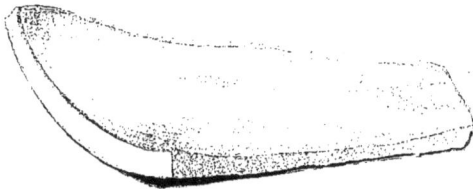

Fig. 5

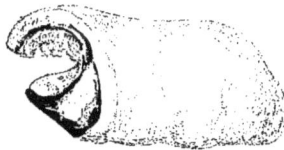

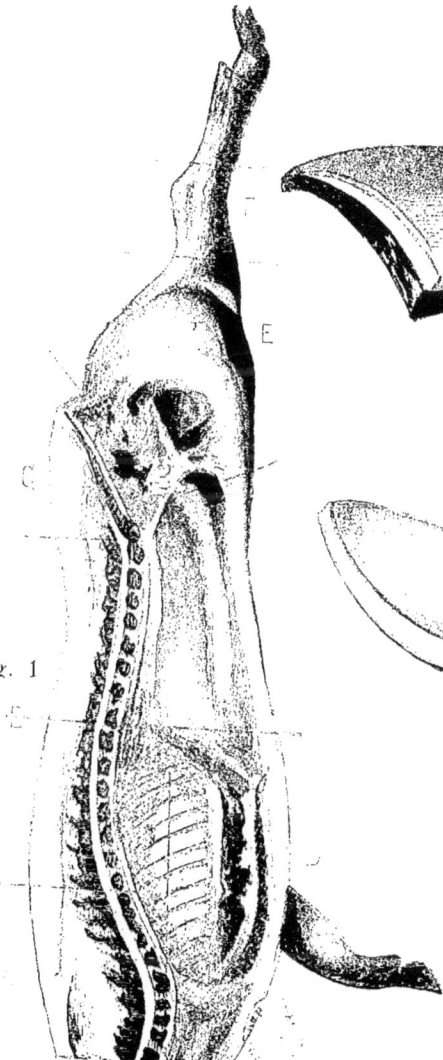

Fig. 1

Chromotyp. Ch. G. Petit et Cⁱᵉ.   A. Méraux, del.

Georges Carré. éditeur.

Impr. P. Mouillot.

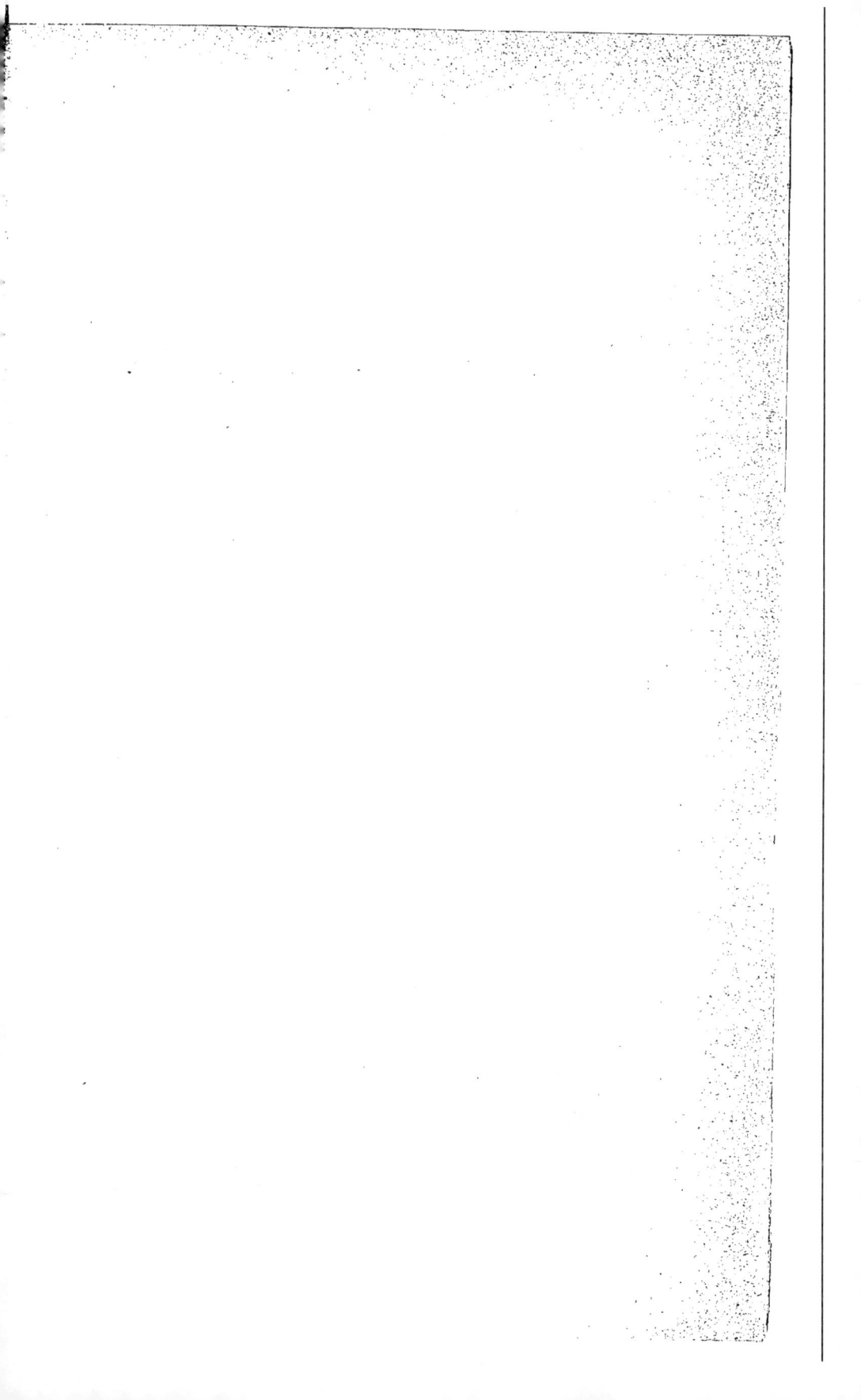

AGE DU VEAU

PL. XI.

E

F

G

D

A

B

C

A. Méraux, del.

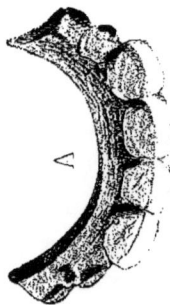

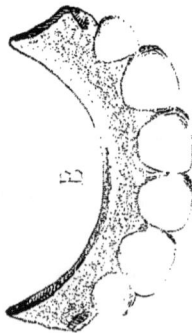

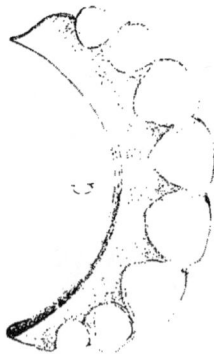

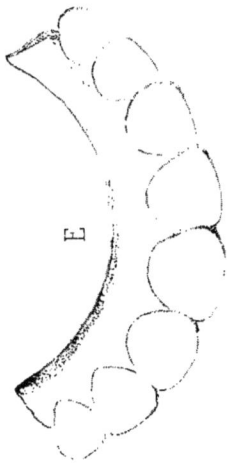

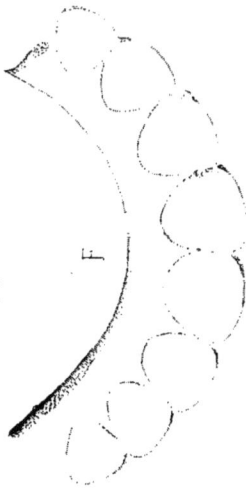

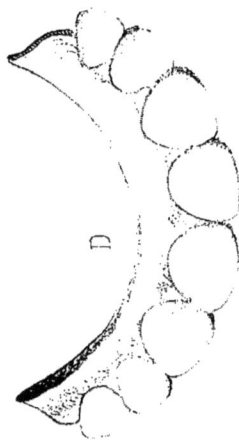

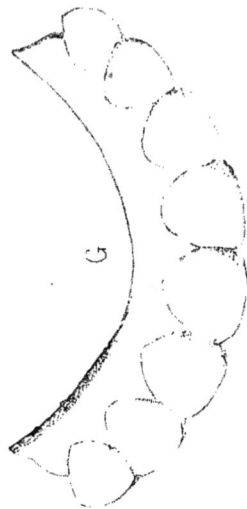

Chromotyp. Ch. G. Petit et Cⁱᵉ.

Georges Carré, éditeur.

Impr. P. Mouillot

AGE DU VEAU

A Naissance.

B Huit jours.

C Quinze jours.

D Trois semaines.

E Un mois.

F Cinq semaines.

G Six semaines.

AGE DU VEAU

BASÉ SUR LA COULEUR DES REINS

A Naissance.

B Huit jours.

C Quinze jours.

D Trois semaines.

COUPE D'UN MORCEAU DE POUMON DE BŒUF

ATTEINT DE PÉRIPNEUMONIE CONTAGIEUSE (ÉTAT AIGU)

Dessin d'après nature.

Dans cette affection, les lésions interstitielles sont très accusées, et le poumon renferme des altérations de plusieurs âges et de plusieurs couleurs.

Paris. — Impr. de la Soc. anon. de publ. périod. P. Mouillot. — 80278.

AGE DU VEAU BASÉ SUR LA COULEUR DES REINS

A. Mévaux, del.

Georges Carré, éditeur.

Impr. P. Mouillot.

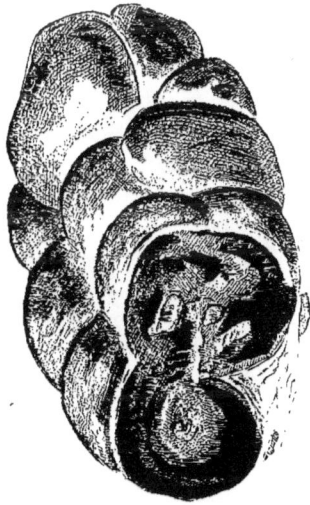

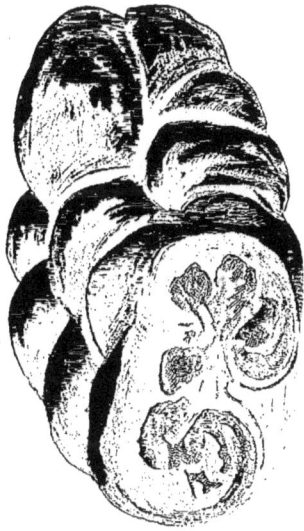

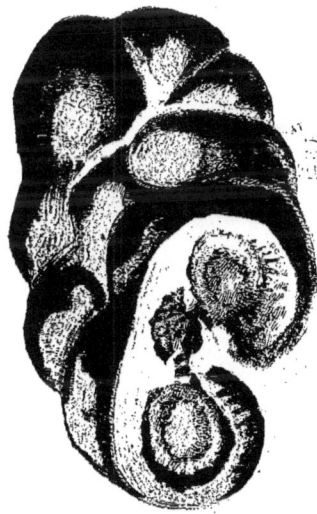

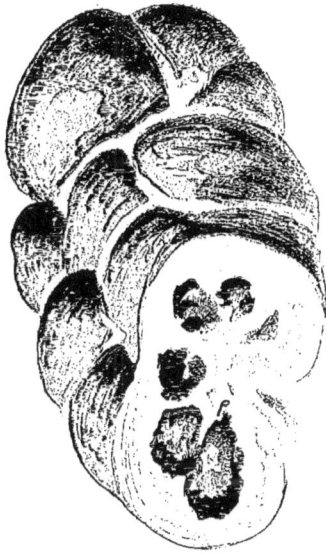

Chromotyp. Ch. G. Petit et Cⁱᵉ.

COUPE D'UN MORCEAU DE POUMON DE BŒUF

Atteint de Péripneumonie contagieuse (état aigu)

PL. XIII.

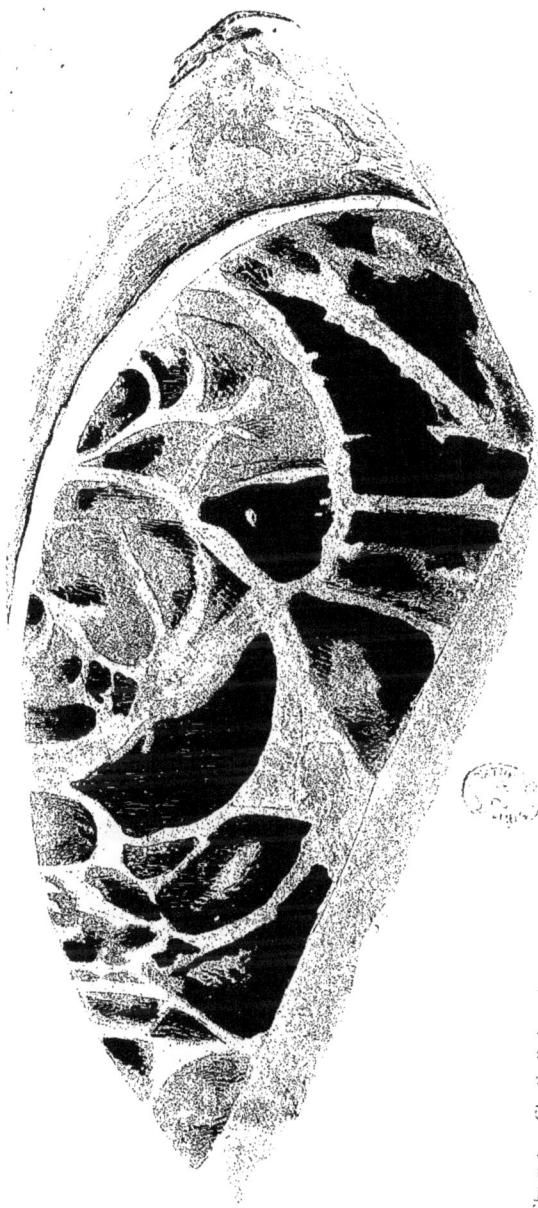

Chromotyp. Ch. G. Petit et Cie.

Georges Carré, éditeur.

Impr. P. Mouillot.

L. Vilain del.

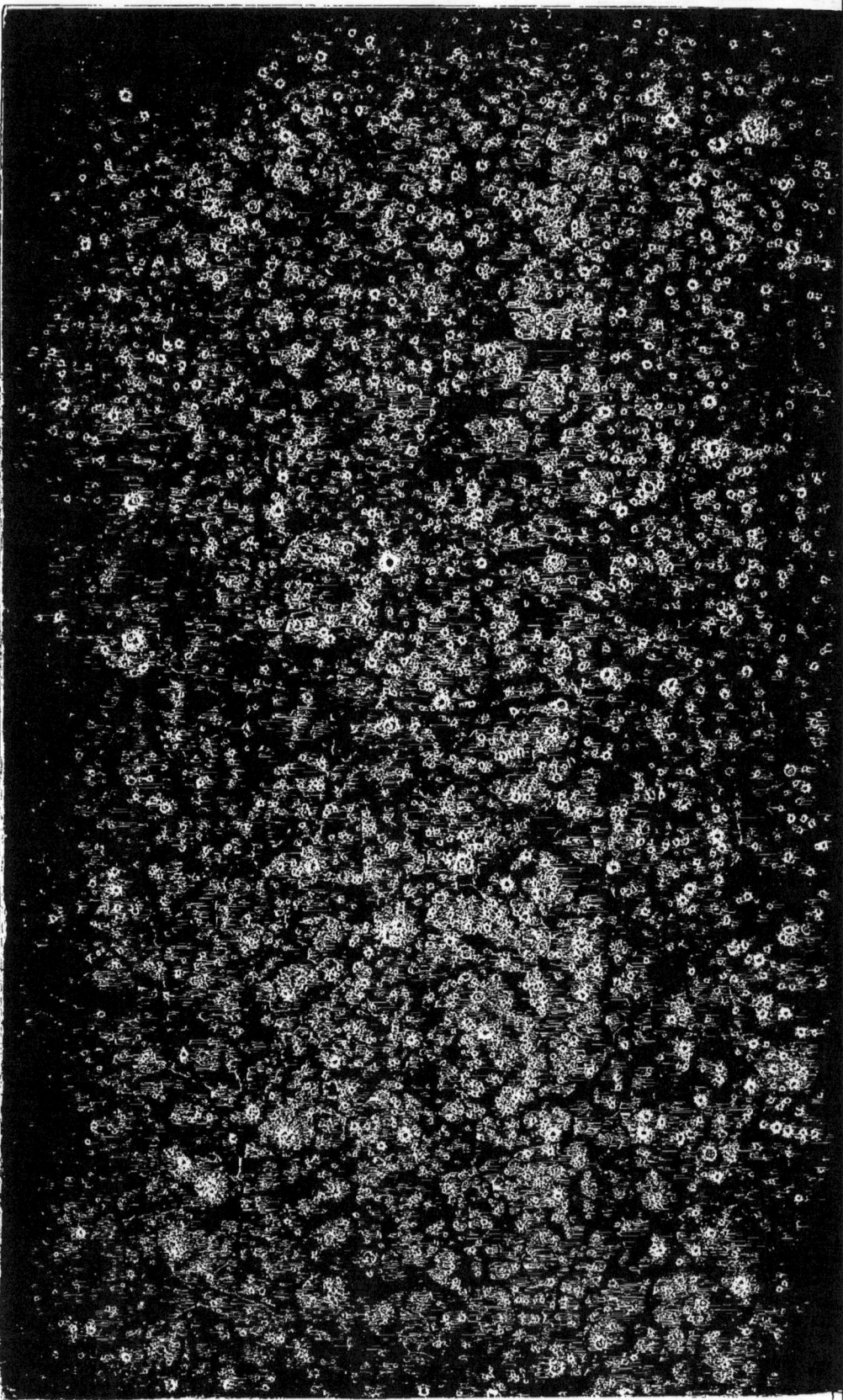

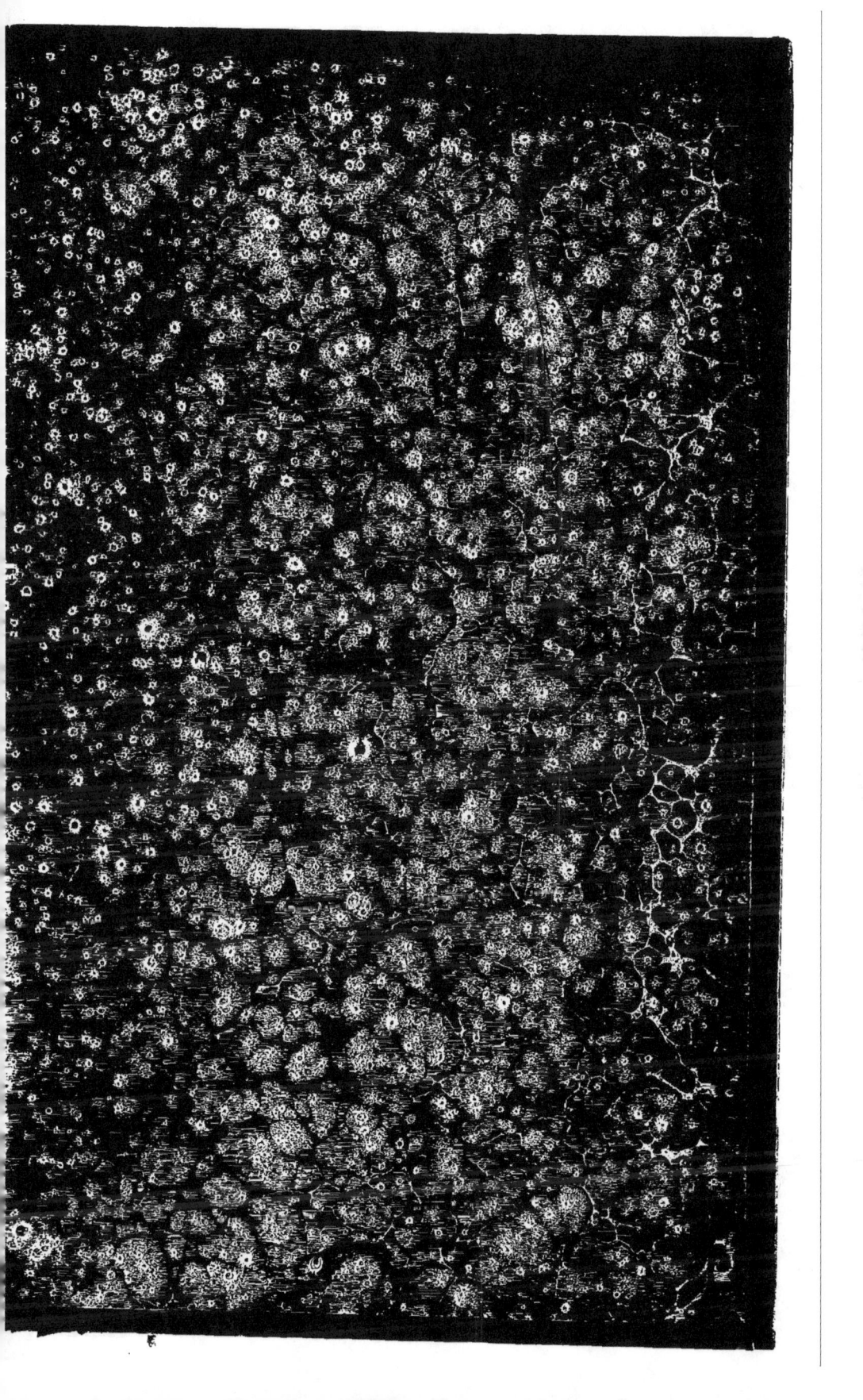

www.ingramcontent.com/pod-product-compliance
Lightning Source LLC
Chambersburg PA
CBHW031442210326
41599CB00016B/2081